当代卫生事业管理学术丛书

卫生保健管理：国际视野
Healthcare Management：The Global Perspective

Jens-Uwe Niehoff　张　亮　Jochen Breinlinger-O'Reilly　主编

中央高校基本科研业务费（2013WZ025）
湖北省人文社科重点研究基地-农村健康服务研究中心　资助

科学出版社
北　京

内 容 简 介

全球范围内跨国卫生保健服务利用与交流的日益频繁、卫生保健供给的国际经济贸易与投资的日益增长，使人们越来越多地认识到卫生保健不仅需要专门的知识和教育，还需要持续的基础研究。本书通过总结作者们在学术和实践领域的广泛国际经验，从国际视野反映和讨论了卫生保健管理。本书是中德专家合作的结晶，提供国际卫生保健管理相关的知识、经验、观点和意见，总结国际卫生保健管理的最新前沿知识和国际进展。

本书适用于卫生保健管理相关专业的学生、教师、研究者和卫生保健机构的工作人员等。

图书在版编目（CIP）数据

卫生保健管理：国际视野 /（德）尼霍夫等编著. —北京：科学出版社，2014

（当代卫生事业管理学术丛书）

ISBN 978-7-03-042201-9

Ⅰ. 卫… Ⅱ.①尼… Ⅲ.①卫生保健－卫生管理 Ⅳ.①R161

中国版本图书馆 CIP 数据核字（2014）第 242887 号

责任编辑：马 跃 刘晓宇 / 责任校对：张晓静
责任印制：李 利 / 封面设计：蓝正设计

科学出版社 出版
北京东黄城根北街 16 号
邮政编码：100717
http://www.sciencep.com

中国科学院印刷厂 印刷
科学出版社发行 各地新华书店经销

*

2015 年 3 月第 一 版　开本：720×1000　1/16
2015 年 3 月第一次印刷　印张：25
字数：504 000

定价：108.00 元

（如有印装质量问题，我社负责调换）

编 委 会

主编：Jens-Uwe Niehoff 张亮
　　　Jochen Breinlinger-O'Reilly

编委：胡银环 李伯阳 Max-Erik Niehoff
　　　唐文熙 张待羿

作 者 简 介

　　严斯-乌·尼霍夫(Jens-Uwe Niehoff)，教授、医学博士、社会医学与流行病学专家，曾就职于德国柏林洪堡大学夏洛特医院，现为德国柏林经济与法律学院讲座教授。其主要的教学和研究内容包括公共卫生与预防、服务利用研究、流行病变迁、健康不平等、国际卫生保健管理，曾发表300多篇论文并编写多部与社会医学和公共卫生相关的教科书。

　　张亮，华中科技大学同济医学院医药卫生管理学院院长、教授、博士生导师，享受国务院政府特殊津贴，现为全国高等学校卫生管理专业规划教材评审委员会主任委员，从事卫生事业管理领域教学、科研工作30余年。其作为课题负责人承担的国家、省部级科研课题有40余项，作为主编、副主编及参编所出版的学术著作及规划的教材有23部，在国内外刊物发表论文200余篇，获中华医学科技奖卫生管理奖等省部级科技奖7项。

　　约亨·不莱菱格-奥赖利(Jochen Breinlinger-O'Reilly)，博士、卫生管理和社会医学教授、卫生保健管理MBA项目学术主任、质量管理和战略制定专家，现就职于德国柏林经济与法律学院，曾先后出任德国柏林策伦多夫(Zehlendorf)医院人力资源部部长、德国柏林夏洛腾堡马库斯伯格(Max-Bürger)医院行政院长及德国柏林市属马库斯伯格医疗集团有限公司CEO，有超过15年的专业经验。其负责的政府资助项目有亚洲医院管理国际领导力培训及中国、越南和印度尼西亚的咨询项目。

总　序

一

《易经》有云:"举而措之天下之民,谓之事业"。卫生事业,则以保障和促进人民身体健康为使命,以社会稳定和发展为目标。它关系到千家万户的幸福安康,关系国家和民族的未来。因此,卫生事业的使命是伟大的,其性质是神圣的。而在这宏伟而灿烂的旗帜指引下,运用知识、学术去推动卫生事业的发展,去寻求解决卫生事业发展历程中面临的问题和困境之路,这一力量也是非凡的。

二

谈起卫生,人们往往将其与生命健康相联系。诚然,卫生事业管理作为以保障公众健康为宗旨的一门学科,在经历了近 30 年的发展历程后,已逐渐走向成熟;并在相关学科的渗透和影响下,其内容不断丰富、发展、系统和科学。特别是在社会医学视野下,卫生事业管理立足于以医学和管理科学为核心的跨学科发展模式不断拓展,已经形成了卫生政策规划、卫生制度健全、卫生资源配置、卫生服务保障、卫生法律法规、卫生经济管理、卫生信息管理等多位一体的全方位、多维度研究模式。

与此同时,卫生事业体现了政府和社会的责任,卫生事业发展要求同国民经济和社会发展相协调。改革开放以来,政府对卫生事业日益重视,中国卫生事业快速发展,医疗技术水平提高了,服务规模扩大了,医疗保障制度逐步健全了,传染病有效控制了……

这些都是卫生领域的福音。但我们也要认识到,困境、障碍、瓶颈同时也困扰着卫生事业的发展,公正、公平、正义等卫生价值体系需要我们去厘清和实现。而对此，知识分子是能够做一些事情的。

同济，蕴含同舟共济之意。同济学人时刻投身于卫生领域，在卫生事业发展历程中，与社会各界人士同一方水土，共一番事业。华中科技大学同济医学院医药卫生管理学院始建于 2001 年，是全国教育部部属高校唯一的一所集教学、科研、培训和咨询为一体的医药卫生管理学院，多年来广大师生同策同力，共同组建了一支充满创新和探索精神的卫生事业管理研究队伍，承担大量国际国内研究项目，产出了一系列学术成果。

为推动卫生事业管理学科领域的发展，分享学院的学术见解，在科学出版社的大力支持下，并报有关部门批准，我们拟用 3 年时间出版"当代卫生事业管理学术丛书"，并邀请国内外知名学者担任本丛书的学术顾问。

本丛书包括著作十余部，其内容主要基于学院教师承担的国家自然科学基金、国家社会科学基金、国家科技部支撑计划等重要科研项目，围绕国家医疗卫生政策、医疗卫生改革、国家基本医疗保障、社区医疗与新型农村合作医疗、医院管理理论与实践、国家与区域卫生信息化、卫生与健康信息资源管理等方面的相关研究成果进行出版。

就理论研究而言，本丛书将从多角度、多层次论证我国医疗卫生事业发展的宏微观问题，完善新时期我国卫生事业发展学术研究框架，表现并提升我国在该学科的研究能力；就学术应用而言，本丛书将在大量论证的基础上，提出具体方案，以支撑我国医疗卫生事业的政策规划、医疗卫生改革的深化推进、医疗卫生机构的管理运行实践；就学科发展而言，本丛书将广泛借鉴国内外医疗卫生事业管理学科的重要研究成果，引入最新研究方法与手段，对我国卫生事业管理学科体系的健全、内容的拓展、方法的更新和研究的深入具有重要价值。

我们希望"当代卫生事业管理学术丛书"的出版能对卫生事业管理研究有所推动；能对卫生事业管理实践有所裨益；能对我国甚至全世界的卫生事业发展有所贡献。这是本丛书所有编写人员希望看到的。但是否做到了，则留待广大的读者朋友去评判了。

华中科技大学同济医学院医药卫生管理学院
2014 年 5 月 20 日

前 言

由于卫生保健跨越的国界远远超出近代或传统的认识，卫生相关服务的全球化管理将是一件越来越重要的事情。本书将以与国际卫生保健管理及其实践相关的主题为例，丰富读者在这方面的知识、经验、观点和论点。在未来十年里，没有人能够真正预见卫生保健管理作为全球问题将会受到何等重视。但是，我们确信，全球化将指导卫生保健的提供和利用。如果这变为现实，当卫生保健管理成为卫生保健实践的重要议题时，它的发展将对相关学科的教学和研究产生影响。

同时，国家的卫生政策和卫生保健正经历全球性的重要变革。虽然原因是多样的，但是根本原因在于广泛的全球政治变革和快速发展的卫生和生命科学。尽管这些趋势将怎样影响卫生保健体系还不是十分明确，但是这些改变无疑将从根本上冲击筹资体系、医疗保险管理及卫生服务利用机制。本书的作者们虽然不能预见未来的卫生保健体系，但是可以根据社会对医疗保健管理者不断增长的需求进行假设推断。

本书的编著者包括医生、公共卫生专家和卫生保健管理者，我们在研究、教学和实践方面有着丰富的经验，而不断变化的环境是我们编辑本书的原因。我们的目的是为那些刚刚开始卫生保健管理工作的人员及其机构或者已经从事卫生保健管理工作的人员提供相关的案例。本书主要的观点是国际上关注的焦点，希望读者在阅读的过程中能够结合国情、经验和讨论来吸收。大量资本集中为卫生保健领域，特别是被国际标准行业分类定义为卫生保健行业的领域带来了管理和组织的革新，使卫生保健管理成为独立的专业。该发展预示着一些变革，如作为公共管理事物的卫生保健组织正朝着企业化组织变革，这些变革也预示着社会目标设置者与卫生服务供给者竞争市场利益之间的冲突。

改变不仅创造新的东西，同时也拷问现实。有一件事是明确的，即如果出现卫生保健全球化，那么其过程需要被卫生保健体系和卫生保健服务覆盖的人群的参与，改变不应该只留给投资方及其股东。

希望本书可以成为不断发展的由传统的行政管理职责向医疗管理职责变革的革命的一部分。行政管理者监管医疗服务机构，但我们认为卫生保健管理者的职责超过行政管理者的职责。良好的卫生保健需要经理人的支持，从而能够更好地实现卫生保健的使命。

本书完成后，我们相互询问能坚持编完这本书的原因，正确的答案是什么呢？著作已经完成了，也许它是华中科技大学医药卫生管理学院一些客座教授与学院日益增长的友谊的成果。它已经为教学和富有成果的讨论及年轻学者们的交流提供了机会。有一件事从一开始就很清楚，那就是用来自不同历史和变革阶段的两种语言写一本书并不能仅仅依靠翻译来解决遇到的所有困难，必然需要一个长期的讨论，这样做并不是为了在任何情况下都有共同的立场，而是为了达成共识，为此，合著者们在这个过程中发挥了重要作用。编者希望在未来的这种社会和科学的相互交流中，更年轻的同事们也能够承担起责任。

本书得到了中国与德国政府共同签署的一些协议的支持，而政府之间的协议推动了机构之间的直接联系，加强了合作伙伴关系。在这里，德国柏林经济与法律学院及其卫生保健管理的硕士课程，以及三个德国编辑代表，在发展机构之间的交流中发挥了支持作用。

"知识是一种依赖现实世界行动者的社会活动的社会产品，它不只是智慧的表达"①。这正是作者们想要倡导的——卫生保健管理者们以一种专业身份在一起工作始终是为了人民的利益。我们了解"现实世界"变革的后果，既非常熟悉相关问题的冲突和希望，也深知对变革的失意幻想、恐惧和争议，这也是我们认为学者与教师们的紧密联系很重要的原因。

为了此书的出版，我们要感谢支持者们。首先，我们要感谢出版商对这部中德学者合作著作出版的支持，感谢出版商及其员工让这部著作呈现在读者面前。其次，我们要感谢贝塔·尼霍夫（Beate Niehoff）女士，她曾经担任德国柏林夏洛特医院人事部主管近20年，对本书，特别是对第八章的内容给予了很多建议和意见。最后，我们还要感谢乌尔苏拉·第斯坎培斯（Ursula Descamps）博士（法国，斯特拉斯堡）对本书中法国卫生保健体系及其改革部分的帮助，感谢斯第夫·伊利佛（Steve Iliffe）教授（伦敦）对英国国家卫生服务（National Health Service，NHS）体系部分的帮助。

Jens-Uwe Niehoff　张　亮　Jochen Breinlinger-O'Reilly
2014年6月

---

① Salmon J W. Alternative Medicines. New York, London: Tavistock Publications, 1984: 277.

目 录

引言 ··· 1
第 1 章 术语的一般性共识 ·································· 6
  1.1 健康 ·· 7
  1.2 卫生政治学 ·· 10
  1.3 卫生政策 ·· 12
  1.4 健康的决定因素 ·· 12
  1.5 疾病 ·· 19
  1.6 残疾 ·· 20
  1.7 损伤 ·· 20
  1.8 紊乱 ·· 21
  1.9 患病 ·· 21
  1.10 医疗状态 ··· 22
  1.11 制造疾病 ··· 22
  1.12 健康促进 ··· 23
  1.13 医源性问题 ·· 23
  1.14 疾病指征 ··· 24
  1.15 医学创新 ··· 24
  1.16 医疗旅游 ··· 25
  1.17 卫生保健和医院管理者的专业精神 ··············· 27
第 2 章 卫生保健和服务产品 ····························· 28
  2.1 补充和替代医学 ·· 30

2.2	行为导向的预防	31
2.3	慢性病保健或慢性病病例	32
2.4	同步评审(住院期间审核)	33
2.5	防御性医疗	33
2.6	治疗延迟	35
2.7	诊断调查	35
2.8	疾病管理与疾病管理项目	37
2.9	早期检测策略	39
2.10	择期手术	39
2.11	实验疗法	40
2.12	卫生保健	40
2.13	卫生服务体系	40
2.14	独立病例管理	41
2.15	整合型保健	41
2.16	医疗必要性、必要的医疗服务	43
2.17	医疗评审和医疗评审标准	44
2.18	护理	44
2.19	康复	45
2.20	长期照护	46
2.21	预测医学	46
2.22	预防	47
2.23	预防医学	49
2.24	预防性检测	49
2.25	初级卫生保健	49
2.26	疾病筛查	51
2.27	简单医学	54
2.28	社会工作	54
2.29	治疗计划	55
2.30	结构性预防	55
2.31	远程医疗	55
2.32	治疗	56
2.33	健康福祉	57

第3章 卫生经济学基础 …… 58

| 3.1 | 卫生经济学中的分配问题 | 66 |
| 3.2 | 责任 | 70 |

3.3	肯尼斯·约瑟夫·阿罗	71
3.4	预算影响分析	73
3.5	医疗服务成本委员会	74
3.6	成本	74
3.7	成本控制	78
3.8	成本控制中的政策问题	79
3.9	客户	80
3.10	效力	80
3.11	有效性	81
3.12	效率	81
3.13	有利选择	82
3.14	卫生保健服务筹资	82
3.15	米尔顿·弗里德曼	82
3.16	卫生保健服务营销	83
3.17	医疗价值链	84
3.18	卫生经济分析	84
3.19	约翰·梅纳德·凯恩斯	86
3.20	Kondratiew 周期	87
3.21	边际效益	88
3.22	医学进步的边际效用	88
3.23	道德风险	89
3.24	帕累托定律	91
3.25	营利中心	92
3.26	患者	92
3.27	计划制订	93
3.28	供方和买方的分离	93
3.29	兰德健康保险实验	94
3.30	定量配给	95
3.31	风险选择	96
3.32	罗默法则	97
3.33	提供者的诱导需求	98
3.34	卫生账户系统	98
3.35	卫生总支出占 GDP 的百分比	98
3.36	支付意愿	100

第 4 章 卫生筹资模式 ········· 101

- 4.1 责任健康计划 ··· 104
- 4.2 保费、保费的设计、保费的服务包 ··· 105
- 4.3 贝弗里奇模型 ··· 106
- 4.4 俾斯麦模式 ··· 106
- 4.5 共付保险 ··· 107
- 4.6 社区保健 ··· 107
- 4.7 社区医学 ··· 108
- 4.8 共付制、共付 ··· 108
- 4.9 起付线 ··· 108
- 4.10 医疗救助所 ··· 109
- 4.11 参保 ··· 109
- 4.12 健康保险的均衡原则 ··· 110
- 4.13 弹性支出账户 ··· 110
- 4.14 群体保险 ··· 111
- 4.15 健康保险 ··· 112
- 4.16 医疗储蓄账户 ··· 114
- 4.17 风险群组、风险人群分组 ··· 115
- 4.18 国家或地区健康保险体系举例 ··· 115
- 4.19 赔付型健康保险计划 ··· 132
- 4.20 参保前健康状况 ··· 133
- 4.21 公共-私人伙伴关系 ··· 133
- 4.22 健康保险的责任 ··· 134
- 4.23 单一支付方系统 ··· 136
- 4.24 社会医疗保险 ··· 137
- 4.25 特定疾病保险 ··· 137
- 4.26 保单付费人 ··· 138
- 4.27 补充保险 ··· 138
- 4.28 第三方支付者 ··· 138
- 4.29 自愿性医疗保险 ··· 139
- 4.30 卫生保健服务券 ··· 139

第 5 章 管理型保健 ··· 140
- 5.1 管理型保健简介 ··· 143
- 5.2 管理型保健组织 ··· 145
- 5.3 管理型保健产业 ··· 154

第 6 章 卫生保健与竞争 ··· 156

	6.1	选择	164
	6.2	服务可及性的竞争	166
	6.3	供给者之间的竞争	167
	6.4	保险公司之间的竞争	168
	6.5	结果竞争	168
	6.6	竞争失败	169
	6.7	管理型竞争	171
	6.8	供给者和消费者的市场力量	173
	6.9	产品型医疗	174
	6.10	基于价值的竞争	176
第7章	卫生保健、服务提供和设施		178
	7.1	急诊服务	180
	7.2	非卧床服务	181
	7.3	"名品店"医院	181
	7.4	患者自主权	182
	7.5	电询中心	183
	7.6	保健之家	183
	7.7	诊所	183
	7.8	沟通	184
	7.9	依从性和依附性	185
	7.10	营利性卫生保健组织	186
	7.11	医生联合执业	187
	7.12	家庭保健	187
	7.13	医院	188
	7.14	中间保健服务	188
	7.15	长期保健	189
	7.16	移动医疗	190
	7.17	非营利性卫生保健组织	190
	7.18	门诊	191
	7.19	姑息治疗	191
	7.20	个性化医疗	192
	7.21	家庭诊所	193
	7.22	公共卫生行政部门	193
	7.23	转诊	193
	7.24	康复医院和康复诊所	194

7.25	技术性护理机构	195
7.26	二级保健	195
7.27	自我保健、自我帮助	196
7.28	专业化保健、专业化	196
7.29	三级保健	197
7.30	患者分流	197
7.31	患者分流服务提供者	198

第 8 章 卫生保健管理的常见问题 200

8.1	平衡计分卡	206
8.2	卫生保健供给中的变革管理	207
8.3	委派	207
8.4	分权	208
8.5	卫生保健价值链管理	208
8.6	卫生保健产业	209
8.7	卫生保健机构管理	211
8.8	国际卫生保健管理	211
8.9	法律规章	216
8.10	专业人员的法规	220
8.11	风险管理	220
8.12	战略管理	223

第 9 章 卫生保健的质量 225

9.1	临床路径或关键路径临床实践指南	229
9.2	临床决策支持	231
9.3	考克兰·阿奇博尔德及考克兰合作组织	232
9.4	诊断指南	232
9.5	多纳比蒂安的三要素	233
9.6	循证医学	234
9.7	失败管理	238
9.8	临床行为规范	239
9.9	结果及结果测量	239
9.10	卫生保健的同行评议	240
9.11	质量评估	241
9.12	质量保证	241
9.13	质量环	241
9.14	卫生保健质量	242

9.15	质量改进	242

第10章 国际范围内的医疗管理方法 …… 247

10.1	卫生保健的可及性	252
10.2	医疗服务的认证、认证证策及授权	254
10.3	卫生保健的行政管理和服务管理	256
10.4	考核、审计与评估	257
10.5	卫生保健管理的基准管理	258
10.6	变革管理	261
10.7	资格认证	261
10.8	分权和替代	262
10.9	医疗文书和电子病历	263
10.10	目标设置	265
10.11	医院管理核算	266
10.12	激励政策	266
10.13	医疗管理信息系统	267
10.14	组织、组织发展及组织结构	267
10.15	结果管理	268
10.16	门诊业务管理者	269
10.17	人事管理	269
10.18	卫生保健的规划	270
10.19	计划	270
10.20	重大事件分析	271
10.21	服务利用及服务利用研究	272
10.22	工作权利	273

第11章 卫生保健服务偿付的相关概念 …… 274

11.1	服务补偿滥用	277
11.2	医保覆盖成本精算	278
11.3	调整门诊-住院服务费用比	279
11.4	调整平均人头费	279
11.5	调整支付率	279
11.6	调整人头费	280
11.7	行政管理成本	280
11.8	次均就诊全成本	281
11.9	可允许的收费	281
11.10	门诊支付分类	281

11.11	统一支付方体系	282
11.12	核准收费	282
11.13	基础人头费	282
11.14	预算制和捆绑支付制	283
11.15	人头费	284
11.16	按病种付费	285
11.17	病例预算	285
11.18	病例组合和病例组合指数	285
11.19	患病率	286
11.20	赔偿审核人员及赔偿审核	286
11.21	竞标	287
11.22	门诊保健服务报酬的概念	287
11.23	残疾人员支付系统	288
11.24	服务费贴现	288
11.25	按项目付费	288
11.26	费用表	289
11.27	平均病例费用	289
11.28	总额预算制	290
11.29	总额费用	290
11.30	激励支付体系	291
11.31	医疗损失率	291
11.32	个人自付制及个人自付费用	291
11.33	按绩效支付	292
11.34	按结果付费	294
11.35	预付制	294
11.36	预付制体系	295
11.37	按目标支付	295
11.38	治疗费用	296
11.39	加权人头费用	296
11.40	预扣性支付	296

第 12 章 药物和处方 297

12.1	重大伤病险	298
12.2	回拨	298
12.3	封闭处方集	298
12.4	比较效果研究	299

12.5	体恤性药物使用	300
12.6	关键性评价	300
12.7	药物滥用	300
12.8	处方药物目录	301
12.9	药物目录	301
12.10	药物计划	301
12.11	药品风险分担计划	302
12.12	药物利用评估	302
12.13	处方集	303
12.14	通用名药或通用替代药物	303
12.15	卫生技术评估	304
12.16	处方药	305
12.17	药品使用评价	305
12.18	药物治疗管理	305
12.19	仿制药品	306
12.20	国家药品代码	306
12.21	需治疗例数	306
12.22	药品核准标示外使用	306
12.23	罕用药	307
12.24	非处方药	307
12.25	个性化医学及个体化医学	308
12.26	药物效益管理	308
12.27	药物效益管理公司	309
12.28	处方协议	310
12.29	潜在不适当药物	310
12.30	自我药疗	311
12.31	替代疗法	312

第13章 管理者适用的卫生科学 ··· 313

13.1	年龄和衰老	314
13.2	可避免的死亡	315
13.3	卫生保健管理者需掌握的流行病学基础概念	317
13.4	偏倚	318
13.5	案例、流行病、应用案例	319
13.6	因果性	319
13.7	死亡诱因	320

13.8	疾病压缩理论或功能缺损压缩理论	320
13.9	混淆特征	321
13.10	决策分析	321
13.11	决策树分析	322
13.12	德尔菲法	322
13.13	人口学	322
13.14	动态平衡	323
13.15	随访和随访研究	323
13.16	流行病学	323
13.17	病原学	324
13.18	疾病扩张理论和疾病或功能缺损扩张理论	324
13.19	健康影响评估	325
13.20	健康报告	325
13.21	高风险策略	326
13.22	服务逆向分配法则	326
13.23	期望寿命及寿命长度	326
13.24	马尔科夫模型	330
13.25	大众策略	330
13.26	流行病学中发生率的测量	331
13.27	职业卫生	334
13.28	预防悖论	335
13.29	发病机制	335
13.30	人口	335
13.31	公共卫生	336
13.32	生命质量测量	337
13.33	随机对照临床试验	337
13.34	相关性	338
13.35	风险沟通	338
13.36	风险因素	338
13.37	显著性	339
13.38	社会流行病学	340
13.39	社会群体、社会阶层、社会阶级	340
13.40	灵敏度和特异度	342
13.41	标准化	342
13.42	人口学转变	343

13.43	流行病学转变	343
13.44	正确性	343
13.45	变异性	344
13.46	威尔金森定理	344
13.47	职业病	345

第 14 章　卫生保健服务管理的分类 346

14.1	调整临床组	349
14.2	解剖-治疗-化学分类系统	350
14.3	病例-分类机制	351
14.4	临床风险组	351
14.5	当前诊治专用码	352
14.6	诊断成本组	352
14.7	诊断相关组	353
14.8	诊断和治疗集合	354
14.9	总体风险评估模型	355
14.10	指标及选择性列举	355
14.11	诺丁汉健康管理模式	357
14.12	国际健康账户分类	358
14.13	国际功能、残疾和健康分类	358
14.14	国际初级卫生保健分类	359
14.15	疾病和相关健康问题的国际统计学分类	359
14.16	医疗产品分类	360
14.17	个人分类机制	360
14.18	居民评估工具	361

参考文献 362

附录　世界医疗卫生管理组织 369

引 言

想要让卫生保健达到其所应达到的目的,人们就需要对提供给个体的这些特殊的卫生保健服务的特质有一个全面的了解。

卫生保健管理在根本上需要满足卫生保健实践的需要,需求、服务提供的基础设施及法律、经济和合同规制是决定卫生保健实践的主要因素,需求和供给的自然属性使卫生保健管理成为一个具备特殊性质的专业。

一个发展迅猛的行业需要很多种抽样管理工具,以便提高供给组织的盈利能力。未来的卫生保健管理者需要更加严肃认真地投入与这个主题相关的基本原理的探索中去。即使卫生保健管理的相关工具和经验在消费品生产管理中得到应用,其特殊本质也是与消费品生产管理有区别的。但是,如果像管理其他市场业务一样管理卫生保健行业,那么支付方的"风险选择"(risk selection)或者"(住院前的)财力审查"也必须像其他消费行为一样被接受。理解和接受这些不同之处,会让卫生保健管理行业成为一个真正的具有自主性质的行业。

卫生保健管理在诸多且不同的机制和规定之下运行。很多国家的机制和规定中明确禁止卫生保健提供方进行所谓的"风险选择"和"(住院前的)财力审查"过程。在伦理学上,卫生保健和其他的行业形成了鲜明的对比。卫生保健管理者要为每个有卫生保健需要的人提供必要且合适的卫生保健服务,但是对世界上的大部分国家来说,摆在卫生保健管理者面前的最终问题却是资源的短缺。在可及性、覆盖面和补偿等方面施以综合性的措施,是卫生保健管理所必须面对的问题,也是其与其他行业的差异所在。

在不同的文化中,人们对卫生和卫生保健的理解是有差异的,而只有这种有差异的理解被包括卫生保健提供者在内的大众接受的时候,人们对卫生保健的需求才能得到真正的满足。但是,医学也在经历着非常重要的变化,正处于疾病预防、治疗和康复等领域的新的发展阶段中,同时也在从其局限、缺陷和失败中获得新的经验教训。这是一个很前沿的科学问题,而且各个层面的决策变得越来越需要依靠科学证据，而不是仅仅依靠态度和信仰。但是，卫生保健中的持续变化需要我们在管理上的重视，我们需要让大众在诸多的新机会中受益，同时也要避免因性别、年龄、社会地位、种族、宗教及法律地位等因素而导致的歧视，这是对卫生保健管理者非常大的挑战。

如果要将管理运用到医学和卫生保健之中，我们就有责任来说明一下我们是如何看待现代医学和卫生保健的。我们认为一个永久性的挑战是将最好的科学知识和技术运用到决策中去，而且这个过程需要病人和医生共同参与。对管理者来说，这样做会促成"永久性的改变"，而且这种做法完全可以用来识别哪些卫生保健或者医疗提供才是真正"与时俱进的卫生保健"。

"与时俱进的卫生保健"确实是卫生保健事业现今的趋势和现实状况，但是在全世界范围内也是非常不同的。这种不同并不能完全归结于对保健提供方的教育，不公平的资源分配和对资源的可及性才是更重要的问题。所以，这不仅仅是在诊断和治疗中运用个体的经验和技术那么简单。

现在的卫生保健正在从由卫生服务提供者的个体经验所决定的实践走向在治疗、卫生保健管理及其组成框架等方面的循证实践。卫生保健不是一门艺术，但却一定是结合着自然科学与人类科学的一门科学。

对卫生保健管理者来说，最终的挑战主要有以下方面：①将卫生保健作为社会和经济发展的一部分的必要性；②伴随着卫生保健需要的变化，我们同样面临着资源的短缺和社会—经济—人口的转变；③与卫生保健提供相关的医学领域的人力资源部门的人员膨胀，以及相关的合作及协调所带来的挑战；④需求和供给的全球化影响；⑤为更多的人提供必要和合适的卫生保健服务，以及是否能保证这些服务的可及性。

如今的卫生保健不断要求我们利用最先进的科学证据，获取最好的已经经过检验的技术。在特定的社会经济环境下，卫生保健变成了先进的健康生命科学和用于寻找有效果及效率的组织的工艺与技术的互动平台。如今的卫生保健由结果及应用标准化结果测量工具所得到的明确评价来驱动，并且通过改变来得到永久的改善。如今的卫生保健就像是和卫生机构相关的专业人士的集合体，但是不一定包括患者，他们通过信息交换联系在一起（越来越多地依靠先进技术）。如今的卫生保健需要数据交换，先进的药品、技术供给和设备，在任何时间对所有地方的每一个人提供卫生保健服务的保障。管理的功能是要保证所有的基本服务的监管、恢复及永久的改善。基本上所有的卫生保健的供给都是由医护人员、医疗机构管理者自行管理的。但是，本书的作者们坚定地认为，卫生保健管理在未来会变得更加专业化，包括的内容将远远不止简单的人力或设备管理、拟定或签署资产负债表等。

我们经常会听到这样的问题：什么样的基本技能或专业最适合用来培养和训

练卫生保健管理者们？根据我们的经验，答案并不在于基础的学术教育，而在于把涉及卫生保健的不同领域进行交叉的能力。卫生保健管理将会非常确定地成为一门值得研究的学科，而且能够被不同的专业人士成功地运用。成功的关键并不首要在于最初的那种教育，而在于打破思维藩篱、人们的沟通和交流及管理不同职位和巨大经济资产的能力。从某种程度上来说，管理者也要在同一个框架内组织不同的技能和经验来实现既定的战略目标。当然，一个成功的管理者永远都需要在卓越的实践和与员工的良好交流中学习，以发展和完善自身的品质。

医疗保健管理的广阔领域必将走向专业化，以下为需要管理的领域的例子：①满足患者和消费者的需求、期望和倾向性态度的必要性和合适性的事物的提供和利用的管理；②提供卫生保健、专业化的预防、医疗服务和康复或护理服务的团队的管理；③对卫生保健设备及与设备有关的人力、财力和技术资源的管理；④通过补偿来进行的对服务设施的筹资和再筹资的管理；⑤医疗保险计划和服务的建立、推销和宣传的管理。

有人说，卫生保健管理也许只有也只能从简单大规模产业中获得利润，但是，一个值得讨论的问题是，卫生保健管理应该避免以赚钱获利为目的，其实际任务应当是提高一个国家和社会的凝聚力和繁荣程度。

卫生保健管理最终的成功依靠的不是对某一特定学科或主体的管理，而是超越特定专业的管理技能的目标。或者用另一种表述，即卫生保健管理是否增加了治疗和保健所带来的益处，或者说是否是病人、医生和护士们的噩梦，并不取决于管理式医疗，而是取决于管理者的观念及目标。

什么是国际卫生保健管理呢？从国际视角来看，卫生保健管理的首要和终极目标是对在全球范围内任何个体的卫生保健的可及性和利用进行管理。如果需要的话，这个概念也包括向国家卫生保健系统提供国际化的专业知识。国际卫生保健管理并不是一个新的概念，但是其所处的环境和责任都因为其自身复杂性的急剧扩大而发生着变化。

医学的历史并不是本书所要关注的，但是，历史却为本书所要达成的诸多目标提供了方向。

本书作者认为，"国际性"的特征中至少有四点需要在这里提及。

(1)相互提供帮助是一个组织或者一个群体存在和生存的条件，并且被作为一个普适的文化价值而发展。在理智的前提下，对患病的人们给予关怀（或保健），不仅体现了组织凝聚力和协作性的文明文化，而且也是被公众价值观所广为接受的。所有的人和他们的文化都曾经而且仍然把他们的文化融会、根植于传统和经验的卫生保健管理中。卫生保健一直都被人们寄予寻找生病原因的希望，同时也承担着建立知识体系来解释有关病因学和疾病发病机理，并利用积累的经验和资源对患病的人给予帮助的责任。虽然以前对科学的理解远远落后于现在，但过去的这些定性的经验也同样是人类思想宝库的一部分。

(2)全球化的物品、经验和知识的交换一直在影响着卫生保健的实践。在这样的情况下，我们可以真实地看到卫生保健在久远的历史长河中展现出的国际性特质，这里仅仅列举几个例子。例如，阿拉伯人、中国人、印度人、希腊人、罗马人，还包括欧洲人和美洲原住民，都在全球化的物品交换中对人类对疾病和患病的理解做出了贡献。我们现在依然处于提高我们对人类现有知识和标准的认识的进程之中。全球化的进入使卫生保健实践知识走向新的高峰，医学在未来会整合来自于研究者和发展者的知识来进行国际化的运作。

卫生保健的发展越来越基于定量的证据支持，而不是通过使用来自全球范围内的进行个体决策支持的数据来挑战医学实现发展。知识已经具备了国际化的可及性，而且促使卫生保健成为一门全球化的专门学科。过去，病人要出去看医生或者医生要出诊来看望病人，如今，他们可以简单地通过网络来联系对方而不用离开彼此的居所。在未来，医生和病人之间的距离会更加寻常地使用时间和字节数来衡量，而不是以距离来衡量。在未来，技术将同样会改变很多现在由人类来提供的保健服务。

(3)相互之间的斗争。征服其他的种族及偷窃他人财物的粗暴和残忍也一直是人类历史的一部分，而且也同样是现今社会的一部分。但是，卫生保健一贯是把人道主义发展成一个国际的基本的卫生保健服务文化的核心。

(4)国际化的，或者说跨国境的卫生保健利用及其相关的服务(也叫做医疗旅游)已不是新鲜的事情，国际上早已有一些地方提供慢性病患者的康复治疗或者康复地点。但是，国际上的健康威胁因素的传播和人道主义援助的交流行动也是国际保健及其管理的一部分。

通过促使专家和患者进行交流及促进知识在全球范围内的传播，国际卫生保健为潜在的卫生科学、伦理和文化的主流思想提供了依据。但是基于同样的国际性文化，对什么是合适的卫生保健的预测也越来越多。

我们应当将我们所说的这个跨国境的卫生保健服务与通过凌驾于不同伦理和科学标准之上的营利性的医疗旅游产业区分开来。但是最终，这些国际化、全球化的国际卫生保健服务，也通过国际上对其赞成和反对的不断争论，以及越来越多的人对促进必要的全球卫生保健服务认证政策和规则的理解，逐渐发展壮大起来。

虽然如此，世界卫生组织(World Health Organization，WHO)的存在也同样是国际卫生保健管理重要性的证据。就有关伦理和专业主义的标准而论，WHO是其国际性的最综合化的表达。

事实上，对卫生保健管理的看法并不是没有争议的，任何事情都是如此。虽然有些卫生保健管理的目的是通过合作与交流去发展、实施和满足未来的目标，但是其他人可能会将卫生保健提供简单地视为相互竞争的提供者的商业行为。从框架词"国际卫生保健"中我们可以找到很多政策,其中每一个政策实施中所存在的问题都会找到最好的解决方案,而且将会持续存在于国际化的公众关注和讨论的范围之内,正如以下的例子一样。

"政府提出的全民医保的单一付费系统模式引起了相当规模的选民的争论,认为这种模式有能力控制费用并废除私人健康保险。一些人提倡建立一个大型、整合的卫生系统,同时结合一个服务提供网络作为提高质量和控制服务提供总量的手段。其他人提供的解决方法是授权给消费者并给予他们对自己保健花费所带来的利害关系的掌控权利。还有一些人支持信息所带来的好处。"(Porter and Teisberg,2006)

每个全国性解决方案的探讨都将被反映出来,并进行全球性评估,这就决定了卫生保健提供是一个国际化的话题。而且,被关注的多样性及通过评估结果和失败来相互学习也被视为国际卫生保健管理的一部分。

如果不去问"为了谁"、"为了什么主要目的"及"出于什么利益诉求",那么也不会有一个观点或者解决方法可以被定义为对的或错的。但是,为了其自身的研究、教学或者实践的目的,国际卫生保健在不同国家也制定了不同的标准。

如果卫生保健管理需要在国际范围内实施的话,那么必须清楚地去分析和了解国家所关注的大体框架和绩效究竟是什么。如果不去深入地了解一个国家的卫生实践,就绝不会有任何成功的国际卫生保健管理。

在写本书的时候,欧洲联盟(简称欧盟)做了一个非常重要的决定,即在欧洲让欧洲居民完全自由地选择卫生保健服务。这会是一个挑战,也会是一个"跨越国界"来改变各个国家卫生服务体系的起点。虽然它现在是在欧盟之内,但它最终将会超越欧盟的界限。当然,这会是一个漫长的过程,但是我们将永远在这条路上前进。

第1章

术语的一般性共识

概　　述

没有将他们在提供服务时所积累的经验进行分享的卫生服务管理者越来越多,所以,经过精心考虑和选择,我们在此介绍一些可能对卫生管理者比较重要的术语。我们的目的是向管理者提供超出其日常所需的专业语言、背景理论或问题探讨。

语言上的障碍通常会造成提供卫生保健服务的从业者之间及相关的管理机构和基础设施的管理人员之间的误解。本章希望在卫生保健管理者和专业的卫生服务提供者之间及他们所使用的专业语言之间建立一座沟通的桥梁。

实际上,卫生保健管理者和专业的卫生服务提供者之间是有着紧密联系的。一方面,如果没有卫生保健提供者存在,任何想要促进卫生保健的管理者都不会发挥任何相关的作用。另一方面,卫生保健服务提供者和他们的团队,也同样越来越依赖富有经验的管理者。否则,他们的工作也会变得很糟糕。所以,两个专业间的相互依赖性致使他们急迫地需要一个共同的平台来实现他们之间思想和见解的跨专业交流,以此来造就一个成功的卫生保健服务体系。

基于以上所提出的典型问题,我们精心选择并概括了以下指导思想。

(1)管理者和医务工作者不仅要分享一些一般的术语,同时也要分享术语的背景。

(2)这里所说的管理超越了一般我们所提到的行政管理,要理解它,需要对卫生保健极其复杂的属性有深刻的认识。这不仅基于个体在社会、伦理、文化、心理和生理层面上的理解,也基于其在社会整体、宏观和微观经济、法律和政治背景层面上的认识。

（3）现在，在医生和护士群体中，一些人对什么是卫生保健管理有时会有一些幼稚的推断和想法；同样，我们也可以看到，管理者们对卫生保健提供者的看法和认识也可能会因不熟悉而产生偏差。

（4）高效的卫生保健管理需要体现在各个层面上，即个体层面、群体层面、治疗和保健的过程层面、对服务的提供和塑造层面或对一个机构的运营层面。所有这些层面都必须被整合到一个相互共享而又具有其独立性的概念中去。

卫生保健越是复杂，越是决定了它更加依赖于知识和技术的整合。但是要达成知识和技术整合的目的，需要管理者和医务工作者在任务和认同方面分享共同的认识[①]。

1.1 健　　康

1948 年 WHO 将健康定义为"健康是人在生理、心理和社会行为方面所共同具有的完整状态，而不仅仅是疾病或损伤。"有关什么是健康，还有很多其他的解读，如对澳大利亚的原住民来说，"……健康不仅仅是指个体生理上的完备状态，也同样代表整个社区在社会、情感、精神及文化层面上的完备状态"[②]。

但是，对健康的理解和解读在很大程度上是由文化决定的，而且会因为年龄、性别、社会群体或文化传统的差异而有很大不同，这一观点我们已经达成了共识。例如，即使在性别、职业或文化背景上都相同，对什么是健康，年轻的人群可能也会和年纪较大的人群有着不同的理解。

在更基本的问题上，人们也许会问，健康问题是否就是医学问题。医学主要的作用是帮助人们治疗疾病这个观点，可能会因现今预防医学及医学性预防的发展而有所改变。但是，这显然不能成为用医学来证明其对健康的作用的最好例证。我们看到，医学在心理、社会及文化方面的发展已经在公众心中达成了一定共识。所以，医学应当成为这发展洪流中的一部分，并为发展做出相应的贡献。

另外，很多实用方法也不能界定什么是健康，因为人们对健康下定义时可能会考虑以下不同的方面：①对身体功能及压力的有效运用和调控；②面对特定的，甚至是极端的挑战的能力（一些特定的工作、运动等）；③自主地参与社会生活的能力；④提升自身潜力的能力；⑤简单享受生活的能力。

从某种程度上来说，健康的界定是与人们自身预先设定的喜好及他们所处的

---

① Lundberg O, Yngwe M A, Stjärne M K, et al. The role of welfare state principles and generosity in social policy programs for public health：an international comparative study. The Lancet，2008，372(9650)：1633～1640.

② National Health and Medical Research Council. Promoting the Health of Indigenous Australians. Canberra：National Health and Medical Research Council，1996：4.

环境相关的，这种观点涉及从个人和文化层面上去定义人们满意的生活状态。

一个尤其关键的问题是可以被接受的，即好的健康状态是否能够成为某种类型的社会规范，从而能够在社会范围内获得认可并被人们接受（如与身体和精神相关的缺陷）。与健康相关的已知概念都是从社会需要和个体的态度两个角度，包含了与预防的责任相关的内容。如果以上对于健康的解读会引发什么争论的话，那么则是对"不健康"的原因的解读。人们可能会因为自身的不健康而产生相应的内疚感，并且可能将生病解读为一些坏的行为习惯的惩罚。如果是这样的话，那么这个因素可能会影响到人们请求帮助或获得帮助的权利。如果只是少数人赞同这个观点，那么这个观点将毫无疑问地围绕未来的卫生服务系统和经济制度引发最大限度影响的争论。

卫生保健管理者，尤其是工作范围不仅仅局限于本国的卫生保健管理者，必须非常注意和接受"什么是健康"这个概念在社会和文化方面的差异，而做到这一点是非常不容易的。其关键在于，如果服务提供者所提供的服务是以专门的、标准化的证据为循证基础，或者是遵循医学的标准规定的，那么它当然不会特别地去满足在不同文化背景下的患者和客户的需求。但是这个问题却非常难以避免，甚至循证医学也需要在医学干预的过程中去尊重和接纳不同的文化对其进行的解读。在这里，科学证据和理论很容易变得相互矛盾起来。我们可以看到，去折中地得到一个定义来描述是或不是疾病要比定义健康容易得多。有些人被诊断出并没有受到糖尿病的折磨，但是并不能认为这个人就是健康的，而有些人明明有一些患病的情况或者是残障却被认为是健康的，这个问题可能有一些理由解释。因此，我们需要让个体在"什么是健康"这个问题上达成共识的观点就非常容易理解了。

在进行卫生保健管理的时候，我们倾向于去询问个体是否需要诊疗或者在残障的状况下是否需要帮助。专业的医务人员的挑战和责任在于帮助人们去重新获得日常生活的能力。在这个前提下，我们并不需要有关健康的国际分类，而是需要有关特定疾病的国际分类。这个分类由现有的并且一直在发展的基本原理组成，这些基本原理被用来区分"没有被诊断为疾病状态"及"被诊断为疾病状态"两种状态。所以《国际功能、残疾和健康分类》（International Classification of Functioning, Disability and Health, ICF）为医疗专家们提供了被赋予能够合法进行医疗干预和支持的权力的充分依据。

在全球范围内，想要对"什么是残障"这个概念达成一致认识是极为困难的。如果我们将《国际功能、残疾和健康分类》作为专业的标准，那么残障就会是由这个标准所定义的由个体和其所处的环境之间的关系决定的。近年来比较常用的关于残障的分类来源于心理一致感，这个概念由Antonovsky（1923~1994年）开发提出。在这个概念中，所谓健康，即个人在诸多影响健康的因素及个体的身体、精神和社会资源等方面维持平衡的能力。一个人的资源和经验，都可以被看做个体的心理一致感。以下三个因素经验性地描述了何为心理一致感：①对个体生活状态的现实的可理解性；②在现有的条件下，是否具有应付日常生活的技巧和经验；③应对日常生活的动力。

心理一致感这个概念推动了教育可影响健康及心理一致感的定理的形成，而心理一致感也被称为"健康生成"理论。它也非常深刻地影响了 WHO 的健康促进战略、预防、健康教育及康复的概念。但是，也同样存在一些批评。这些批评指出，这个概念有可能会否定社会、环境或工作条件对健康的影响的重要性，并且可能将预防保健定义为只是一件有关个体的教育和责任的事情。

以上的批评和担心，只是诸多与健康有关的讨论中的一个。这又重新将人们的视线聚集于一个问题，即健康究竟取决于个人的行为习惯、生活的条件环境，还是仅仅取决于生物学因素。如果这样的讨论集中于影响、改变或者纠正个体的行为是否以改善健康为目标，那么它就会对管理的目标和策略产生非常重要的影响。这可能会让健康成为一个个人态度和生活习惯的取向问题，而不是对公共卫生、提高社会权利和生活条件、保护环境（如空气、水供给、保护和重建自然条件）或者设计健康的工作环境等问题的关注。

对个人健康行为习惯和生活方式方法的讨论，基本上都围绕着一个既定的背景，这可能会引起一个问题，即究竟是应该通过规范和制度去控制个人的生活，还是应该去控制和提高普通大众的健康状况。从现实上讲，两者兼顾是最好的，但是只有在考虑到二者相辅相成的情况时才是最有效的。

从更理论性的角度来看，我们应该提出这样的疑问，即是否存在一种特定且独立的健康行为。大多数的专家都认同基本上所有的个体行为都会影响到健康，而且并不只是影响到一个人的自身健康这个观点。在这种情况下，我们可以说，与健康有关的行为一般根植于复杂的生物-生理-社会条件。依据特定的分析，与健康有关的行为可以解决将改变或控制个体行为和对生活条件的干预这两个问题中的哪一个作为优先政策的问题。

有的人相信，我们每一个人都有决定自己的生活方式或改变自身行为习惯的完全自由。但是有些人强调个体的责任，个人对家庭、社会和国家的幸福安康负有一定责任，这也准确地解释了为什么健康也是一个政治问题。在制定卫生政策的实践过程中，尤其是在维护健康、健康促进项目及健康保障政策的立法等方面，以上这些争论是非常重要的。

健康行为的概念认为，人们决定自己的生活方式或改变自身行为习惯的这种行为是人们与自身关系和社会周遭关系中独立的一部分，而这种概念与健康信念模型（health belief model，HBM）密切相关。健康信念模型是在 1952 年由 Hochbaum、Kegels 和 Rosenstock 共同开发的。该模型的目标是理解和预测个体的预防行为和态度,而模型的内容则是以第二次世界大战之后美国所施行的公共卫生服务为背景的。根据法律,公共卫生服务必须只能以预防保健为目标。基于假设,疾病被认为主要是由错误的行为引起的,而预防保健以规范纠正人们的行为为目标就成了一种纠正政策。

健康信念模型基于一种假设,即任何个体的健康行为就是其身体和情感所经历的某些因素的结果。社会条件、地位,或者包括文化信仰等因素,都不能被认为是影响个体行为的因素。其结果是,如果有人一旦患病,那么他应该感到内疚,因为这是他自身因素导致的。随着如果是个人自身因素而导致的不健康问题,社区不用承担其有关卫生保健的责任的假设逐渐被人们接受,这个假设几乎影响了20世纪50年代早期以来美国在医疗保健服务改革过程中的每一次问题的讨论。

讨论得出了两个假设,第一个假设是为了提高一个国家的健康水平,成功的预防首先需要通过正向和负向的激励来改变人们不良的行为习惯;第二个假设是对公众承诺其能够获得医疗服务对他们健康行为的养成具有反作用。因为这个原因,卫生保健的全民可及是不应该的。但是,个体由于患病所造成的内疚感这个概念将为如何正确地预防疾病提供一个社会规范,不遵守这个规范的人需要被纠正过来。在健康信念模型的协助下,政策就自然而然地能够辨析什么是对的生活方式,什么是错的生活方式。所以,就应该只支付那些为自己健康负责的人们的医疗费用,而制裁或处罚不对自己健康负责的人们。

以上的两个假设所延伸出来的争论仍然在美国当前正在进行的医疗政策改革中扮演着重要角色。在美国,像兰德(RAND)公司、福特基金会和经济研究局等美国最强大的战略智库那样在全世界都积极行动,积极建议国际机构、国家或民族群体以正确的方式发展健康服务和健康保险的现象不是偶然的。

相关概念:循证医学;规范与指导;道德危机;兰德医疗保险实验研究;心理一致感

1.2 卫生政治学

卫生政治学是直接或间接表达出的国家立法体系所建立的任何法律或法规,其建立的目的主要有以下三点:①对子孙后代在健康和公共安全方面进行风险管理(疾病预防);②对必要的、合适的及高效的医疗保健和服务进行管理(医疗服务);③对以降低残障的发生率,以及给个体提供独立和参与生活的机会(康复、社会支持及永久的保健)为目的的疾病结果、伤害和残障进行管理。卫生政治学对社会来说是非常重要的,甚至对其他领域的政治来说都是如此。

从国际的视角来看,虽然卫生政治学超越国界的范围越来越广,但是其主要还是包括产品安全、相关环境政策、人才和知识的交流及对跨国境的卫生保健服务和治疗提供监管等方面①。

以下是卫生政治学中的一些优先领域。

个人、组织或者政府不管做什么,都必须在目标的优先顺序、想要得到的产出、稀缺资源配置方面做出决定。如果卫生政治学的决策能够将实现目标的先后顺序设置清楚,那么在分配产品资源的时候,排在首位的目标将会拥有更多的优先权。这样做总会触犯既得利益,且也会为优先级设定工作增加挑战,引发潜在的争议。

在国际上,卫生政治学方面的优先级设定是一个激烈争论的话题。尽管WHO支持设定优先级和卫生目标,但是一些组织,如一些国家的营利性的卫生保健提供者是反对在政策方面设定优先级的,他们更希望将这个问题留给服务提供方及市场来决定。在这种情况下,医疗保险的发展和基础设施的提供的优先级设定就可能会成为一个基础性的讨论话题,这个话题更关注政府和市场的关系。

优先级的选择将会涉及卫生问题、干预、目标、投入和研究及发展项目等方面,这些问题将会优先于其他的问题被考虑,而决定以上问题的依据一般与如下因素相关,如预防、初级和专科卫生保健、康复、护理、科研、设备及教育等。为了设置优先顺序及界定相关概念,公共卫生科学可以为一个国家的卫生保健系统的发展提供所需的数据、分析或项目。这主要有以下条件限制:①一个卫生保健系统正在建立的过程;②确定的卫生问题已经被评估为一个影响到人群的灾难性问题,而且如果这个问题发展下去的话,影响面之广将远远超过个体的层面;③资源非常紧缺;④可推测获取卫生保健方面的资源将会受到限制,即使有其他能够获取资源的理由;⑤卫生保健产业中的一部分分支被确定为优先于其他部分。

卫生政治学的决策者们,或者健康保险计划的设计者们经常会不得不在卫生政治学的优先顺序方面做出决定。问题常常在于什么规则是能够被使用的,以及科学和评估方法在其中所能扮演的角色是什么。这个问题对全世界来说都是不相同的。在其他的社群中,在他们只是将关注点放在服务提供方和保险方自我管理的框架设计上的时候,一些国家却将这个问题作为政府非常重要的问题。但是,需要特别强调的是,那些仍然在发展卫生服务、明确筹资责任的国家需要优先级设定及利益平衡等方面的机制以对抗参与者的欲望。

诸如此类的决策,取决于不同的情况,如预防优先于治疗服务、治疗优先于康复服务、针对残障人群的社会保健优先于对其进行治疗服务等决策。门诊服务

---

① Bambra C, Debbie F, Scott-Samuel A, et al. Towards a politics of health. Health Promotion International, 2005, 20(2): 187~193.

可能会优先于住院服务，或者住院服务优先于门诊服务。在进行诸如此类的优先级确定时，通常需要特别重视的问题是事件的风险性的大小，以及疾病是否会影响到整个国家（如导致某种灾难或者传染性疾病），或者是否会对人群有害等。

在政策的优先级设定中，可能会优先考虑一些因素，如某一地区、某一社会阶层、某一部分人或利益相关者或一些更广泛的社会经济因素。但不管怎么说，政治决策所确定的优先级别会对社会发展、基础设施建设、卫生保健产业产生巨大的影响，也会给政治游说提供广阔的空间。

无论如何，如果卫生政策需要定义优先顺序，那么它就需要具备以下几个条件：①有关人群健康状况的真实的定量信息；②对资源和资源分配的决策权力；③开发具体项目和评价产出的方法和制度；④落实政策的政治力量和机制；⑤那些被影响和相关的内在机制。

最基础的问题是，优先级的确定取决于资源的分配及对复杂利益的有效干预。但是，在制定卫生政策时，要同时保证民主决策和循证决策也是非常困难的。

1.3 卫生政策

卫生政策可以看做法律中所规定的相关任务的集合，或者可以看做政府在管理健康风险、提供卫生服务及控制残障等方面的所有任务的集合。卫生政策也可以看做和一个国家的社会、经济发展相关的或间接或明确的活动。

"卫生政策曾经被认为只包括服务提供和医疗保健的筹资方面的内容，对健康的社会决定因素也只是在学术界被讨论，现在这个情况有所变化。尽管医疗服务能够延长寿命及提高一些严重疾病的预后情况，但是总体来说，对人群健康最重要的却是那些可能会使人们得病或者变得需要医疗服务的那些社会和经济条件。虽然如此，对医疗服务的全民可及是评价健康的重要社会要素之一。"[①]

如果一个人群的健康状况被公众所关注，那么将会推动和健康相关的政策因素转变为真正的卫生政策。

1.4 健康的决定因素

健康的决定因素包含影响不同分布人群的生物学、社会、经济或者环境因素。这些决定因素会对个体的健康状况造成影响，同时也会对人群中的不同群体产生不同的影响。WHO总结"如果资源分配不公，则会对健康造成不利的影响，

---

① Wilkinson R G, Marmot M G. Social Determinants of Health: The Solid Facts. Geneva: WHO, 2003.

这不是一个'自然'的现象，而是由不良的社会政策、不甚公平的经济制度(有些地方的人们比较富裕和健康，这些地方会变得更富有，而那些穷困的地方可能会变得更穷困)及欠妥的政策综合起来造成的"。"……很多因素使穷人的健康状况更差，造成不同国家间健康梯度的变化及国家间显著的健康不平等，这些因素包括不论是全球性还是全国性的在权利、收入、商品及服务等方面的分配不均衡和在人群眼前的现实生活环境(生活环境包括人们对健康保健的可及性、学校和教育、工作和休息的条件、居住环境、社区或城市的状况及获得健康富足生活的机会)中持续存在的不公。这种分配的不公所造成的健康损害不能看做任何形式上的'自然'现象，而是由不良的社会政策和项目、不公平的经济制度及欠妥的政策结合在一起造成的不良影响。"[1]

专业化的健康保健的好处在于，对个人来说，能够利用其去评估什么样的干预能够解决他们的困难；而对人群来说，能够利用其去评估什么样的干预能够改善他们的健康状况。这里所说的评估，其首要的作用是确定究竟应该进行什么样的干预工作。要满足这个要求，则不仅需要知道和健康及健康结果相关的决定因素，还要知道这些决定因素的配置和重要性的顺序。

健康的多样性，一直是生命科学和卫生科学的研究挑战之一。从广义上来看，健康的定义会根据个体的不同而具有多样性。这个理解不仅在个人的心里是不同的，而且也会因个人所选择的人生道路的不同而有差异。

首先，我们需要有一定的标准和指标来描述和衡量这个多样性，这些标准在不同的方面和层次上有着不同的使用范围，但是可以总体归纳起来。其具体包括：①生物学的决定因素和先天存在的健康条件；②生活方式的决定因素；③社会性决定因素(如教育、工作、社会资源、可自由支配的生活必需品、健康保健的可及性、社会安全及支持等)；④环境决定因素。如果要达到以上目的，必须要去测量、报告及归纳以上提到的决定因素来进行评估和总结。

对这些决定因素来说，特定的评价指标包括心理、身体、生理或功能状态的测量及对一个人"完满状态"的测量。所有的测量都会在测量的定量分布中被记录下来，这些分布，是研究多样性及其变化的基础，而测量结果则会被运用到很多方面去满足不同目的，同时也会帮助人们更加深入地了解应用性医学干预的规则。

研究者们会使用一些基本的方法来比较不同人群的特点。无数的研究者曾经提出、正在提出或者将会提出这个问题，即究竟人们的健康具体有什么不同，以及怎样去衡量这种多样性，当一些东西变得"正常"或"不正常"的时候，这种多样

---

[1] Marmot M, Friel S, Bell R, et al. Closing the gap in a generation: health equity through action on the social determinants of health. The Lancet, 2008, 372(9650): 1661~1669.

性会随之改变。

其次，我们需要注意健康通常由以下因素决定：①个体的生物学信息的不同；②生活的不同所带来的不同条件，或者被人们（有意或无意的）自己创造的环境所影响。

换句话说，个体的健康差异由两个方面决定，首先是生物学的多样性，其次是生命个体的外部修正作用。一个极为基础且重要的假设是，因为基因而导致的健康影响因素可能会被每一代都遗传下去。相比较而言，在一代人里，我们所观察到的健康变化通常是因为生活条件发生了变化。所以，在接下来的几代人中，如果健康状况发生了改变，那么首先就暗示了他们所生活的环境和条件可能发生了变化。

某些影响因素实际被证明对健康是有着积极或消极影响的。积极的因素能够用期望寿命的增长程度或者生命质量的测量等来衡量。消极的因素可以用流行病的发生或者个体健康的恶化来衡量。界定这类决定因素有助于在预防保健和健康促进方面进行循证决策。这让卫生成为一个公众或社会关注的问题。

但是，现在也正在进行一项分别否定社会及人为因素对健康的影响的讨论，这些讨论者在结果中否定任何有关实践和科学的证据。这些证据指出，可以通过改变一些影响因素来提高人类的健康水平。尽管人们讨论的焦点因素通常都是些生物学的因素，但是同样有很多人关注非生物性的一些特质，即社会因素。我们将会在下文中，简要地描述被广泛研究和讨论的社会因素。

1.4.1 年龄

一些研究表明，不同年龄阶段的人群经历着不同的健康状况。在德国，18～35岁的年轻人，其健康状态与良好且成功的社会关系，他人的接纳、欣赏和信任，诚实、开放和公平的心态，对自我潜能的发掘，以及被其所在的组织接纳有关。

比较而言，处于工作年龄的人们（25～60岁）的健康与他们为其家庭所获得的社会保障，在事业上的成功和被接纳，能够积极地进行性生活，自信、喜悦、消费、健身及自身在社区进行决策中的参与和被整合程度有关。

老年人群和退休人群（超过60岁）将健康看做能够允许他们保持活动和移动的能力、享受天伦之乐的能力、远离疼痛及能够参与自身生活决策、能够被询问经验及和其他人保持联系的状态等。

1.4.2 社会不平等

许多证据充分表明，个体在很多方面都在经历社会层面的不平等。这可能不仅反映了不同的个性和喜好，也反映了机会和机遇方面的不同，特别是影响健康的社会传播风险。这些不公平不是不可能存在，如果存在的话，那么我们可以说，它们的传播将是几乎每一个国家的一个巨大的现实问题。社会的不公平性并不是简单地通过贫困和匮乏来衡量。对于这个问题，最重要的一点是，个体被剥夺了他们去发掘其潜能的机会，这意味着不仅仅个体会面临失败，他们的家庭、社区或者整个国家同样会面临窘境。

在卫生方面的社会不公平，就如社会流行病学显示的那样，可以反复地、经常性地被如下条件衡量：①疾病和伤残的发生率；②期望寿命；③死亡原因构成；④长期的压力（来源于不安全感、较低的自我尊重、社会孤立感、较差的自身能力及对生活的管理缺乏动力等）；⑤在年龄增长过程中的消极动力；⑥对预防保健、卫生保健和康复缺乏可及性；⑦缺乏适应残障现实的机会。

人类的天性使人们可以在一定程度上容忍不良的和贫困的社会环境，但是如果这些因素持续地在早期或后期影响人们，那么这种影响可能会终身积累起来。所以，应当将促进人们在生活条件和社会整合方面的社会公平作为关于预防保健和卫生保健可及的卫生政治学的首要问题，作为提供社会整合和独立生活的机会[1]。

1.4.3 贫穷

在不同人口结构的国家中，贫困是一个社会现实，同时也是一个在许多国家不断严重的问题，而这个问题常常和国家的国内生产总值（gross domestic product，GDP）无关。对贫困的定义不但在不同的国家有所不同，其特质由于测量方法的不同也是不同的。对卫生管理者来说，贫困是主要被关注的问题，这主要有以下三个原因。

(1) 穷人平均会承担更多的健康风险，因为他们所能得到的医疗保健资源非常少，甚至没有，而且在他们处理相关的慢性病和残障等社会结果的过程中，也会受到严重的伤害。

(2) 可以获得的资源应当特别地在某种程度上为穷人分配，这对他们特殊的生活状况来说也是一种积极的支持。

(3) 不良的健康状况有可能来源于贫穷，而贫穷也有可能来源于不好的健康状况。控制和克服贫困所带来的障碍不仅会改变穷人的人生，也同样会改变整个

---

[1] Navarro V. The Political and Social Contexts of Health. Amityville NY：Baywood Press，2004；Evans R G，Barer M L，Marmor T R. Why Are Some People Healthy and Others Not? The Determinants of Health of Populations. New York：Aldine de Gruyter，1994；Marmot R G，Wilkinson R G. Social Determinants of Health(2nd ed.). Oxford：Oxford University Press，2005：224～237；Graham H. Social determinants and their unequal distribution：clarifying policy understandings. Milbank Quarterly，2004，82(1)：101～124.

国家的命运。

贫困这个问题会影响人类从出生到年老的健康状况、缩短其平均寿命预期及加快人类衰老的速度。贫穷的人由于没有能力购买医疗保险，而不得不被慈善或国家保健制度或公众的联合基金覆盖，从而使他们能够购买自己所需要的服务[1]。

1.4.4　早期生活

人类童年的早期生活对其之后的健康状态有重要影响，包括生理、心理方面的状态，同时也会对个体的心理一致感的发展有所影响。在此方面产生的问题一般包括情感支持的缺乏、沟通的缺失、营养不良或过剩或紊乱，或者童年的挫败感和不被接纳的感觉。同时，缺乏特定的预防措施和社会支持，过早的但是并不充足的疾病治疗，对儿童残障和失能的忽视，以及不适宜的医疗服务和社会康复行为，都会永久性地影响早期生活后的健康状况。

在有些地区，雇佣童工、毒品问题、辍学及与其他玩伴的疏离都对健康有极为重要的影响[2]。

1.4.5　食物

很明显，食物对健康的影响具有基础性的作用。在很多国家和社会团体将改善营养不良作为干预焦点的时候，其他的一些国家却在为由营养过剩和紊乱引发的健康问题头痛。

鉴于不同的国家和社会条件，食物应该是预防保健的一个首要因素，这一点对儿童和老年人来说都非常重要，他们需要充足的食物供给。

在全球范围内，我们发现了两个不同的趋势：在发展中国家，处于社会底层的儿童和成年人普遍显示出营养不良的状态，而中产阶级则面临肥胖问题；在发达国家，处于底层的民众面临着肥胖问题，而中产阶级和上层社会的人群却因为营养紊乱变得不健康。

在经济飞速发展的发展中国家，罹患肥胖症的儿童和青少年的数量在以惊人

---

[1]　Haan M, George A K, Camacho T, et al. Poverty and health prospective evidence from the Alameda county study. American Journal of Epidemiology, 1987, 125(6): 989~998; Rowson M. Poverty and health. Student BMJ, 2001, 9: 171~216.

[2]　Almond D, Chay K. The long-run and intergenerational impact of poor infant health: evidence from cohorts born during the civil rights era. National Poverty Center, 2006; Case A A, Fertig A, Paxson C. The lasting impact of childhood health and circumstance. Journal of Health Economics, 2005, (2): 365~389; Leeda J, Copley L, Williams K. The effects of childhood disadvantage on later-life health and well-being. Annual Meeting of the American Sociological Association, 2006.

的速度增加，而在所谓的发达国家中，大量儿童却因为严重的营养紊乱而遭受厌食症的影响。与此同时，大量的研究表明，儿童的肥胖问题与其所在的社会阶层密切相关。在贫穷的国家中，底层民众儿童所患肥胖症的概率比较小，但是在经济增速较快的国家中，这个指标急剧上升，而在发达国家中，这个指标又陡然下降，且其极端贫困的底层儿童同样面临着这个问题。

营养过剩和营养紊乱明显被一些在全球范围内控制营养行为的食品和日常生活产业所推动。这种所谓的"全球化"对健康来说是非常危险的，而且对卫生政治学的最终影响也会比如今更加具有挑战性。

1.4.6 运动和锻炼

任何身体上的，甚至是心理上的锻炼都会用一种相对复杂的方式来影响健康。它会带来健康，同时也是疾病预防和恢复的一个有效手段。至少对儿童和老年人群来说，他们应当经常进行富有挑战性的身体和心理两个方面的锻炼。

为了达到卫生保健的目的，特别是对那些住院病人的早期活动能力来说，锻炼非常重要，它是康复的一个基础治疗。几乎所有的卫生保健提供者都知道如何在身体和心理上提供指导，在许多治疗中，身体锻炼可以说已经成为卫生保健的一部分。

1.4.7 药物

在医务人员严格控制下，以特定的治疗为目的的用药对治愈给人们带来痛苦的诸多疾病具有优势。但是，毫无疑问的是，对合法药品的不加控制尤其是以疾病预防为目的的使用，常常会像使用违法药品及化学制剂一样危险，而且其所使用的药品会像酒精、烟草或麻醉药及兴奋剂等一样引发身体或心理的药物依赖和相关的健康问题。药物不仅有着摧毁个体健康的潜力，而且也有可能毁灭如家庭、社区这样的社会网络和国家的未来。

很多药品，尤其是那些可能成瘾的药物在损害人们健康的同时，如果引发暴力或事故等问题也会对其他人的健康造成损害。尤其是与青少年和儿童相关的药物，非常有可能导致永久的健康损害，所以它也是预防政策最关注的问题。

有着药品处方权的卫生保健提供者对防止人们错误用药及形成药物依赖有着特殊的责任。

1.4.8 横向的不公平

横向的不公平（在社会公平的情况下也会发生）让我们回到了一个事实，那就是个体有着不同的个性、人生观、生活方式和喜好。横向的不公平可能会降低人们对不同生活方式的尊重和容忍程度，文化上被看做社会的不和谐，同样的，健康问题的横向不公平也可能会影响到整个社会是否愿意保持团结。

1.4.9　垂直不公平

垂直不公平让我们重新回到了在风险、疾病发生时及在残障的状态下寻求医疗服务和社会支持的机会上的不平等。这个概念再次揭示了持续而重复的现象，即健康负担和社会地位有着紧密的联系，那些社会阶层越低的人们，健康负担越重。

这个证据为发展社会上有效果、宏观经济上高效的健康保险体系（如单一支付系统、社会和国家的健康保险，以及集体强制性疾病基金等系统）提供了理论依据。

1.4.10　社会排斥

贫困和匮乏通常伴随着社会排斥（包括自我排斥），而这对健康的影响往往会大于贫困单独带来的影响。最低程度的支持和保护，不仅能够在很大程度上帮助穷人，也能帮助社会维持整合的状态，使其将心理一致感作为进步的基准线。这样也能够促进经济发展，同时能够让社会保持前进的速度和步伐。不仅仅是卫生保健，劳动力市场政策、教育、家庭福利及社会机会的可及性也都被证明是社会排斥的重灾区，随之而来的则是一系列的健康问题。

基于以上对社会排斥的表述，我们需要特别注意的是，社会对精神和心理残障的人群，或者罹患慢性病的人群的排斥相较于其他人群更为突出和严重。

1.4.11　社会支持

有大量的证据证明，社会支持对健康来说具有重要的影响。

不仅是预防保健、医疗服务、康复和护理服务，还包括社会政策，都对维持社会支持有极大的影响。它能促进社会的凝聚力，包括家庭、社区、学校和工作单位间的凝聚力，同时，社会支持也被经验证明是处理由残障所带来的影响和困难的重要措施。

我们不能将社会支持和援助及慈善混淆起来。它实际上是一个文化机制，可以将人们整合入社区中，或者将所谓的少数族群整合到国家中去。尽管将个性和自我负责作为自由的根源很有些"去监管"的论点，但是不能否认的事实是，如果不将社会支持作为一种基本的道德理念及卫生保健的实践资源的话，那么预防保健和卫生保健都不可能得以实现①。

1.4.12　失业

失业这个问题可以这样来理解：失业可能是不良健康状况和过早死亡的原因，此外，其也被认为会导致很大的健康风险。但是，不良的健康状态同样也会导致失业及社会衰退等问题。不可否认的是，尤其是从长远的角度来看，失业会对个人和整个人群的健康状况产生严重的不良影响。

一个人群普遍的健康状态会对国家的社会经济进步产生深远的影响。

1.4.13　工作

且不说工作的类型，仅是否有工作就是影响健康的一个重要因素。尽管和工作有关的疾病也同样引发了很多健康问题，也有急需进行关注和预防的必要性，但是，不得不承认的是，有一份工作能够对健康产生保护的作用。尤其是在对人们的能力和技能存在一定的挑战的时候，工作能够给其带来满足感。工作可以带来重要的东西，如食物、干净的饮用水、住所和衣服。获取责任感、接纳和尊重，以及与其他人的合作关系都是能够促进健康的因素。如果雇主能够去提高和促进以上因素，那么工作和雇佣关系一定能够持续地对健康产生好处。

卫生保健和医院管理不仅对工作人员的健康是重要的，而且也是一个达成服务提供组织目标的重要方面。

1.5　疾　　病

疾病是身体、功能、心理或精神方面的状态偏离了大众所认同的科学制定的（健康）标准的情况。疾病带来的症状则暗示了身体的机能由于受到影响而发生了功能紊乱。WHO通过定期更新和出版的《国际疾病和健康相关问题分类指导手册》对症状进行了分类。

分别对症状、健康状态或疾病状况做出结论就是诊断的过程。举例来说，症状包括疼痛、失能、流血、虚弱、抑郁、嗜睡、厌食、失眠、焦虑、定向障碍及失去意识等，但是症状并不是疾病本身。

疾病则是正在发生的病原性过程的结果，其随着时间的推移，表征和严重性都会有所变化，结果包括自然的自身痊愈、通过治疗而痊愈、转化为慢性症状、

---

① Schwarzer R. Social support and health: a theoretical and empirical overview. Journal of Social and Personal Relationships，1991，8(1)：99~127.

造成身体的损伤或者残障，而最严重的结果即是死亡。

特定疾病的确认方式是有一定的常规标准的，但是如果例外情况出现的话，那么只要患者接受，采取某种治疗的方式也是合法的。这些例外情况包括在致命的疾病状态下所出现的典型急救、不清楚或不能确定的状况的出现。

疾病的概念常常富有争议，尤其是其症状及临床指征与可以接受的科学所确定的正常概念之间的界限模糊不清，或者在某种状态下还没有对人们造成伤害的时候，这一点在有关心理健康方面尤其特殊。对心理健康的界定往往是非常困难的，因为判定什么是正常而什么是不正常依据的往往是文化习俗而不是科学所证实的事实。

确认是什么疾病的过程中可能出现当一个功能性的改变被鉴定为疾病的时候，不仅患者会受到影响，服务提供者也会受到影响的问题，因为这个功能性的改变调节着对患者给予治疗的量（至少是间接的），即给予多大比例的治疗才能在有效应对疾病的同时产生最小的副作用。所以，对那些可能会通过改变诊断指征的度量或使用不合适的诊断方法而增加（某种病）患者人数的激励都必须进行非常严格的审核。

相关概念：国际疾病和健康相关疾病分类；病因学

1.6 残　　疾

根据 WHO 的界定，残疾（由损伤导致的）是"在完成被认为是相同年龄和性别的人群的合理的行动和行为时表现出的受限或缺乏能力的状态"[①]。

相关概念：《国际损伤、残疾和障碍分类》（International Classification of Impairments, Disabilities and Handicaps, ICIDH）

1.7 损　　伤

在 WHO 的定义中，损伤是指和人们正常的生活状态有所偏移的一种情况。由疾病或伤害导致的心理、生理或解剖结构和功能的丧失或不正常都可以被看做损伤。

我们应该明确的是，损伤并不是一种需要治疗的疾病而是一种需要支持来减少障碍的发生、弥补缺陷或功能限制的生活状态，损伤将导致残疾。在这个定义里面，残疾是由损伤导致的，而且，如果没有一个合适的满足个体特别需要的环境的话，残疾会引发相应的残障。WHO 制定的国际分类对以上损伤、残疾和残

---

① http://hcdg.org/definition.htm，2011-01-01.

废做出了解释，然而这个分类现在已被国际功能分类代替。

相关概念：国际功能分类

1.8 紊　　乱

紊乱用来描述功能不正常，但是不能依据现有的惯例对什么是疾病进行真正的界定。正因为经历着某种形式的紊乱，为了确认潜在的疾病并寻求对疾病的帮助和治疗，患者才会去看医生。

在实践中，以下问题经常出现：①不是所有的紊乱都能被澄清；②不是所有的紊乱都必须被澄清；③不是所有被澄清的紊乱都必须被治疗；④澄清某种紊乱可能会比什么都不做出现更多的问题，甚至更高的风险。

有些分析专家认为，持有"应将任何形式的紊乱都纳入研究范围"的态度的人越来越多，尤其是那些以营利为中心，处于管理者做出了一些投资的错误决定需要进行融资的压力下的机构或部门也逐渐开始持有这种态度，而这是一种除了为获得利润外没有任何其他原因、可能会导致资源浪费的态度。这些分析专家认为这种态度及它所引发的行为可能会由于潜在于其后的简单医学和防御性医疗的观念使很多人"被患病"，从而可能会反过来影响很多人的健康。

相关概念：疾病；诊断；防御性医疗；预防医学；简单医学

1.9 患　　病

患病可以被认为是个体经历的不良健康状态。虽然疾病可以通过与疾病相关的术语来指向性地界定清楚，但是患病描述的是一种对健康状况的主观感知，或者对疾病和残疾带来的负担的主观经验。所有的卫生保健提供者必须认识到患病是一种个体体验，而不能作为疾病的另一种表述。

笔者相信每个人都有这样的日常体验：即使人们的客观健康状态都相同，或者都在经历着同样一种疾病或同样严重的某种疾病，每个人对健康的理解也不相同。不管是从身体、情感、心理层面，还是从社会层面去理解健康，都是如此。一个人有患病的感受并不一定会被诊断出某种确定的疾病，与此同时，一个得病的人也并不一定会有患病的感觉。

卫生保健产出的结果也可能是不同的，因为一种疾病所采用的治疗是否能额外或专门地适用于个体的患病是因人而异的。更为平常的是，这种区别是基于心理一致感理论的，对康复和健康的提供也是非常有影响的。但是，医疗保健对清楚地界定疾病和治疗变得越来越严格，这种观念源于管理者们在实践过程中受到成本控制策略及愈加强势的产品医学理念的影响。我们应该知道，现在几乎所有的住院服务，就像特需服务一样，是由疾病相关过程标准所决定的，但是门诊服务可能也被认为是与个体的患病主观感受相关的以病人为中心的服务。这种对卫生保健利用的分离在疾病诊断相关组（related groups diagnosis，DRG）的实践中并不陌生，但是却对未来的发展提出了挑战。

一些专家强调，患病至少部分或例外的情况下是心理、社会方面的问题，然而另一些专家认为，患病应该主要是信仰、宗教、哲学或替代医学方面的问题。就这一点而言，一些专家支持从"医疗治疗"到"医疗服务"再到"卫生服务"这些词语的转化不只是为了扩展人们的视野的观点。这也意味着有希望延伸出另一个健康市场，而这种延伸需要将患病从传统的对医学和其所需的准入政策中剥离出来。

有两个事实对这个趋势有所推动：一是不会有任何的治疗行为能够与生物学所界定的生命长度和对抵抗衰老的疯狂希望相抗衡。二是一个适宜的生活方式确实能够延缓衰老的速度。在这种情况下，对新兴的康复和健康产业来说，它们更关注患病而不是疾病，所以它们能够提供合适的食谱、身体锻炼及针对拥有强大财力的消费者的其他昂贵的服务。

那些以掌握患病趋势作为商机的健康产业已经显示出飞速发展的势头。这些产业提供的服务并不取决于综合性的法律需要和适应证，或者与必要性和适宜性相关的规章制度。它们在简单地营销对健康的信仰、身材、健康和抵御疾病的衰老手段等概念，而这些营销都是由专家和非专业人员来完成的。

对医学来说，其关注点往往在于疾病，而不是患病，但是有时候也会反过来。由于缺乏监管的第二种健康市场试图用"患病"来解释一切，所以现在的一些发展是有问题的。

相关概念：病例分类体系；产品型医疗

1.10 医疗状态

医疗状态会分别被作为紊乱、疾病或残疾等概念使用，却很少被界定清楚。有时，任何寻找医疗服务支持的理由，如怀孕，也可以被称作医疗状态。

相关概念：紊乱；疾病；残疾

1.11 制造疾病

制造疾病是最近才出现的一个术语，是指将很多正常的生物学的多样性特质变成一种需要治疗的疾病的行为。一些专家认为，许多有利益关系的服务提供者和企业为了获得更多的利润而强行促成这种行为。这种现象也存在于一些健康产业和医疗旅游产业的子部门中。

1.12 健康促进

WHO将健康促进界定为增加人们对他们的健康状态及其决定因素的控制能力,从而提高他们的健康水平的过程。该定义试图通过强调健康的决定性因素,以公民拥有掌控他们在有关自主性、居住状态、食物、安全、雇佣关系及工作的安全性等方面的利益的能力和可操作性,来促进健康的公共政策发展。

在一个针对支配健康信念模型和一项被称为"指责受害者"的政策的大讨论之后(尤其是在20世纪70年代),1986年,《渥太华宪章》提出了健康促进策略,否定了只通过检查和防御性医疗来抵抗个人的风险这个理念[1]。

根据《世界卫生组织宪章》,健康促进有以下特征:①将以健康为目标的行动整合到国家计划的层面中去是为了深远而有意义的发展;②健康促进着眼于健康公平,帮助弱势群体获得更多的医疗帮助,以及争取应对残疾的医疗资源;③需要协调所有有关方面,如政府、卫生及其他社会和经济部门、非政府及自发组织、地区行政当局、产业部门及媒体等;④健康促进需要考虑社会、文化和经济因素,尽量立足于当地的实际情况,尽可能地满足不同国家和地区的各种可能的需要。

从1986年开始,健康促进就被WHO的以下一系列会议所跟踪和提及:Second International Conference on Health Promotion in Adelaide in 1988;Sundsvall Statement on Supportive Environments for Health,1991;The Jakarta Declaration on Leading Health Promotion into the 21st Century,1997;Health Promotion:Bridging the Equity Gap,5-9th June 2000;3rd Annual Network Meeting and International Symposium,Bangkok,2005;7th Global Conference on Health Promotion,Nairobi,2009。

1.13 医源性问题

医源性问题是指专业的卫生保健提供者导致的身体和心理的健康问题。可能会促使医源性问题发生的因素如下:①沟通失败;②缺乏敏感、特异和预测价值的实验与检查导致的错误诊断结果及诊断过程;③失败的临床治疗;④团队合作和监管的缺乏;⑤忽视或错误的竞争因素导致的服务利用过量或不足;⑥处方权

---

[1] Crawford R. You are dangerous to your health. The ideology and politics of victim blaming. International Journal of Health Services,1997,7(4):663~680.

的错误使用；⑦错误及其他。

1.14 疾病指征

疾病指征用来清晰且明确地界定计划好的对个体完整性的介入的原因。这种介入的目的一般是疾病的预防、治疗、康复或者护理。

仔细地记录医疗干预的指征是卫生保健的基本原则和道德行为，这种记录也是符合法律要求的，同时也是医生和护士职业操守的一部分。对一个病人进行治疗时，将指征决策和接下来的治疗决策结合起来是达到职业要求的非常关键的一步。如果不符合这个标准，那么就有可能使医学不符合科学和法律的要求。

对一个指征的界定必须回答一个基本的问题，即我们必须通过什么样的必要性和适应性标准来为患者做些什么事情，我们为什么要这样做。只有接受了这个问题所代表的准则，我们才能认为一项医疗干预是公正的。如果不遵守指征决策的规定，很可能会让服务提供者的行为违背其基本的职业操守。

总体来说，设定一个指征，能够让一项医疗干预趋于合法化，但是即使这样，也只有在经过患者同意的前提下才能实施。一个人的健康状况越糟，这个门槛就越低。但是个体的健康状况越好，合法干预需求的标准就越高。换句话说，在进行医疗预防保健时，医疗干预的门槛是最高的。

1.15 医学创新

医学创新这个概念描述了在医学和健康科学中与科学和技术革新的速度保持一致并将这些革新运用于实践的过程。所以，这也成为卫生保健管理者的头等大事，即需要去评估、接受新的事物及实践。这种评估非常重要，而且会对医疗、财务和组织方式的结果产生惊人的影响。

在国际上，对创新的应用及将创新进行实践与每个国家的法律有着紧密的关系。有些国家基本没有任何规定，而有些国家却开发了严格的强制性的程序来约束创新的使用。很常见的一个方式是在法定监督机构中寻找特定且独立的专家，而这种机构能够通过使用循证医学和健康技术评估手段对所评价的创新担负责任。

"创新"这个术语很明显和进步有关。但是健康技术评估赋予这个术语比单纯引进新的药物疗法和医疗设备更加复杂而深刻的含义。不管怎么说，它反映出了所有有关究竟什么是医学的进步或者是否应该有这种进步等此类问题的所有争论。例如，在新的诊断和治疗方法被应用之前的严格评估；并不能符合知识标准的卫生保健实践的终止；所有行业都关注的教育标准的提高；根据被证明的指征，所有需要医疗服务的人们对医疗服务的可及性的改善；适应社会人口学和流行病学的变化的，包括满足国家道德标准的卫生服务结构的采用；符合国家的法律标准的保证。其中的每一个要求都可以用来评判创新，然而，关于在路径、程序和护理的设计框架下，创新是否考虑到额外所能获得的有效性和效率、避免服务利用过度和利用不足及怎样应对个体所表现出的差异的争论仍在继续。

回答什么是健康通常要比回答如何合理地利用创新容易得多。不可否认的是，抗菌药物是极为重要的一项创新。但是，毫无疑问，抗菌药物的不合理使用促成了人类如今在医学和农业产业方面陷入的两难窘境，对患者造成了极大的伤害，同时也浪费了大量本该达成更好目的的资源。合理地利用创新不仅与治疗有关，更与预防相关。与由不合理的简单医学和检查、康复和护理中特定辅助手段的使用造成负面效果等相关的例子有很多。

卫生保健的管理者应当永远都将以下关于创新的论点铭记于心：①任何创新都具有改变要提供的医疗服务的数量和结构的潜力，管理者是否将医疗和经济的有效性作为创新决策的指导原则是一个需要我们普遍关注的问题。②几十年以来，世界上最为发达的卫生服务系统一直在告诉人们，并不是创新限制了甚至是损害了卫生服务系统的经济前景，而是不合适和不必要的对创新盲目的扩大利用导致了这一切。③创新处理上的一些严重问题实际上与缺乏相应的资质、偿还财务的压力及有时候的不道德和违法行为（尤其是在一些所谓的经验型治疗案例中）有关。

1.16 医疗旅游

医疗旅游关注的是通过什么合理的目标跨国界获取医疗服务的行为。

导致医疗旅游的原因主要可分为以下几点：①寻求在个体本国不能得到的必要的特殊医疗、更高体验及更先进的技术；②节约成本的意图和寻求廉价的医疗服务、康复服务和护理服务提供者及购买护理服务，如由于残疾而被个人、供应商、政府和其他第三方支付者所发掘的长期的医疗需求；③提供在一些国家不被允许的、需要更高标准来保证患者安全的、游走于国家道德伦理边缘的治疗服务（如一些经验型医疗的案例）；④一些个体喜欢的一些特殊的替代医学服务，这些服务可以同时满足他们旅行享受的需要；⑤购买广告所推广的整形服务、塑形服务或健康产业的需求。

第一个原因通常发生在人口稀少的国家，这些国家并不能提供高质量的完整多样化的医疗专业服务，但是这个现象也会发生在经济发展状况较差却拥有少数比例的富人及富裕家庭的国家。很多报道显示，这种方式可能会产生许多问题，如主动的服务过度利用、欺诈或者违法投标和对此类行为的激励等。

第二个原因通常会在以下情况下发生：一些国家的医疗专业人员的工资给付很低，所以个人或者保险方及政府都希望通过寻找更低成本(低工资)来降低成本，尤其是那些择期手术和复杂的专业性手术，如(膝盖、髋)关节置换手术、心脏手术或牙科手术等。有些人认为这体现了全球化的自由贸易的优势，但是有些人认为这对那些目的地国家的自身医疗服务的发展来说是一个负担。

第三个原因与应用不能满足研究的标准，但是可以被服务提供者成功推销出去、难以控制的医疗实验的应用和希望有关。这些所谓的"希望营销"可能会在医学的职业道德的边缘游移，而事实上，它们常常跨越这些边缘。服务提供者寻求市场的这种行为常常不能真正地被法律约束，而相关的国际准入机制也存在疑问，因而这种行为不可能有任何的信誉度。有关这个方面的腐败和严重犯罪事件已经有了大量报道。

第四个原因反映出人们的目的最初并不主要或者是必须治愈疾病，而是人们对现在的生物医学科学进展感到失望，这也暗示了医学、心理学及文化信仰的复杂性。在这些案例中，指征通常是非常不明显的，确定的诊断也经常是缺失的。像实践所显示的那样，即使所采用的机制是非常值得怀疑或者是闻所未闻的，结果也可以是令人信服的。这种服务通常不被保险或健康计划覆盖，需要患者自己买单。

第五个原因是所谓的第二个卫生市场的一部分，但通常并不是已经建立的以及已经规范化的医疗服务的一部分。这个市场看起来非常难以控制且准入机制非常低。

据估计，至少有50个国家正在竞争医疗旅游服务的市场份额，这项商业扩张常常是一个国家的国家产业及外贸的一个重要部分。

这种趋势受到很多方面的影响，但是所有的这些都与"全球化"有关，如人道主义目标和社会和平的保持，以利润为目的的全国和全球性的资本投资，研究、发展、教育及专业和职业化的培训，多中心的临床研究，任何形式的人才流失及对专业人员的追求，医疗产品的全球化贸易和交流。这种趋势催生了很多新的问题，这些问题也正在挑战国际间的共识，如准入程序，责任化的权利，病人和数据安全的权利，普遍认同的有关质量、文化尊重和道德问题的衡量方式的透明度，而且，一些医疗旅行者的目的地有可能会是危险的，最终让这项活动变成一次历险。此外，由于一些犯罪活动被报道出来，越来越多的人对正在增加的一些器官移植和体细胞治疗案例表示担忧。

在 Legido-Quiley 等(2008)中我们可以看到一个在欧盟内部对这个正在扩张的部分行业进行规范的实践案例。

读者们也被要求就欧盟在2013年发布的有关这个行业的新规定进行研究。这些规定旨在促使在欧洲范围内的所有居民能够在欧洲范围内自由地选择卫生保健目的地。

医疗旅游也被称为医疗旅行、健康旅行、全球化卫生保健及卫生服务外包。

1.17 卫生保健和医院管理者的专业精神

国际化的卫生服务及卫生服务管理专业化的重要性的逐步增加产生了新的问题，即究竟哪些普遍的特质是卫生保健管理所必须或者至少应该具有的。

以下就是作者们有关这个问题的意见，以及对卫生保健管理者所应当具有的知识标准的总结，包括公共卫生基础，在全球化卫生筹资和偿付制度上的基础，服务提供的组织结构及机构类型，卫生保健中流行病学的转化结果，经济基础，卫生保健组织和机构的筹资及财务，医院监管，社区、团队建设，项目管理，谈判技巧及员工评价，制订商业计划，医疗设施管理和药物管理，质量和过程管理，战略和投资管理，人力资源管理，相关的国家法律和国际标准的知识，管理的伦理，管理专业的保健服务提供者，设施管理，产品管理、市场营销和促进。

第 2 章

卫生保健和服务产品

概　　述

卫生保健需要连接患者和供方，这是卫生保健管理的重中之重。卫生保健管理者必须知道患者需要什么、什么样的卫生服务体系能满足患者的需求。

卫生保健和服务产品的概念反映了一个国家在社会和卫生政策标准方面的愿景。传统的连接患者和医疗服务提供方的方法是患者到医院就诊或者医生到患者住所诊治。如今，卫生保健通过使用额外的技术手段为连接病人和服务提供方提供了机会。但是，在一些大的企业和协会里，医学专业化的增长和供方的集中可能会拉大患者和专科医生之间的距离。因此，卫生保健可及性的管理正变得越来越困难。但是利用和提供卫生保健的方式也受到医学科学标准、教学和科研需求的影响。

公共卫生科学、医学、康复和护理领域的任何社会经济进步和创新最终将带来卫生保健及其供给概念的进一步发展或改变，这些正在发生的变化使卫生保健及其概念的现代化成为卫生保健管理的主要挑战。这通常包括监测和评估已有的组织卫生保健的方法，并在必要时变革方法。

卫生保健供给提出了有关公共卫生和个体需求方面的一些基本问题：①使命和社会责任；②可及性的公平和公正；③保险的功能和机制；④资源调整和分配；⑤确定优先领域；⑥专业责任；⑦预防、卫生保健、康复和长期照护的环境条件；⑧卫生保健和供方之间的合作；⑨质量指导和评估；⑩教育、研究和开发；⑪病人、供方、第三方支付者、监管机构等之间的法律关系。

卫生保健是否可以用"产品供给"来描述是存在争议的。有些人认为用预先定义和预先归类的产品来描述卫生保健的绩效是不可能的，或者至少是不必要的，其他人则强调管理未来卫生保健的前提条件。

因为我们认为医疗干预是基于科学的标准对给定证据的应用，而不是一门艺术，所以卫生保健产品已经实际存在。循证的指导方针、临床路径、标准、专业保健程序、诊断的特异性和敏感性、被批准的药品、具体的管理协议、关于慢性病患者的行为建议，甚至卫生经济上的考虑都不是新鲜的事物。为了从患者的利益出发来管理卫生保健，所有这些方面都正在进一步发展，并需要新的方针政策加以指引。如果这个产品差异非常有限，那么它们就是最终的产品。

卫生保健管理者也应该知道为什么会有对产品型医疗的关注，因为它明确地降低了病人、医生、护士之间的个体差异性。医生对产品的解释可能和经济学对它的解释有很大的不同，而且这种解释也使许多患者和医生感到惊讶，并且出现这种情况的原因是多方面的。有关风险选择、过度利用和利用不足、否定必要和适当的帮助、毫无意义的诊断和治疗方面的激烈的争论不是为了违背标准化，而是为了改善知识和规范，并尽可能地使患者参与决策，评估干预、保健和护理的社会和医疗产出。

我们有理由认为，先进的生命科学是当今和未来的卫生保健提供及应用明确定义和分类的医疗产品的主要动力。卫生保健的发展要求我们长期关注卫生保健产品的概念和具体内容，其远远超过对扩大卫生保健可及性或改善治疗的关注。卫生保健增加了对教育和科研的需求，为了现代医学的有效应用，它也需要建设新的基础设施或改造基础设施，除此之外，它也要克服和终止过时的做法。创新也可能会潜在地影响我们对门诊病人和住院病人保健责任的传统理解。所有这些进步增加了现代卫生保健发展的机会，它们将影响传统的经验和概念，也将不可避免地影响许多利益相关者的利益，这使卫生保健及其面对的未来持久阻力成为合格的卫生保健管理的主要挑战之一，而卫生保健管理者也是变化的管理者。

通过制定明确定义的健康问题和病人结果的标准指南来应用循证医学是卫生保健管理者面对挑战的主要途径。明确定义健康问题和病人结果的标准指南可以预先估计所需的资源，并尽量减少对所使用产品的描述的差异。

卫生保健的管理要考虑"所需资源"，要描述教育和专业产品的消费。这个广阔的领域需要收集所有冲突的，与专业教育、劳动分工、不同受教育水平团队之间的合作（如全科医师与专科医师、助理医师、初级卫生保健（primary health care，PHC）护士、专业化护理之间的分工与合作）有关的论点，挑战管理者使用的最高绩效能力。管理者通过使用循证的供给和利用的概念进行决策成为这个过程的一部分。就像任何其他管理一样，让工作人员参与关于组织框架和条件变化的决策是绝对必要的。

许多专业人士认为，卫生保健产品会偏离其自我理解，通常的论点是，患者的卫生保健供给是非常个体化的。虽然这是千真万确的，但我们没必要使诊断、治疗、康复、护理的标准化和分类成为不可能实现的目标。至于相关的冲突，对管理者来说，了解基本的道德和方法要求，了解排除的含义，了解住院服务和门诊服务、疾病治疗、风险选择政策、配给等的产品标准化的差异更重要。

标准化需要了解卫生保健在实践中的差异，需要大量的不同产品。差异是由患者的个性、患者的社会和经济资源、卫生保健制度的性质、供方的技能和兴趣造成的，将会产生很多不同。清楚地分析和评估所有这些论点并进行处理是卫生保健管理者的任务。但无论如何，准确地描述卫生保健的供给，并反复关注质量是未来卫生保健的最终道路。保健实施者和管理者之间经常出现的问题不是保健和管理之间的冲突，而大多是个体之间无法跨越的语言、专业、责任和利益的冲突，而且往往是财务利益的冲突。为了处理这些矛盾，合作和行为技能成为未来卫生保健管理者的真正挑战。

管理者不仅要认识许多卫生保健概念之间的差异，而且还要认识它们的具体来源。大部分卫生保健的概念是在某个卫生保健理念的复杂背景中发展起来的，这些理念是其功能的一部分，且往往是其现代化的障碍。

我们必须完全理解产品总会出现在分类计划中这一事实。该事实提出了一个问题，即如何妥协并认可这些产品分类作为国际卫生保健管理通用语言的一部分。

诊断相关组是最突出的例子，但不是唯一的一个，类似的分类已经存在或将会存在。如果卫生保健管理要走向国际化或全球化，我们就需要一个开放的文化，从而在国际认可的水平上发展、讨论、赞成、实施和评估这样的产品分类。

下面有关卫生保健及其相关产品的术语能帮助我们更好地理解不同的概念，这些选定的术语在实践中被广泛使用，应被卫生保健管理者熟知。

2.1 补充和替代医学

补充和替代医学（complementary and alternative medicine，CAM）是在治疗文化和地区经验融合过程中产生的。美国医学研究所给出了以下定义："CAM是一个包括卫生体系形态、实践及其伴随理论和信念在内的广泛的资源领域，而不是既定历史时期的特定社会或文化中主导卫生体系的内在特性。CAM包括与积极健康结果相关的使用者感知到的资源，CAM内部及CAM与主导系统之间的边界并不总是明确的或固定的。"①

在实践中,替代医学包括具有历史和文化特征而没有科学依据的疗法,普遍引用的例子包括自然疗法、脊椎按摩疗法、草药学、中医药(traditional Chinese medicine,TCM)、印度草医药、冥想、瑜伽、生物反馈治疗、催眠、顺势疗法、针灸、节食及其他。替代医学是医学的一个重要组成部分,也被使用CAM的专业医生广泛接受。

如果某种东西被称为是补充的或替代的,就应该问什么是补充的或替代的。许多CAM过程是基于正在进行的科学调查来测量和比较效益、效率,找到工作机制。尽管已经有效地给出了结果和机制,但是它们没有被量化或调查。特别是对医疗旅游而言,CAM是提供给国际消费者的产品的关键。

替代医学在其解释说明及其方法学中是多样的。CAM实践使用传统医药及其天然资源,同时也需要民间知识和精神态度。有关副作用的责任问题,特别是在第三方支付者报销情况下的相关服务供给的鉴定、监督和法律监管实践是一个长期被关注的问题。一些国家已经为提供CAM制定了明确的指南。

如果没有相应的基础,循证医学通常是CAM的对立面,二者之间的冲突可能对保健计划和保险覆盖及责任权利产生影响。但是,任何供方都应该认识到,CAM在国际上扮演了非常重要的角色,尤其是有令人失望的治疗经验的慢性病患者更倾向于使用CAM,还有那些积极保健的人也更倾向于使用CAM。在这个范围内,CAM对近期和未来的卫生服务行业是非常重要的。

我们应该注意在考克兰(Cochrane)协作网的补充医学领域在争论什么,"在一个国家被认为是补充或替代的医疗实践在另一个国家可能会被认为是传统的医疗实践。因此,我们的定义是广泛的、普遍的:补充医学包括所有的实践和想法,这些实践和想法在一些国家超出了传统医学范围,被其使用者定义为预防或治疗疾病或促进健康和福祉。这些实践通过促成一个共同的整体、满足传统实践没有满足的需求,使医学的概念框架多元化来补充主流医学"②。

2.2 行为导向的预防

行为导向的预防是指一种试图改变行为模式的预防策略,该策略重点关注个体的生活方式,评估个体的健康相关风险。这样做的最有效的方法是提供教育,

---

① Institute of Medicine(US)Committee on the Use of Complementary and Alternative Medicine by the American Public. Complementary and Alternative Medicine in the United States. Washington D C: National Academies Press,2005.

② Manheimer E, Berman B. Cochrane complementary medicine field: scope and topics. http://www.onlinelibrary.wiley.com/o/cochrane/clabout/articles/CE000052/frame.html,2007.

改变风险行为产生的社会条件。在初级预防中使用行为导向的预防让健康人群保持健康和在二级预防中使用行为导向的预防防止慢性病患者健康状况恶化这两种情况是不一样的。

行为导向的预防是一项复杂的有争议的问题,这不是因为行为和健康之间已经存在的密切联系,而是因为解释个人行为的不同理念。一些人认为这主要是由生活和工作条件导致的,另一些人则假设任何个人都可以自由地选择"正确"的生活方式,如果选择"错误"的替代品,社会不应该用卫生保健稳定的、免费的可及来补救这种不良行为。鉴于社会流行病学的事实,以及对健康的职业及环境危险因素的认识,"控制和制裁不健康行为是必要的"这种相反的说法在被广泛地讨论。

行为不完全专注于个人自身的生活方式这种情况也必须被考虑到。任何行为都是一种对他人的行为,因此,还应该考虑个人环境的所有关系,包括人类、专业职责和环境。

相关概念:预防;社会流行病

2.3 慢性病保健或慢性病病例

慢性病保健或慢性病病例是指对患有长期持续性疾病的或伴有伤残、失能的个体的长期照护。对"慢性"的真正含义是没有什么精确定义的。如果急性发病,但需要长期用药或监测,也可以算做慢性病保健,它通常由家庭成员、医生、专业护士协助病人完成。

慢性病保健特别适用于个体的健康保健,或其他自我保健。它促进了国际功能分类,防止了患者自主权的丧失。另外,它还包括一些社会功能,如倡导患者的法定权利等。

管理慢性病保健是提供卫生保健服务的一个非常现实的挑战。如果通过家庭成员来管理卫生保健,那么我们不仅需要帮助和协助,也需要支持和监督。例如,慢性病保健得到了 WHO 及其"慢性病的创新保健"计划的大力支持[①]。

慢性病保健关注于慢性病患者积极主动的自我管理、为所有参与保健和病例管理的人设计指南、通过远程信息技术进行的支持及家庭特别是社区援助。慢性病保健也应被看做康复的一项长期挑战。供方应积极主动地接受挑战并寻求将医疗服务、公共服务和患者居住所在地的社会基础设施联系起来的方法。

在许多国家,如果慢性病伴随着获得卫生保健的某种福利,那么慢性病和慢性病保健将由法律来界定。这可能与专业人士的观点和某些供方的利益发生

---

① http://www.who.int/chp/knowledge/publications/icccreport/en/.

冲突。

慢性病保健显然也成为国际卫生保健和服务的一个问题。在欧洲和北美国家，大量的残疾人士和老年人决定永久离开自己的终身住宅，寻找能满足他们余生卫生需求的地方。这些新的"保健业务"包括积极提供和寻求个人长期照护，如在患有老年痴呆症的情况下。费用与人口统计学模式转变的不一致似乎很明显地促进了这些趋势的形成。

相关概念：疾病管理计划；国际功能分类；医疗旅游；康复

2.4 同步评审（住院期间审核）

通过同步评审，卫生保健供给者或第三方支付者可以评审所有的就医医院选择、预期的医疗程序等。通过这种方式，支付方能够预授权给供方，由独立于供方或支付方利益的供方专家来实施通常是费用昂贵的治疗。同步评审是为了维护支付者的利益，免除不必要和不适当的治疗过程，它也可以防止患者接受不必要的服务，有时还会使用标准化的协议。供方和评审者对同步评审有争议，而评审的标准和评审专家的选择是冲突的焦点。如果评审被认为是竞争的工具，冲突则很可能会发生。

同步评审也指在卫生计划原则下，管理或供方评审保健利用的必要性、适当性和有效性。使用此类的一些评审程序应有卫生保健供给者和管理者所熟知的先进的、标准化的技术，如适当性评价方案。

同步评审也是医疗机构评估资源消耗的一种常见的管理工具。

相关概念：适当性；基准；有效性；必要性

2.5 防御性医疗

防御性医疗显示了减少治疗和卫生保健服务利用的动机和策略的多样性。防御性医疗可能是一种打击超出必要性和适当性的医疗供给与利用的策略，并可能减少过度治疗的健康和经济风险。但是防御性医疗还描述了以避免必要的、适当的医疗服务为目的的供方行为，并可能使供方承担医疗事故责任。它也被视为预付机制下降低成本的一项策略。在一些国家法律中，防御性医疗大多被用来保护供方远离医疗事故索赔和高费用的患者。例如，防御性医疗常用的手段是患者拨打健康求助热线获得免费帮助和通过强调预防目标避免不必要的诊断检测。

诊断检测、给专科医生的病人转诊、不适当和不必要的活检的应用或最大限度地增加预防性的药物处方是防御性医疗的一部分。防御性医疗还被认为是一种通过检测和治疗健康人群来进行医疗预防的方法。这个概念拓宽了"市场"，降低了产生非期望后果的风险,并积极宣传了无管制的自付。在预付和按人头付费的框架下,防御性医疗是防止供方卷入诉讼的"印钞机",并且可以增加额外收入。在一些卫生保健系统中,这种做法是非常普遍和常见的,且被大多数的供方定期使用[1]。

防御性医疗也用于描述旨在指导患者了解其医疗情况的教育计划。如果供方的工作遵循按人头预付的原则,这些医疗情况将导致患者的自我管理,影响供方机构卫生保健资源的利用。在这种情况下,防御性医疗为供方节省成本,增加利润。

如果健康计划特别地把预防医学作为一种防御性医疗战略,防御性医疗也可能产生。这样的健康保险计划将扩展的预防检测纳入合同作为将严重疾病纳入保险覆盖的前提条件,通过管理保健组织的广告宣传来吸引年轻和健康的人投保,并在按人头付费原则下签订合同。

"近几年来,医生已经承认且被指责为了确证其诊断而让患者做许多额外的检查,或仅仅是为了能对其保健服务进行辩护而进行处方。这种防御性医疗是诉讼、医疗事故索赔、质疑保健决策的外部利用研究及通过成本规范医生行为的结果,它往往不遵守循证医学的适当性规则。"[2]

在许多国家,防御性医疗在促进不断上升的卫生保健总成本中发挥了重要作用。许多医生争取改革,以减少对防御性医疗的需求。然而,患者权力群体、患者辩护律师及大众媒体推动防御性医疗作为传统医疗实践的一种替代。

医疗事故责任是一个使医师、供方机构和一些第三方支付者对非期望结果负责的有效方法。我们必须明白,在一些国家医疗事故(如不遵守诊断指南)是律师最有利可图的项目,如在美国,约30%以上的财政补偿用于支付律师费用。

防御性医疗还描述了一种行为,即为了限制供方风险和增加签约患者数量,防御性医疗试图在按人头付费规则下,重新分配可得资源,将医疗从服务病人转变为预防性医疗(预防性检测和预防性用药)。

防御性医疗作为一种市场营销手段,其目的是吸引患者作为消费者。只获得防御性医疗会导致患者不满(相对的小群体患者),因此要培育(请参阅帕累托法则)和改变他们的健康计划。

防御性医疗吸引全球的第三方支付者、医生和患者的一个结果是其推动了诊断学的发展,因为无论患者是否有治疗需要都要进行诊断。问题是这种发展导致

---

[1] Paul A, Manner M D. Practicing defensive medicine -not good for patients or physicians. http://www.aaos.org/news/bulletin/janfeb07/clinical2.asp, 2013-02-21; Studdard D M, Mello M M, Sage W M. Defensive medicine among high risk specialist physicians in a volatile malpractice environment. Journal of the American Medical Association, 2005, 293(21): 2609~2617.

[2] http://www.pohly.com/terms_d.html.

了可能的危险结果,如在一些预防性治疗实践中的抗生素滥用。

大多数科学观察者认为防御性医疗将进军国际卫生保健领域。一些观察者认为,防御性医疗也危害人们的身体健康,原因是防御性医疗对健康人的长期干预存在风险。如果任何风险都必须进行检测和处理,医疗干预将不再是人们生活中的例外,而是一种常态,最终成为一种规范。

由于防御性医疗易于被中上阶层接受,医疗市场的大型参与者往往对推动防御性医疗感兴趣,这个概念吸引人们直接联系医疗诊断中心,而不需要转诊,但仅限于防御性的医疗目标。

相关概念:预防悖论

2.6 治疗延迟

治疗延迟是指下列各项之间的时间间隔:①疾病的第一个症状和第一次咨询;②第一次咨询和确诊;③诊断和相应治疗的开始。治疗延迟不是必然的,尤其是在关注治疗结果的病例中。但是,对于以下方面,它们是重要的指标:①人口对利用服务的文化态度;②卫生保健体系内的合作;③可能积极主动建立的保险等待名单政策;④供方卫生保健可及的选择政策。

延迟通常是评价必要和适当卫生保健的可及性、医生和机构系统功能的一个指标。

相关概念:转诊

2.7 诊断调查

诊断调查(diagnostic investigations),即医疗诊断是指根据国际疾病分类(international classification of diseases, ICD)体系识别健康状况或疾病的过程,它们会产生诊断结果。

诊断过程需要一个病理学模型,将测量的参数与模型进行比较,可以识别疾病的"真"或"假",并可以根据灵敏度、特异性或预测值测量。诊断过程可以由外行、护士、助理医师、医生或特定的诊断专家进行。在大多数国家,执行医学诊断程序必须得到国家机构的许可。决策支持系统及医生与工作人员之间的相互联系可能被用于远程医疗安排,允许医生任务的授权和替代。

一种疾病越严重,患者的测量参数与模型一致的可能性越高;相反,一种疾病越不严重,这种疾病的预测将更不确定,就像这种疾病的初期阶段一样。如果必须对早期的治疗做出决策,就提高了难度。这样的方式对评估与病人相关或不相关的诊断结果很重要,必须通过使用标准,在科学界内部达成一致。

相关概念：特异性

如今，诊断的功能远远超出了合法治疗的传统目的。例如，诊断目标的扩展满足以下条件：①预先检测生病的风险；②特定疾病发生的可能性预测；③可能会不可逆转地变成一种严重疾病的疾病早期检测；④用于申请一份工作的健康证明；⑤治疗的长期控制；⑥提供工作相关疾病、医生或护士医疗事故、暴力的责任案件的证据；⑦在危险条件下对人们工作的监控；等等。

即使每个不同的目标使用相同的程序，其灵敏性、特异性和预测值的测量也是不同的，或必须进行不同的评估。

诊断调查是医疗的入口，因此，卫生保健利用的数量和结构是基础。但是，无论是否确认保健的必要性，已经做出的诊断是消耗资源的。准入的门槛应该有多宽，是一个根本性的决策，通过参数选择和规范调整可以进行这一决策。入口越宽，检测人群中阳性结果的比例就越小，同时，检测为假阳性病例的人数则越多。

卫生保健支出所占比例越来越大，这是事实，因为卫生保健不是为了治疗，而是为了证明个体并没有生病。但是诊断健康状况良好还是健康状况不佳将会有很大区别，所使用的策略是个人健康的长期监测。因此，利用资源将影响假阳性结果个体的比例，并且后续成本将明显地呈螺旋式上升。

至于卫生经济学，遏制需求和成本的问题并不受治疗或治疗配给的影响。关键的问题在于那些为了澄清患病个体现有健康状况而进行的诊断，或是为了发现疾病而对未经挑选的人群进行的诊断越来越多。

任何诊断策略都将对供方和第三方支付者产生巨大的经济后果，但主要是从二者相互的角度上来说的。假设风险或疾病的早期诊断是控制后续成本的方法的论点引起了广泛的争论，不幸的是，这种论点的科学证据是不明确的，是没有经过良好调查的。例如，在许多国家，作为防御性医疗的一种方法，为了避免风险而长期大量检测的做法被认为是成本不可控的主要原因之一。目前并无证据显示这些投资将预示着公共卫生方面的回报，但它们对供方可能是有利可图的。

仅仅进行检测将无法满足诊断调查的要求，巨大的供方经济利益会降低法律要求，扩大无管制诊断的可及性，特别是通过限制医疗诊断检测来筛查和监测人们身体健康状况时更会如此。诊断过程中个人和医生的分离，是当前国际卫生保健管理中最引人注目的发展之一，道理很简单：谁统治医疗诊断，谁就统治市场。

相关概念：医疗进展的边际利用；防御性医疗；产品型医疗；灵敏性

2.8 疾病管理与疾病管理项目

疾病管理(disease management，DM)是整合特定疾病的预防、诊断、治疗和/或康复活动而形成的一个系统。建立这样的系统是为患有某种慢性疾病的患者或者患有该慢性疾病风险的群体进行成本效益分析、质量调整，建立卫生保健指南。因此，一些国家也将其称之为"医疗所"。

DM 成为家庭医生或初级保健医生及专业护士的责任，是一个战略决策。另一个战略决策是为任何有关的疾病设置一个特定的组织机构，该机构包括自己的专业工作人员。但 DM 并不仅仅涵盖不同的管理模式，也标志着不同的内涵和利益，有些方面与管理者是最相关的。

DM 的关键要素和战略如下：①预先定义的产品和特定卫生保健计划的设计，为慢性病患者提供了系统的、标准化的利用和服务管理(DM 由标准化的指导原则和利用路径推动)；②服务和结果的长期评价(DM 由结果推动)；③控制和规范有效性和效率的实施机制(DM 由建立的评估程序监督)。

DM 通过实施和使用基于标准的证据，使保健和服务的差异最小化。由于差异不仅依赖于特定的疾病，而且取决于疾病的严重程度，患者的年龄、性别、社会、心理和智力条件，一些分析者更倾向于采用管理计划。该管理计划并非和特定疾病非常相关，而是根据个人特定的社会和个性特征及态度对个体进行分组。在这里，相同的医疗病例必须建立不同的 DM 系统。

许多需要这种管理计划的患者也需要长期照护，如糖尿病患者。因此，将长期照护的利用整合到这样的管理计划中或将 DM 融合到长期照护中是合理的。有实例表明，让 DM 与某个特定疾病治疗和保健的最好标准相适应，或与需要护理群体的社会和心理特征相适应是非常重要的。但是，如果这样做，不同管理计划的数量将大幅上升，特定疾病的健康服务系统将有成倍增长的趋势。每个管理计划都可以很容易地被评定为最具成本效益的，但总成本肯定会大幅增加。这就是 DM 应该被看做一个管理综合长期保健的初级保健医生的工具的原因。

如果分别管理所有不同的计划，一些专家就会把不断增加的总成本作为一个关键问题。值得关注的一点是，这样的计划将仅可用于高流行性疾病，这将加快把资源集中于一些少数健康状况人群的趋势。这样的选择忽略了其余健康问题的多样性，仅仅是为了经济利益而将资源集中给少数人群。结果，人口稠密地区的患者没有参与这类项目的优势。出于这个原因，DM 应该整合成一个由受过特别训练的人员和先进的信息技术组成的初级保健医生系统。医生能力的授权和替代及专家系统的发展将支持这种方案。

无论值得关注的是什么，研究表明，如果设计得当，并吸取一个群体、一个地区、一个社区或一个国家的特点，疾病管理计划是有优势的。

DM 需要用所谓的疾病管理项目来不断地评估。

一些保险公司试图开发自己的疾病管理项目(disease management program, DMP)作为保险营销和广告策略的一部分，这可能是有问题的。其最初的理念是为了获得竞争优势，而根据一些国家的法律法规，只有超过循证医学的通用标准或通过风险选择，开发自己的疾病管理项目才是有可能的。

疾病的具体管理安排已经有很长的发展历史，因此是经过良好调查的。它的一些结果可总结如下：①保健和治疗的平均质量可以通过患者招募过程和机制的标准化加以控制(通过自我招募和积极的选择政策)；②不同年龄、性别、地区和社会阶层对这种计划的接受程度是不同的，因此为 DMP 建立群体可能会导致一些社会选择；③通过把疾病管理计划置于要得到积极成果的压力下，为计划招募患者；④有效性不仅取决于治疗的最佳证据，更取决于社会管理和整体接受度；⑤效率往往低于预期，但实际上 DMP 将增加成本，因为管理和促进计划的额外费用可以超过传统管理的卫生保健成本。大量有关效益的报告显示出综合的结果，如 Clark 等(2009)。

如果要把一个设计良好的程序投入运行，我们必须要认真考虑一些特殊的目标，如为计划而识别和选择人、为整理计划指南而建立团队、建档案和签订协议、管理长期依从、参与者和团队之间的支持动机和沟通、记录并交换评估和评价数据。

DM 也被认为是药物效益管理(pharmaceutical benefit management, PBM)产业和背后的经济实力群体所使用的方案，这种方案背后显然有隐藏的开发者和拥有者。隐藏的实力群体被认为是医药行业一种新型的广告公司。而争论是，根据公司的市场利益，DMP 的强制实施也可能是推动药品销售的一种方法。

在美国，人们都把 DM 产业看做用公司化的卫生保健产业覆盖卫生保健的一种方法，特别是由健康计划、健康保险和整合型服务供给体系(integnated delivery system, IDS)促成的 DM 产业。这种批评已经促使医疗保险和医疗补助服务中心(Centres for Medicare and Medicaid Services, CMS)为糖尿病和心脏病患者开发自有的 DMP 模式，并提出了以下的定义："DM 是一种通过跨学科的临床队伍、相关数据的持续分析、成本效果分析技术来改善特定疾病患者的健康结果并提供卫生服务的策略。"[①]

---

① http://www.ahrq.gov/populations/chroniccaremodel/chronic3ldl.p, 2012-10-11; Nair V, Salmon J W, Kaul E F. Iatrogenic disease management: moderating medication errors and risks in a pharmacy benefit management environment. Disease Management, 2007, 10(6): 337~346.

2.9 早期检测策略

WHO提倡早期检测策略，特别是用于检测癌症。它提高了疾病治愈的概率，有两种主要的方法可以考虑，即患病风险检测、已有的和不断发展的癌症的早期诊断。

要达到提高疾病治愈概率的目的，就要对两种主要方法进行讨论和建议：①教育人们通过诊断来明确识别疾病的早期预兆和症状；②系统地提供和实施疾病筛查。

根据循证医学的主体理念，对疾病的早期预兆自我识别筛查的额外效益进行的评估证明，上述两种方式是必要的。

更复杂的不是对癌症早期阶段的检测，而是对患癌或患其他疾病的风险的检测。根据现有的知识和经验，每个人都会生病，并最终死于疾病。这意味着100%的人存在100%的风险。换句话说，任何个人的一生必须处于"预防性"的观察下，但由于道德和经济的原因，这又是不可能的。

相关概念：诊断调查；疾病筛查

2.10 择期手术

择期手术是指可以事先计划和安排在等候名单上的治疗方案（大多是手术），这些都是非紧急的手术。

择期手术不可避免地会产生等候名单，而这将引起投诉和在竞争上的劣势，将使潜在的择期手术位于竞争和风险选择策略之上。

择期手术对卫生保健管理来说是最重要的，它可以很容易地通过成本效果的标准化的临床路径来实施。医院和诊所鼓励开发新的投资模式，鼓励像工业生产那样经营医院。关于竞争失败的讨论，择期手术和生产与消费在时间上重叠的原则（uno-actu principle原则）是相反的，因为其分离了服务需要（医疗诊断）和服务实施（治疗）。择期手术也被看做通过在市场上积极选择供方而使患者成为真正消费者的途径，这就是择期过程显著引起管理者和卫生经济学家在实践中的关注的原因。一些第三方支付者也可能受到激励而使用择期手术，特别是对以减少需求为目的的等候名单来说。

相关概念：治疗延迟；竞争失败；风险选择

2.11 实验疗法

当不存在以证据为基础的、普遍接受的标准,或研究结果必须在实践中证明,或一个未经证实的疗法被视为"最终"的机会,或通过提供在常规条件下没有被证明/没有被允许的治疗,供方只是为了利润最大化时,实验疗法是指已被使用的治疗实践。

实验疗法显然涉及保险公司、供方、研究方、产业方、政策制定者的公共讨论,而非大众媒体的公共讨论。实验疗法的讨论在多方面都有冲突。

从国际视野来看,实验疗法正在冲击着卫生保健管理的职责。一些国家强烈要求规范实验疗法,而另一些则不要求规范实验疗法。但是,任何要在实验疗法上进行临床治疗的提供方都会感到困难。

正如医疗旅游实践中经常报告的那样,如果实验疗法成为一种常规产品,即使特别选择的病例也不例外,那么实验疗法是特别值得关注的。一些不提供循证和被批准的治疗服务的服务供给者,试图通过实验疗法来吸引患者。如果国际性的医疗机构给未经证实的疗法做广告来跨越伦理障碍,那么这种现象就应引起我们的反思。提供这种疗法的服务供给者寻求法律标准较低的国家安营扎寨,而基于某个特定的责任政策,患者通常没有法律保障。

相关概念:医疗旅游

2.12 卫生保健

关于卫生保健(卫生服务)并没有统一的定义,但对它的理解存在以下共识,即卫生保健包括健康促进、医疗预防和行为预防、医疗服务(诊断和治疗)、中期保健和康复、护理和保健。它有时也包括药剂师服务、卫生保健设备供给、技术供给和研究,也有人把健康产业看做卫生保健的一部分。

对一个综合的分支学科而言,卫生保健只是一个在国际上被使用和理解的名称,各国可能有不同的解释和规定(在财务和法律上)。对什么是卫生保健及它包括哪些医疗服务的不同理解可能会导致对专业培训和继续教育的误解,如有关卫生保健管理的教育和培训。

相关概念:服务供给者;医疗保健;患者

2.13 卫生服务体系

卫生服务体系是指包含了任何能够提供预防、医疗服务(主要是诊断和治疗)、康复、护理和保健服务,或提供额外的社会和技术服务、设备和支持的系统。

系统是指为协调供给者的相互关系以实现目标并满足公认标准而形成的人们普遍赞成的目标和具体化的条件。为了能像一个"系统"那样运转,卫生服务体系需要的不仅仅是选择、增加和签约服务供给者,还包括依赖于基础设施的服务、服务的过程和绩效。

卫生服务体系的基本特点包括:①有关可及性的规定;②卫生保健专业的国家评审政策;③标准制定的实践及其监督;④经过"看门人"组织(如分诊中心、家庭医生或全科医生)之后的专科卫生保健服务利用;⑤依靠转诊体系的实施,门诊和住院设施之间的相互作用;⑥预防、医疗、康复、护理和保健供给之间的合作;⑦补偿供给服务的规则;等等。有些人还将筹资法规和健康保险纳入卫生服务体系设计中。

相关概念:健康保险体系;分诊中心

2.14 独立病例管理

在一个卫生保健主要由市场竞争进行规范的体系中,通过独立病例管理对广泛的专业的必要卫生保健服务进行协调可能是患者和第三方支付者的保障。

独立病例管理支持慢性病患者或残疾人士的决策独立于广告和市场营销,管制供方利益。它包括必要诊断测试、常规治疗、康复、长期照护的评估和咨询,也包括患者通过生理、心理、社会、功能和个人服务的一体化管理提高的独立自主的能力。

独立病例管理者要组织那些对病人需求或供方利益而言更有效、更适当的服务,否则医疗保险不会报销。虽然这种管理传统上一直被认为是家庭医生的任务,但是很多试验尝试用其他供给者(包括保险)取代家庭医生,或在独立框架下提供独立病例管理服务。经验表明,如果没有严格的法律管制和监督,这种独立性会出现问题。

相关概念:病例管理;疾病管理;康复

2.15 整合型保健

整合型保健是一个耀眼的词汇,它专注于卫生保健及其管理理念的冲突。

由一些国家有关医疗保健和医疗保健管理的概念可知,门诊医生被看做服务于某些城市或农村地区居民和家庭的初级卫生保健医生。这些医生主要负责初级保健及整个家庭的全部与健康相关的问题。除了帮助生病的人,家庭医生还应该提供预防咨询和帮助残疾人士，甚至做社会倡导者。在医疗卫生保健领域，随着劳动分工的细化，家庭医生也被看做协调保健的具体实施者。协调保健的任务包括对个人和家庭的相关数据进行抽样，并与相关的专科医疗机构密切合作，组织专业的诊断、治疗和护理。为减轻患者的自付费需求，我们可以让医生成为基金持有者来支付患者的医疗服务费用，20世纪90年代的英国就已经进行了此类实践。

家庭医生的任务根植于转诊和已建立的不同专业人员与供方之间的信息链。整合型保健专注于初级保健，就像目前仍得到WHO支持的阿拉木图宣言（1978年9月12日）所描述的那样①。

鉴于此，初级保健被认为有以下含义：①覆盖一个国家的所有公民；②提供所有必要的和适当的服务；③整合所有相关的服务、供给者和责任；④开展与个体居民相关的卫生制定政策的合作，包括卫生保健和预防的所有利益相关者。

整合型保健在全球大多数国家和地区得到认同，并且还是服务供给的基础，如英国、斯堪的纳维亚（北欧）国家、北美和南美等。其关键是赋予初级保健机构以明确的职责，如赋予家庭医生或专业护士或社区卫生服务中心或联合诊所明确职责，并在更广泛的社会、医学意义上让它们成为公共机构。

但整合型保健正在受到主要来自于两个方面的攻击，一是不断增长的专业化及个体专科医生开展门诊服务，他们与初级卫生保健和医院展开竞争；二是整合保健链中的一些第三方支付者、投资者、大型法人化服务供给者（医疗机构）联盟的经济利益。

上述两个方面的攻击已经改变了整合的含义，使医疗保健从医疗必需品变成股东谋取利益的工具。这些新型的整合体通过整合市场供给来竞争价值创造，尤其是那些有利可图的供给，其余的供给则留给公共部门。当某些类型的第三方支付者或医疗产业决定克服传统的买方-供方分离的时候，这种趋势变得更加明显。这些新的整合链想通过使用预付和分包合同，直接成为供给者或者供给中经济风险的销售者。这些整合型保健的利益相关者认为，整合不可能通过设定政治目标和公共管理来实现，而只能通过将不同的财务利益整合为单一企业实体的财务利益来实现。在这种背景下，如果社会政策的制定或市场竞争能在满足国民卫生服务需求方面表现得更好，那么整合型保健将会成为一个一直具有争议的象征性术语。尤其是在管理型保健（managed care，MC）和医疗公司化的影响下，整合型保健成为改变医疗供给的全新发展路径，没有其他类型的保健服务能改变医疗供给（Salmon，1990，1994）。

在不断变化的条件下，整合型保健成为一体化的卫生保健，主要不是通过社

---

① http://www.who.int/topics/primary_health_care/en/.

会医疗理念,而是通过财政激励、保健基金及将保健作为一体化供给体系框架下的捆绑产品(无论是构建非营利性机构还是营利性机构的整合型保健)实现的。

这种新型的大型公司化整合有许多方面需要考虑,其中一些方面,如风险共担、按人头预付资金、公共与股东行政责任(如规划、选择、分包、配给)的分担、供给机构设置、利用、授权、保健管理、数据交换、内部监管和治理尤为重要。

新型的大型公司化整合特别值得关注的是通过管理制定供方机构临床标准,如监测医务人员和患者的需求、医疗实践指南和临床路径、授权程序、医疗服务的委托和替代政策、评估和报告结果等。

围绕整合型保健的讨论大多集中在医务人员的自主决策与经济驱动的优先授权或内部整合与内部竞争上,而有关水平和垂直整合规则的讨论特别重要[1]。

相关概念:竞争失败;英国卫生保健体系;IDS;MC;管理型竞争;初级保健;预付体系

2.16 医疗必要性、必要的医疗服务

卫生保健的基本原则之一是界定什么样的服务是必要的、什么样的服务不是必要的,因为任何干预都涉及个人的诚信,干预需要合法化,只有两个办法可以做到,一个是病人协议,另一个是制定必要性和适当性的标准。在许多国家,提供超过必要性的服务会触犯法律。当然,定义医疗的必要性是一个首要的挑战。患者、医生、供方和第三方支付者都可能有非常不同的意见。

税收资助的服务通常根据法律或同等地位的指南来定义必要性,私自签订的保险将根据签订的合同来定义必要性,而社会医疗保健会设立专门的机构来作为社会医疗保险(social health insurance,SHI)计划及其医疗能力的成员代表。无论如何,从必要和恰当的服务中区分被证明、被允许和被许可的干预措施是极为重要的。

根据国际惯例,符合以下这些条件的服务或治疗被认为是必要的:①基于至少一个公认的专业诊断结果;②使用具体和有效的治疗方法;③达到医疗实践的平均水平,并为医学界所接受;④达到循证医学和决策的标准(如果可用);⑤仅用于治疗,而不是为了供方的财务或其他利益;⑥为个体患者提供最恰当水平的服务;⑦避免过度利用、利用不足或医疗事故;⑧保护患者的价值和权利;⑨实

---

[1] Lawrence D. Building a Better Delivery System:A New Engineering Health Care Partnership-Bridging the Quality Chasm. Washington DC:National Academy of Sciences,2005;Kodner D L,Spreeuwenberg C. Integrated care:meaning, logic, applications, and implications—a discussion paper. International Journal of Integrated Care,2002,2(14):1~6.

践质量指南。

大多数的健康计划和第三方支付者需要有关保险和医疗操作的必要性指导标准。健康计划通常包括独立评审者控制卫生保健的权利和义务，而这可以通过优先授权或批准及通过核查文件和账单来实现。

相关概念：适当性；同步评审；医疗评审；必要性

2.17 医疗评审和医疗评审标准

医疗评审和医疗评审标准是指卫生保健利用的检验和用于检验的标准。医疗评审通常由保险公司、第三方支付者及独立的评审机构和病例管理者来实施，或是为了在医疗事故责任诉讼中提供证据而实施，甚至，为了决策和预付资源消耗，供方管理可能会偶尔或系统地筛查医务人员。

医疗评审是核查所实施的医疗保健的质量、必要性、恰当性和费用的根本基础。保险公司倚重医疗评审，并尝试用自己的标准进行成本控制，而支付者试图通过医疗评审控制或减少卫生保健服务的利用。在按服务项目付费的原则下，医疗评审会将病人置于与其保险公司的激烈争论之中，或者会将医院和医生置于与支付方的冲突之中。

人们可能会将作为合同普遍标准的一部分的医疗评审标准看得很重要。

相关概念：适当性；同步审查；必要性

2.18 护　　理

"护理包括处于所有年龄段的，家庭、群体和社区中有病的或健康的及各种情况下的个体开展的自主的、合作的护理。护理包括健康促进、疾病预防，及对病人、残疾人士和临终者的护理。安全环境的倡导与促进、研究和参与卫生政策制定、参与病人和卫生体系的管理及教育也是关键的护理任务。"（国际护士理事会）

"在护理供给中，临床判断的应用使人们能够改善、维持或恢复健康，处理解决健康问题，并获得尽可能最好的生命质量，而无论他们的疾病或残疾情况，直至死亡。"（皇家护理学院，英国）

"护理是对健康和能力的保护、促进和优化，是对疾病和伤害的预防，是通过对人体反应的诊断和治疗，达到减轻病痛的目的，以及对个人、家庭、社区和人口的卫生保健宣传。"（美国护士协会）

护士照顾的个体可能是健康的或生病的，是不同年龄段、有不同社会阅历及在不同文化背景下受教育的人。部分或长期依赖护理的人们可能有不同的生理、心理和社会需求。基于上述原因，护士被期望能够同时具有整合的医学知识、社会能力和护理技能。

从多专业团队的成员到负责评估、规划、实践、评价护理的独立服务提供者,护士的角色在不断变化。他们可以是考核合格并通过认可的经过专业培训毕业的护理者团队的领导者,也可以是根据特别授权规则或替代其他专业人员开展工作的工作人员。

在全球范围内,成为一名专业护士的途径是不同的,通常包括护理及额外临床技能的学习、实践和培训。在国际卫生服务体系或者在单一供方机构内,护士作用的不同,对其的教育要求也不同。这就是护理作为一个复杂的专门过程,使得护士之间的合作管理成为一个快速扩大的问题的原因。

必须注意到,国际上护士的工作环境是非常不同的,如在医生或护士经营的医院、诊所里,在医生办公室、护士经营的卫生服务机构、长期照护院、家庭保健执业机构、社会机构里,在学校和职业卫生保健机构里或在PBM机构和公共办公室里。护士也可能在实验室、大学和研究机构里以研究人员的身份工作。

在使卫生保健服务更加高效地运营的过程中,所有行业人员的劳动分工与层级制度存在很多有矛盾的问题。

相关概念:授权;替代

2.19 康 复

现代卫生服务的基础目标之一就是发展患者的能力与技能使其重获或保持自立水平,或防止患者进一步失能或使者重获自立生活的能力。能够使患者正常参与社会生活是康复(也称中期照护)的愿景和目标。

从国际化的视角来看,从以下两方面看待健康是非常重要的:①提供参与社会生活的机会;②限制对他人的依赖并实现自主决策。

在全球范围内,15%左右的人群是失能的,造成这种情况的原因很多,如遗传异常,童年时期的营养不良和疾病,危险的工作条件、战争、暴力和贫困,慢性疾病及老龄化,问题的部分原因是日常歧视、强烈的社会排斥,甚至对身体和心智失能人群的暴力。贫困和失能存在很强的相关性,并且互为因果,恶性循环。

康复需要多种措施的综合作用,包括医疗救助、教育、专业培训和社会认可的就业机会,以社区为基础的社会包容是康复过程中的首要内容。

《残疾人权利公约》第25章和第26章规定,国家必须保证残疾人能获得康复、足够的卫生和社会服务。如今,康复的整体理念已由WHO出版的《国际功能、残疾和健康分类》提出,并被签约国家的国家立法所接受。它是划分恢复和补偿功能的基础。

为了改善医疗保健和康复服务，WHO开发了实用的康复服务概念，并支持整合初级卫生保健和康复服务的行动，采取措施发展以社区为基础的康复计划，鼓励健康促进策略去帮助失能人士认识其发展能力和参与的权利及机会。

随着人口统计学特征的转变，对卫生保健管理来说，康复是一个特别的挑战。

康复可以由门诊服务提供，也可以由住院服务提供，还可以由医生、心理学家、护士、理疗师、语言矫正学家等组成的多学科小组来提供。如果有需要的话，该小组还将包括专业康复设备专家。

教育、激励和培训失能人士对有效的康复是最重要的。我们的目标是开发任何必要的能力，以克服或限制障碍。

此外，为了替代昂贵的住院，缩短住院时间，在医院保健、伤害或先天性残疾之后的康复服务可能是合理的。在主流产品型医疗理念和经济的整合型保健理念下，这种经济方法正日益受到重视。

相关概念：诊断相关组；整合型保健；国际功能分类；产品型医疗

2.20 长期照护

长期照护是为了补偿日常自主生活能力的丧失。长期照护的需求由疾病、事故、先天条件导致。

长期照护的个人依赖仅仅是依赖其他个人、家庭成员、朋友、邻居或专业护理人员的另一种说法。

长期照护服务主要在人们的家中、专业的护理院里提供。在任何情况下，外部监督都是用于管理长期照护的关键点之一，特别是在长期照护由私人家庭提供的情况下。因此，专业化和外部监督是长期照护的优势，即使一些国家在文化上并不接受。

长期照护有成为医疗旅游的一项业务和主题的趋势，而这种发展不可避免地需要监督和认证的标准。

相关概念：日常生活活动；慢性病保健

2.21 预测医学

预测医学是通过预测界定的健康状况和使用医疗干预来防止特定的疾病和残疾的要约。根据量化的风险或可能性，需要用定性和定量的方法进行预测。

尽管预测医学被认为是一种新事物，但自从疾病病因学研究开始以来，它已经驱动了与健康相关的科学和医学的发展。预测医学已经成功地使干预存在于人们的生活条件、卫生、职业和环境医学中，但这种干预需要全面的流行病学、社会流行病学及其他统计数据。对人们生活和工作条件的干预已经大大有效地提高了期望寿命，减轻了负担，减少了残疾。

将要开始的关于预测医学的讨论延缓了将对生活条件的干预变为通过个体风险筛查、行为干预、应用药物或实施手术的医学手段对个体进行干预的进程。

不断增多的预测健康的案例，特别是对胎儿和新生儿的遗传病进行筛查，是存在争议的。但是，预测健康并不是新技术，并且在某些具体病例中，如苯丙酮酸尿症或囊性纤维症中已经非常成功。

如今，卓越的检测工具通过分析个体携带的遗传信息，将对公共健康问题预测的理解转变成了对单一个体未来健康的预测，但问题是怎样解释这样的信息。

这些快速增加的，利用基因组学、蛋白质组学的检测供给似乎是一个很有前途的业务，但标榜的成果的背后往往缺乏科学依据。通过使用 DNA 阵列或全基因组测序的综合检测通常既不提供完全的永远的健康承诺，也不提供以后生活中的致病决定因素的信息。它对监测结果的解释至少在大多数的情况下仍存在不确定性的问题。

预测医学可以经常供给健康状况变化的长期检测、探测患病或者早期疾病的可能性的试验、检测结果的确认、假阳性结果的排除、父母孕前测试、产前胎儿检查、新生儿检测或特定携带者的健康风险限度测试等服务。

预测医学可以测试健康人患某特定疾病的机会和可能性的原因很简单，因为在晚年，大多数的人会患上某种健康问题，所以长期检测和预测可以很容易地成为一项常规工作。但检测产业市场的较快扩张可能会导致在怀孕选择和个体生物数据选择，或在劳动力市场寻找选择未来的健康工人时，出现大量预测性治疗。

对于正在发展的新兴行业，许多科学家都非常关心伦理问题，他们认为现在就下实用性的结论为时过早，需要长远深刻的法律监管。

还有些科学家认为，许多医疗旅游将基于新的预测医学和目标来规避某些国家的现有的法律监管。

相关概念：疾病压缩；病因学；个性化治疗；预防

2.22 预　　防

预防是一门用于预测健康状况和疾病的科学，也是一种旨在减少健康风险而干预人类生活的实践。预防在根本上是以公共卫生科学和生命科学的科学标准和经验为基础的。

预防产生了是干预单个个体还是干预个体的生活条件的问题。干预单个个体为个体的功能和生活方式设立了标准。干预个体的生活条件为个体的社会和物理环境及生活条件设立了标准。第一个策略倾向于指责人们的不良生活方式，第二个策略倾向于指责生活条件。第一种策略的后果是为改变人类的生理和行为，特别是改变个人的生理和行为制定规范，而第二种策略是为生活条件及如何改变生活条件而制定规范。当然，这可能会使预防和相关科学陷入有关人类的未来和如何改变当今现实的主要理念争论中。到目前为止，预防不仅影响着当代人的健康，而且对后代也将有深远影响。

但任何准则制定活动都需要对未来进行某种预测和计划。预防寻找个体之间、个体与他们的社会和自然环境之间的关系。在人类社会历史的早期，预防就成为很有争议的问题，争议的焦点是要走什么样的路，以及谁有权决定走哪条路。因此，预防需要更广泛的论辩和法律基础，而不是由任何医疗个体决定。

科学基础和定量研究有关，如流行病学，科学基础也存在有关概率的争论。概率不是为单一个体、病例或发病界定的，它仅基于数量。概率不是用来预测一个单一的事件而是用来预测群体的一系列事件的。这也就是基于预防的公共卫生在处理群体生活问题时必不可少的原因。群体可以是一个国家或一个地区的人口，或以其他特征如年龄、性别、工作、社会阶层、种族等进行界定的人群。

预防措施的结果将取决于个体、群体或人口的动机及是否在工作或个人行为中接受并遵循公共预测。动机是分析性的主题，根据安东诺夫斯基（Antonovsky）的概念，这可能反映了个人或群体的心理一致感。

预防策略通常试图介入文化和社会规范的管制中，介入个人生活偏好或是一个国家的环境、经济政策中，如有关商品生产和环境保护（主要是水、空气和土壤）的政策。

具体来说，预防的目的是预防疾病、伤害、残疾和失能，减缓不可避免疾病的发生，降低疾病的严重程度或避免疾病的复发。

对公共卫生和卫生保健管理者来说，对预防问题的关注又有些差别，根据这些差别，预防分为使用医学手段的预防（检测和预防性治疗、预测医学）、干预群体健康行为和生活方式态度的预防及改变生活条件（健康促进、卫生、工作场所风险监测、环境保护、产品，特别是食品的控制及消费品安全）的预防。

预防计划的结果往往受到下列因素的限制：①对目标和方法的文化与社会接受；②自然、经济状况和替代品；③利益冲突；④个人对其生活的偏好；⑤经营个人生活的资源。

预防通常区分为一级预防、二级预防及三级预防，也可以区分为旨在改善生活条件的结构性预防、行为导向的预防、预防医学。

相关概念：行为导向的预防；疾病；健康；健康促进；结构性预防；预防医学；心理一致感

2.23 预防医学

预防医学是对预防目标进行医学干预的实践。预防医学有许多优点,但也有缺点,而且这些优点和缺点都可以通过例子来证明,筛查和疫苗接种就是很好的例子。

使用药物进行预防必须通过循证预防原则来合法化,并且要共同决策,同时还需要定期对其效益、效率和伦理问题进行评估。

预防医学整体关注的是如何干预健康的人,并对个人生活中的用药给予一定控制。这种控制可能会利用社会控制对未来生活进行预测,该预测可能比预测健康风险更有难度。

在此背景下,要特别注意以下问题:①伦理和文化问题;②社会接受性和框架条件;③有效性和效率;④预防性检测和干预的风险。

相关概念:预防;预测医学

2.24 预防性检测

预防性检测是预防医学中比较常用的方法,它对个人生病的风险提供定期的检测。

检测结果有可能出现以下情况:①什么也没有;②一些因素(风险因素)显示,一些人群比另一些没有这种危险因素的人群更容易患有某种特定疾病;③一种疾病在早期阶段或是在临界情况下很可能会产生一种严重的疾病或者自愈;④与特定的生理、生物、化学和心理状态相应的健康状况和性格;⑤测量正在发育的胎儿预先存在的(遗传)风险。

预防性检测的有效性和效率的证据基础经常被高估,这也是成本飙升和限定医学干预伦理边界的主要原因之一。

预防性检测引发许多伦理问题,因为在实践中许多检测的预测价值较低。

相关概念:诊断;风险因素;防御性医疗;预测医学;筛查

2.25 初级卫生保健

"初级卫生保健在人口和卫生体系的衔接处,将健康促进、预防、治疗和护理融合为一种安全有效的、社会化的生产方式。确保健康改善和社会产出的卫生保健是伴随着常规卫生体系准入的,以人为中心的全面、综合、连续的保健,因此，人们与其卫生保健提供者之间建立持久的信任关系是可能的。"①

1996 年，美国医学研究所发表的一篇评论 *Primary health care：America's health in a new era* 从四个方面谈论初级卫生保健。按照这篇评论的观点，初级卫生保健是那些受过专门教育、培训、技能训练的卫生专业人员的任务，是一个国家卫生保健系统中一系列特别界定和规范的职责和活动，是强行进入其他类型的保健供给，是一种特殊的卫生保健，具有可及性、全面性、协调性、长期协助的特征，其包括为改善生活方式而进行预防和教育。

初级卫生保健是一个如何最好地满足患者需求的综合概念。它不是一个特定的医学概念而是一个特定的预防概念。初级卫生保健也意味着管理个人的需求，以防止慢性病和失能，并为护理家庭成员提供支持。就像任何医学一样，初级卫生保健是一种科学的基于医学和社会环境原则的供给保健，它使我们容易获得广泛的基本保健。然而，对人人开放的初级卫生保健可以通过分诊为大家预先选择必要的进一步专科治疗，提供被指定为初级卫生保健的治疗。

初级卫生保健也是一种服务，就像一个守门人一样，以避免不必要的、昂贵的专科医疗为目的，这意味着初级卫生保健能够：①积极帮助所有那些有需要的人；②记录人们健康相关问题并为保健相关方案的设计提供基础数据，分配稀缺资源；③通过整合分诊方法，根据需要和优先领域来使用资源；④将所有恰当的服务整合进一个组织机构，如将预防、医学治疗、中期照护、康复和护理，甚至把社会宣传整合进一个组织机构；⑤帮助人们获得必要的保健；⑥通过处理转诊机制与远距离机构保持联系，组织与专科医学的合作；⑦确保长期照护——如果有必要。

初级卫生保健被给予了专门的工具来规范任务，并通过患者的就诊原因来自我了解。《国际初级卫生保健分类》(International Classification of Primary Care, ICPC)就是讲的这些内容。

现代技术和高质量使初级卫生保健以一种新的方式至少在两个趋势上变得重要，首先是复杂的分诊概念的设计，其次是发展远程医疗。这两个方面都能够使初级卫生保健成为未来最先进的卫生保健供给理念。

在一个有着多层次卫生体系的国家，初级卫生保健通常负责转诊、寻求专家咨询、保持信息的安全和集中信息。它往往依赖于政府的决策或包含初级卫生保健的供方机构，但也有许多国家和国际组织通过发展理念和计划来支持初级卫生保健的发展。

1979 年，阿拉木图会议及其关于初级卫生保健的宣言通过表明初级卫生保健的根本重要性来鼓励所有国家的政府、卫生保健专业人员和 WHO 在实践、

---

① World Health Organization. Primary health care-now more than ever. WHO Annual Report，2008.

研究和教学中促进初级卫生保健的发展。为了大家的利益，如何以一种效果和效率最大化的方式来分配资源成为一个现实问题。

许多拥有先进卫生服务体系的国家，如英国或斯堪的纳维亚，为初级卫生保健服务组织了其服务体系，而其他国家，如法国，也想实施初级卫生保健。很多人将初级卫生保健作为解决普遍存在的卫生服务可及性的效果与效率较差问题的方法。一些人试图在政府的保护伞和指导下实施初级卫生保健的理念；另一些人则把初级卫生保健作为社区和居民的责任；还有一些人再次试图把它留给管理型保健产业的市场及其股东。

初级卫生保健将由执业医务人员来提供，通常由医生和受过良好教育培训，并与居民、家庭及其社会环境较亲近的护士提供。这些医生可能被称为全科医生（特别是在英国）、初级保健医生或家庭医生。这些医生通常是一个初级卫生保健网络（包括药剂师、助理医师、护士或医务辅助人员和社会工作者）的一部分。初级卫生保健也与自助组织或职业医学相合作。初级卫生保健通常被看做由家庭医生提供的服务，还可以看做由牙医、被认证的护士、助产师、药剂师、验光师、物理治疗师、语言治疗师及职业治疗师所提供的服务。

然而，初级卫生保健是为了减少不必要的到专业机构的转诊，也意味着在居民慢性病和失能情况下管理病例和个体需求，并对居民护理家庭成员给予支持。

初级卫生保健可能由于利益竞争而与传统治疗师、专业医生或机构（诊所、医院）发生冲突，这些冲突发生的原因是要在一个营利性卫生保健体系环境中分占市场。初级卫生保健提倡的是卫生保健领域的合作，而不是竞争。

相关概念：看门人；整合型保健；ICPC；MC；管理型保健产业；二级保健；自我保健；分诊；三级保健

2.26 疾病筛查

疾病筛查是通过对部分人群或全部人口进行筛查以系统检测他们未知疾病或失能的发生风险的过程。

疾病筛查是作为一个具有特别设计的标准化组织框架的项目来被理解和实施的。由于这个前提，对单个人的疾病早期检测过程和单个诊所医生或其他卫生保健提供者进行的偶然的检测不应该叫做疾病筛查。这是因为，疾病筛查的质量和合理性能以"敏感性"、"特异性"或有效性、效率和合理性等衡量，而无章可循的早期检测过程则不能。疾病筛查是为目标服务的，有许多工作要做，而日常医疗实践中无章可循的早期检测手段就像是赌博。它们的区别是根本性的，即如果它是为了评估有效性和效率，我们大体上可以称这个活动为疾病筛查，对单个人的随机早期探测试验永远不能以这种方式检测和评估。

疾病筛查的基本理念是使用似然法对人口水平进行定量计算，单个病例、个体和不能比拟匹配的群体是没有机会评估项目的。对单个人进行不系统的早期检测就像是使用没有特别指征或没有经必要性核准过的诊断。因此，这种做法是相当不合适的，仅仅是一个盲目寻找其他解释的卫生保健试验。

疾病筛查的历史十分久远，它可以用于士兵的招募或工人的预挑选甚至是奴隶的购买和贩卖。疾病筛查对调查工人健康的负担也有作用，如在改善他们的生活条件方面。

19世纪初法国医生Villermé（1782～1863年）在法国和瑞士筛查了大约760 000个工人。这就提出了一个问题，如何分析如此大的数据量。他的朋友，著名的数学家和天文学家凯特勒（1796～1874年）是最早的处理这种数据量的"流行病学家"之一。因此，他的分析工具对以后疾病筛查的发展非常重要（凯特勒是身体质量指数的开发者，极有可能是基于Villermé的数据收集，他还对寿命表法的发展做出了贡献）。本书作者提到这个例子是为了显示在许多基于科学依据的卫生保健的问题上将医学和数学相结合的必要性。

现在对疾病筛查的理解是由美国慢性疾病委员会提出的，他们认为定期检测任何美国公民应该成为基本的预防方法，有助于避免至少大部分的慢性病和失能，促进美国国民的健康。这个信念也可以看做广泛流传于许多国家的防御性医疗的起源。定期参加这样的简单医学过程，是促进和保持健康的公共责任的基本原则之一。总体而言，基本的意识形态是，每个人应该对自己的身体健康负责，尤其是在美国。

疾病筛查通过诊断检测、问卷调查或体检进行。

筛查的目标通常旨在：①对一种已经存在的疾病或残疾进行早期检测；②为了预防性治疗和进一步监测而探测携带者的风险，但不包括他们的某种工作状况及为了选择健康保险而将他们分类等；③发现某些基因决定因素而探测风险；④选择具有非凡能力和基因条件的人；⑤识别可能会危及疾病基金、造成疾病基金损失的人。

通过疾病筛查进行的早期检测策略不仅着眼于检测一种疾病的早期阶段，也可用于探测风险或预测未来可能发生的疾病。有许多例子证明了疾病筛查在预防方面的有效性。但也有一些问题还需要仔细考虑，这些问题还必须被那些能做决策的管理者理解和讨论。

如果疾病筛查是预测未来事件的话，从伦理和科学上来说，预测的处理就明显成为核心问题。

疾病筛查所涉及的伦理问题是对疾病预测可能造成的个人、社会和法律的后果予以关注的原因。对疾病的预测通常也是对生命过程的预测。根据个体的健康前景和健康相关机会，可以将预测的个体进行分组或分类。毫无疑问，疾病预测的结果能在许多方面对个体产生影响,如对人们的健康利益或生命保险甚至包括其雇主产生影响。

以下科学问题是相对重要的。

(1)任何个人都不可避免地有生各种病的风险,会处于危险中。或者说,生病的概率是100%,只是患哪种疾病可能因人而异。

(2)疾病筛查真正关注的问题不是预测生病的可能性,而是评估疾病是否与其他事物相关。这种相关关系将是对时间的衡量或者更准确地说是对个体未来生活时间或人口预期寿命的测量。因此,疾病筛查包括对风险进行必要的计算和评估。换句话说,比起将人们所有的风险放在一起进行评估,量化单一疾病或任一年龄的任一健康状况的风险要容易一些。

(3)使筛查难以进行的不仅仅是要识别一种疾病的具体特征,还有灵敏性、特异性和所使用的诊断检测的预测价值的问题。每项措施不仅会因为方法的不同而有所差异,还会因为个体的特点,如年龄、性别、已有的健康状况等而不同。要重复检测很简单,但是要为个体决策评估量化结果一定是不容易的。

(4)疾病筛查的困境往往在于要平衡发生假阳性检测结果的数量,决定疾病探测的优先领域,特别是发现处于疾病风险中的人。为了解决这些问题,通常的策略是改变区分患病个体、有患病风险的个体和无风险个体的标准。有证据表明,调整的筛查标准也将成为决定积极医学干预的标准。事实上,这将扩大筛查市场,将会改变对医学干预风险的考虑。

与目标类型相关的评估方法具有广泛的不同,因此,对个人生活进行预测和干预的理念和目的会引发许多担忧。但历史已经表明,如果人们发自内心地认真对待一些基本原则的话,个人和群体的健康能够从筛查中获益良多。为了确保疾病筛查对个人和群体是有益的:①必须避免疾病筛查仅仅只是为供方拓展市场或是将人们排除在保险之外。人们必须信任筛查的目标。②根据诊断过程,必须有一个可以接受的,但经过量化和批判性评价的风险效益比。③其目标必须是被明确概述的、可以理解的、被任何目标群体所接受和无歧视后果的。④由于其宏观层面的配给后果,必须有被社会一致认可的理念来选择疾病进行筛查。⑤必须保证任何数据都是安全的,病人资料作为私有财产不能透露给知识经纪人。⑥参与必须是一种选择,例外情况必须由法律规定。⑦针对目前的实践和医学可能性,必须对筛查的有效性和效率进行检测,其有效性必须用增量效果来表达。⑧灵敏性、特异性和预测值的标准必须经过测量和评估。⑨对检测结果(特别是假阳性或假阴性结果)的接受度必须澄清。⑩必须对检测的平均时间点与阳性结果的获得之间的间隔的合理性进行评估。⑪必须明确可接受的检测年龄间隔。⑫必须对所谓筛查的"分配效率"进行测量。⑬任何筛查都必须经常对结果和不断出现的问题进行评估。

在 MC 哲学和卫生保健服务中的一些风险选择策略下,疾病筛查也成为使管理型保健组织(managed care organization,MCO)限制卫生保健可及性或至少直接限制医生可及性的一个方法。在这种趋势下,疾病筛查获得了充当分诊理念下的"看门人"、呼叫中心或一些技术援助和咨询的机会。

疾病筛查也被视为防御性医疗策略和风险选择的基本方法。

相关概念:防御性医疗;早期检测策略;MC;预防医学;风险;风险选择;灵敏性;简单医学;特异性;分诊

2.27 简单医学

简单医学是指有关下列实践的广泛讨论:①在预付体系环境下为了利润而削减成本;②根据循证医学证据或公认的指南,限制为病人提供他们所需要的服务。

简单医学也可以理解为一种 CAM,它支持自愈,而不是通过使用"硬"治疗给患者带来不必要的副作用。但是,任何的干预都需要显示其治疗是必要的而且是适当的。

简单医学或者什么也不做是一种最好的基于治疗的证据,但它也可以是仅仅为了避免利益损失而利用不足的危险策略。因此,对预付体系而言,简单医学是有问题的。

相关概念:CAM;防御性医疗;循证医学;预付体系

2.28 社会工作

社会工作是指为没有精力和能力进行自助和自我管理的个体提供积极的卫生服务。社会工作可能是有效的,因为它避免了医疗费用并解决了潜在的社会问题。

社会工作的内容取决于如社会团体、健康问题、文化环境、教育或一个国家的法律框架等因素。

社会工作关注的具体领域通常与以下群体相关:①受歧视群体;②残疾人士和慢性病患者;③精神病患者;④移民;⑤老年人;⑥贫困家庭;⑦囚犯;⑧单身母亲。

社会工作通常包括提供显著的潜在的预防性工作以适应人们的日常生活环境,它是康复服务和初级卫生保健所必不可少的。

可能会发生一种特殊情况,即如果患者必须离开医院(因为某种原因),那么就没有社会网络能够帮助这些人的日常生活活动。

相关概念：日常生活活动；整合型保健；康复；社会流行病学

2.29 治疗计划

治疗计划是指对可证实的、合理的治疗目标进行必要性的界定。关于合理的医学可及性和标准化病例绩效存在广泛的讨论，只有少数讨论是关于治疗目标设定原则或治疗干预决策的个体优先领域的设定的。治疗计划是按照临床路径进行干预的一个必要的开始。根据一些国家的立法，治疗计划来源于作为循证医学基本原则的共同决策，这会为所描述的产品型医疗带来困难。

如果这样的目标设定是必要的，卫生保健管理者将分享以下一些原则：①任何目标的设定必须转向寻求机会，而不是寻求限制。②任何目标设定都必须回答医疗干预措施对个体是否是必需的和适当的这一问题。③在某些目标冲突的情况下，必须有一个与个体给定或假定的偏好相关的优先领域决策。④治疗的理念必须通过需要治疗的人数来测量有积极结果的可能性（一些专家支持这个说法，即切分点可以设置在可能性 $2.5\%\sim5\%$ 的区间内）。⑤每半年的治疗将有 $2.5\%\sim5\%$ 的可能性提高生存率。⑥任何目标必须共同设定并与病人的偏好和价值一致。如果这是不可能的，没有医生可以单独对病人的生命做最后的决定。⑦病人的日历年龄永远不能被看做限制治疗的依据，但生理年龄可以。遗憾的是，我们对一个人的生理年龄并没有一致的测量。

相关概念：临床路径；需要的人数；产品型医疗

2.30 结构性预防

保存、创建或重新创建健康的生活条件是预防政策和健康促进的优先策略之一，特别是干净的水和空气、未被污染的土壤和食品、住房和教育、良好的工作条件、正义和公平。

相关概念：健康促进；预防

2.31 远程医疗

远程医疗是指通过电信网络传输信息来进行卫生保健咨询。

远程医疗目前正在推进，其将是按标准提供医疗的最重要的技术和条件之一。由不在病人身边的外科医生通过远程医疗操作的先进的机器人对病人进行手术的场景将在未来实现。该技术是通过传递信息，而不是移动患者或专业人士，来打破供方之间及供方和患者之间的区域距离，这也是支持慢性病患者进行自我治疗或为急救时如何行动提供建议的一种方式。有的人还将这种技术称为"远距离卫生保健"。

远程医疗是一种医务人员已经使用过的、非常先进的技术。目前很难预见远程医疗的未来，它有各种可能性，也有具体的利弊。不过，可以肯定的是，远程医疗将对所有的卫生保健问题（包括管理）产生巨大影响。远程医疗不受边界或国家法律的约束。因此，目前没有人可以预见国家是否有能力通过制定认证、许可、可及、补偿、责任或数据安全的法律标准来规范这些活动。即使有一些通用的立法，也没有人知道如何由行政机构来监管和管制远程医疗的供给。如果由国家健康保险或社会医疗保险来组织，就可能会出现可比较的问题。

远程医疗可以成为拥有市场和信息的少数国际化竞争的卫生保健集团使卫生保健完全私有化和松绑管制的一条路径。管理者和公众都应强烈建议密切关注这些趋势。

相关概念：认证；整合型保健；产品型医疗

2.32 治 疗

治疗或干预是卫生保健及其管理的中心。为那些需要的人提供最好的治疗的传统目标包括：①治疗疾病和伤害；②在疾病的早期阶段进行干预或预防风险；③帮助先天性失能和损害的病人恢复身体功能；④如果不能治愈，就延长生存时间；⑤即使不能治愈，也要改善慢性病患者及失能人士的生活质量。正在使用的一些方法可以归纳如下：①做手术；②提供药品；③进行物理治疗；④提供行为和心理治疗；⑤社会疗法。

治疗介入一个人的生理、精神和/或社会完整性，目标是恢复、支持或重建个体的功能。情感和社会支持作为人的意志，往往对治疗结果非常重要，教育也可能会支持治疗结果。

这些干预活动需要一个特定的法律来管制干预的标准，也需要规章和指导方针来管理。随着更广泛的跨境供给或远程医疗的发展，这一点变得尤为重要。

在治疗方面，管理者受到了以下几个方面的挑战：①通过调查标准化工作流程的可能性，决定治疗的临床路径；②供方机构为了补偿在市场营销、产品供给、收购、签合同或风险调整方面的花费的需要；③控制和管理人力资源。为了把治疗方法和技术也转向其他目标、扩大治疗供给市场，有两个领域一直在发展。其中，一个专注于预防性治疗策略的设计，这意味着需要干预在较近或较远的未来存在患病风险的健康人；另一个与任何健康相关目标都不同，是指针对身体的外形、健康或对抗老化迹象而使用医疗技术。

相关概念：医疗旅游；预防；康复；风险选择；健康福祉

2.33 健康福祉

健康福祉是消费服务的一种方式，它让个人从创造健康的积极措施中获利。这可能会被视为一种生活态度，即利用社会机会和特权使健康营养、身体健美、压力减轻或健康福祉成为个体生活的优先内容。

健康福祉对自费消费者来说是一个不断扩大的市场，它被宣传并预期成为超出医疗伦理必要性和适当性并被出售和购买的一种商品。这个市场难以监督和控制，因为"健康干预超出了医学一直以来发展的目标"。

大多数的供给不需要或者仅需要非常微弱的专业医疗和专业认证，大多数已售产品缺乏关于有效性的证据，而供方的效率由于按服务项目付费而不太被关注。

健康福祉产品深受广大老年人和经济独立人士欢迎，但其也是健康保险公司为了吸引健康、富裕的人购买保险或为了降低保险费的一种市场供给产品。

有些观点被利益相关的人士传播和宣传，根据"康德拉季耶夫预言"及财务独立的人群越来越多的假设，尤其是在老年人中，健康福祉可能成为未来的主导市场。但以上假设可能会很容易地被证实为是无根据的猜测。

一些分析家认为，这个繁荣市场对公众和社会健康保险计划的影响将是一个严重的问题，而其他人则意识到其对一些国家经济的重要性。

相关概念：康德拉季耶夫波；医疗旅游

第 3 章

卫生经济学基础

概 述

卫生经济学分析涵盖以下内容：①卫生服务供给的经济学原理；②保险和卫生服务利用的经济风险；③规范卫生服务供给、利用和配置的选择。

卫生经济学涉及的范围包括研究者、政策制定者和卫生服务提供者在宏观经济和微观经济层面上共同关心的问题。

宏观经济学家关注卫生保健服务对一个国家出台管理规定和制定货币政策的重要性。就全球范围而言，无论是对经济体制本身还是对平衡各种社会利益，健康和卫生服务都是极为重要的政治问题。

在一个国家既定的调控政策下，微观经济学家主要是想帮助特定的非营利性或营利性的卫生服务提供方管理利益，并为他们的运行机构、设施及开展的业务活动提供帮助。

对卫生经济而言，承保人、受保人、患者、提供方、供应商等都具有各自特定的但又不同的视角。政策制定者参与确定卫生保健服务覆盖范围、制定承保人卫生保健服务利用的规范和平衡各方利益冲突的法律规范等一系列活动；投保人想要以一个占其收入比重合理的价格来避免其未知的风险；患者则希望得到适当标准的帮助。社会流行病学的基本理论指出，劳动分工、职业危害、生活水平和贫困等对一个国家的卫生水平和由疾病、残疾引起的社会不平等现象有重要影响。因此，大多数的国家认识到全体纳税人和雇主的贡献是国家经济成功的必需要素（参考 Wilkinson 理论）。

为了更好地理解卫生经济的基本理论，需要了解以下几点：①无论是在生理层面还是在社会层面上，对任何人群，疾病发生的风险和不良健康状况的负担都是不均衡分布的；②特定个体对卫生服务的需求都是独特的也是无法预测的（在当前情况下是这样，但存在例外）；③绝大多数人并不能完全负担得起为预防疾病风险而产生的费用或者独自承担由疾病产生的失能后果；④卫生服务提供者是卫生服务需求的潜在决定力量，因此，他们实际上决定着利用卫生保健服务和其他相关服务的经济结果。但是，没有措施比预测个人健康状况，尤其是预测年老时的健康状况更能改变卫生服务体系和经济状况的了。

卫生服务具有社会价值和经济收益的双重属性。卫生服务在使疾病成为某人经济负担的同时也可能使其成为其他人经济受益的因素。相应地，监管政策是长期的利益冲突不断博弈的结果。但是，在任何情况下，监管政策在调解利益冲突时不可避免地有其侧重点，无论其是有意为之还是无意之举。一些人认为，达成共识或许是最重要的挑战，但其实设定优先顺序才是更为重要的。因此，管理者应当明白，患者在这些冲突中通常是无助的，并且他们是最弱势的群体，这也是患者需要被帮助的原因，尤其在经济问题方面。这就是卫生经济问题最终是社会问题的根本原因。

卫生调控政策的主要意图在于：①保证卫生保健服务在社会阶层和地域上的可及性平等；②卫生保健服务的提供要与患者的健康问题、个人条件和社会资源相适应；③避免风险选择，避免过度利用、利用不足或不当的治疗行为；④为患者优先使用有效、可及的资源。

在卫生保健服务中，公平性、必要性和适合性是调控和管理政策的关键点。卫生经济是实现这些工作的基本工具，而这也已成为卫生经济自产生以来发展的关键驱动力。我们发现，早在19世纪后期，医生就已经开始关注卫生经济问题。例如，在德国，Grotjahn（1863~1931年）是第一个接受过系统的宏观经济学教育的医生。在美国，医疗服务成本委员会（Committee on the Cost of Medical Care，CCMC）开展了一项给人留下深刻印象的关于卫生经济和为全民提供医疗服务必要性的科学工作。

在第二次世界大战以后，上文提到的卫生调控政策和卫生经济等都成为兰德公司（美国的一家从事战略研究的智库）十分关心的问题。兰德公司是由美国陆军和道格拉斯飞行器制造公司于1946年投资成立的（网址：www.rand.org）。1948年5月，在与道格拉斯公司分离后，兰德公司成为一家非营利性智库，旨在"进一步推进科学、教育和慈善，一切为了美国公众的福利、社会安全"及"通过研究和分析，为政策和决策制定的改进提供帮助"[1]。

当前，在卫生服务管理和政策的咨询方面，兰德公司是国际上最具影响力的

---

[1] Rebelo L P. The origin and the evolution of health economics: a discipline by itself? Let by economists, practitioners or politics? Portuguese Catholic University，2007.

机构。尤其在卫生经济方面，其发展在世界范围内已经处于引导地位，其根源主要在于以下三个方面。

第一个根源在于事实上美国并没有为其公民提供任何社会医疗保险。自1909年首次失败到20世纪40年代，杜鲁门政府实施社会医疗保险的尝试已经失败了14次。当时，由税务承担的卫生服务仅仅是对预防方面进行一定的投入，政府事务只涉及关于健康的经济，而非卫生保健服务。那时候卫生经济只考虑到处理这方面的工作，而卫生服务支出则来自于个人支付、雇主支付及一些慈善团体和营利或非营利的医疗保险。

第二个根源在于所谓的人口统计学和疾病谱的改变。这种改变始于19世纪早期，并逐渐成为影响个人健康保险、人寿保险和退休金的最重要的影响因素。这种改变趋势被指定为所谓的"死亡率抛物线趋势"，任何期望寿命增加的人群都会经历这样的趋势，美国就是在第二次世界大战之后经历的（参见死亡率抛物线趋势）。在这个趋势下，"新"的死亡原因大多典型地出现于较高年龄的死者中。死亡模式的转变使得人们认识到这些模式转变中的卫生经济的必要性。依据帕累托原理，如果80%的卫生保健支出是发生在人们死亡之前的2~3年，就存在一个问题，即怎样更好地开展这些消费。因为原先的雇主不愿意为医治老人的疾病进行支出，而老年人自己也没有能力来进行这些消费。

第三个根源是20世纪50年代兰德公司的研究者开发的博弈论。这个理论对经济学、社会学、心理学和很多其他学科来说，都是最具影响力的。与福特基金会、美国经济研究局一样，兰德公司已经发展成为当今美国卫生经济研究的智囊团。更为重要的是，在世界范围内，兰德公司在关于未来卫生保健系统的讨论中始终扮演着至关重要的角色。

1958年，兰德公司的Mushkin第一次定义了卫生经济学，认为卫生经济是"在考虑稀缺经济资源使用的竞争关系下，对稀缺经济资源的优化利用来治疗疾病和促进健康"[①]。她着重解释了任何个体对个人的健康投资都期望获得相应的回报。她的基本假设是人们对卫生的投资都期待着在将来会得到收益。但是这个简单的假设充满了争议，以下几个问题可以阐述这些争议：①哪些人有能力在卫生方面进行投资，而哪些人不具有这样的能力？②在那些没有能力投资的人身上会发生什么？③人们如何前瞻性地决定投资的数量和相关的回报？什么是"未来"和预期"回报"确切的时间轴？④他们期望得到的回报具体是什么？⑤当人们生病和需要帮助的时候，这个回报可以具体计算出来吗？⑥当未来的结果和早期的投资相关时，其是否可以测量？其指标是什么？⑦如果投资没有得到回报会怎样？⑧在制定稀缺资源的竞争性使用的决策时，基本的原理和责任是什么？

---

① Mushkin S. Towards a definition of health economics. Public Health Reports，1958，73(9)：785~793.

特定卫生保健服务的经济学是预设框架的一部分，但并不是卫生服务及其管理的内容。卫生服务管理者既不是学术上的，也不是实践中的卫生经济学家。但是，他们无疑需要明白经济学的一些关键术语及其在宏观和微观层面中的作用，特别是对管理结果的作用。实践表明，卫生保健服务管理者通常置身于许多卫生经济方面的矛盾之中。

卫生经济核心的实际问题是为卫生服务体系提供资金、资产财务管理、资源分配、供方机构会计、卫生保健服务的成本分析、补偿、风险和利用率的评估、基于经济效益的决策制定，及在效用、效率、效果和收益率方面的经济评价。总的来说，上述问题表明卫生经济与其他卫生相关科学有着广泛的互动，因此，卫生经济也会被认为是公共卫生和跨学科思维的独特领域。

最近一段时间，一些学者认为，卫生经济学几乎与国际上的、传统意义上的相对成熟的公共卫生科学相重合，如社会医学、流行病学，或是利用研究和风险评估，并且尝试将这些学科收归于卫生经济学中。收归的内容如下：①经济评价；②卫生保健服务资源的供给和需求；③卫生保健服务的影响；④特定公共卫生职能的经济学；⑤疾病和伤残的经济影响的评估；⑥预防疾病和促进健康的干预措施的成本、成本效益和成本效果的研究；⑦监测和评价个人和人群的健康状况；⑧社区健康问题的诊断和调查；⑨对健康问题的信息传递、教育和授权；⑩制订政策和计划，支持个人和社区的卫生工作；⑪加强对保护健康和保障安全的法律和规章的执行力度；⑫通过税收减免、补助金和处罚的方式改善不健康的条件；⑬为解决人群卫生问题提供新见解和具有革新性的方案研究提供资金支持[1]。

一个卫生经济学特别关注的问题是，对每一个参与者而言，他们在卫生服务业所扮演的核心角色具有不同作用，任何对这些作用的不同界定都将会影响我们能否达成共识，也会影响卫生经济学在国际卫生服务系统中的作用。支付方、服务提供者和使用者在系统中的作用，以及他们之间关于权利和利益的关系具有同等重要性。

尤其需要指出的是，在国际上活跃的卫生保健服务管理者应当意识到，他们主要管理的不是卫生经济，而是在国家的法律框架下管理供方组织，尤其是可及性、路径、组织架构、资源、供应、提供、补偿和成本。这些组织机构的功能并不仅仅是由经济学决定的，它取决于这个国家的社会基础、文化形态、患者的受教育程度及管理者管理卫生保健服务的法律条件等，而这些才是卫生服务管理者首先应当注意的问题。

最近，社会发展和经济的关系引起了一个有争议的话题，即寻医的主体是什

---

[1] Carande-Kulis V G, Getzen T H, Thacker S B. Public goods and externalities: a research agenda for public health economics. Journal of Public Health Management & Practice, 2007, 13(2): 227~232.

么。一些人将寻医者视为患者，另一些人认为这些人是消费者。这两种观点与不同种类的卫生服务体系有关。

一些观点认为，"正确"的卫生保健体系仅仅取决于自由市场与管制市场（也被称为计划经济）的比较。所谓的与西欧社会管制市场对立的"新自由主义"的转变已经在改革中产生了巨大的影响，包括福利规定和卫生保健服务的提供[①]。这种变革从 20 世纪 80 年代开始施行，不仅改变了全球的金融业，也改变了社会责任，包括卫生保健服务可及性的筹资。

与以往那种认为提供卫生保健是全社会的责任的观点不同的是，流行的观点认为，个人应当对自己的卫生保健负责，而不是由社会负责。历史上成熟的卫生服务，如俾斯麦或贝弗里奇系统，均遭到了激烈的抨击，并且它们中的大部分已形成了将社会政策转变为市场政策的转变机制。此举有许多推动力，但是最根本的是引入（有管理的）市场竞争、共付制、自付和个人的共同保险，以及将公有的或社区所有的非营利性医院私有化，或迫使产品药物成分公布出来。所有在经济和金融行业的强制改变导致了巨大的危机，并且在 2008 年后期得以应验。从那时起，我们进行了一些重振社会市场经济的重大尝试，但是一些国家低落的经济阻碍了这些重新调整。与此同时，美国在卫生政策方面做出了一些具有历史意义的举措，尤其在调控医疗保险中的营利性活动，以及约束在此方面不受控制的企业活动和观念方面。在此背景下，当时大家并不清楚这些发展将会对那些效仿美国模式的国家产生何种影响。

然而最近的现实依旧表明，保留社会福利政策和以市场经济运行卫生服务之间的争论仍然存在，但最终的结果是开放性的。调整卫生服务供给以使其与市场竞争和个体自身利益相适应的尝试已经变得极具说服力，并已逐渐改变所有未来卫生保健服务的体系框架。但是，这一争论仍在持续，尤其是社会健康保险基金希望与正在成长的大型私有提供组织一同成为"真正的"卫生服务市场参与者。这种改革即便是成功了，可以确定的是，市场运行的卫生保健服务的失败和社会失灵将会提高来源于税收的福利和补贴。

这种局部的进展和转变的信号是以前被称为患者或是共同社会资产的成员现在成了消费者。这个细小的转变标志着卫生保健服务进入了最值得关注的变革之中。

过去，患者只是被视为总是需要援助、支持和帮助的人。通常情况下，非营利的第三方支付者对患者的一些主张和普遍权利做出了妥协，包括向患者提供不受收入和社会地位限制的卫生保健服务。专业化的卫生保健服务的可及性是卫生

---

① Lindberg O, et al. The role of welfare state principles and generosity in social policy programmes for public health: an international comparative study. The Lancet，2008，372(9650)：1633~1640.

服务体系质量最大的挑战，也是评估一个国家伦理价值的一个参数指标。

与此相反，寻医者被看做在市场中活跃的消费者，就如同在商场购买鞋子的人一样，但是不同的是，他们会根据个人的能力挑选最好的服务，这也包括基于消费者偏好的治疗方案的选择。真正的矛盾在于，谁负责决定提供和利用卫生保健服务的需求和原则。人们或许也会通过寻求其他途径来确定问题的所在，即当患者获得免费的医疗服务时，是否会出现罗默法则中的两难选择和道德损害。

事实恰好相反，使患者成为消费者是卫生服务体系的本性。这种转变是一个社会所需要的也是必需的。关于这种转变最精炼准确的解释之一来自于Thatcher（1979～1990年的英国首相），她将弗莱德曼的观点引入欧洲，"世上没有其他的事物像社会一样：这里有独立的男人和女人，并且还有家庭"[①]。也正是这种基本的信念推动了患者权利向消费者权利的转换。

从那时起，新自由主义观念深入人心，如果打算改变已有的卫生服务体系的原则，那么，关于患者与消费者的讨论是最主要的论题之一。那些支持公共卫生服务体系的人认为寻医者在系统的法则下依旧是患者，但支持市场驱动体制的人迫切认为应当称患者为消费者。冲突定位的评估并不主要取决于科学上的考虑，而取决于争辩双方的关注点。要决定这个关系，需要参考一个国家独有的卫生服务体系的特征及其财政政策。

但是，这里也存在着另外一个被频繁提到的论题，即虽然患者被假定为是需要服务管理和"被安排"的，换句话说，在此假定下患者会接受更少的利益、糟糕的服务动机与糟糕的服务质量，但是即便如此，消费者也应当得到更高质量的服务、更多的尊重、更友好的态度和更好的福利。如果系统和提供者行为的这些差别能够凭经验进行核准，那么解决的方法将一定不会取决于患者和消费者的特点，而是取决于卫生服务体系的特性、提供者的受教育程度、专业人员的自我意识和行为，以及对不当行为和违反规范而分别给定的所有的激励。如果卫生管理者能够区分患者和消费者，他们应该学习更多职业道德方面的内容。

一般来说，患者是寻求利益的人，而这种利益是卫生保健提供者依照给定的合同必须提供的保障。但是，因为患者本人能力有限，他们很难作为一个独立、自主和自我决定的个体而存在，造成这一事实的原因如下：①不良的身心状况或动机；②知识、可理解性或可管理性上的不对称；③第三方支付合同受服务组织契约或医务人员的限制。

很明显，消费者是在合同规定下从卫生保健服务中获益的人或组织。因此，那些签订合同并支付卫生保健服务者工作报酬的个人和组织就是消费者。

患者通常不能对自己的诊断、治疗或其他医疗服务进行决定，他们通常也不

---

① 摘自1987年9月23日对玛格列特·撒切尔的一段访谈——女性的权利。

是卫生保健服务的付费方(至少在先进的卫生服务体系中是如此)。经验表明,一个国家的经济越发达,其居民个人支付的卫生保健服务所占比例越少。支付方和被保险人之间的合同会对有限的利益进行确定,即什么服务是必要的、适宜的和有效的。很明显,患者和消费者之间的关系取决于规则的制定者。在大多数发达国家的卫生保健体系中,除了已建立的规则外,医生和患者或是他们之间私人的协议均不涉及规则制定的内容。这些规则规定了患者在使用卫生保健服务时的权利、医生在提供服务时的限制、社会或公共医疗保险关于保障其成员权益的义务。

合同中的标准通常会依据商定的原则(可能存在一些折中)罗列产品种类及产品清单(参考词条:classification schemes)。除了那些由患者支付的服务费用外,任何预期支付或者是预算制度都不应该把患者视为积极主动的消费者。不仅如此,非营利性和公共医疗保险中的绝大多数甚至全部的规定均不允许寻医者作为第三方付费者的消费者。如果发生改变,则患者成为付费方,并终止其社会或公共责任及对纳税人和雇主的义务,这是改变的关键点。

使消费者成为付费方的原因在于:①将与医生或其他服务提供机构制定的私人协议作为卫生保健服务的基础;②没有必要出售额外服务,并对超出了保险支付范畴的服务进行支付;③提供或实现额外的健康福利;④自付和共付制。基于上述原因,相同的个体既可成为在已有的合同范围内的患者,与此同时,也可成为在其他合同范围内的消费者。至于认可和监管利益、费用和账款,法律后果,或是责任权利,会不同程度地影响患者向卫生服务消费者的转变。对制定任何的规范政策而言,这种区隔都是非常重要的。如果一个患者经历了伤害,这会是医生和患者之间的责任案件,但是如果存在欺诈,通常会是医生和付费方之间的诉讼问题。因此,有理由认为,在法律条款的规定下,患者很难判别他们的角色应当是患者还是消费者。而事实上,在合同规定下,任何第三方付费者都会有兴趣做出必需的、适当的和有效率的决定。这清楚地确定了付费方的消费者角色和真正的市场参与者的角色。

在管理式卫生保健的规则下,如果在按人头付费和预付制(前瞻性病例预算)或按规定案例分类的情况下把消费者和提供者统一到一处,识别消费者和患者将更加困难。但是在这种情况下,付费方是真正的消费者,而不包括有机会体验传统的购买者与供给者分离优势的患者。

患者大多没有能力决定他们的医学需求,也不知道如何将他们自身的需要和基于最佳的科学依据的治疗方案联系起来的方法,也不能计算和评价适当的、有效的卫生服务价格。他们只简单地寻求帮助、治疗和康复,要求信任、帮助和引导。依据循证医学的规则,患者应参与到最优方案的共同决定之中,但是这项重要的参与并没有使患者成为医生的消费者,而是使其成为医生受到尊敬的伙伴。

患者可以成为伙伴，但消费者却永远不能——二者存在经济利益冲突。

如果越来越多的卫生保健服务超过被认为是必要且适当的供给，或者超出经济理性，卫生保健服务就越会变为由患者决定是否以消费者的身份来购买的商品。对边界的认同区分了第一和第二卫生服务市场，同时也标注了必需医疗卫生服务与整形行业提供的服务的边界。

然而，患者无疑牵涉到了对自己最优的方案的选择决定之中，尤其是慢性疾病，这是医患关系的一部分，是患者的权利和提供者的义务，也是两者彼此尊重的潜在基础。卫生专业人员的明确职责之一就是竭尽所能帮助个体脱离病痛，如恢复自主决定的个体消费者角色。在此情况下，对什么是患者的考虑在根本上取决于对急性的和慢性的医疗措施的独特需求。

无论出于什么原因，仅当个体有充足的支付能力时，患者才能成为自由选择医生、治疗方法、医疗设备的消费者。同时，还要求患者有充分的能力去决定必需的医疗干预。但是，使患者成为消费者的努力完全不符合卫生保健服务的实际。

有的争论指出，患者只有作为消费者，才能够得到医护人员更多的尊重。但是，得到友好的微笑、人性化的用语及了解自身疾病、知晓将要进行的治疗等本就是患者权利的一部分。如果患者被定义为消费者，以上就不应该被视为一种特权，患者是否能够得到医护人员更多的尊重完全取决于医务人员的受教育程度和态度。

一些人也强调，健康保险计划或责任管理医疗组织的投保人应该被称为消费者。如果投保人是自我付费的个体，当发生疾病或残疾时，他完全有可能决定他所希望得到的卫生保健服务的种类和范围。但实际上，这种解释也乏力，因为绝大多数投保人并不是自费的保险参与者，即便是，也仅占一定比例。

当前，主流对购买者-供给者分离和传统服务向受管理的卫生保健的转变这两个方面的欠缺，清楚并有意地限制了患者积极主动的消费者角色。按人头付费或按病种付费的预付方式调整的支付机制在战略上明确地不会使患者成为消费者。

简而言之，只有那些不依赖于税收的服务和社会风险分担的人才会同时成为购买者、消费者和患者，但这些人毕竟是少数。由此有人会问，消费者的身份赋予是否仅仅赋予其患者的身份就够了，还是单纯地将公共医疗保险变为商业保险的按项目付费就可以实现？

相对而言，供方更加难以定义。在医院中，谁是卫生保健服务的提供者呢？是医护人员，还是和付费方签订协议的管理者，又或是提供服务的组织机构的所有者呢？这个答案受到医务人员和管理者之间的关系、责任等因素的影响。尤其是在 MC 的协议下，鉴别供方成了一个问题。一方面，医护人员对他们的行为负全责；另一方面，MC 通过从医学上来看不必要的规定或个体的护理人员来规范行为。

3.1 卫生经济学中的分配问题

卫生经济学在宏观和微观层面上研究卫生经济学和卫生服务中的主体。相关资源消耗的价值取决于某些人特定的投资，这使得个人健康的价值变得可供投资。换言之，这种观念认为，每个人所拥有的不同价值取决于其社会地位的不同。

3.1.1 卫生经济学

假定每个人的健康都是经济学现象，卫生经济学会造成如下结果：①它会要求根据健康状况区分每个人的经济价值，而这毫无疑问地和各国签署的《世界卫生组织宪章》的前言所定义的健康相冲突；②个体的健康价值会随个体生理变化和社会变化而改变；③它会包括这样的假设，即个人健康价值的不同是源于个人是否有机会通过对自身健康特定的投资来补偿外在对健康的影响；④作为期待财务收益的投资，它会区分预防、治疗、康复的费用。

对这些现状存在冲突的讨论，除了要求我们在伦理目标和社会目标之间优选其一，也要求我们在市场关注点和投资者关注点之间择优选择。如同弗里德曼(Friedman)曾经说的："没有什么能够彻底地破坏我们自由社会的基础，因为公司的管理者接受了社会责任而不是为他们的股东尽可能地赚取钱财。"[1]另外一些人认为卫生支出是一种像教育或存款一样可以被储存下来的投资[2]。不幸的是，这与现实和科学论据的差距太大，当然，这也包括一些(但不是所有的)预防措施的特例。

3.1.2 风险经济学

风险用来预算生病时的"损失"。它是一个使用医学和临床数据为保险机构、个人、人群或社会计算损失的经济概念。但是它主要用来提前计算风险分担系数或保险产品的保费，也可以预先计算保险公司的收益和损失。它所用的原理是依据相似的特征对个体进行分组，然后预测未来出现的特定疾病。日益发展的流行病学和遗传学为此类风险评估提供了方法论。这些评估以年龄和一定时间间距作为条件，并根据相关特征进行调整。

对任何个体特定的健康方针进行这样的经济评估是必需的，并且发展出了一

---

[1] Friedman M. Capitalism and Freedom. Chicago：University Chicago Press，2009.
[2] Mushkin S J. Health as an investment. The Journal of Political Economy，1962，70(5)：129~157.

系列复杂的研究方法。与此相反，社会性的医疗保险和税收支付的健康计划首先需要进行调查，调查内容不是人群具体的保费计算，而是资源的分配。

3.1.3 卫生保健服务和服务供给中的经济学

任何卫生服务的供给都会产生成本，且必须有人为此买单，但贫困人口对卫生服务的需求往往超出了他们的经济承担能力。

一些行为主体仅仅对使用经济激励措施来进行费用控制或调节消费有兴趣，而另一些行为主体希望提高卫生服务供给数量与销售额，也有一些行为主体只是想最大化收益。一些学者为解决这种冲突而积极地制定目标和规范，但是另一些学者觉得由市场和市场经济来产生解决方案会更好。

人们同样认识到，卫生经济的一个目标即是寻找利用资源的最有效途径，英国就是这么做的。例如，英国国家临床技术研究所采用质量调整寿命年（quality adjusted life years，QALY）等方法来评估最新采用的药物和供给的有效性。计划、编制预算、分配和监督系统的绩效也是卫生经济学公认的一部分。卫生经济学的目标也包括调节市场、扩大卫生保健服务的可及性、回顾卫生保健服务的利用和通过预期收益区分服务质量。有些人将这些内容归于其他的学科，如公共卫生或社会医学。

卫生保健服务及其供应、卫生经济效益及对可利用资源的分配的研究和评价都逐渐变得重要起来。以上几点的目的是寻找可替代的客体、着重点或者战略，甚至是为了稀缺资源的定量分配。基于此，卫生经济学不仅研究卫生保健及相关服务是怎样提供的，还研究服务的产出和成本之间的关系，这需要大量相关服务数据，并了解它们在人群中的个体、阶层和群组之间的分布规律。这些数据来源于对流行病学、社会医学、医学社会学、公共卫生或临床医学的研究。目前为止，卫生经济学成为健康相关多学科网络的一部分，但它本身不是也不应成为研究"规范问题"的科学。

卫生经济学的科学活动阐释了以下几方面：①不同卫生服务体系参与者的宏观经济机制和条件（保险及其利用）；②调节系统的微观经济手段；③服务、生产和供给的微观经济手段；④设备和供应机构的统计。

卫生经济学的分析重点在于以下几个方面：①卫生服务筹资；②供应者的成本和定价；③补偿和激励；④服务和劳动市场的宏观经济学；⑤相关产业和产品的投入；⑥研究和教育市场；⑦服务产出。

卫生经济学分析的问题是关于预防、治疗、康复和护理及相关服务的资源配置问题。

这些研究在大多数国家的卫生经济中占有重要作用（GDP 占比 5%～17%），具有占用高比例的人力资源，占有着众多的研究能力、教育、生产及国际贸易的资源的特征。

作为 GDP 的一部分，卫生保健行业的支出有时也被视为成本。但是这个观点很不成熟，因为它只统计了国家所有经济活动中贸易和服务的数量，并单纯计算卫生保健服务占所有数量的比重。这就是为什么卫生保健行业不是国家经济的负担，而是服务业从支付方中独立出来的一个成功范例。真正的争论不是所占产业的比例，而是盲目地认为卫生保健服务会直接地、多余地浪费钱财。争论真正的冲突在于，卫生保健服务是否或者在何种程度上应当由税收支付或由个人支付，这确实是一个基本问题，其冲击着人们对社会、国家的角色和功能的理解。

然而，围绕着卫生经济学的争论取决于讨论者的关注点。营利性 MC 行业的代表希望增加预期的收入和供给机构的成本之间的差额，以期获得利润的最大化；而以税收为基础的体系的代表最看重产出的最大化，而不是稳定或降低的预算；非营利公共资金的代表最看重其成员利益的均衡；而在许多国家中，由于政府是最大的支付者，其控制着费用并在一定程度上直接或间接地控制着卫生保健行业。因此，卫生冲突将长久地存在于减少税收对卫生服务的支出与扩大国内和国际这一最重要市场之间。

对利用必要的医疗和利用适当的医疗进行调节是很困难的，任何尝试都很可能导致供方和第三方付费者的利益冲突。

卫生服务管理者至少应当非常熟悉以下领域：①对健康含义的理解；②公认的健康干预措施；③卫生保健和卫生服务达成协定的需求；④基于治疗水平上的服务管理和评价；⑤供应和交付的组织框架；⑥供方和保险市场的动态和结构；⑦体系的计划、预算、补偿和监测。

国际经验清晰地表明，健康可以被看做在个人和国家层面上的社会投资。但是通常存在以下困境：①世界上任何国家都存在一定的并且一般占据很高比例的人群没有能力依靠他们自身能力来对健康进行投资，原因在于这一群体缺少资金、社会资源和教育资源；②对社会失灵的干预并不只是贫困者才拥有的优势，这种干预同时也有利于很多私有性质的卫生保健行业及雇主雇佣更健康的工人；③如果一个国家人口的健康状况低下，雇主也得不到好处，如较低的生产力、较多的病假和短暂的工作时间。这就是在许多国家雇主出钱，通过保险、养老金、预防方案、康复中心、临床或职业医学（通常由法律规定）来投资工人健康的原因。

在如此复杂的考虑框架下，对 Grossman 有关卫生经济的解释进行质疑很重要[1]。一些人认为 Grossman 的观念恰好是卫生经济的基础，但另一些人对此持

---

[1] Grossman M. On the concept of health capital and the demand for health. Journal of Political Economy，1972，80(2)：223~255.

批判态度[1]。

Grossman 提出的卫生经济学模型包含着一个所谓的个人健康投资的最优水平，即假定当边际成本和边际效益相等时，这种投资最优。根据 Grossman 定理，在人的一生中，健康状况逐渐变差，而对卫生保健服务的需求逐渐增大，但是与之平行的对卫生保健服务的投资的收益却在逐渐变小。如果把健康等同于人力资本，在此概念下的投资回报则值得探讨。从经济学的观点来看，对健康投资的最佳收益会因为年龄、收入、教育投资等方面的不同而不同。

根据此模型，卫生经济学的基础会直接导致以下假设，即随着人们年龄的增长或社会地位的下降，收益会随之降低。如果将此模型转变为社会政策，就会直接引起歧视和卫生保健服务利用的社会配给。该模型会依据年龄、受教育程度、社会阶层、地域、国家和种族等标准来制定卫生保健的服务规范。如果依照 Grossman 提出的对卫生保健服务的投资取决于预期的收益的观点，依据模型计算出的结果会潜在地根据年龄、性别、种族、受教育程度、社会地位等方面区分供给。因此，我们会实施不同的标准来判定可及性、必要性、合适性和质量。换言之，根据个人急切的需要来分配卫生保健服务的情况会很容易发生。考虑到一些具有较高预期寿命的国家为大约 20% 的人花费了大约 80% 的开支，且平均 80% 的支出是在生命的最后 3~5 年之中，因此，前面所提到的模型也引起了根本的争论，不是关于经济学的，而是关于伦理学的。

经济上的决定会导致严重的道德问题，因此，我们发现在制定基本的卫生经济政策时，除了经济手段外，对更多方面的考虑是不可或缺的。因此，卫生服务管理者必须把卫生经济学考虑在内，但不应仅仅局限于其理论中。

MC 和医疗集团经验性的结果表明，许多模型和方法借鉴了工业生产的经验并将其运用于卫生保健服务的分配之中。这些经验表明，供给产品的设计需要有选择地迎合消费者的期望或计算预期的产出及有选择地进行宣传。

卫生和医疗服务不仅仅作用于患者，也与患者共同发挥作用。更重要的是，产出不仅仅取决于医务人员，也取决于每个拥有不同社会健康资源的患者的活动、忠诚度和依从性，它是综合性作用的结果。作为成功服务的前提条件，循证医学必须由患者与专业人员共同决定，并培养专业人员与患者的合作意识。将工业生产的模型和经济原理运用于卫生保健服务是很困难，甚至是不可能的，因为产出很难像工业生产一样仅仅取决于生产者。在很多案例中，经济产出的测量很可能不取决于生产绩效。

此外，需要考虑到卫生和医疗服务不能像工业生产一样预先制造、储存和分

---

[1] Kiiskinen U. A Health Production Approach to the Economic Analysis of Health Promotion. Helsinki：Publications of the National Public Health Institute，2003.

配产出。只有服务开始执行，大量的（尚未统计比例）针对慢性病患者和严重残疾患者的医疗服务才会存在；只有生产的过程开始运行，产品才会出现；只有专业人员在单位时间内提高工作量，卫生服务的生产力才会提高；而只有减少每名患者的诊疗时间，才会达到这样的效果。通过技术人员的替换有时可以起作用，但是较之于工业生产来说还是有所限制。通过组合选择提升生产力的行为本身是一个经济话题，其产生于不均衡的需要和为极少生病或残疾的人服务的问题。

提高生产力的可行方法之一是服务利用和消费资格的合理化。MC 的经验展示了如何减少每名患者的服务时间和降低每个患者单位时间的资源消耗的程度。可是就实际而言，哪怕有最发达的 MC，美国医疗的总成本还是明显地提高了；尽管有高质量的专业化服务和全球领先的研究能力，每名患者的时间消耗也控制在既定水平内，医疗服务的效果仍旧很糟糕。

提高生产力的限制意味着卫生保健服务会有如下结果：由于平均通货膨胀率由生产率高的行业或能减少劳动力消耗的服务决定，如果不能将人和更高的教育因素从服务中排除，则卫生保健服务不能适应其发展和定价的结果。特别地，这个发展将影响责任保险的成本[①]。

生产率低并难以大幅提升生产效率的行业会有以下结果：至少从长远来看，价格和工资将会保持在其他市场平均价格以下。这会使卫生保健服务价格超过平均水平，占据卫生保健服务收入的比例会不断增长。这种影响在消费的其他方面是显而易见的。研究证实，在大多数国家，每户家庭卫生保健服务真正的费用呈螺旋式上升，且其增长速度比收入的增长速度要快。

这种结果在美国的 MC 中表现得非常明显：美国有高质量的人力资源和成熟的治疗设备，但仍有不计其数的患者投诉其 MC。研究显示，在美国，国家的 MC 行业相比于其他所有行业分支（烟草行业除外），排名下降到了最末位。因此，对于国际卫生服务管理，有一项结果应当被非常严谨地阐述，即国际卫生服务要不断地寻找更廉价的专业人员，要么通过从世界的其他地域引进，要么通过医疗旅游业，如航运和空运，在全球范围内把患者转移到最佳治疗地。

3.2 责　　任

在卫生保健服务中，管理责任形式是决定服务、护理和医疗责任的关键，其与决策制定、政策和管理支配相关，由过程或者应算入内的全部卫生保健服务的应用者赋予管理透明度。责任性的文件应该允许对每一个参与到治疗过程中的人进行区分识别。这种情况最常发生在个人或部门业绩的标杆比对当中，常用于归

---

① Mello M M, et al. National costs of the medical liability system. Health Affairs, 2010, 29(9): 1569.

责或提高生产率。

在现实的日常生活中,这一术语也可以用来评价患者在日常生活中的适应能力。

关于医疗保险或卫生保健和治疗,这一术语泛指如下几个方面:①合同规定的患者对其自身行为的责任;②提供者对健康计划的责任;③支付方对已签约的服务费用的补偿责任;④看护者对患者或当局解释其行为的责任。

责任性的规定是健康计划的一部分,它是用来整合医疗和财政责任,从外部证明医生的决策的规定。这个意义上的责任就是定期公开卫生绩效监管和其他利益相关的监管情况,用以整合医疗责任和财务责任,从外部给医生决策提供评定依据。

卫生保健和管理的责任也可以被视为"证明已经用约定的标准完成了约定的工作"[1]。

责任性衡量的重要性取决于卫生组织营利与否的性质。

我们自觉或不自觉地会关注一个简单却又经常被低估的任务,即全方位、全透明地展现卫生服务行为的原因和过程。

相关概念:文档资料;MC;管理性竞争;法规

3.3 肯尼斯·约瑟夫·阿罗

肯尼斯·约瑟夫·阿罗(Kenneth Joseph Arrow)是美国经济学家,曾因在社会选择理论方面的突出工作而获得1972年的诺贝尔奖。他利用一些多多少少的偶然机会,在社会选择理论的背景下,撰写了有关卫生经济学的著述[2]。他的著作《医疗保健的不确定性和福利经济学》[3]被一些研究者认为是卫生经济学作为一个特定科学的开山之作[4]。但是,如果深入地追溯所涉及的这些主题的历史,这种论断却很容易被证明是错误的。

简单来讲,社会选择理论认为,任何一种社会福利功能都不可能同时满足以下五个特点,即普遍性、独立性、单调性、公民主权、非独裁性。普遍性主要是指福利的功能要涵盖并满足任何个人偏好;独立性是指两个可选的社会等级的排

---

[1] Hunter D J, St. Democracy H. Accountability and consumerism. In: Iliffe S, Munro J. Healthy Choices. London: Lawrence & Wishart, 1997.

[2] Arrow K J. A difficulty in the concept of social welfare. Journal of Political Economy, 1950, 58(4): 328~346.

[3] Arrow K J. Uncertainty and the welfare economics of medical care. The American Economic Review, 1963, 53: 941~973.

[4] Savedoff W D. Kenneth Arrow and the birth of health economics. Bulletin of the World Health Organization, 2004, 82(2).

序将会只取决于这两个社会等级中的个体的偏好;单调性是指如果一个个体通过促进一种特定的选择而改变了他的偏好顺序,那么其社会偏好也应该通过促进相同的选项而相应地改变过来,而并不会变得比以前低级;公民主权是指没有任何条件能够阻止人们让他们的偏好在社会层面上变成现实;非独裁性是指没有一个独裁的个体能够决定社会偏好。

这个结论非常重要,因为根据这个理论,让个人偏好左右整个社会的偏好的机制,即是让个体变成独裁者的机制[①]。对 Arrow 的此类解读可以告诉我们,为什么有关根据人们需求进行全民覆盖的争论常常不敌所谓的自由化的论调。

Arrow 的理论认为,在一个至少有两位成员,却有至少三个需要决定的选择的案例中,想要去设计一种能够满足所有这些条件的社会福利功能体系是不可能做到的。Arrow 的不可能理论讨论了那些有着两个以上选择的投票者们,将会根据他们自己的个人偏好来进行选项的优先排序。但是,如果想要将他们的个人偏好排序变为整个社会的偏好排序,是不可能完成的任务。

因此,关于健康保健覆盖的单独个体的个人偏好需要某种社会妥协,抑或需要通过支持全民覆盖的某种形式的独裁来完成。结果是显而易见的:从这个理论的角度来看,Arrow 认为在市场框架下的健康保健体系不可能在全社会取得成功,因为风险选择总会在市场体系中出现,而这却与普通大众的偏好背道而驰。从这个角度出发,Arrow 是推崇社会或公共的健康覆盖而反对以个人为中心的健康保险体系的。而这让不确定性和社会选择理论成为围绕着健康保险政策和政府决策之间的论战中最常被人们谈起的主题。尽管 Arrow 最初并不是卫生经济领域的专家,但是,他找到了将健康保健提供、健康保险、社会目标的教育和规划等领域的问题统统囊括到他的有关福利理论的广泛经济研究的框架中去的理由。

Arrow 所创立的概念简单来说就是没有一种优先权的建立能够避免违背其他人的偏好。换言之,如果一项有关健康保健的优先权的政策被设计出来,那么它必将违背某些人的偏好,并且必定会将一些人的利益凌驾于其他人的利益之上,这是肯定正确的。这就是卫生经济理论永远不能在公共事务的决策领域占据主导地位的原因,因为在公共事务决策中,必须取得公众在偏好方面的绝对共识。

社会层面上的根本问题是,医疗保健的可及性不能作为对立于个人其他选择的社会选择来进行探讨。遭受饥饿的人除了食物之外别无选择,否则他将面临死亡。这既不是一个个人的选择,也不是社会的选择。这和阻止传染病的流行道理是一样的。社会福利不是偏好的问题,而是在某种考虑下人群生存的问题。健康

---

① Hausman D M, McPherson M S. Economic Analysis, Moral Philosophy and Public Policy (2nd ed.). Cambridge: Cambridge University Press, 2006: 220.

或是获得食物是必要的,但也不是可以选择的,在为健康提供食物和福利之间,并不存在直接的联系,在个人层面和经济层面上的预期投资回报都是如此。经济和发展依赖于生产力和消费,而不依赖于个人偏好的选择。

但是在提供适当的健康保健方面,Arrow 认为感兴趣的结论是一些一直十分重要的方面,如特定疾病发生的不确定性、治疗效果的不确定性、市场和需求的不确定性、市场均衡的缺乏、市场失灵(如无效的社会分配)、供需之间信息的不对称问题、通过非市场机构补偿社会失灵的必要性等。

Arrow 经常引用的文章被一些人理解为是用来提倡健康保健在自由市场框架下运行的证据,但是相反的,一些人把他观点理解为医疗保健条款上体现的自由市场的市场失灵和社会失灵。

Arrow 已经清楚地指出,"不确定的"需求和市场反应是所谓的市场失灵的根源之一。但是如果确定社会安全作为国家稳定和国家经济发展的一个来源,则国家不可避免地需要医疗保险。其他科学家,如 Pauly,认为 Arrow 的理论会必然地损害自由市场的根基,而他认为自由的市场框架是唯一能够维持健康保健提供效率的基石。Pauly 呼吁,道德风险本来就是人类的自然属性,而且并不应该允许其与社会福利和自由捆绑到一起。相反的,如果要谈社会福利,必将在根本上摒弃自由。也有人认为,对 Arrow 的评价也是有关道德风险辩论后的产物,就像 Pauly 所指出的那样[1]。Pauly 的这个观点也不可避免地接受了健康保健的获得和利用过程中的社会配给属性。

此情况下,Arrow 描述了卫生保健条款中的自由市场机制,指出了其与自由市场缺陷及不规范竞争引起的强制性的健康保险孰优孰劣的长久而不间断的争论。由此说来,Arrow 的贡献对卫生经济的发展来说极为重要,他的观点,以及与他对立的如 Pauly 的观点,在健康保健领域的讨论中是针锋相对的。

3.4 预算影响分析

预算影响分析(budget inpact analysis,BIA)和成本效益分析用于对审批规定或报销程序进行事先审批。

BIA 的目标在于评估一项新的,在给定的卫生保健环境和鉴于不可避免的资源限制条件下,卫生保健干预程序的金融结果。BIA 用于预测一种新的药物或治疗方案在治愈某种特定疾病时会对开支造成多大影响。

相关概念:成本效益分析;处方

---

[1] Pauly M V. The economics of moral hazard: comment. The American Economic Review, 1968, 58 (3): 531~537.

3.5 医疗服务成本委员会

医疗服务成本委员会是一家美国私立机构。它指出，在1926～1932年的美国，卫生保健是一个根本的政治和经济问题。这个委员会的工作对卫生经济在全球的发展起到了基础性的作用。其对必要医疗帮助和成本问题的关注在1926年吸引了八个慈善组织，如洛克菲勒、米尔班克和罗森瓦德基金会。委员会组织了经济学家、医生、公共卫生专家和主要利益集团的代表共50人进行研究，讨论提供健康保险的选择。

如今，人们认为这种工作是美国卫生经济领域十分根源性的工作，引导着关于医疗服务成本和医疗保险问题的基础研究。该委员会的研究结果已经发表在26卷专著和15项专题报告中，建议国家财政预算提高医疗服务的可及性及帮助自愿健康保险的发展。

一些成员支持强制性医疗保险，但是大多数人持相反意见，美国医学会指责这些强制性医疗保险方案实际上是社会化医疗。然而，医疗服务成本委员会的工作成果（较之于其他成果来说）可以被视为卫生经济学的开端，它承认了医疗服务的可及性是社会和经济繁荣的基本要素。

3.6 成 本

卫生保健的成本是提供保险或医疗服务所需资金的总和。为了获利，卫生保健提供者会追求收大于支。如果作为非营利性服务来提供，其目标就是保证收支平衡。这表明，在营利或非营利性质的卫生保健或医疗保险中，成本在战略上扮演着不同的角色。当服务价格由独立的外部资助者制定，且以所有提供者所列收益均为相同水平来制定的时候，成本就会变得尤为重要。这些不同的条件决定了如何激励保健服务和保险的提供。

3.6.1 资本成本

资本成本是指为提供卫生保健服务而购买固定资产所产生的一次性费用，如场地、医院的建设、临床或其他医疗中心提供服务所使用的设备和补给。这也可以认为是将卫生保健带入可操作层面的成本的总和。资本成本通常包括设备成本、医院实体成本和非消耗性物资（"硬件"），因此被称作固定成本，并独立于产出和运营或变动成本之外。但是管理者也必须认识到，资本成本也会随着时间而改变。另外，资本成本还包括实物资产，如建筑和设备的利益、租期、租金、税务和保险等（取决于国家立法规定）。资本成本通常可以通过卫生保健服务的定价而得到补偿(包括投资者的固定投资部分)。

在国际上有一种使用比例较高的卫生保健模式,即政府负责或出资补贴资本成本,使政府或纳税人在保证和提供卫生保健中成为核心利益相关者。

对于一个营利性的服务提供者,利润率等于利润除以资本成本加上运营成本的总和。也就是说,未来的利润率更多地取决于运营成本。怎样提高价格,或者尽可能地将运营(可变)成本控制在一个较低的水平将成为理解国际卫生保健服务市场竞争的关键。

将资本成本理解为固定成本是很必要的。在卫生保健服务国际化(全球化)的时代,资本成本在世界各地变得越来越接近,这是因为资本成本取决于国际贸易材料、能源及工业产品和硬件。只有属于变动成本的工资在不同国家之间的水平差异比较大,从而造成竞争力的不同。

医疗服务管理者采用国际性的理解,认为在全球范围内,固定成本的变化将会降低。这会鼓励政府投资资本成本来保证竞争中的优势地位。这不仅是不是资本成本而是专业护理人员的薪水驱动着一大部分医疗旅游的原因,也是全球的政府部门处于冲突中的原因,即投资资本成本来保护国家市场免于国际竞争者的不利影响。

相关概念:固定成本;医疗旅游;激励机制;边际成本;变动成本

3.6.2　直接成本

直接成本是指诊断、治疗、护理、康复或长期照护所产生的成本。不管是支付方、提供者,还是门诊患者或住院患者的不同服务,这些成本有着各自的计算方式。这样,任何特殊服务、治疗或患者的类型的直接成本都能计算在内。这个算法也适用于特定人员每单位服务产生的成本。

3.6.3　间接成本

间接成本是指医疗保险或卫生保健间接产生的一类成本。它包括管理成本、人工成本、设施的投资、政府管理及供应、保健、数据传递和文档编制、债务、广告、个人发展和人员的进修、团队建设等许多成本。间接成本不直接与一项特定的服务相关。

3.6.4　患者相关成本

患者相关成本取决于个人的风险预测、健康条件、疾病、损伤、残疾或服务利用行为。这种不确定的与患者相关的成本激发了寻求有着平均成本、差异率低的患者群的兴趣。每项保险或每个患者的花费差别很大,可以针对不同类型的患者分别调整混合成本(参考人群分类方案)。

3.6.5 病例相关成本和产品相关成本

病例相关成本和产品相关成本与标准化的疾病、复发病变、特定的程序、路径和预期的效果相关。这通常与患者相关成本相同，区别是与计算基础相关的不是患者群而是疾病组(参考疾病分类表，参看产品医学)。

3.6.6 净成本

净成本是项目总成本减去财政上的产出，结果可正可负。在卫生保健提供中，有些财政风险即便可以预知，也无法回避，如为特殊紧急情况或灾难提供设备和补给。为了平衡负向的净成本，需要进行特别的安排。

3.6.7 总成本

总成本是卫生保健服务总体的成本，包括医生办公室、医院、个人或家庭、国家在保险和医疗领域的开支的任何变动成本和固定成本。总成本描述了特定服务消耗资金额度的总量。

3.6.8 固定成本

固定成本是利用卫生保健时所要求的资金的总和。这些成本完全独立于产品或服务的总量及其变化。如果没有卫生保健的提供，这些成本也会发生。以旅游医疗为例，这些成本尤为重要，因为固定成本随时间推移在全球范围内趋于一致化。结果是，不等的固定成本在决定国际竞争中起到边缘性的作用或者不起作用，并有可能由于固定成本的降低而引起质量降低。

3.6.9 边际成本

边际成本是提供的卫生保健服务或者病例组合(case-mix，CM)的数量提高时的总成本的增加率。一个附加单位服务的边际成本就是这一单位提高所产生的卫生总费用的增加值。基础的假设是，服务的增加(无论什么原因)都会带来变动成本的增加。

边际成本的概念显示了其对社会成本和私人成本的不同影响。第一个问题是管理决策的边际成本会促进投资组合选择的策略。这种提供者的经济理性会与卫生政策考虑相冲突，尤其是由于一些很好的理由反对某些行为选择，如"搬脂行为"。此时，微观经济或许会与宏观经济产生利益上的冲突。第二个问题是卫生保健的需求会随时间和因特定的需求而发生很大的改变。服务提供组织不能选择和测量每单位时间的服务数量，就不能利用资源来改变需求。这也驱使管理模型不断发展，这些管理模型尝试通过组织来应对特定的疾病。现在，高流行性疾病的选择成为一个重要的论据。但最终结论是，这种选择会急剧提高保险的总成本。疾病流行性越强，需求的变化和每单位的边际成本越少。因此，为了降低边际成本而设立激励机制，使其集中于一些并不常见的疾病或集中于一些医院平时很少利用的服务和设施就显得尤为重要。

在此背景下，一些国家试图通过集中政策控制医院开展针对罕见病的服务，要求医院在特定时间内将特定疾病的治疗限制在最小治疗量。这些政策的目的在于，通过对市场和患者自由选择之间的强烈干预来降低边际成本。

这个论据也支持旅游医疗将罕见疾病作为附加目标的发展趋势。

3.6.10 机会成本

当进行一项决策时，我们将计算机会成本。在进行卫生服务的机会成本的选择时，存在诸多担忧因素，即一些选择方案是不希望出现的，或是有问题的，甚至是不合法的。例如，如果在医疗保险中的花费是强制的，则替代选择就是不合法的；如果治疗方案的选择只取决于机会成本而不注重服务质量，也是有问题的；如果适当的医疗服务能够由基础卫生保健服务提供，由专家做决策就存在非常大的经济不理性。尤其在卫生保健服务和不同提供组织之间的关系中，机会成本扮演着一个重要的角色，特别是当决策制定是由第三方组织做出的不合理决定时。

如果医疗保险并不是由法律所强制的，那么一个家庭就会在参加保险还是购买食物之间自由选择，从而潜在地提高家庭成员生病的风险。如果医疗保险是强制的，而且是在可以选择保险公司的情况下，机会成本就会发生。在一些卫生保健服务体系中，全体公民或其中一部分（大多为低收入群体）被强制参加了国家推行的保险，由于避免了对机会成本的选择而明确地避免了机会成本的发生。在此情况下，立法机关制定决策，将税收资金通过卫生保健服务的优先级提升的方法投入公民的健康之中。定量配给的概念也应当在机会成本的概念下讨论与实施。

患者如果没有被强制参加健康计划或者在"服务费"规则之下购买医疗服务，那他就会只面对机会成本。

3.6.11 可变成本

可变成本是指卫生保健服务提供过程中所消耗的资金的总量。

如果一定服务的数量和强度发生变化，可变成本就会归并所有可变化的费用，而固定成本不然。所有边际成本的总量必须由可变成本确定。

考虑到国际卫生保健，可变成本是重要的，因为可变成本能够轻易地受到管理的影响，如保持工资的低水平或减少消耗资源的总量。

3.6.12 摩擦成本

摩擦成本用来计量由人员劳动力的损失（如由于病假、假期或类似的摩擦期）而产生的卫生保健中的损失。

假设认为，摩擦成本可以通过提高工作中的安全感、促进工人的健康、充分的健康保健、更换长期疾病的工人或通过其他方法来降低。这或许会与政治上的保留慢性病患者、老年人的工作，改变工作条件以适应个人条件的某些考虑相冲突。

在人口转变的结果下或者考虑到社会稳定、国家的目标，减少摩擦成本会使那些让人们持续工作的政策显现出局限性。经验显示，一些企业家认为，用健康促进和卫生保健的直接投资来避免成果损失的做法是可行的。

依据Mushkin和Grossman的观点，这种做法可以归结于人力资本的方法。

事实证明，摩擦成本的计算是困难的，而且对摩擦成本的解释很大程度上是假设的，并无充分的事实依据。损失（或收益）与一名工人相关通常是不可能的或只在特定情况下才会出现，因为其他人会（且通常）代替这名生病的工人。但是无论如何，所有的经验显示，雇主对人力资本的投资比高效的生产力带来的回报要多，因为促进健康的做法在一定程度上是向社会提供支持，有助于完善企业形象。

3.7 成本控制

成本控制是指通过购买者和提供者建立固定的机制来控制成本，如利益设计、预先审批、入院前认证、入院前检查、住院期间审核程序、第二意见程序、出院计划、索赔审计、病案管理、分流程序、员工教育。这也是探寻卫生保健服务消费、分配或成果低效的原因的过程，这种低效刺激人们寻求更高的花费，而不是必需的花费。这是在提供者水平下的费用控制机制。这种低效会有不同的原因，具体如下：①当卫生保健服务被不适当利用时，消费的低效就会出现；②当卫生保健服务在低成本设置情况下被传递时，分配的低效就会出现；③如果对卫生保健服务的资源、结构和过程进行专业化的管理，而使卫生保健服务生产成本减少，那么此时就会出现生产的低效。

成本控制是在卫生保健中最常用的形容提供者或政府部门减少成本的行为的词汇。它会引起质量和既定性能标准之间的冲突。

3.8 成本控制中的政策问题

成本控制中的政策指的是减少卫生保健第三方付费者花费的政策，但是政策制定的背景并不总是清晰明了的。

花费关注的特定方面取决于讨论者的立场和兴趣。作为政治问题，所有的讨论都设立了一个首要的考虑点。因此，几乎不可能系统地涵盖主题。

所有的考虑几乎都围绕着使卫生保健服务成为一个繁荣的、庞大的提供高质量服务、培养研究、卫生技术和药物的产业这一点。但是全球成本控制面临着进退两难的困境，因为市场的发展取决于个人和第三方付费者预算的增长。

但更重要的是，事实上卫生保健被认为是保持社会团结、维护社会稳定及阐释国家基本文化价值和公民权利承诺的一个基本要求，所有的这些会使卫生保健服务对每个人都有益，它不是负担，而是使命。

因此，成本控制政策清楚地区分了可以预期改善的可利用资源和减少卫生保健花费的资源，成本控制政策的目的是通过减少直接和/或间接的薪金和/或税费控制成本。在此情况下，成本控制不是一个经济学问题，而是一个国家的选择和目标。

事实上，任何产品购买应当不受支付者、提供者或系统的性质所支配。如果为成本控制设定先后顺序，又如果有证据表明不同的控制手段会以不同的方法来满足不同的利益相关者的需求，那么在这种情况下，就会有人占有优势，有人处于劣势。因此，绝大多数的建议措施通常对至少一个利益相关者是无效的，而对其他的利益相关者是有效的。但是这种情况耗费了巨大的精力和财力。如果成本控制政策的存在是因为经济困境和危机，那么政策矛盾将会更大，引起社会差距的扩大。

只要符合大多数人的利益发展，任何卫生保健服务行业都能从 GDP 的增长中受益，前提是大部分行业是通过诸如健康服务改善而获益的。大多数行业的发展机遇和其收入之间存在相互依赖的基本关系。

如果不明确进行规定，成本控制政策的条目将完全脱离于内容之外。在此情况下，成本控制可能聚焦于限制药品和设备价格、通过多渠道偿还服务限制卫生保健服务的回报、限制服务的可及和利益的覆盖、限制对贫困人口的辅助及限制每单位或病例时间的"消耗"。每个领域都会影响不同群体的利益，因此，成本控制是永恒的第一政治议题。

3.9 客　户

积极主动地购买医疗保险或从提供者手中直接购买卫生保健服务的个体就是保险、提供组织或医学专业人员的顾客。解释认为,在支付方处理卖家在产品与覆盖面方面的竞争情况下,支付方作为顾客与提供者和保险公司相关。

在这样的规定框架下,如果在一个免费服务的规定下签约,则任何法律属性的第三方支付者通常都将会是提供者或供应组织的顾客。此时,患者的角色就不可以被理解为一般市场规则下的顾客了,而是取决于合同的条款。

超过必要性、适当性、效率、循证医学、指导方针和合法认证的购买健康或生活方式医疗的个体自然是顾客。但是这方面的健康服务又常常不在医学和科学领域的监管当中,也被认为是超出医学和科学理性的。

患者不会经常具备成为消费者所必要的条件,这是因为知识、健康条件和现金支付的能力具有不对称性,但对于一些选择性的手术,可能会稍有不同。个人不依靠专家的建议而有能力做出决定的情况很稀少,即使有这种能力的人数在增加,这样的人也只有少数,而不是多数。另外,就算有能力做出医疗决策,医疗状况的复杂性也会一直挑战人们做出正确决定的能力。

除去这些考虑,用顾客的说法代替患者意在使国家医疗保险或强制的社会医疗保险转换为一种私人事务。确实也曾经存在过使成员或参保者转变为顾客,使社会的或公共的保险项目企业化的尝试。这与将非营利供应转变为营利性活动的意图一样。然而,如在德国的社会医疗保险中,任何保费支付者都被确定为一个合法的成员(包括一些具体的权利),在不间断的转变之下,如今的成员通常被称为顾客。

相关概念:循证医学;患者

3.10 效　力

效力,即潜在有效性,是指在理想的或实验条件下的临床研究中,治疗效果的计量。它必须区分某种方法的有效性与其在实际行医条件下使用的有效性。疗效和(社区)有效性的区别显示了实验与现实的差异。

由于以下三点原因,对疗效的阐释很困难:①信息实践偏倚;②受试人群的选择;③营销方式等。

疗效的评估显示,市场和广告的传播速度通常比使用适当的方法获得经验来得更快。

疗效与社区有效性有很大差异。

相关概念:依从性;有效性;循证医学;过度利用;利用不足

3.11 有效性

有效性，即社区有效性，是指在利用现实条件时，目标和其产出的关系。有效性并不仅仅取决于方法或治疗程序，也取决于依从性和行医的所有框架条件。因此，有效性可以清楚地与效力相区分。

社区成果通常取决于以下参数：①利用或可及的限制；②不充分的利用路径和处理；③营销实践的过度利用和滥用；④患者教育的缺乏（自我医疗、现场效果、对使用理解的缺乏等）；⑤接受能力或医生、团队实际行医资格的缺乏。

监管诊断、治疗、康复和护理的效果是卫生保健服务管理的责任，不对提供者进行监管是危险的，但是它也会忽略循证医学的原则。

对有效性的分析指出以下两点：①根据给定的提供和利用的框架条件定义预期的产出；②通过考虑到的患者观点来建立测量方案。

测量有效性可以拉近学科、医生承诺、患者期望和现实之间的差距。这在涉及诉讼时也是很重要的。

相关概念：依从性；有效性；循证医学；过度利用；利用不足

3.12 效率

效率形容了成本和预期收益之间的关系。如果产出被定义为供应者的货币收益，那么效率可能是成本与生产力或收益率之间的联系。

分配效率是有关消耗的全部资源与全部产出的关系。

技术效率是局部的效率，是考虑每一个过程片段和区间的效率。

典型的测量那些可测的卫生保健服务效率的指标有消费质量、与期望的结果相关的时间和设施。效率测度的关键点是对结果的定义，而无论其定义是什么，结果总是总的期望产出减去总的不期望的产出。

关于卫生条件、成本、需求和需要之间的关系有一些基本原理。例如，一种特殊的疾病越流行，每例病例的成本越低；既定病例的严重程度的增加通常会使成本提高；既定病例的严重程度越高，通常特定疾病的流行率越低；患者的社会地位越低，通常的需求越综合；患者的社会地位越低，通常的主动需求越少。

这些事实在经济上是很重要的。通常，分析师认为，大多数的营利性的第三方付费者倾向于削减补偿或把事先评估的高成本患者排除在外。在按人头付费的情况下，以上提及的原理吸引提供者向高流行疾病病例提供简单的和低成本的医疗。

3.13 有利选择

有利选择是拥有特定属性的个体所做的一种积极主动的寻求保险的选择，这种个体是指那些潜在地表现出对卫生保健的利用低于所估计的总体平均水平或是在患病时的成本很可能低于其他人罹患相同疾病的平均成本的患者和病例。

有利选择通过降低承保人和 MC 提供者的风险来"扩大"风险池。

如果一家医院试图从预期的成本和收益及更有可能避免诉讼责任出发来选择病例或患者，有利选择就会出现。

相关概念：逆向选择；病历分类标准；风险选择

3.14 卫生保健服务筹资

涉及卫生保健服务的筹资，有一些"谁"和"哪些"需要考虑，包括谁支付、谁接受、谁是提供者、有哪些筹资范畴、有哪些限制及哪些是卫生保健服务的成本。

问及这些，更多的问题和选择将会被提出：①由谁核对账单？是个体患者及其家庭、第三方支付者(雇主、纳税人、社区、慈善基金会)，还是预期付费规则下的提供者？②支付的机制是什么？是现金支付、直接和间接的税收支付、保险费(强制保险、自愿保险、补偿)、个别的预付服务，还是公共资金、共同保险、医学救助账户(资源的和强制的)、捐赠和资助？③谁是收集和使用这些资金的代理人或赞助者？是中央或地方政府部门、独立的代理机构、非营利主体(公共的)、非营利主体(个体的)、营利性主体(公共的)，还是营利性主体(个体的)、医疗集团？④由谁制定标准？是立法、私人合同、个体患者的要求、个体的专业人员，还是专家组织、独立的专业人员？⑤由谁来控制？是国家的管理者、提供者的管理者、保险的实体，还是专家委员会、提供者、患者的委托人和组织？

3.15 米尔顿·弗里德曼

Friedman(1912~2006 年)是芝加哥大学的教授、经济学家、诺贝尔奖获得者。他的经济理念在把旧时资本主义经济学转变为近代"新经济学"的过程中起到了推动力作用。在美国，从 20 世纪 80 年代开始，这股推动力开始在金融行业发生作用，90 年代，许多处于引领地位的欧洲国家和其他地区的国家追随他的理念。Friedman 的观点也在 Thatcherism 的演讲中得到了总结。

取代凯恩斯(Keynes)的社会管制市场经济学观点，Friedman 称社会市场的观点为"浪漫主义"和"共产主义",认为其会与人的自然本性相冲突,这样就会自然得出结论:人的唯一目的是"尽可能多地挣到钱"。对任何社会和环境责任、公共卫生保健服务或教育,Friedman 持根本反对意见。他认为,任何在卫生领域的投入,只要不是出自个人的现金支付,都会损害自由和民主社会中的个人利益。他是反对美国医疗补助计划,医疗保险,贫困者、老年人和儿童健康保险计划项目的领导者。他曾是放松自由市场管制理论的开创者之一,也曾是一位政策设定目标的反对者。

Friedman 的概念的核心如下:"公司成员接受社会责任而非尽可能地为股东赚钱,几乎没有什么可以像这种趋势一样如此彻底地削弱我们自由社会的基础。"[1]

相关概念:Keynes;保险模型;责任

3.16 卫生保健服务营销

卫生保健服务营销的最终目的是为消费者提供卫生保健服务产品和服务。营销是自由市场中的必需手段,而且是竞争机制的关键要素之一。卫生保健服务营销的功能主要体现在决定和提供特定的产品、计算产品的价格、公布特定产品的销售者、实施宣传策略。

卫生保健服务市场尤其注重于卫生保健产品(如药物或医疗设备)、卫生保健服务(如寻求医生、护士、特殊的医院服务和诊断检查等)、旅游医疗、通过给医生"星级"来进行"医疗装备竞赛"、卫生保健服务提供组织、保险计划。

卫生保健服务营销使卫生保健成为商业活动,在与其他卫生保健服务销售者竞争的过程中寻找优势。它通过制造消费者对特定产品或服务的需求,引导消费者选择对应的提供者。在营销过程中,其内在要求是定期计算变动成本和固定成本的份额。这种计算通常被用来设计和决定营销及其策略,可以从根本上帮助人们预测收入和所建议的营销活动的财务影响。

但在营销市场中也存在矛盾,即营销本身是一种商业工具,然而,卫生保健及其利用——至少在先进的卫生保健服务系统中——却需要遵循必要、适宜和效率的原则,其社会分配受法律规定的制约和保障。

扩大市场需求和争取竞争优势是营销的最终目的,基于一些原因,这确实会引起一些问题。这些原因包括:①卫生保健服务营销通常向患者或医生诱导或推销产品或服务,典型的如由纳税人、医疗保险或 MCO 承担的第三方付费者。营销会传递正面的产出给使用者,而传递负面的结果给支付方,或者相反。②卫生

---

[1] Friedman M. Freedom and Capitalism. Chicago:Chicago of University Press,1962:133.

保健服务营销将增加卫生保健服务的"消耗"。由于诊断学和医疗的发展，这些活动会促进过度利用或治疗不当，也会增加二者对个体健康造成的潜在危险。③如果卫生保健资源是有限的，营销会系统地引导支出投向已选择的但是有代表性的高流行的疾病或伤残。这种行为会导致对少见病治疗和对小业务量的卫生保健活动的供给不足。④医生和媒体群体是营销产品的发起人，或许存在腐败的风险。

在这样的背景下，营销或许形成巨大的不当分配结果，与由系统控制的公共健康优先权相对抗。这也是一些国家律法不允许在民众福祉计划或处方清单上为卫生保健服务或产品做广告的原因。

卫生保健服务营销不能同健康促进和健康相关行为相混淆，如疫苗接种、告知人们如何自我治疗一些简单的感染或如何辨别严重疾病的早期信号等行为。

相关概念：竞争；成本；旅游医疗

3.17 医疗价值链

医疗价值链是一个概念而非现实存在的东西，但与未来巨型综合集成传递系统的趋势相适应。其目标在于"整合"以下方面，从而组成一条巨大的链条。这些方面包括：①药品、补给和设备的供应商；②流通商和采购组织；③供应组织；④承保人和MCO；⑤支付方。

这种整合在一家大型企业化实体中并不一定存在，但是它可以抽象理解为各式组织结构或联系的集合，包括计划、数据交流、谈判的愿景和目标等。

相关概念：医疗价值链管理；整合服务提供系统

3.18 卫生经济分析

近年来，人们逐渐把目光投向如何通过经济学研究对卫生保健服务利用进行调节，尤其是英国国家卫生与临床优化研究所（National Institute for Health and Clinical Excellence，NICE）已经提出诊疗的经济学评估这一主题，以支持循证政策制定和调控策略的正常实施。

最常使用的研究工具有成本效益分析、成本效果分析、成本效用分析、最小成本分析、成本生产力分析、成本结果分析及增量成本效果比分析。

3.18.1 成本效益分析

成本效益分析的核心在于最优化资金收益效率。它比较了治疗、护理路径和服务提供所使用的成本和收益。它以这样的结果进行描述和决策，如"方案A比方案B收益高出17%"。

3.18.2 成本效果分析

成本效果分析的核心在于最大化患者效用。其主要测量在相同的资源条件下，不同治疗方案的效力。成本效益分析也能够根据效率测量效果（"成本效果的效率"）。假设有两种治疗糖尿病的方法，选择用质量调整寿命年进行计算和比较，其结果为方案 A 期望寿命平均增加值高于方案 B 6 个月等。

3.18.3 成本效用分析

成本效用分析是指通过某一程序测量生命质量的增加量，是指根据质量调整寿命年或伤残调整寿命年的标准计算生命质量的增加量（参看预期寿命）。例如，移植人造膝关节后，患者质量调整寿命年平均增加 0.7 年。

3.18.4 最小成本分析

最小成本分析的核心观念是使资源的利用最小化。寻求实现预期目标前提下的最小成本消耗，对供应者成本的标杆管理尤为重要。其做法是，将两种或多种治疗方案（或供应者）相比较，在其产出调整至一致时，比较其成本。

3.18.5 成本生产力分析

成本生产力分析是指比较不同路径下保健服务的最大生产力。例如，通过医院内部组织结构和工作流程优化，单位时间内 A 部门生产 3 件产品，B 部门可以生产 4 件相同的产品。

3.18.6 成本结果分析

成本结果分析是比较可选择的干预措施或方案时，分别列出增量成本和结果并进行比较，目的在于最优化成本。例如，干预方案 A 的成本超过干预方案 B 10%，但没有达到相同产出。

3.18.7 增量成本效果比分析

英国 NICE 使用成本效用分析来评估标准效果下的成本变化比率。

效果是通过每单位增加成本所带来的质量调整寿命年的增加，或通过另外一种叫做"增加的生命年"（life years gained，LYG）的方法来测量的。增量成本效果比提供了实施新的治疗方案或干预时，每单位额外产出带来的额外成本的消耗的信息，从而可以与其他选择标准进行比较。例如，新的治疗方案 B 的成本是

5 000英镑，标准方案 A 的成本是 4 000 英镑，差额是 1 000 英镑。然而 B 方案的结果是增加 2 个质量调整寿命年，A 方案为 1.5 个。其增加的效果是 0.5 个，而增加的成本是 1 000 英镑，所以增量成本和增量效果的比值是 2 000，解释为每增加 1 个单位质量调整寿命年，追加成本是 2 000 英镑。这个比率就是增量成本效果比。

基于技术评估规范的制定决策，英国 NICE 给出的规范如下：①一种治疗方案的增量成本效果比＜20 英镑/质量调整寿命年时，该方案被认为是具有成本效益的；②一种治疗方案的增量成本效果比＞20 英镑/质量调整寿命年时，需要额外的证据来论证该方案是否具有成本效益；③一种治疗方案的增量成本效果比＞30 英镑/质量调整寿命年时，需要根据个体情况来进行决策制定。

增量成本效果比是在临床实践中直接建立经济学思考的决策制定方法的范例。

根据方法论的观点，一个人会严格地要求质量调整寿命年或"增加的生命年"的数据有效性。其背后的基本假设是，在同一人群中预期寿命和质量是同质的，但这是一个有问题的假设，没有任何证据。也就是说，增量成本效果比只能在准实验条件下测试新药时才能用来评估。基于这种特殊性，效力变得与社区效力和功效有所差异。在此情况下，增量成本效果比在实际中与理论相差甚远。

增量成本效果比的结果不只取决于干预的新方法，也取决于预期寿命和生命质量的现有数据。这些数据通常会因为很多特性而产生偏差，最重要的是年龄、性别、社会地位和预存情况等。因此，必须根据年龄组、性别及社会阶层等计算增量成本效果比。如果引入这些测量，人们应当意识到歧视或官僚主义存在的可能性。同时，由于罕见病和非常用药品等原因，几乎没有机会来检测增量成本效果比。此外，正如俄勒冈州的定量供应卫生保健服务的方法实践，如果采用循证医学制定决策，增量成本效果比也不失为卫生保健服务定量配给的一种方法。

相关概念：偏倚；成本效用分析；效果；效力；预期寿命；NICE；孤儿药品；质量调整寿命年；定量配给

3.19 约翰·梅纳德·凯恩斯

Keynes 是一名英国经济学家，他的理论对第二次世界大战后欧洲国家的社会保障体系的发展起到了间接的作用，也对 1927～1933 年大萧条之后的美国产生了影响。

Keynes 的专著《就业、利息和货币通论》(1936 年)对社会保障体系的发展影响很大的原因与其说是来自道德方面，不如说是因为此书对现代和有效的资本主义经济应该是什么样的这一基本概念进行了解释。他深信，民主国家只有用共同的社会目标去管理市场经济，用积极主动的政策去调控金融市场，市场经济才能得以存活，并体现大多数人的意愿。

Keynes 的成果不但影响着英国国家卫生保健服务体系的发展，也影响了我们所称的社会市场体系的发展。一直到 20 世纪 90 年代中期，所谓的社会市场在许多国家都很有活力。

伴随着随后到来的 Hayek 和 Friedman 的新自由主义经济理论及其理论对新自由主义的全球市场转向放松管制的财政和投资行业的巨大影响，卫生保健服务和社会保险体系不再被视为有效行业的优势和成绩，而被视为"经济黑洞"(Friedman)和经济成功的负担。通过将美国市场体系作为世界的典型，Keynes 的观点既为欧洲所接受，也促进了美国卫生保健服务系统的转型。

Keynes 现在更多地被认为是在当前的未经调节的资本市场经济中，不切实际地相信国家社会繁荣的人。

相关概念：Friedman；Milton

3.20 Kondratiew 周期

Kondratiew 周期，也即 Kondratiew 循环，是由苏联经济学者 Nikolai Dmitrijewitsch Kondratiew(也称 Kondratieff 或 Kondratiev)在 1925 年出版的《主要经济周期》一书中提出的定理，适用于宏观经济假设。因为该理论，Kondratiew 被指控为是一名反对斯大林主义的经济学者，于 1938 年在苏联被判死刑。

Kondratiew 周期描述了每 40~60 年周期性出现的类似正弦曲线的循环，包含着工业和商业部门高增长和相对缓慢增长时期。

这个基本的马克思主义观念在现在大多数的经济学者看来，与当今理论是相悖的。但是一些群体将 Kondratiew 循环视为通过过去五次波动来预测未来的概念：第一次工业革命 18 世纪 60 年代(蒸汽机和纺织技术时期)；第二次工业革命 19 世纪 70 年代(蒸汽和铁路、航运、重工业、钢铁产业时期)；第三次工业革命 20 世纪 40~50 年代(钢铁、电力和重型工程、石油化工、电气等时期)；第四次革命 1947~1991 年(石油、自动化和生活消费品的大量生产、电子产业时期)；第五次革命 1991~2040(?)年(信息和通信、网络、移动技术、生物技术等时期)。

一些团体想要预测 2040~2090(?)年的第六个周期，讨论第六个周期的选择将会是生物技术、纳米技术又或者是再生能源、热核聚变的时代。但是有人认为，下一个周期将由卫生保健和健康行业创造，并引领和推动周期内所有的经济。

这对投机性投资者来说确实是一个主要的论据，而且对 Kondratiew 波动的讨论也促进了一些最新的研究和投资。不幸的是，由于证据不足，所有的这些假设对投资者来说很容易被认为是"聚类幻想"的趋势。

3.21 边际效益

边际效益是指一个人通过增加一个单位的商品或服务获得的额外的满足或效用。一个人的边际效益是他们愿意额外支付的最大量的商品或服务。正常情况下，边际效益会随着消耗的增加而减少。

一些经济学家的观点是，将边际效益的概念交给卫生经济学及患者积极主动的决策来决定。该观点假设患者会在权衡成本和边际收益之后使用卫生保健服务，这种假设是有些人认为患者是顾客的最终原因。相反的，将患者视为顾客是把边际效益的概念引入卫生经济学和相关领域的目的。

边际效益将卫生保健服务视为一种消费者产品，并根据预期的顾客支付边际效益的意愿制定其使用状况。

预期的收益会随着疾病的严重程度或年龄的增长而明显减少，但是也会随着更好的资金来源或专业教育等因素而增加。在实际的思考中，采用边际效益概念时需要铭记保险公司才是定期的顾客，而非患者。它也可能因为道德因素，变成难以采用的概念。

卫生经济中边际效益的概念将谁是卫生保健服务真正的顾客作为中心论点。由于患者或第三方付费者评估的效益是不同的，一些分析家提出把边际效益的概念引入卫生经济学中，如一些政治策略明确将新自由主义的去管制化的思想应用到卫生服务系统的实践中。如果这种做法有合理性，只要付费者的边际收益超过需要支付的价格，或是只要付费者获得其预计的盈余，顾客（通常是第三方付费者）就有望继续购买卫生保健服务和护理等"商品"。

相关概念：患者

3.22 医学进步的边际效用

医学进步的边际效用是公共领域持续存在的一个争论，这个争论也存在于卫生保健服务专业人员评估医学创新活动当中。

这些争论主要体现在以下四个方面。

（1）任何新的诊断、治疗技术或方法只有与现有的方法相比较，才能显示其先进性。任何现有方法的额外收益（平均来说）都会随着任何新的方法的采纳，使得已利用的机会减少，并且引起可归因的收益的减少。

（2）任何新的诊断、治疗技术或方法都有取代现有方法的趋势，但是不可能填补旧方法目标方面的局限性的鸿沟。

（3）一个新的流程通常会比旧的方法昂贵，唯一的再筹资的方法是扩大它的使用范围，但是只会获得很少甚至不会获得额外的收益。尽管边际效益是有限的，但总成本将会不断提高，这是因为不断增加的投资和使用的扩张取代了旧的方法，但是也是在这样的情况下，旧的方法曾经被成功使用。

（4）没有证据表明接近人类生物寿命的极限是可能的——在没有外界措施修复人类生理或精神衰退的帮助的情况下。这些措施大多被概念化为医疗需求，而非社会支持或服务。接下来的论据是简单的：任何在预期寿命上的进展都将会减少未来寿命年限的进一步增长空间。因此，任何在健康方面的进展均减少了未来进展的机会，并且会使循序渐进的进展更加昂贵。例如，把婴儿死亡率从20%降低到10%比从20‰降低到10‰花费要少。

相关概念：疾病压缩理论；动态平衡理论；疾病扩张理论

3.23 道德风险

道德风险用来描述卫生保健组织、卫生技术产业和供应商、保险客户和患者是否使用了超出必要的和合理的治疗。卫生保健服务需要控制和监管，但控制和监管又威胁到了自由。结果，医疗保险威胁到了自由，不得不由自由市场规则取代。

首次将此定理假定和讨论为基本原则和由医院使用是 Pauly 在反思美国医疗补助计划时（Pauly，1968）。Pauly 在他的导师——1986 年诺贝尔奖获得者 Buchanan（1913~2013 年）的帮助下开展工作。Pauly 之所以获得诺贝尔奖，是因为他的公共选择理论被视为第二次世界大战后新自由主义经济学的部分理论基础。他的探讨与美国在卫生保健领域的公共事业开支相关，但是绝大多数是反对医疗补助法案及在 1965 年颁布的医疗保险法案的。

此讨论假定一个患者总是寻求尽可能多的治疗。如果治疗免费，患者在税务支付下获得服务，将总是向医生要求更多的超出医学必须量和合适量的治疗。尽管经过了广泛的讨论，在患者的角度来看，类似的道德风险的实验性证据依然是不足的[①]。

但是一些分析人士从提供者的角度提出了一个更好的证据：Friedman 于 1979 年提出，美国医疗学会受道德风险的专门控制，医生由于收入原因总是

---

① Vogel J. Institutions and moral hazard in open economies. Journal of International Economics, 2007, 71(2): 495~514; Arnott R J, Stiglitz J E. The welfare of economics of moral hazard. NBER Working Papers, No. 3316, National Bureau of Economic Research, Inc.; van Dijk C E, van den Berg B, Verheij R A, et al. Moral hazard and supplier-induced demand: empirical evidence in general practice. Health Economics, 2013, 22(3): 340~352.

希望有条不紊地驱使消费最大化而使质量下降——这个说法使得医生道德风险的理论被广为接受。这一论据，获得了由 Friedman 的家族出品的著名电视节目的支持，是他反对税费付费卫生保健服务的一部分。但有趣的是，这些活动与很可能对患者和提供者产生的不同影响在道德风险争论的背景下并没有被人们牢记。

哲学的背后是信仰，人类的生物构造逻辑并未将个体塑造成一个无私、团结友爱和有公德心的人。这个假设由 Hans Selye（1907~1982 年）提出并首次发表在他的《生命的压力》一书中。关于医疗服务，总是有人给出论据指出社会医疗保险有些不切实际，与人类的本能相违背。但是持相反意见的人认为，道德风险是社会和社会环境造成的不良行为。

通过寻找证据，研究通常得到的结论是存在道德风险，但只在少数患者中存在，并且在卫生保健服务开支中存在边际效应。这里还有更多证据证明提供者和卫生保健服务行业中道德风险的广泛存在，如报道的"罗默法则"现象、供方诱导需求现象。

在不同的医疗保险和服务系统中的效力和效率的政治论战中，道德风险论据扮演着主要的作用，但是对于第三方付费的系统来说，其作用是第一要考虑的。下面的引文精确地阐释了这个争论。

"道德风险的论据是有道理的，然而只有当我们用与消费其他日常用品同样的方式消费卫生保健服务时才成立，对像 Nyman 一样的经济学家来说，这种假设显然是荒谬的。我们去就医并非情愿，只是因为我们生了病。'道德风险被夸大了'，普林斯顿经济学家 Uwe Reinhardt 如是说，'你总是听说卫生保健服务需求是无限制的，这本身就是不对的。有很好的医疗保障的人，富有的人，你见到过他们因为医疗免费而住院吗？人们真的喜欢看医生吗？他们用住院来代替打高尔夫球吗？'

"就此而言，当你必须支付自己的健康服务时，你的消费真的更加有效吗？在 20 世纪 70 年代末期，兰德公司对这个问题进行了广泛的研究，随机选择的健康计划的家庭共付层级分别为 0、25%、50%、95%，最高为 6 000 美元。正如你可能预期的，人们越多地被要求向卫生保健服务中投入资金，他们使用的服务越少。

"问题是人们在相同程度上削减了有用的和无用的服务。例如，在高减免组的贫困高血压患者基本上与其他组的人不一样，他们不将控制血压作为一项工作，结果是死亡的可能性增加了 10%。近期的联邦资金研究显示，成本分担是'一个迟钝的工具'。当然，怎样预测普通的消费者的哪些治疗是有效的，哪些是无效的呢？我曾经去看皮肤科医生，进行痣的皮肤癌检查。如果我曾经支付了 100% 或是 50% 的医疗费，我可能就不会去看医生了。那会是一个明智的决定吗？我不知道。但是如果其中的一个痣真的癌变了，那么，廉价的检查可以节省卫生保健服务系统数万美元的成本（并且了却了我一大堆的烦心事）。对道德风险的关注点表明，当我们拥有保险时，我们在行为上的改变几乎总是不经济的。但是，当涉及卫生保健服务时，我们做的许多事情只是因为我们拥有了保险——就像我们进行痣的检查，或者定期进行的牙齿清洁，抑或进行一次乳房 X 线检查或进行其他的日常预防保健——就是不经济的和无效的。事实上，它们是可以节省卫生保健服务系统很多资金的行为。……关于卫生保健服务系统到底是做什么的问题，有时候可以从技术问题的角度来看待。例如，为何提供这种服务而不是另一种，或者医疗服务到底该社会化还是私人化，其背后的理论支撑是什么，等。实际上，这是几个极其简单的问题。你认为这种风险的重新分配是好方法吗？

"你认为是人们的基因促使他们更容易罹患抑郁症或癌症，或是他们的贫困使他们的哮喘或糖尿病变复杂的吗？抑或是某人被醉酒驾驶的司机撞伤了，又或是有些人因为他们的牙齿被啤酒腐蚀而必须紧闭着嘴，因而使他们的卫生花费比我们这些避免了这些不幸的足够好运的人占据了更大的份额？在这个工业时代的其他领域，疾病负担被分摊得越公平越广泛，总的来说，人群的生活越优裕。有 45 000 000 个美国人没有被覆盖医疗保险的原因是它的卫生保健政策是由反对的人和认为健康保险不是解决方法而是问题的人所掌控的。"

相关概念：Arrow；Kenneth；卫生保健服务竞争；Friedman；Milton

3.24 帕累托定律

帕累托定律是指，由重复的观察表明，一类东西 80% 的效果只由与这类东西有 20% 的相关性的事情决定，也称为二八定律，以 Pareto（1848～1923 年）的名字命名。Pareto 是一名意大利经济学家、工程师和社会学家。Pareto 用这个概念来描述不平等的财富分配和对必要产品和服务的可及。在卫生经济中常见的说法：80% 的资源仅对 20% 的人的需要有效，或是 80% 的资源大约被用在了 20% 的个人生命时光中。另一个（与卫生保健相关的）说法是 80% 的职业病是由 20% 的危害造成的。

帕累托定律可以用来描述不一致性，并同时可支持这样的论点，即卫生保健是从根本需求上来说要么选择税收支付要么选择资金筹集。这个定律既不能系统地证明，也不能根据不公平背后的原因和事实对其关联性给出合理解释，但是它已经对卫生经济理论的发展产生了很大的影响。

3.25 营利中心

在卫生保健服务中，营利中心可以是医院、部门、诊所、个体医生诊室或护理机构等，是一个财务自我负责的机构。这个概念就是给予提供者决定营利中心的自身营利能力的机会。

为了成为营利中心，机构被允许制定价格和决定开支。报价决策是一种积极主动的设计提供者的投资组合的风险选择，是为了优化财政收益和支出，但是营利能力取决于收入、固定成本和变动成本。因为绝大多数的变动成本取决于管理者的决策制定，众所周知，营利中心通常会有选择性地对员工的薪资进行倾斜。

在大多数先进的卫生保健服务系统中，在法律的监管下，卫生保健和治疗的过程得以避免有选择性的过高定价，同时免除疾病、患者和治疗手段在财政方面没有吸引力的状况。在此框架下，营利中心的运营只有在过度利用广告的概念或进行成本倾斜的严格措施下才会发挥作用。

在某种情况下，我们发现卫生保健服务提供者也被允许决定其供应的价格。这种情况大多发生在保健产业中，尤其是富裕阶层常遇到，如医疗旅游。

相关概念：医疗旅游

3.26 患　者

作为卫生保健服务是由社会医疗保险驱使还是由自由市场系统驱使的争论的一部分，对有需要的个体应当如何识别其特点进行讨论是意义深远的。在任何传统的系统中，这些个体被称作患者。患者是获得卫生保健服务的个人，这些服务取决于医生或其他医疗专业人员的推荐，如诊断、治疗或康复。

在协议框架下，护理者和患者的角色通常很典型、明确地被概述。这个协议描述了预期的交互的特点和信息的共享、责任和治疗的过程。一些保险或特别的MC合同明确地定义了患者的角色，其被禁止干涉提供者在治疗方案上的决策，而另外一些则持相反的做法。

在国际上，患者的角色通常与法定权利相结合，旨在保护他们免于在给定的治疗下获得不希望的健康后果。

许多人认为患者也是身体康复的共同生产者，可以独立自主地进行合作并分享诊断和治疗的决策，独自管理和预防疾病。一些人希望使患者成为顾客和他想投资的商品的购买者。

卫生服务生产的过程中存在很多问题，因为一些国家在市场竞争框架下却试图采用国家医疗服务体制的方法。基于此，就需要重塑患者的客户身份，并向上追溯到许多背后的医学指南、循证决策、责任确定等多个领域。

相关概念：竞争；顾客；国际卫生保险体系

3.27 计划制订

计划制订就是指前瞻性思考，是基于想象、任务和目标进行的决策制定与决策执行。在任何服务和生产中，充分的计划制订都扮演着非常重要的角色，尤其是当公众买单的时候。

在卫生保健服务中，计划制订基于既定地区的社会经济和人口环境下的潜在假定的卫生保健服务需求和需要，尤其是在对公共卫生进行数据研究以便为所有考虑到的不同方面所要求的资源进行预评估并分配预算时，制订计划需要基本上确定的和达成共识的目标及能够反映考虑的主体的真实特性的数据。

目前，在国际上并没有达成共识的系统地制订计划的程序。但是会定期汇编资源计划、生产计划、执行过程计划、预期收入计划和在覆盖地区的需求、投资和供应计划。

为提供更多新服务而运营的医疗部门，必须进行计划来确定手术或治疗的执行、可用的投资、要求的资质和被采用的行为、增长和预期的扩张、医疗服务的路径等。任务说明、战略的概念、计划进一步增长、市场分析、成本分析、定价与可能性支出分析等对服务提供的规划十分重要。

普遍的经验是，计划数量比计划(内部的)基础更加简单。后者不只取决于基本的原理，还取决于特殊的人力资源和员工个体的个性。这使得对战略规划和注重设备管理的细节的关注变得更为合理。

在完全覆盖一个地区或整个人群的卫生保健服务中，计划可能处于许多冲突之中，这些冲突来自于分析者、政治、管理、员工和人民。因此，关键的问题是决定、测量和评估需要的内容和预先分配有限的资源。

公共卫生和流行病学，尤其是社会流行病学，是制订卫生保健服务恰当计划的基础。

3.28 供方和买方的分离

供方和买方的分离原则与传统的卫生保健服务系统有关，其强有力地、系统地将提供者和(第三方)购买者的利益分离。这种分离旨在避免患者在治疗中的利益和提供者、保险者在收益方面的混淆。已经被证实的问题是，如果没有这种分离，供方和保险方会通过阻止报销的可及，限制医疗服务利用的质量和风险选择来逐利。

购买者提供者分离假设使提供者和第三方付费者为寻求潜在的或实际的患者的利益而竞争,也被表述为竞争的预处理和给患者的好处。

我们也可以看到 MC 哲理的对立面,即提供者购买了保险的风险,而传统的第三方付费者向 MCO 出售了风险。

购买者提供者分离习惯上被用做对患者的保护,而现在却逐渐退化为对支付方即风险池拥有者的单方面保护。

相关概念:按人头付费;MC;风险选择

3.29 兰德健康保险实验

兰德健康保险实验(1974~1982 年)是国际上唯一受控制的和随机用不同类型的医疗保险进行的实验。

这个实验假定个人行为(而非提供者的行为)决定不同医疗保险计划的效果。因此,实验的目的是考察患者在不同卫生保健服务框架下的行为。实验是由美国最有影响力的智库之一——兰德公司执行的。在军事战略、装备计划、医疗与社会保险等领域,该公司依然活跃于美国和欧洲。在医疗保险方面,相比其他私人医疗保障服务公司,兰德公司是最强的游说公司。

该实验的实验背景要追溯到兰德公司的一个中心的历史,即对博弈论的研究在社会选择理论发展之后创造了一个"新的选择的科学",这个理论是 Arrow、Buchanan 和 Pauly 关于卫生经济学定义的基础,也是用以反对强制性医疗保险的基础。

该实验被用来调查美国适合的环境的纵向的成本、利用和产出。实验对国际医疗保险设计和美国经验传遍世界产生了巨大的影响,几乎成为任何国际咨询公司在卫生保健服务问题上积极活动的一个基础,而且兰德公司在国际上引导的保险制度也极大地影响了欧洲医疗保险制度的转型。

该实验的阐释曾经并且现在依然有所冲突,原因如下:没有共付制的医疗保险的第一个中期推断成果不仅会促使使用服务的人更多,而且会使每位使用者享有的服务更多,对门诊患者和住院患者都是如此。最初的结果使得共付制的政策成为控制成本最受欢迎的方法之一,因此,这项研究成为全球任何共付制政策的"母体"。

与早期发现形成对比的是,纵向研究最终的结果显示,一般来说,共付制对个人的喜好或自由或 MC 的逆向选择的影响是极小的,但是与中产阶级缴纳服务费这一制度相比,共付制将给低收入群体和那些比平均水平病情更重的人群带来更大的死亡风险。

这个实验在现在看来给出了证据证明成本分担机制降低了适当的和必要的医

疗服务，但同样有趣的是，它也减少了被评估为不适当和不必要的医疗服务。但事实上，这项实验已经成为很有影响力的政治论据，使得 20 世纪 80 年代和 90 年代几乎所有的西欧医疗保障体系都极大地增加了共付制。

2008 年，研究者从一项大型的 Meta 分析和严格评价程序中得出以下结论："增加的成本分担伴随的是较低的药品治疗比率、糟糕的现有用户的忠诚度及更频繁的治疗中止。因为成本分担每增加 10%，处方药花费就减少 2%～6%，这取决于药品的种类和患者的状况。药品使用的减少与其收益存在上限有关，收益的上限限制了药品覆盖范围或所覆盖的处方药数量。这种减少与其他成本分担的特征一致。对于一些慢性的条件，更高的成本分担与卫生保健服务利用的提升有关，至少对充血性心力衰竭、血脂异常、糖尿病和精神分裂症的患者来说是这样。然而低收入群体对提高的成本分担更加敏感，但是很少有证据支持这个论断。"[1]

相关概念：国际医疗服务体系；医疗保险的责任

3.30 定量配给

定量配给指的是在普遍接受的必要和合适的前提下，通过控制配给医疗服务的种类、数量和框架条件对治疗进行合法的管理利用。定量配给和相关的讨论来源于道德争论，即在官方贫困线以下的人们是否应当免费接受必要的和适当的医疗服务。定量配给与优先权是截然不同的，但是定量配给可以用做优先选择的目标。

由于世界上大多数人们只使用了有限的医疗服务，并且很大比例的人们远未达到此标准的下限，关于定量配给的讨论成为全球基本人权不平等分布的标志。

从更加技术上的和管理的角度来看，定量配给问题必须首先回答配给品的纳入和排除标准问题。

上述问题引发的讨论第一次引起全世界的注意是在美国俄勒冈州决定在美国医疗补助法案的实施下，为"最穷的穷人"提供只有定量获得的税务支付的医疗服务的时候。这一被实施的计划是由俄勒冈州卫生保健服务委员会负责制订的，他们公布了"一个核准的……将排列无序的治疗途径组成从经济上最值得开展的到经济上最不值得开展的降序排列的一个清单"（1991 年，《达拉斯晨报》），并规定关于医院服务的 700～800 种定位的总清单每年都要根据下年预算进行调整。预分类卫生条件排序背后的方法学考虑到以下方面：①一个治疗收益的假定可能

---

[1] Levy H, Meltzer D. The impact of health insurance on health. Annual Review of Public Health, 2008, 29: 399～409.

性；②成本；③患病率；④一个个体生命质量假定的重要性。

Mayo 在《达拉斯晨报》上的一篇文章精确地阐释了这一过程："该委员会曾经根据每项医疗条件确定了提供治疗的年度成本，俄勒冈州立法机关将通过州医疗补助计划的预算来支付俄勒冈州贫困人口的卫生保健服务。预算的规模将决定无序清单中的标准线的设置，以剔除医疗覆盖中被认为是不足够涵盖经济价值的保障情况。……已经经过筛选的清单几乎都确定地包含极低出生体重儿和晚期 HIV（human immunodeficiency virus，即人类免疫缺陷病毒）感染者的情况。获得性免疫缺陷综合征如果是在早期阶段被发现，则在俄勒冈州的清单上的前四分之一考虑，并且很有可能免除医疗预算税收。"

虽然这样的定量配给对全世界无数的人们来说有好处，然而这种模式在所谓的经济发达国家也成为一个有争议的论题，因为这种模式降低了穷人的利益。这就是这种模式在美国和一些欧洲国家被紧密地跟踪研究和不停地重复试验的原因。对比在这些定量配给计划下的人们和没有享有通过配给的人们的成本有助于大大降低总支出。由于以下两个原因，这是很容易理解的：①超出每年削减点的治疗是极少的，并且只覆盖了预算中的边缘的比例；②如果超过削减点，根据给出的被立法禁止的社会的或其他歧视行为，可能会造成非法削减对卫生服务可及性的歧视问题的重视。

根据国际上的观点，这一关于定量配给的讨论有点儿被过分渲染了，因为世界上的大多数人生活在获得最小医疗服务的巨大限制之下，并且即使是最发达的服务体系也会在特有的必要性和适当性的预处理下设置福利。在这种情况下，上文所说的定量配给对大多数人是有利的。更重要的是，它为公众澄清了程序、条件，提高了透明度。

采取现金支付和由个人自主医疗决策购买医疗保险的国家，其定量配给的问题远远超出讨论广泛的俄勒冈州模式。

3.31 风险选择

风险选择现象描述了承保人或服务提供者在成本管理和保险范围上选择风险和寻求优势的行为。当前，风险选择在卫生保健服务中是很普遍的一种旨在在市场竞争中寻求优势的管理方法。

营销是风险选择最有力的方法，没有风险选择就没有任何的竞争。风险选择也被视为个人选定和接受保险覆盖的自由。

在卫生保健服务领域，风险选择的经验可以追溯到 20 世纪 20 年代的美国。（私人的和公共的）医疗服务保险的缺失限制了经济的发展和医疗服务的进步，也限制了某些行业的经济机会。由于从 20 世纪开始，所有提供国家疾病基金的尝试都失败了，对所有的国家经济、医院和卫生保健服务行业的发展来说，风险选择就被认为是极大的不利条件。小部分人能够购买充分的医疗服务，但不足以培育卫生保健服务新的分支。

在这样的背景下，加之全球性的经济危机，得克萨斯州贝勒大学医院的经理 Justin Ford Kimball 提出一个计划，即使用 6 美元/年的价格保障每年最多 21 天的住院时间，但是只针对达拉斯城的 1 200 名教师，并且不以营利为目的。在当时，保险公司通常相信医疗保险永远不会有利可图，因为存在着不可预知的风险和支出。但是 Kimball 提出的计划取得了显著的成效。尤其是雇主想要为其雇员提供这项新的福利。因此，一个不以营利为目的的保险哲学被建立起来，它不以个人计算风险，而是像木材行业一样用一个分支的平均风险来计算。

这项成功使得私人保险企业重新考虑商业模式，哪怕此模式受到来自已经成功发展的模式的挑战。与这种模式竞争的概念很简单，即较之于已经存在的模式它更为便宜。私人保险机构选择的机制仅仅以严格风险为基础与参保者进行协定，但尤其注重在那些平均计算的非营利模式中更加健康的人。换句话说，经营观念是有系统地选择比平均水平健康的人。同时，私人保险机构开展了反对健康风险社会化的行动，强调接受社会责任会违反美国人个体自我责任和美国的生活方式及自由的普通公民权利(Starr，1984)。

卫生保健服务系统的这些机制和背景主要的重要性在于清楚地由 Friedman 的新自由主义经济学概念概述和批判，并且在现在影响和改变着全球的医疗保险系统，即便在那些已经很成功的地方。

针对风险选择最普遍的策略如下：①有利的风险选择；②不利的风险选择；③贯彻基本医疗；④预防性医疗；⑤集中提供横断面和地域性的服务，设计选择性的投资组合；⑥在其他人之前设定选择的目标。

3.32 罗默法则

罗默法则是指 Roemer(1917～2001 年)进行的研究的成果。Roemer 是洛杉矶大学公共卫生方面的教授，是国际卫生保健服务系统研究的先锋，"在已投保的人群中，病床一旦被设置就会被使用"[①]是其代表言论。

1961 年，在 Roemer 与著名的达特茅斯阿特拉斯(Dartmouth Atlas)计划一道进行的研究中，他系统地证实了传统的卫生保健服务将医生置于决定必要和适

---

① Shain M, Roemer M I. Hospital costs relate to the supply of beds. Modern Hospital, 1959, 92(4)：71～73.

量的医疗程序地位上。但是恰恰在此时，医生也决定了他们自己的收入，也被称作提供者的诱导需求。

一些人所称的罗默法则源自 Roemer 的话语，即"在第三方确实保证了使用的补偿时，供应会诱导自身的需求"。

在为美国引进国家医疗保险系统的工作中，Roemer 意识到必须要用机制来调节医生的决策制定，作为保持系统健康的前提条件。在此背景下，他在发展医疗补助和医疗保险、第一个非营利性 MCO[健康维护组织（health maintenance organization，HMO）]活动中成为最有影响力的人，并对发展后期的按病种分类方案产生了深远影响。

Roemer 也是一个国际卫生保健服务管理的活动家，曾经在全球大约 70 个国家中为 WHO 工作。

3.33 提供者的诱导需求

提供者在决定诊断、治疗方案、药品或物品时的依据是个人的收入而非在医学上的必要性和适当性，这些决定是有案可查的行为。

也有证据显示，在医学和护理实践中的许多变化是可以通过提供者的诱导需求现象解释的。

相关概念：经济收缩；道德危机；罗默法则

3.34 卫生账户系统

卫生账户系统是一个旨在提供国家卫生支出比较的数据库，由经济合作与发展组织运作，当前有 23 个国家加入了该系统。

这个系统的目的在于回答以下问题：①卫生支出增长的主要驱动力是什么；②什么因素可以解释不同国家之间观察到的差异；③在不同国家健康消费的主要结构性差异是什么；④怎么改变健康消费的结构和相关卫生系统的绩效。

相关概念：卫生总支出占 GDP 的百分比

3.35 卫生总支出占 GDP 的百分比

卫生总支出占 GDP 的百分比是一个广泛使用的描述卫生保健服务行业销售资金的相对量占整个国家一年销售比例大小的指标。

如果把卫生总支出理解为成本可能会产生误导，它只是与这个国家总的销售量相关的一个定义的分支的销售量。在进行国际比较时，卫生总支出被用做一种基准或指标来反映卫生保健服务活动在国家经济中的地位，也被用来描述销售量随时间变化的变化量。

不幸的是，一些政治家而非受过教育的分析师尝试将销售量重新解释为一个国家在卫生保健服务方面的开支或实际上是一种损失或经济负担。但事实上，这一指标描述了销售量占这个国家所有有关的销售活动的比例。我们应当看到该指标的应用面临着一些重要的局限。例如，正如由国际标准产业分类（International Standard Industry Classification，ISIC)所定义的，卫生总支出占 GDP 的百分比专一地表达了行业分支——卫生保健服务行业的重要性。这一比例不取决于投入该行业的资金数量，只取决于一个国家所有的经济活动和它们之间的关系，这个国家经济比例的任何改变都将会影响其他所有部分的比例。例如，由于经济危机，钢铁产业的比例减少至一半，如果卫生领域的花费保持在绝对量不变的水平，则相对的比例在逻辑上将会增加。这一改变或占 GDP 的比例永远不能用来进行成本排序，只能用来为一个分支行业相对的重要性进行排序。而且，没有理由解释这个指标是经济的负担，如果这么做，一个个体将会否定整个部门对全部经济的重要性，否定在一些国家卫生部门比其他任何行业都重要的事实。无论是对人民还是对国家经济来说，降低比例都是一个严重的灾难。

卫生总支出占 GDP 的百分比是用来描述人均消费和人均消费随时间变化的唯一有价值的数字。然而这样做需要确认人口结构方面的开支的独立性，如年龄和社会结构方面的开支。

但是需要考虑的是，一个国家 100% 的总体销售量可以显示出极其不同的相关支出结构。为了便于提供这些信息，经济合作与发展组织成员国使用的卫生账户系统是一个吸引人的、有效的方法。卫生账户提示读者一国卫生服务体系不同部门或不同类型提供者所占的比重的数量关系状况。

为了表现对卫生行业的政治关切并关注其经济影响，对评估卫生开支的增长与减少感兴趣的人，需要做到以下几点：①需要定义一个卫生保健支出给定的指标实际包含什么；②需要为由通货膨胀引起的改变的数量建立索引；③需要在不同之处和人口年龄结构中区分各年龄组之间有多大的不同；④需要阐明患者的直接费用、简单收益或营业成本是否改变。

对比所有的指标需要调整不同年龄组的相关比例，其被称为标准化的或调整后的人均成本的平均量，这是唯一被认同的用于比较和进行卫生支出排序的方法。

相关概念：调整后的人均成本的平均量；标准化

3.36 支付意愿

支付意愿是一个经济学概念,将其借用到卫生保健领域的目的在于辅助决策的制定。该概念将支付意愿视为患者根据边际效益法则决定是否采取医疗干预决策的关键变量。

经济学家想要测量在这种方式下,当一个人受到来自特殊医疗干预假设下被随机产出的情形挑战时的最大的支付意愿值。

边际收益越接近零,患者的支付意愿越强,并且在大多数发达的卫生系统中,医疗不取决于患者的决定,而取决于第三方付费者和他们的意愿。在此情况下,对经常利用服务的人来说,这一概念与患者的现金支付和费用密切相关。类似这样的概念在那些没有经历患者层面的选择困境的国家中发展起来。

相关概念:边际效益

第4章

卫生筹资模式

概 述

在第4章,我们试图对健康保险的不同模式进行简要介绍。

在国际上,健康保险是非常复杂并且多变的。基本上,保险计划起着调整卫生服务筹资方、提供方和利用方三者之间关系的作用。其中,读者尤其需要注意的是保险和卫生服务提供是紧密联系的,不可分而论之。卫生筹资模式的任何改变,都将对卫生组织和卫生服务提供产生影响,而后者对筹资来说也有复杂的影响。随着社会环境、流行病谱及人口学因素的变化,对卫生服务的需要和医疗创新也在时时发生变化,因此,卫生服务组织的变革也是常态。这种变化会造成卫生服务筹资方和提供方之间的冲突和紧张,对管理者的实践提出挑战。这种变化甚至有可能有悖于伦理规则,因而需要再筹资或再投资,以满足投资者的预期。

事实证明,一个国家只有少数人有能力支付自身或其家庭成员的疾病、外伤或者永久性残疾需要的费用。如果罹患危急重症或者慢性疾病,并且没有参保或者没有税收资助的补助,即使对中产阶级来说,其卫生支出也将很快超过其日常收入和存款。

绝大多数国家把卫生支出当做社会经济繁荣、团结和稳定的一项必要支出。但是,一些经济学家也认为个人对卫生和相关服务的支出是对自身人力资本的一种投资,而这种人力资本是必须付出且可获益的。根据这种观点,这种投资在有着更好职业机遇和收入的人身上回报更高。但公共卫生和社会医学提供给我们的经验则不同——多数人获取和利用卫生服务的实际行为并不取决于其支付意愿,而是支付能力。如果纳税者和雇员能够享有必要且适宜的卫生服务,那么他不仅能获得社会效益,而且会获得经济收益。尤其是企业家,其将获得更大的利润回报。但是只有少数人有能力完全支付其所需的卫生服务。因而，第三方支付组织的存在是整个民族成功、社会和平、提高生产力和个人机遇的必要保障。就目前而言，高效的健康保险和卫生服务可及性是一个社会和个人独立自由的基础。

卫生服务费用如何支付，反映出一个民族的社会经济状况。如果一个民族的支付模式是有效的，这不仅对卫生服务提供方有着深远影响，而且对整个民族经济发展有着积极的推动作用，而不是成为其负担。因此，保险覆盖范围和支付原则是不同利益相关者在长期的讨论中最具争议的话题。

任何卫生系统的设计都必须回答以下问题。

(1)主要的支付来源是什么？怎样在给定条件下调整这个综合的来源(税收、自愿或者强制性的社会公众资金、捐赠和慈善、私人保险、个人支付)？

(2)不同的人群主要依靠哪一种支付方式？这种支付方式能完全覆盖其(包括没有任何个体收入的失业者、弱势群体和少数民族、外国人、合法和非法的移民、吸毒者等)服务需求吗？

(3)达成这种共识有没有可能，即充分发展医疗卫生服务，将所有人的资金集中到统一的保险基金中再根据不同的支付方式分别分配？

(4)哪些服务是必须覆盖的，哪些不是必须的(包括预防、医疗、康复、保健、基本药物、门诊服务、住院服务、药学、精神疗法、牙齿照顾、循证医学、可替代药物等)？

(5)在评判服务的必要性、适宜性、效率原则和质量标准时，谁是标准的制定者，谁是标准执行的监管者？

(6)费用该以什么样的比例由保险或其他计划支付？共付部分、自付和强制共付、起付线该如何设计？

(7)哪种服务提供方能够通过认证和注册，并与支付方签订卫生服务提供协议(包括公立/社区卫生机构、职工卫生机构、慈善卫生机构、公立营利性/非营利性机构、私立营利性/非营利性机构等)？

根据我们现在的认识，至少有以下几点可以解释上述问题的重要性：①随着人们预期寿命的增加，人们对卫生服务的需要和消费也相应增加。通常来说，大约80%的卫生资源被20%的人口使用，且其中80%的资源通常用于一个人去世前的2~3年(相关概念：帕累托定律)。②人群中，一个人或者一个社会群体的地位越低(通过教育、收入等测量)，其疾病和伤残负担就越重，预期寿命也越低。③频繁提高自付比和起付线会减少最需获得卫生服务人群的可及性(相关概念：兰德健康保险实验)。④经济越发达的国家，公共或者社会保险在卫生服务中的投入比例就越大。⑤经济越发达的国家，个人的卫生服务自付比例就越低。⑥社会健康保险越不发达，个人的自付比例就越高。⑦一个国家的社会健康保险系统越不发达，社会和经济发展的机遇就越少。

道德危机定律是非歧视争论中最普遍运用的社会原则。这个定律的追随者，Pauly（布坎南经济学的一名学者，为反对用税款为穷人和老年人提供卫生服务而奋斗）坚持这个尚未被证明的假设，即"所有人都是效用最大化的追随者和风险转移者"，并且认为疾病的发生从概率上讲是一个随机事件（Pauly，1968）。但流行病学家和公共健康专家则表明，道德危机定律缺少经验证据支持，因为患者既不是效用最大化的追随者，疾病也不是随机分布的。相反，个人的社会经济地位越低，健康状况和预期寿命也越低[①]。

但道德损害定理的追随者认为，健康保险不利于预防，并且可能会诱导投保人寻求尽可能多的咨询、治疗和手术。过度利用和医疗费用上升的一个重要原因就是健康保险和免费治疗。另一些人则更直接地认为健康保险将会危害健康，这个观点是自由主义经济学家、新自由主义经济学家和政治家对卫生系统进行自由市场改革最重要的论点之一。

究竟谁对谁错，取决于他站在何种立场上。立场与其利益诉求和意识形态有关，而不完全依据现实的证据。没有一个能科学地解决社会冲突和利益冲突的办法，理论仅能解释其预期实现的根本利益和理念。在外行看来，用科学原则来决定一个民族对卫生服务和卫生系统的偏好也许是另一回事。然而，怎样支付卫生支出和如何提供卫生服务这两个问题，仍然体现了一个民族的基本价值观和社会生活观念。

我们需要严肃地思考一个问题，即为什么几乎所有的国际上最先进、最具影响力的智库、经济学院和研究所——其中，最具影响力的如兰德公司、福特公司、美国国家经济研究局、芝加哥大学的健康行政研究中心等——均认为医疗保健的经济和财务问题是最重要的战略性问题。但实际上，事实证明，如果医疗保健和健康保险系统没有有效的监管机制，卫生服务提供方将追求自身效益最大化并且避免某些服务风险。为有效控制费用，服务系统的监管机制被证明是保证卫生服务的必要性、适宜性、效率原则和经济性从而进行服务监管所必须坚持的理念、方法和工具。

WHO 的医疗保健局、世界银行和国际货币基金组织等认为，直接支付（可理解为个人全额垫付）、共付和起付线是非常重要的。它们认为，"直接支付将对健康产生重要影响，它将阻碍卫生服务的利用（特别是健康促进和预防保健），并

---

① Whitehead M, Diedrichsen F. International Evidence on Social Inequalities in Health DS Series NO 15. London：The Stationary Office，1997；Williams R B. Lower socioeconomic status and increased mortality：early childhood roots and the potential for successful interventions. The Journal of American Medical Association，1998，279(21)：1745～1746；Olshansky S J，Antonucci T，Berkman L，et al. Differences in life expectancy due to race and educational differences are widening, and many may not catch up. Health Affairs，2012，31(8)：1803～1813.

且造成人们延迟健康体检,这意味着不能及时发现和治疗疾病。最终,它将导致人们在必须利用卫生服务时的医疗支出对其财务状况造成巨大影响"[1]。

4.1 责任健康计划

责任健康计划(accountable health plan,AHP)将提供给个人的保险和医疗保健视为一种简单产品,它通过以更低的价格提供合约上的医疗保健服务来与其他的产品进行竞争。这些计划可以通过保险签约医生或服务提供方预定服务来实现,这种方式也可能有利于人群中的贫困者。有些国家借助法律来控制责任健康计划的制订和实施。责任健康计划的售卖者可能不只提供一种健康保险计划,或只向某个组织的某一特定人群出售,它需要确定详细的计划以确保风险覆盖的合理性。实际上,责任健康保险组织也是另一种服务管理组织,合约的支付方可以是一个国家、一个社区、一个雇员或者一个公立、私立基金。

责任健康保险也可看做门诊/住院医生、服务提供组织和服务支付方之间在提供服务时形成的合作关系或共同承担的风险。这个计划有责任管理签约资金。医生和其他服务提供方通过直接受雇、签约合作或直接自组织提供的方式来提供某种类型的健康计划。健康责任险的签约形式通常会形成独立的服务提供体系或者一条"医院链",用以提高市场占有率及增加患者转诊频率而提高服务量。将这种行为与健康责任联系在一起,在法律上是不被接受的,在一些国家甚至被看做腐败。

当具有潜在垄断性的提供组织运行并且承担一种或者多种健康保险计划责任时,通常需要设定医疗产品的最大量,甚至需要在全国范围内遴选签约组织。这是因为一个健康计划的出台必须保证服务和保险在全国范围内的质量相同。其中最常发生的问题是经济风险,如形成降低效果和/或质量的激励动因。责任健康计划努力将尽可能多的医生和医院包括在内,以降低基金运作的财务风险,但这些行为被国家反托拉斯联盟严密监视着。因此,一些提供者努力使他们的经济活动跨越国家边界,以避免遭受一国反托拉斯政策的监管。

责任健康计划的主要宗旨就是通过克服传统的保险公司和提供者分离的模式,整合保险支付方和服务提供者的功能,以增加服务交易量。参保患者数量和服务利用行为的增加有可能降低保险费用。

责任健康计划有种特殊形式,即把承保方、患者和雇主整合成一个非营利性合作组织。为规避功能整合的风险(如失去医疗决策和为患者利益辩护的独立

---

[1] World Health Organization. Health systems financing: the path to universal coverage. http://www.who.int/whr/2010/en/index.html,2012-01-11.

性),这种模式通常需要由一个独立的机构或是一个对责任健康保险的产出负责的赞助者进行监管。

相关概念:责任制;独立服务提供协会;整合服务提供体系;MCO;购买者-提供者分离

4.2 保费、保费的设计、保费的服务包

在医疗保险的背景下,保费是由第三方支付方通过合约确定、特定的服务的保险额,这些服务包括门诊患者随访、住院、药物、病假补偿等。保费明确了支付方提供给投保者和受益者的医疗服务范围,而这也是签约方或者受益者要求的。

保险协议里对具体收益和保险费有着明确的约定。然而在私立的保险协议中,收益表记录的是保险者购买/第三方支付方出售的保险福利。在社会或者公众健康保险及国家卫生服务中,表中明细是由公共健康科学机构制定的,如社会流行病学组织等。提供表中服务需要独立的监管机构的监管并制定特定的患者权利保护法案。简短地说,健康保险收益包既可以由私人保险出售,也可以由社会健康保险提供,还可以由政府、雇员及其他公共基金提供。

保险收益的设计可能覆盖契约决定的全过程:①综合收益,如服务、地区,保险覆盖的时间和限制;②疾病或者相关产品(针对投保者);③个人负担、共同支付、起付线或者其他费用共担方式;④参保者怎样获得及在哪里获得健康计划所覆盖的医疗服务。

保险收益的设计是对产品的描述或者对服务范围的保证。通常,健康计划的设计需考虑卫生服务的必要性和适宜性。在一个运作良好的系统中,健康保健的必要性、适宜性和效率原则被设定为基本的法定原则框架。收益明细的制定需要良好的、独立的与透明的机制。如果一个国家已经决定了收益分配规则,共付保险则可以提供一些附加值。通常,在实现了被认为是必要且合理的收益之外,还可能产生一些额外收益。

保险收益明细也被称作福利包,包含了特定的费用设计和每年/终身的开支限制。健康计划或保险合同不仅要明确既定产品收益,还需明确排除在外的风险、疾病、条件和治疗方式等。

如果服务提供组织同时签署了众多不同的福利包,服务组织的管理问题将变成一个组织性的问题。如果患者罹患相同的疾病却获得不同的服务,也可以看做一种歧视。

相关概念:适宜性;必要性;产品型医疗;配给;社会流行病学

4.3 贝弗里奇模型

威廉·亨利·贝弗里奇男爵(1879～1963年)，英国经济学家和社会改革家。他在社会保险和联合服务会议上的《贝弗里奇报告》(1941)是1948年英国创立国家卫生服务制度的基础。

该报告建议，政府应对抗欲望、疾病、无知、贫穷和懒惰五大罪恶。为与这些罪恶斗争，英国国家卫生服务体系诞生了——"满足所有医疗需求的治疗将由在卫生部门领导下的国家卫生服务提供给所有公民，并且后续的康复治疗将提供给所有能够从中受益的人。"

贝弗里奇的主张使贬低者和持反对意见的政客也加入他所提倡的福利体系将促进第二次世界大战后英国工业竞争性这一论战之中。这场论战关注的焦点是，是否将健康服务和养老金之类的劳工成本转移到公共支出之中，从而产出更健康、富有，同时更具动力和生产力的工人，而这些工人也将成为国内产品庞大的需求来源之一，并在全世界为英国式生活做广告。

目前，国家卫生服务是我们看到的卫生服务提供模式之一，并且也被称作贝弗里奇模式。由于在新自由派思想的影响下不断过渡，并且引进管理型竞争，这个模式正在发生诸多转变。

相关概念：管理型竞争

4.4 俾斯麦模式

奥托·爱德华·冯·俾斯麦(1815～1898年)，曾经的日耳曼帝国的首相(1871～1890年)。他在1881年构建了众所周知的德国健康保险的基本思想，这个思想在1883年的劳工法中被引用。其设计的初衷是补偿因病导致的薪水损失，而非支付工人的疾病治疗费用。俾斯麦模式现在主要应用于健康保健的支付设计之中，现在的财政基础与初始设计德国医疗保健产业之时大相径庭。

俾斯麦模式的主要目的是促进社会稳定。由于大部分工人的生活环境非常差，一直存在着威胁迅速扩张的工业所带来的经济进步的社会紧张因素。同时，法律禁止工党和工人联盟运行(这个法律也是由俾斯麦推行的)，社会保障被认为是社会和平的有力保证。这个政策也被称作"糖果和鞭子"政策。该保险的优势是使雇员对这个思想持支持态度，并且鼓励他们分享要支付的保险费用。

目前，该计划覆盖了90%的德国公民，并且保障着卫生福利的可及性，包括预防、医疗、牙科护理、药物治疗与康复。从20世纪70年代早期开始，德国卫生支出一直维持在占GDP 6%～7%的水平，且一直相当稳定。

由于该模式拥有长达130年的效果和效率，一直被人们认为最有效且最具吸引力。在新自由思想下，这个模式正在进行变革，但是结果不确定。一个主要的原因是劳工市场的变革和经济全球化的影响难以估量。

相关概念：Friedman；管理型竞争

4.5 共付保险

共付保险是一种在公共或者社会健康保险政策下的自愿或者强制性的费用共担，要求投保者必须支付一部分或者一定比例的费用。这既是为了获得额外的收益，也是为了支付所有或部分必要的福利费用。

共付保险政策通常出现在由国家运行健康保险的情况下。在这种国家政策影响下，参保个体（如雇员）和保险方仅仅通过一个特定的比率或者一个固定的数额来支付医疗保健支出。由于一个特定的风险或者收益，共付保险的数额在一段时间内需要随着收入或者根据年龄的变动而变动（而且是可能的）。除此之外的另一部分由承保者或者第三方来支付。

在一些国家，共付保险也是将强制性公共或者社会健康保险进行变革或者转为私有化模式的政治战略。这种机制需从社会或公共的支付中排除传统的收益，但在强制收益明细中保留它们。这种方式使投保者购买额外的私人保险具有法律上的必要，如德国。

由于收入的不同，共付保险对不同的人有不同的影响，这降低了社会风险的覆盖面和风险分担水平。共付保险是共同支付方式下通过保险支付共付部分的一种策略。

相关概念：共同支付

4.6 社区保健

"社区保健意味着提供正确水平的干预和支持，以使人们能对他们的生活完成最大的控制和独立。社区保健意味着在不同的环境下，需要提供大量的卫生服务。它不是简单地由家人提供护理，而是包括家庭支持和为有特殊护理需求的人提供更强化更密集的托管护理和每日护理。目前，临时疗养中心、家庭小组及旅店式护理较易获得，而居住地护理和长期住院护理仍然不足。"[1]

---

[1] UK Government White Paper Caring for People：Community Care in the Next Decade and Beyond. London：Her(His)Majesty's Stationary Office，1989.

4.7 社区医学

社区医学目前并无清晰明确的定义,根据其提供的医疗服务可以解释成不同的概念。

以下解释仅作举例,并非包含社区医学的全部项目:①社区医学可以是一个社区自有的、为人群提供卫生服务的设施,这样的设施可能是门诊部或者药房;②社区医学也可以被认为是以公众为导向的通过改善居住环境和卫生服务可及性的区域性预防概念;③社区医学也可能指代对穷人或劣势人群的基本社会支持系统;④社区医学也可以是对传统医学的概念化表达;⑤社区医学也可能专门集中于对单身和残疾人士进行护理、提供社会支持。

由于国家、社会和文化环境的不同,社区医学的重要性和理解也存在差异。在不同政治和理念体制下,对卫生保健服务体系责任的理解不同,社区医学的重要性也随之不同。

相关概念:医疗救助所;门诊部;初级卫生保健

4.8 共付制、共付

共付制是一个费用分担政策——健康计划的参保者支付一定数额的钱给一个特定的卫生服务提供者,或者直接支付给保险公司。这既是一个减少保险公司成本的方法,也是在没有增加保险公司费用的前提下提高对提供者的支付额度的一种战略。

保险公司间的竞争以及为了减少雇佣成本而使用的共同支付都使保费持续不断地减少。但更重要的争论主要是围绕道德风险展开的。这一观念相信,如果患者不需直接支付费用,将诱导人们利用一些不必要或不合理的诊断、药物和手术。

相关概念:道德风险;兰德健康保险实验

4.9 起付线

起付线是保险公司为参保人员制定风险分担比例(或者医生/医院提供服务支付既定的金额)前,患者必须自费的那一部分。健康计划的不同部分可以有不同的起付线。起付线可能精确到每种疾病的费用总额、每服务单元的费用总额、总费用的特定比例。

起付线可以限定,也可以不限定。它通过制造寻求帮助的障碍来减少支出和降低损失。如果雇员是保险方，起付线也常被用于降低保费。

起付线和共付比对穷人、老年人和慢性病患者来说是一个严重的问题。两者都是传统的私人保险概念，并且在社会和公共保险变革时经常使用。

4.10 医疗救助所

医疗救助所是由 17 世纪 40 年代的 Cardinal Richelieu（1585～1642 年）——法国国王路易十三时期的首相及医生 Theophraste Renaudot（1586～1653 年）创建的。它最初是由欧洲政府通过税收支付贫困人群卫生支出的模式。这种提供免费医疗咨询服务的医疗救助所可被视作最早的门诊。

早些时候，医疗救助所的目的是阻止由贫穷导致的流行病和社会争斗。但是它渐渐变成了英格兰、斯堪的纳维亚半岛、美国或者苏联等许多国家和地区流行的模型。通常来说，医疗救助所可以看做主动的、理性的和选择性的医疗、预防兼管理组织，由公众买单以降低具有相似风险的特定人群满足需求和需要时的风险。

医疗救助所长久看来似乎已经过时，然而，现在它在许多国家重新获得了影响力。我们或许可以将医疗救助所视作一种疾病管理项目。但是，为了了解现今健康保健管理的领先潮流，我们必须记住医疗救助所的历史。

医疗救助所在对弱势人群提供的服务管理中具有优势。然而，事实情况往往是，这种额外存在的管理形式及其组织机构造成了现存的服务提供体系进一步的分割和不整合。

一些人认为医疗救助所是另一种形式的社区医学，另一些人则认为由过去的医疗救助所演变而来的疾病或者预防管理项目及之后的 MCO 早已对现存的服务供给体系形成巨大的影响。

相关概念：社区医学；疾病管理；公共卫生；分配

4.11 参　　保

参保是指个体变成社会健康保险成员或者私人保险消费者的主要过程。就私人健康保险而言，通过可参保性论证是参保的必经程序。

参保也指在完成对具有某种特质的特定参保群体的自身状况评估后，将其纳入健康保险计划成员群体的过程。

如果可以在不同的保险计划和其提供的福利中选择，参保便是一项必须慎重进行的选择。选择的方法可能包括对参保人的医疗文书甚至有关身体检查证明进行问卷调查。如此，个体将被要求对所有情况进行如实汇报，这可能会对风险负担和参保依据(evidence of insurability，E of I)有潜在的影响。如果不直接汇报，他们不仅将没有任何收益，并且需要自行负担早期的保险支出。

参保程序的设定是有关社会歧视的重要问题，也是一些国家法律明令禁止风险选择等程序的原因。例如，美国最近就在决定未来几年内调节这些程序管理办法。

相关概念：赔偿保险；风险选择；伤员鉴别归类/患者分流

4.12 健康保险的均衡原则

根据保费和个人疾病风险的均衡原则，私人健康保险提供的福利和保费需要均衡考虑。保费根据参保者的风险状况进行调整，需要风险承担者精细计算设计收益清单。这些原则从根本上反对其他类型的健康保险以之为重点的社会平等和统一原则。

其中，一个既是伦理问题也是经济问题的问题是，如何确定一个人是否属于一个预定义的危险人群，其中至少有三个概念，即生活方式的特点、遗传特征和所处环境(如自然条件、社会条件或劳动)。例如，一个人从事非常危险的工作，他背负着较高的健康风险，却更可能被保险计划排除在外，或者比富裕的人群检查风险时付出更多，穷人或弱势群体也是如此。因此，几乎所有欧洲的医疗保险制度都在坚持医疗保险的均衡原则，规避社会歧视。此外，奥巴马在美国医疗改革中也正在努力走这条路，尽管有大量反对的声音。

相关概念：贝弗里奇模型；俾斯麦模式；健康保险；风险群体；风险选择；社会健康保险

4.13 弹性支出账户

在一些国家，弹性支出账户也称为弹性支出安排，是一种被安排的或政治推广的健康保险。例如，由雇主为他们的雇员或通过政府补贴等账户提供的医疗保险安排。其规则是，雇主和雇员提供一部分钱(数量灵活)至一个储蓄账户[该账户是为整个医疗保健或者只是为长期的保健计划，又或者是为控制非处方药(over-the-counter-drugs，OTCD)成本而设立的]。这些节省的钱不是税收，但有助于税款支出，但如果雇主破产就可能随之失去，如果不消耗，剩余的资金每年都会不断积累。通常这些账户是由国家立法管理的。

弹性支出账户也被称为"由消费者驱动的医疗保健"。其背后的理念是使得参保人自己成为健康保险中的最大利益者，通过将疾病需求状况下的风险个人化，代替风险的"社会化"。其他相似概念有医疗报销账户、健康储蓄账户、高抵扣账户,以及一些更具体的安排。这些账户分别被设计成群组的账户(社会账户)或个人/家庭账户,但各有利弊。

实施医疗保健账户制度可能会引起一个严重的问题,因为通常几年的账户持有人(团体或个人)需要从基金预期获得丰厚回报,这将影响支付账户、收入相关账户和账户支出持续能力的独立性。这些账户的收益有的主要取决于股票的跌宕起伏,使得服务的获得也间接依赖于金融投机,具有极大的不确定性。账户持有人背负了巨大的风险,但账户的管理员和财务经理却拥有巨大的盈利空间。

在一些国家,这样的安排也被认为对雇主和雇员必须支付的税额有关键的影响。如果一个国家是由税收支付健康计划的,其账户的设立将削弱医疗保健的消费税,如为弱势群体支付健康计划的税收。支持这些概念的缔约方认为,弹性支出账户会限制医疗保健费用的增长,提高工作效率,保护个人自由免于社会福利的侵犯。但是,没有证据表明这种方案具有确定的优势。相反,有人批评说,这样的账户将是一种社会风险选择,多数情况下参与人会亏损,而健康和富裕的那部分人群通过节约税收将获得经济上的优势。

许多经济学家认同这样的基本观点,即因为健康保险具有不确定性,它不应该由任何一种准储蓄账户来运行,因为金融业自开始的那一刻起,就要求获得可观的收益。他们还认为,只有预期高于平均寿命的健康和年轻的人才受益于这样的安排,而对其他人来说,医疗保健将变得更加昂贵。考虑其特定的历史,有理由认为,制定和实施这些账户主要是用来限制医疗保险的社会效果。

这些种类的账户在许多国家,如德国,是改革中永久讨论的话题。但问题是如何解决那些代表员工利益或为贫困者代言的人们与代表雇主利益的人们在社会和政治上的冲突。

相关概念:健康储蓄账户

4.14 群体保险

群体保险代表雇员群体共享一个平均水平的风险,但保险政策或医疗服务合同在较小范围内存在误差。受益人(规制下的)及其依赖的人和东西(如一群退休人员或住宅)都覆盖在一个由他们的雇主或其他集团实体发行的单一的政策或合同中。

这种类型的保险可以追溯到美国20世纪20年代晚期到30年代早期出现的不以营利为目的的保险计划,但这个保险计划的主要提供对象是雇员和工人的专业团体。保费通过调整所涵盖的行业平均风险来计算,如教师、伐木工、矿工、钢铁工人等。

第一个非常成功的报价是由定居在得克萨斯州达拉斯贝勒大学的 Kimball 于

1929年制定的。他为镇上的教师提供了预付住院治疗21天，每年6美元的保费，这个概念成为民办非营利保险模式的雏形。现在，在美国，蓝十字和蓝盾仍是非常强大的医疗保险。

此外，德国的社会医疗保险可能会被认为是一种团体保险，因为它最初是专门为工人设立的健康保险，后来经过变革才成为适用于全体公民的保险。

4.15 健康保险

健康保险是根据目标设计和合同约定来支付医疗保健费用的。支付的医疗保健服务的种类和数量是既定的保险产品化内容。该产品既可提供全面的覆盖，也可覆盖部分的需求；既可以只覆盖缴费人自身，也可以完全或部分覆盖其家庭。

覆盖范围内的服务由被保险人及/或其雇主支付，通常是对一个地区内的公民进行的统一安排，或者国家为所有公民或部分群体——儿童、老年人、残疾人、退役士兵或穷人等——制订的健康计划。

国际上，健康保险的划分主要根据对风险的定义、所覆盖的群体、保险计划所提供的收益、服务的补偿机制进行。全球医疗保险制度和机制存在巨大的差异，即使保险类型相同，这些保险具体运行起来在(社会)效益或效率上也有很大的不同。什么样的医疗保险能最好地满足使命和承诺取决于所有利益相关者及他们协议上所妥协的利益。

但是，不同的健康保险均需要考虑以下问题。

(1)与货物投保相反，健康风险不是随机的，并且在人口分布上极其不均。这种不公平的分布可以通过如年龄、性别、社会条件(收入、就业、教育、工作、清洁的水、空气、食物、住房等)、生活方式、遗传条件或地理区域等预示或由其造成。这使医疗保健的需求非常不均匀(可分为垂直和水平的不公平)。垂直不公平描述了人群中社会阶层及与健康相关的不公平，水平不公平描述了由生物因素和生活方式造成的社会地位的不同。

(2)医疗保健的需求和支付能力存在明显不对称。据推测，20%～30%的人口消耗了约80%的费用，而大约80%的费用消耗在个体死亡之前的2～3年。人们的期望寿命越高，就越会加剧支出的不对称。

(3)事实上，社会地位越低，疾病和残疾的负担就越重。有大量的证据表明，工作的类型、教育和收入水平是健康风险分配不均最重要的原因。但随着社会和个人资源的减少，对服务的需求随之增加。例如，美国的社会群体中，大多数中间阶层、中产阶级和下层阶级是不能满足自身所有的医疗保健需求的。在一些国家(如美国)，无法覆盖不可避免的医疗保健开支是私人破产最重要的原因。

(4)特别是在欧洲国家，有一项事实已被证明，即作为社会安全的一部分，卫生资源的可及性改变了社会的紧张局势，提高了社会和谐和经济活动的生产率，而且催生了一个巨大的劳动力、教育、科研、生产和贸易市场。此外，卫生资源的可及性对经济和社会的进步也有重要贡献。

(5)健康保险将影响医疗保健服务提供的行政成本和间接成本，而这些成本在私人保险成本中所占比例最高。

值得注意的是，那些不能够支付医疗成本的人往往也是最易患严重疾病和有伤残负担的人，并且他们也不可能主动利用预防保健和疾病照护。对此，有些国家模式已经发展为通过推行强制性健康保险来覆盖所有公民。典型模式有以税收为基础的健康保险(由政府确定哪些人享有哪些服务，同时，政府也要承担缔约、监管和嘉奖责任，并评估系统的绩效和质量)、由私人单独支付或群体支付的保险(在一定程度上可能包括由用人单位直接和间接支付)、雇员健康保险福利(通过提供就业机会，作为一种非课税的雇员补偿形式来代替计税薪水或工资)、使用公共资金的公共自济组织(包括雇员、雇主、退休人员和养老基金支付方等，也是国家对基金流动性的持续性的额外保障)、不同类型的强制性医疗储蓄账户(medical saving accounts，MSA)、无特殊福利的赔付保险(它只提供有限的年度或生命周期覆盖)。

各类保险，如事故计划、残疾所致的收入损失补偿计划、医疗费用赔偿安排、制药成本计划、牙科计划、由任何事故导致受伤或与工作相关的健康问题而所需的医疗需求计划，可能会涵盖许多医疗需求。这些保险的优点是在职工的子女、配偶或退休人员存有经济依赖的情况下，可以通过就业安排或不交额外保费来实现。雇主可购买健康保险福利，雇主和雇员之间也可以共担费用。这些福利通常是由核心资助方管理的，如政府机构、民营企业或不以营利为目的的实体等，但也可能由指定的服务提供商承担此项职能。

国际上，有许多不同保险的立法和监管实例(以营利为目的和不以营利为目的的保险，也可以说以营利为目的和不以营利为目的的提供商)。每一类型的保险都将综合参保人的风险，计算出平均风险，最后定出一个固定的保费。其根本区别只是具体过程中风险池计算的差异。例如，德国公共卫生资金为所有参保人制定一种保费模式(根据是否具有纳税人存在一定差异)。也有根据不同风险人群，如高危人群，分别把全部风险按照一定区分分摊后制定平均保费的模式。如果国家通过税收支持这个服务，那显然制订预算方案的责任就由法律和联邦政府来承担。

从更长远的影响来看，不同的模型不仅存在人群覆盖范围的差异，也会导致这样的后果，即一种保险不仅制定了福利的规则、服务偿付或患者预付的规则，也同时制定了服务组织的许可和认证规则、法律监督机制和管理机制，包括成本控制的方法。

从国际的角度来看，管理这些问题最重要的方面是保险合同如何制定、参保人的福利、合同效力的存续时间、纳入和排除的收益、覆盖限制、最高自付额、患者选择权、支付方和保费、支付方式(按服务项目付费、MC合约、按人头付费和预付制等)、服务利用优先安排、起付线和共付比、共同支付、纳入/排除医生选择的自由权及药物名单。

医疗服务补偿机制变化很大,在供给诱导需求、效益和效率或资源分配的方法上有着较大的影响。

相关概念：医疗保健偿付

4.16 医疗储蓄账户

MSA是一种为特定类型的医疗保健融资的家庭保险,最初在美国发展起来。目前,MSA特指新加坡成立于1984年的储蓄类型。该模型的特点是门诊服务自负盈亏,住院治疗则要求建立强制性储蓄账户。

新加坡的MSA分为四个不同的部分：①保健储蓄。雇员和雇主支付到个人账户中,双方各承担50%,保健储蓄支付20%~80%的住院费。这个比例取决于服务类型,或医生和医院种类。②健保双全计划。在灾难性风险的情况下,健保双全计划是保健储蓄的补充。③乐龄健保计划。它类似于健保双全计划。④医疗基金。如果个人账户不能支付,则由国家提供补贴。

1994年,南非的MSA由私营保险公司引进,并在私人保险计划中广为传播。在20世纪90年代末,中国将MSA发展为城镇职工医疗保险,同时存在的还有由政府出资的农村合作医疗。美国布什政府在2003年和2006年决定用税收优惠政策,结合高抵扣健康计划,使MSA成为没有保险或保险不足的中产阶层个体经营人士的选择。

总体来说,对MSA有以下评价：①MSA既适用于私人也适用于公众,非营利性保险往往由用人单位、直接和间接的纳税公民交费；②MSA依赖长时间的储蓄,需预估未来的发展、收入、医疗保健进展和需求模式变化等问题；③MSA可能对纳税人产生一些负面影响；④MSA可能通过不良的风险选择严重影响其他形式的保险风险池,这是极有可能发生的,但大多数国家不想出现这样的结果；⑤MSA对有风险选择的参保有一定的效果,但对期望寿命较长的人群则更有利,根据设计,可能存在一种风险,即贫困人口补贴富裕人口；⑥MSA取决于储蓄额的不确定性,但患者患病需要治疗时,不可能等待账户盈利的更佳时期才支出,而且,对MSA参保者而言,管理成本和收益永远是不可控的。如果健康保险对任何公民都是强制性的,此问题可能不易被接受。

相关概念：起付线；道德风险；责任

4.17 风险群组、风险人群分组

风险群组是指根据某一特点的预评估作筛选分组的方法，即在规定的时间内，将一个群体与另一群体的特点进行区别，并将其作为依据进行评估。这种分组不仅可以应用于不同的流行病学模式(客观因素)，也可以存在于不同的服务利用人群中(主观因素)。为早发现早干预或计算收益前景，风险群组可以筛选并控制高疾病发生率的危险人群。

虽然医务人员最感兴趣的是关于对健康的危害、治疗、预后、利用的标准，但管理者感兴趣的是预估成本、收益或损失。

通过互联网利用个人资料日益普及，这使得我们更容易获取参保者信息，同时也可对健康保险的相关行为进行监督和控制。虽然这些行为是被法律禁止的，但难以控制。这就是风险分组被一些人认为是现代预测医学中重大的伦理和社会挑战之一的原因。

4.18 国家或地区健康保险体系举例

医疗保险制度在全球范围内有很大的不同。许多政治家和公众经常问这样的问题：什么样的机制可以最好地发挥出特定模型的优势？然而，对提问方式稍作改变也是可行的，即什么融资制度可以与特定的条件、经济发展、文化信仰和一个国家的战略方向更好地兼容，站在谁的立场来说系统绩效最好。

因此，以下的模式并非直接提出建议，而是给出一个讨论的方向，同时展示医疗保险制度的多样性，以便我们进一步了解这些国家和地区的特殊情况。

4.18.1 澳大利亚

澳大利亚的公共卫生服务体系名为 Medicare(不要与美国医疗保险混淆)。它为所有公民提供免费的住院服务，并补贴门诊诊断和治疗服务，通过对普通纳税人每年征收 1% 的税收和对高收入者征收 1.5% 的税收来筹资。

私人医疗系统是医疗的另一条干线，由私人健康保险公司资助。其中，最大的是 Medi-bank Private——私人医疗储蓄银行(实际上由政府全资拥有)。任何私人医疗保险均需遵守一样的监管制度进行登记及认证。

虽然一些私人医疗保险以营利为目的，而其他一些私人医疗保险并不以营利为目的，但两者在任何情况下都得接受法定管理。保险不得因种族、宗教、性别、性取向、职业和休闲活动等不同而区别对待。计算保费时，需在"社会等级"的基础上，依据每个特殊群体的平均风险水平进行计算。为有效防止风险选择，不允许以人群分类和评估个人风险等方式确定保费。

政府鼓励成年人购买额外的私人保险来覆盖住院治疗,如覆盖医院住院服务的终身健康保险、高收入人群医疗附加费、私人健康保险折扣等。这些激励措施均是为了鼓励具有较高收入的个人选择私人医疗保险。

4.18.2 巴西

巴西的健康保险体系是由政府管理的公共系统,也即 Sistema Unico de Saúde,它服务于绝大多数公众。另外,还存在一个私人部门,该部门由医疗保险基金和民营企业家组成。

1988 年,巴西的健康保险体系在"坚持普遍性、全面性和公平性的宪法原则"的基础上成立。宪法保证所有公民都有权利获得医疗保健服务,不受肤色、收入、社会地位、性别或任何其他差异的歧视。

巴西的健康保险体系由卫生部与巴西国家社会保险医疗援助局(Instituto Nacional de Assistência Médica da Previdência Social,INAMPS)联合管理。该系统采取下沉式的管理和组织运作方式。并且,该系统正采取一系列改革措施以覆盖尚在社会保障系统之外的人。

公平原则要求卫生政策应减少群体和个人之间的不平等,优先照顾最需要的群体。该系统的目标是保障所有巴西公民有权得到免费的医疗服务。无论这种服务是由公立机构还是私立机构提供,政府均给予报销和补助。公立和社区卫生机构致力于提供基本预防保健服务,而私立非营利性卫生机构和营利性卫生机构提供其他的医疗服务,包括税收补偿的医院。这种混合的税收筹资(但医疗保健私下提供)系统将继续关注高成本、技术先进的治疗和康复服务。然而,其存在资金不足问题,并且在资质评定和仪器设备使用方面缺乏一定的标准。巴西的公共卫生支出占 GDP 的 3% 左右,约占卫生总支出的一半,另外 3% 由私人医疗保险和个人支付。个人和雇主均可购买私人保险,这使得私人保险变得有吸引力,但对那些失业和缺乏经济来源的个体来讲则是不公平的。

私人医疗保健服务提供方为超过全国四分之一的公民提供服务,并且提供了四种不同类型的医疗保险产品,即私人健康保险、预付组的保险、医疗合作社和公司健康计划。此外,大型 HMO 既可以为其融资,又可提供医疗保健。由于许多保健组织试图提供低成本的诊疗服务和简单的药物覆盖,于是,高风险的医疗负担自然推给了公立医疗系统。

4.18.3 加拿大

加拿大的医疗保健系统属于社会健康保险。加拿大卫生法有五项原则,即公共管理、基本医疗保险全覆盖、参保人群的普遍性、参保地的转移接续、卫生服务的高可及性。

加拿大的健康保险由各省市管理，联邦政府在法律上给予引导。按法律规定，任何公民都可以免费使用由初级护理医师提供的预防保健和治疗服务，并能自由获得医院护理、牙科操作及其他基本医疗卫生服务。

私人医疗保险是被鼓励的，但仅限于公共卫生计划以外的领域，如医院住院服务和药物使用指导方面。此外，私人医疗保险也鼓励特需医疗服务，如激光视力矫正手术、整容手术和类似的服务。据估计，65%的加拿大人有补充私人医疗保险，且通常由雇主购买。

该系统在鼓励采用美国模式的覆盖范围和监管方式方面存在一定的争议，所以加拿大人在1972年废除了美国模式。他们反对的依据是，美国模式将提高医疗保险中的不平等，结果是只有上层阶级才能够负担得起高成本的治疗。

不考虑加拿大的政治因素，加拿大人的期望寿命（约80岁）是全球最高的国家之一，这归功于加拿大的医疗系统（幸亏他们废除了美国模式）。

4.18.4 法国

1945年，第二次世界大战结束后不久，法国便建立了健康保险体系。法国模式在国际上通常是最好的范例之一，它提供高品质的医疗服务，允许几乎所有患者在公平、团结和普遍可及的原则上自由选择。从某些角度来看，法国体系遵循英国的贝弗里奇模式，同时也可看到与俾斯麦体系的相似之处。法国的健康保险体系作为一个基本医疗保险制度，覆盖了全国85%的人口，其筹资模式主要是由工资支付一定比例，同时国家负担33%。该系统由国家集中统一管理。虽然门诊服务几乎免费，但住院服务却通过严格的总额预算和集中分配资源方式，将全国的医院服务进行分类并严格管理。

所有公民都必须支付其收入的一部分作为支付医疗费用的医疗保险基金，儿童和参保人的配偶也有资格同时获得津贴。每个医保基金有自主决策预算管理的权利，并按相关法律法规可以得到一定比例的补偿。

门诊患者从私人门诊医生、牙医、药剂师和护士处获得医疗服务，医院也提供门诊服务。大多数医院（80%）由公立和不以营利为目的的企业拥有，另外20%是获得牌照许可的私立医院。患者可以自由选择医生和供应商（或保险公司）。通常来说，保险体系遵循有偿服务原则，医疗保险补偿患者部分医疗费用。1982年早期，类似DRG的病例分类在法国的医院中已经开始使用，这种支付机制不再与服务单元关联，而是前瞻性地规划分配全国预算。

除了私立门诊，法国的卫生服务体系管理非常严格，特别是医院，需通过严格的规划和评审，分别由国民健康保险和与支付方签订的医保协议管理，任何协议均需获得卫生部的认可。

官方鼓励提高提供商和公民的自我责任感,其目的在于改善医疗保健服务的获得途径和预防措施。据预计,目前正在进行中的改革将调整政府的角色。

政府主要有两个职责:一是决定可谈判的医疗费用比率(以患者为中心统一共识,在借鉴邻国医疗服务的平均价格的基础上与医生协会一起,与服务提供方协商价格)。这也意味着,医生可自由提供咨询或检查费用,但社会保障体系仅按预先设定的比例补偿费用。二是政府监督健康保险基金和公立医院网络。

该系统的一个特点是,一个人生病越多,其必须自付的医疗保健就越少。85%的法国人购有补充私人医疗保险。

该系统的其他特征是门诊缺乏统一规范,但门诊服务可自由选取;门诊服务受区域性健康保险和与支付方签订的医保协议管理,同时必须获得卫生部的认可;医院、医院投资和康复需要规划,且必须通过相关审批;医院区域管理部门(agence régional de l'hospitalisation,ARH)负责资源规划和分配。

政府监管的特征如下:多年来,起付线和医保支付额度增长很快,但不包括穷人和部分长期患病者及残疾人士;政策重点在于构造强制性的家庭医生体系,通过提供一定的财务激励,使覆盖人群达到80%以上;医院规划使用一个标准,如专业学科、病床数量、质量、准入、效率、服务方式和水平;定期评估和重新认证;预算(这是国会的责任);就医指导,但在自愿基础上实施;卫生监督(上级健康管理局),体现监督和评审权;通过优先预防和疾病管理等集中于公共卫生问题;区域性卫生行政部门的发展需满足未来管理目标的责任需求;受固定价格、药品清单及药剂师遵循的替代原则影响的处方调控政策;成本控制和保证农村地区公民对医疗保健服务的可及是未来的挑战。

关于未来发展的内部争论主要围绕是对国家和公民授权还是促进活跃在卫生保健领域的企业家间的竞争,这些问题至今未得到有效解决。

4.18.5 德国

德国医保体系也被称为德国模式或俾斯麦模式,于1883年成立。根据法律规定,目前运行的约150个社会医疗保险基金均通过5个综合指标(少部分例外)进行监管,同时必须提供指定的福利。这5个指标如下。

(1)涵盖必要的、与收入和基金支付无关的医疗保健服务。无工作的家庭成员无须支付保费,但同样享受服务。

(2)提供预防、治疗、康复,包括有详细药品清单的药物治疗方式(综合的方法)。

(3)公共法律只对应非营利性医疗机构(自我管理的方法)。

(4)根据公认的科学医学标准及补充替代医学标准,对遵循必要、合理和有

效原则的医疗服务提供方进行奖励(非现金福利的做法)

(5)与获得认证许可的卫生服务提供方的组织签约(买方-供方分离)。

医保费用低于一定标准的年工资收入的15.5%,由员工(8.2%,起付线以上的自付部分)和雇主(7.3%)共担,它还包括一个强制性的病假补偿保险。起付线是住院治疗需要支付的,自付部分则是医药费用和医疗服务设施费用中需要支付的。

20世纪90年代,德国政府决定取消传统的由雇主和雇员"对半分"的保费分摊政策。从2011年起,保费增加的部分必须由雇员自行支付,这是削减工资政策的一部分,其目的是满足德国企业家的需要,提高国际竞争力,并提高企业家的利润。

目前,德国的社会健康保险仍然坚持以下原则。

(1)强制性的健康保险,即公民全覆盖。无收入的家庭成员免费参保,一定收入以上(每年调整)的公民可以选择购买私人保险,但不能同时享受社会医疗保险。目前,全国约90%的公民覆盖在150个(减少中)社会健康保险基金中。根据管理竞争原则,社会健康保险基金种类的下降导致了大额公共卫生信任基金间的激烈竞争。

(2)门诊服务按人头付费方式支付医保费用。这是社会医疗保险和区域性医生协会之间谈判协商的结果。通过一些复杂计算方法,并结合考虑护理的数量和强度、不同医疗专科的特定费用等因素,这些基金及民意代表们与协议医生谈判费用总金额;所有医院,包括儿童医院和精神病院,则是通过DRG的支付方式获得医保补偿金;门诊药品和医疗用品直接由基金支付;康复服务是服务提供方和基金之间选择性的协议内容。

(3)所有社会健康保险资金必须提供同样的福利(少数除外)。这些福利包括预防、诊断、急危重症和慢性病的治疗和护理、门诊和住院护理、药品、家庭护理、康复、牙科及雇佣单位拒绝支付的因病而减少的收入等。

(4)社会健康保险为参保者提供公平、平等的参保机会,不因保费差异而不同。

(5)公立机构为失业者、移民和囚犯等支付医保费用。非法外籍人士无权获得社会健康保险的福利。

(6)养老保险基金为养老金领取者支付相同保费的一半。

所有这些原则处于反对者和支持者的激烈争论中。反对者主要持有两个观点,一种观点支持有管理的竞争,而另一种观点支持保险私有化,甚至有少数人提倡实行不受任何管制的医疗保健市场。持后一种观点者认为可以通过扩大税收补贴,补偿私有化保险。而持前一种观点者则认为保险应延续传统的俾斯麦模式,但希望改革旧有的服务提供和利用体系。其中一个最有争议的地方就是减少收入限制,并且取消私人医疗保险(除了一些共同保险)。

自1974年以来,德国的社会健康保险占GDP的6%～7%。近15年来,经通胀调整后的人均成本几乎一直稳定在约每月250欧元。卫生总支出的增加部分主要致力于私人保险、个人自付、医保支付和医疗慈善。由于德国模式覆盖几乎所有公民,且医保待遇较高,该系统被认为是全球范围内最有效、最高效的健康保险之一。

4.18.6 欧盟

到现在为止,欧盟还未成立统一的或者狭义上的某种具体医疗保险制度。健康保险仍仅根据各成员国国家权威机构授权服务,然而成员国之间服务、货物和贸易是高度自由流动的。这便催生了一些问题,因为医疗保健也可以被看做一种行业或产业。

唯一例外的是一些有关预防的规定,即"每个人都有获得预防保健的权利及在国家法律和实践下获得医疗服务的权利。高水平的健康保护贯穿于欧盟所有的政策和活动中"[1]。

欧盟明确医疗保健对所有政治活动的重要性,并支持卫生研究计划。例如,在欧盟2007～2013年的研究框架下,"健康主题"研究如何为决策者提供"健康系统高效决策"的决策基础及健康促进、预防、诊断和治疗的有效政策。这显然是期望缩小欧盟成员国间的不平等。

由于许多不同的原因,欧盟成员国间的高度自由流动性也将会影响健康保险。目前,欧盟的健康保险就面临着这样的问题:①在国外短暂驻留的游客可能会生病;②常住居民(工作的人或长辈居民)可能住在国外,但是在联盟其他地区已经支付了保险;③居住在边境地区的人可能利用跨境服务;④患者通过居住地的第三方支付,可能会被送往国外治疗或康复;⑤人们可能会寻求治疗或主动去国外寻诊(如实验疗法)。

服务方式、筹资和卫生服务组织管理在整个欧盟成员国间有很大的差异。在未来一段较长的时间内,健康问题也将有很大的差异。各成员国筹资模式大致分成:①公共保险筹资模式,包括比利时、保加利亚、卢森堡、法国、奥地利、罗马尼亚、斯洛文尼亚、捷克、塞浦路斯;②公共保险、税收、私人保险混合筹资模式,包括爱沙尼亚、希腊、意大利、立陶宛、波兰、斯洛伐克、西班牙、匈牙利;③以税收筹资为主,包括英国、爱尔兰、丹麦、拉脱维亚、马耳他、瑞典、芬兰、葡萄牙。

实际上,即使欧盟成员国之间筹资的基本原则相似,在筹资的具体运作方式

---

[1] 欧洲联盟基本权利宪章,2000:35.

以及享有不同保险方式的人群覆盖比上差异还是很大。让情况更复杂的问题是，大部分欧盟成员国的卫生服务体系正处于转型之中，如荷兰、德国，其效果还不是很明显。

4.18.7 印度

1983年，印度议会建立了在各邦和各地区实施的全民覆盖的医疗保健系统。从那时起，虽然印度的医疗服务由政府公立机构和私立机构提供，但仍然缺少适当的保险制度，而是由慈善机构扮演重要角色。

政府公立机构资金缺乏，设备差，服务质量低下——对政府公立机构的这种评价是属实的，特别是在农村地区和大部分人口过多的郊区的公立机构，但也有例外。人们对提高公立医院服务水平的意识正日益增强，这些公立医院大多为中产阶级及以上群体提供保健服务，贫困人群获得医疗服务的唯一机会便是得到一些税收支付和补贴的医疗救助。

印度至今没有建立成熟的医疗保险体系，仅仅能为中产阶级及以上群体提供医疗保健服务，因此，急需改变不受管制的自由市场传统模式。虽然健康保险在未来十年内有望迅速发展，但其具体运行和监管措施的出台及规范速度远远赶不上其人口规模迅速扩张带来的需求的增长速度。

在城市医院、地区医院及农村初级卫生保健中心，初级卫生保健和社区医学是特别关注的焦点。在这里，常见病的治疗是免费的，并提供预防、孕期保健和儿童保健的基本卫生服务。根据治疗需求，患者也可转诊到其他二级或三级护理中心。尤其是对农村居民来说，由于缺乏足够、及时的医疗服务，患病可能成为一种家庭灾难。不计其数的人患有严重而又可避免的残疾，这是一个重要的预防和卫生问题。但改善医疗条件不是印度面临的真正严峻挑战，因为它永远不能弥补因工作危险性和艰苦的生活条件带来的健康损害，以及巨大的社会不平等和缺乏管制甚至于滥用的劳动力（其中包括儿童）。

虽然患者是非常痛苦的，且有时根本无法获得必要的帮助，但印度的医疗卫生行业发展迅速，并且专注于医疗旅游，也即吸引本国和国际制药产业利用印度人口来测试新药。经历了预计在超过10%的年增长之后，医疗部门应该是印度增长最快的经济部门之一。像阿育吠陀（Ayurveda）和尤那尼（Unan）等地区，传统医学普遍存在于全国各地，还吸引着来自世界各地的外国人。

专家认为，经济增长、社会进步和医疗保健服务的可及性三者之间的发展不协调会进一步影响印度的社会稳定和经济发展。

4.18.8 荷兰

2006年，荷兰推出了一个新的保险模式，该模式支持管理型竞争，且已初步在保险公司间建立了竞争，但不包括医疗保险提供的服务本身。每种医疗保险必须提供至少一个符合政府最低标准的保险计划。同时，保险公司也可提供基本标准以外的其他服务。另外，所有的健康保险提供商均为私人公司。

保险公司通过风险分担机制，汇集所有参保者医保费用，并根据成员数量分发到各基金。总资金池中以工资为交费基础为雇员支付保费的雇佣单位缴纳的资金占总资金的50%左右，另外5%的资金来自政府和税收，以覆盖无力支付医疗保健的人群和儿童，剩余的45%由参保人支付，其支付金额不因工资收入不同而不同。

避免风险选择是监管的一个主要目标。目前，荷兰已制定了主要规定以避免提供"摘樱桃"激励。保险公司不得与服务提供方签署以按人头付费为支付方式的前瞻式服务协议，自付部分和起付线等内容也不被允许。同时，不许在任何人参保申请中收取国家规定和公布的标准保费以外的费用。购买保险的个人需要支付相同的保费，获得至少最低水平的医疗服务。

医保模式变革的早期教训之一便是约20%的参保人在一年之内因不满服务而改变保险公司，这为平衡风险池、避免保险公司间的竞争带来挑战。现在，保险公司的数量、更改保险计划的人群的社会特征及个人关于改变保险计划的决定属于自我选择还是随机选择等信息尚不明确。此外，在自由选择如何影响风险池的均衡问题方面，当局或公司管理方也缺乏丰富的经验，鉴于以前模式下风险池不能平衡所有风险，该问题变得重要且急迫，其后果可能是引起"隐藏"的风险选择或致使保险公司破产。

当越来越多的保险公司向以营利为目的的市场方向发展时，了解减弱法律监管的作用是否能真正保证系统的可及性和质量将会十分有趣。虽然该模式可以追溯到早前运行该模式失败的美国，现在却又重回关于美国的讨论中[①]。

4.18.9 瑞士

私人医疗保险对每个生活在瑞士的人来说是强制性的，但个人只需支付工资的一定比例，加上高额起付额（也称为特许经营），人均一年最多花费2 500瑞士法郎（起付线加上自费部分）。参保人是唯一的保费支付方。根据居住地的不同，基本医疗保险的保费变化较大，下至最低260瑞士法郎/月，上到最高500瑞士

---

① de Ve W, Schut F. Universal mandatory health insurance with managed competition in the Netherlands: a model for the USA? http://www.itinerainstitute.org/upl/1/default/doc/forum%20HA%202008%20Universal%20mandatory%20HI%20in%20the%20Netherlands%20%20draft%2024jan08.pdf, 2010-09-17; Enthoven A, van de ven W P M M. Going Dutch—managed-competition health insurance in the Netherlands. New England Journal of Medicine, 2007, 357(24): 2421~2423.

法郎/月（2012年人均基本保费）。任何基金都有义务提供一个符合法律规定的基本保险，且必须接受任何公民的参保申请。为避免风险选择，有一个区域性的风险均衡池。保险公司提供各种类型的保险。如果医疗卫生服务提供方获得认证许可，则可为参保人群提供门诊医疗保健、住院治疗及护理服务。

自1990年以来，瑞士一直引领着管理型竞争的潮流。由于该种模式的管理成本呈螺旋式上升趋势，成本控制成为该国国家卫生政策的重大课题。讨论的重点既包括患者自付费用的增加，也包括对新的医疗卫生服务提供方认证许可的限制。著名的普林斯顿大学卫生经济学家莱因哈特已经给出以下描述。

"为了在强制性健康保险市场竞争中生存，瑞士的健康保险公司必须到瑞士联邦公共卫生办公室注册。根据1994年的法令，该办公室对医疗保险进行管理。保险公司不允许从强制性福利包中获利，然而它们一直能够从定价精确的补充福利（主要是高级服务设施）的销售中获利。

"瑞士的医保体系规定：一个25岁和一个80岁的人支付保险公司相同的保费，获得同样的基本医疗服务。从整体上来说，瑞士卫生系统是政府高度管理的社会保险体系。该体系表面上依赖于私人的、非营利性的健康保险公司。但同时也受统一的收费价目表和大量国家法律法规的限制。"[①]

虽然有些人认为，自1990年以来，瑞士已率先开始MC，但莱因哈特等认为，该体系主要是一种监管或管理的竞争，一种不以营利为目的的MC。在任何情况下，像大部分的欧洲模式和美国模式一样，瑞士模式也是高度管制的。但它对参保人来说绝对是最昂贵的一种。这就是成本控制是卫生政治学议程的首要问题，并使地方政府和卫生政策当局介入私下管理的原因。

医疗服务由HMO或家庭医生定期提供，但后者更加受到公众的偏好。这两种模式都是通过以下方式指导监管服务的：①服务管理；②选择其他服务提供方作为分包商；③严格的准入标准；④质量管理；⑤严格的成本控制。

4.18.10　中国台湾

中国台湾有一个对任何公民和停留时间超过6个月的外籍人士的强制性地区健康保险。该体系创立于1995年，为患者提供广覆盖、可及与合理的医疗服务。该体系承诺使所有公民平等地获得医疗保健服务。现在，地区健康保险的人口覆盖率已近100%。覆盖的医疗卫生服务包括门诊和住院治疗、传统中医、怀孕和分娩护理、药物治疗、预防服务、康复和家庭护理。它允许患者自由选择医生和医疗机构。

---

① Reinhardt U. The Swiss health system: regulated competition without managed care. Journal of American Medical Association，2004，292(10)：1227~1231.

强制性地区健康保险的医保费用由雇员(40%)、雇主(33%)和台湾当局(27%)共同支付。保费随着收入进行调整,并直接支付给地区健康保险系统,它仅有一个支付方。该模式需要额外的起付线,即处方总额的20%,但不超过6.50美元;门诊服务约7美元;牙科护理约2美元。某些特定疾病、分娩和预防等服务是免费的。贫困人群、儿童和退休人员也不用支付起付线。

大多数医疗服务提供者将自己视为激励竞争市场上的企业,并以此来组织自身运行。为控制成本,从2002年起,强制性地区健康保险的支付方式从按服务支付变成了预算管理的前瞻性支付。

在该模式中,卫生主管部门与医疗服务提供者在一个单一的支付计划上签合同。单一支付方使得间接成本约占卫生总预算(占中国台湾地区生产总值的6%)的2%。所有参保公民都拥有一个集患者个人信息和医疗处方信息于一身的记录卡(智能卡)。通过该卡,可查询到中国台湾地区保险基金的支付账单。

该模式的某些机制鼓励医生将患者转诊到费用更昂贵的专科服务。据报道,中国台湾的支出预算显示了明显的服务过度利用和风险选择,而风险选择被认为是模式失败的显著特征。同其他国家和地区一样,中国台湾同样面临着预算增长和人民收入放缓、当局债务不断攀升的问题。这就提出了对成本控制机制和再分配策略进行讨论的迫切需求。

4.18.11 英国

英国国家卫生服务体系是由税收支付的医疗保健服务体系,它覆盖每一个常住英国公民。国家卫生服务体系没有收取保险费,既不向患者收取成本费用,也不用预先支付或由一个资金池来回报,运行成本由税收支付,因此,从严格意义上说,它不是一种保险模式。在英国,国家卫生服务体系提供了绝大多数的医疗保健服务,包括初级保健、住院治疗、长期照护和牙科服务。

私人医疗保健与国家卫生服务体系并行存在,且由私人保险计划支付。但它仅由低于8%的人口拥有,且一般作为国家卫生服务体系的补充。

因为该模式最初是由贝弗里奇提出的,所以也被称为贝弗里奇模式。同俾斯麦模式和自由市场模式一样,贝弗里奇模式被看做一种被国际广泛接受的医保运行模式。

英国的国家卫生服务体系包括通过授权的全科医生(general practitioner,GP)、牙医、药剂师、配镜师及针对有选择的适应证甚至更偏好于选择性手术的公立医院和少部分私立医院。

全科医生是医疗卫生系统的"守门人",他们负责满足门诊服务需求。政府和国家卫生服务与全科医生签订一种医疗消费协议,该协议是控制医疗成本的基础。在员工工资补贴和医疗硬件投资方面,全科医生被看做一个私营业主,他们通过按人头付费的支付方式获得基本医疗服务补助，以及在某些特殊情况下获得额外收入，如由国家进行的糖尿病护理。

医院聘请各领域的专家，需到医院看专家的患者必须由全科医生转诊。这种机制的核心思想是一种无竞争的成本控制。

国家卫生服务体系制定以下几个规定：①州立的药品价目表；②处方单；③全国统一的经协商的工资；④卫生资源投入的集中控制。此外，国家卫生服务体系也受患者服务需求的调控。

1991年，英国卫生改革试图通过引入管理型竞争而引进内部市场规则。基金持股制度的引入被认为是具有基石作用的，它使全科医师成为基金持有人，负责患者的所有医疗支出和医院收费。这种新引入的管理型竞争机制无法达到预期目标，并于1997年被重新修订。

2000年，一个新的卫生改革方案开始实施，即将国家卫生服务体系的支出从占GDP的6%增加到9%，增加部分主要用于：①因采用新的工作方式而需支付更高、更多的人力工资；②对医院、初级保健中心建设的投资；③医疗信息系统的投入。

增加卫生支出与建立以患者为中心的服务体系相配合，即文化、组织和实践方面均有一定的转变。英国这项新政策是中央政府在苏格兰、威尔士及北爱尔兰地区的权力下放。

以下三大政策在一定程度上体现了服务下放：第一项政策致力于通过以质量和效率为重点发展更好的成本和效果测量工具，以及信息公开等方式提高运行透明度；第二项政策涉及重组国家卫生服务组织和管理系统，以使服务更加适应患者的需要；第三项政策源于避免因国家卫生服务体系引进患者选择和市场机制而雇佣更多员工导致的低效率。

相关概念：贝弗里奇模型

4.18.12 美国

美国的医疗保健制度是全球最有趣、最具争议的体系。尽管自1909年以来，美国多次尝试建立国家医疗保险制度，但均以失败告终。2010年3月23日，美国总统奥巴马签署了《平价医保法案》（The Affordable Healthcare Act），2012年，最高法院通过了该项卫生保健法案。

美国在长达100多年的戏剧性冲突之后，奥巴马成功建立了覆盖所有美国公民的强制性医疗保险制度的法律框架，但此举遭到近一半美国公民的强烈反对。该法案并未建立一种国家卫生服务体系、社会健康保险制度、其他新类型的医疗保险模式，但它明确了美国公民应履行以下义务：①有健康保险；②是任何健康保险公司和法律都承认的被保险人；③对不以营利为目的的新型保险计划提供支持。

到 2017 年，新的可支付的医疗保健法案将逐步得到实现。此外，美国从 20 世纪 20 年代开始建立医疗保险制度。1965 年，美国以附加税为贫困人群、离退休人员、儿童、军人（退伍军人）及美国土著人设立了健康保险计划。这些努力和发展从根本上有利于建立健康保险制度。

在美国，最早的一类医疗保险是由医生提供的预付费服务。后来的一些保险则是通过得克萨斯州达拉斯的一家医院提供非营利性的预付费服务。到目前为止，健康保险的增加源于医生服务的提供是预付费的。在 20 世纪 30 年代，以营利为目的的健康保险逐渐发展。其原因很简单，不以营利为目的的保险公司取得了巨大成功，但为了获得更多市场，唯一的办法是通过提供较低的保费来竞争。从那时起，健康保险的发展方向一直基于风险选择方法学和建立拒付制度。但无论是非营利性的还是营利性的医疗保险，均是参保者与医保公司间的自愿协议，最终导致贫困人群无任何医疗保障。

如今，收入低于联邦贫困水平（federal poverty level，FPL）的困难人群可加入覆盖低收入家庭（成人和儿童）的医疗救助计划中。

医疗救助计划（Medicaid）始建于 1965 年，通过《社会保障法》的第 19 条规定，是美国为符合相关规订的人群所制订的健康计划，而这些规定是由美国各州自行定义的。它只覆盖在 FPL 以下且同时符合各州规定的其他条件的公民，在多数地区，它也覆盖外籍成人和他们的孩子，但也有不适用的情况。尽管"收入需在 FPL 以下"是由联邦政府提出的概念要求，但具体实施则由各州解释执行。有些州可能会下调 FPL，而有些州可能会上调 FPL，但各州均有权决定不同群体需符合的条件。健康计划的资金来自于联邦政府和加入该计划的各州政府。

美国各州之间有不同的监管办法。医疗救助支付普通门诊、急诊住院和长期照护、牙科服务及大部分基本医疗服务所需的最低费用。对于儿童，定期筛检、诊断和治疗则是强制性的服务。

各州负责管理各自的医疗救助计划，而医疗保险和医疗补助服务中心负责制订并监督服务提供、质量、基金和资格标准等计划。在某些地区，医疗救助由私人保险公司承包，但多数地区直接支付给服务提供方。不符合医疗救助条件的儿童可以接受国家儿童健康保险计划（State Children Health Insurance Program，SCHIP）。年龄超过 65 岁的人都必须由税收资助的医疗保险计划覆盖。医疗保险有四种不同的福利计划，其医保支付、个人自付及起付线各不相同。创立于 1965 年的联邦医疗保险是支付 65 岁及以上的老年人住院服务的健康计划。任何支付社会保障税领取养老金的老人均有权利获得医疗保险提供的帮助。

医疗保险计划适应人群应满足以下条件：年龄在 65 岁及以上、某种程度的残疾、所有年龄段的有中末期肾脏疾病的人（永久性肾功能衰竭，需要透析或肾移植）。

医疗保险计划可分为四个部分。第一部分是强制性的，支付重点医院、专业护理机构、住院治疗、无须药物治疗但成本高昂的家庭护理等服务；第二部分覆盖第一部分服务之外的门诊服务和部分安全保守药物，这些服务可（定期）在 HMO 处获得，但它是自愿有偿的，患者需支付 50% 的额外费用；第三部分也被称为"保险加自由选择"（medicare plus choice），它采取按服务项目收费的方式提供覆盖范围内的服务，如果参保者选择医疗保险管理式服务，则需要支付高额的自付费用；第四部分指的是 2006 年公布的医疗保险延伸项目，该项目主要用于补贴处方药成本，即通过与医疗保险处方药物计划或者医疗保险优选计划（覆盖医疗服务和处方药物）签订协议以支付处方药物的费用。第一部分实际上是第三部分服务的一部分，且相对于原来的医疗保险计划还存在一些其他方面的差异。但该计划并不包括所有的药物，因为在相同条件下，医保计划鼓励参保者选择更便宜的药品。

21～65 岁的大多数公民参加私人保险，保费可以由本人或雇主或双方来承担。保险公司拥有大量具有竞争力的非营利性和营利性健康计划，如今，大多以 HMO 的形式存在。

尽管支付比例下降了，但是传统的补偿保险在保险市场上仍非常活跃。保费部分（或部分）由本人和雇主支付。一个家庭每月需为覆盖基本医疗服务的健康保险计划支付 150～400 美元不等，起付额在 3～10 美元，再加上自付比例达到 20% 甚至更高。因此，在这样的协议规定下，保险报销可以包含从单次服务自费起付的 10 美元直到一生中所有医疗费用的上限，甚至可达 200 万～500 万美元，这也是奥巴马政府改革的问题之一。

除了覆盖退伍军人和印第安人卫生服务的医疗保险计划之外，据估计，有 4 000 万～5 000 万个年龄在 21～65 岁的公民没有任何保险，同时，又有 4 000 万～5 000 万个公民存在医保覆盖医疗服务范围不足的情况。这两个群体大多属于中产阶级和下中产阶级。由于最底层社会的公民往往有医疗救助，这就意味着，中产阶级和下中产阶级的公民没有任何健康保险。

美国医疗保险制度的社会效益较低，但却是全球最昂贵的，从宏观层面上来说效率低下。与此同时，它可能是全球最赚钱的，因为它发展了大量的描述管理式保健行业特点的成本控制程序，这使美国模式成为全球医疗保健行业研究如何通过市场竞争收益的典型案例。

对医疗保健服务质量的研究已取得了显著成果。在《美国医疗保健质量报告》一文中，作者得出了以下结论[1]。

---

[1] Martin A B, Whittle L, Heffler S, et al. Health spending by state and residence 1991—2004. Health Affairs，2007，26(6)：652～663.

（1）医疗保健的可及性、质量、成本和效率在美国各地存在 2~3 倍的差异，因此，可以说，患者的医疗保健服务取决于当地常住居民。

（2）更加便捷的医疗服务产生更好的治疗效果，服务的可及性和便捷性成为治疗效果和质量的评价指标，任何减少服务可及性的措施（如自费部分和起付线）均对服务质量结果产生负面影响。

（3）无医疗保险覆盖的人数越多，人们对预防和慢性疾病保健服务的需求越高，这可能是由其他形式的基本服务如普通药品和预防性药品有限所致。

（4）医疗服务的高质量与高支出间无关联关系，这使得质量问题不能归因于卫生资源，而是受系统运行和社会选择影响。

简单介绍美国医疗保险的历史对了解美国医疗卫生服务体系有着一定帮助。

在美国，医疗卫生服务被视为一件私人事务而非一种公共或社会责任。因此，自从西奥多·罗斯福政府（1901~1909 年）第一次尝试以来，任何关于建立一个覆盖所有公民的综合医疗保健体系的尝试均宣告失败，这显然是医疗行业发展的障碍。真正的医疗改革可追溯到 20 世纪 20 年代后期，以及随之诞生的第一个第三方支付方。此时的第三方支付是不以营利为目的的，如蓝十字和蓝盾，它们根据不同工业行业的疾病风险计算保费，提供医疗服务。这最初源于雇主意识到给员工提供健康保险作为额外收入可带来利好。当政府正努力度过 20 年代晚期的经济危机时，尤其是 1935 年后（罗斯福新政），医疗保险的发展显得尤为重要。健康保险作为雇主给予员工的额外好处获得了普及。

即使获得了保守党的支持，建立全民健康保险的尝试仍失败了无数次。在美国，建立一个强制性的健康保险计划一直被指责为是对自由进行破坏的共产主义试验。美国医学协会花费大量资金进行宣传和游说以反对国家健康保险计划（Starr，1984）。

1965 年，美国政府折中建立了一个由国家税收为穷人和老人支付的医疗卫生服务体系，但同时产生了一些问题，即如何把基金支付给服务提供方，以及如何控制医疗费用。由于美国私人保险以外的保险受到宪法规定的合理质疑，HMO（由尼克松政府于 1974 年创立）鼓励发展非营利性的组织为患者提供服务。此外，在紧急情况下，所有公民均有权获得服务。

与此同时，无论是非营利性保险还是营利性保险，其大部分医疗卫生服务由管理式服务组织提供。在美国，医疗服务的所有权集中于私人手中（包括非营利性的和营利性的），尽管联邦、州、县、市政府同意拥有自己的医疗服务设施，但非营利性医院仍占了所有医院的 70%，而此比例高于当时的德国。

医院通常在急诊部和门诊部提供部分门诊服务，但大多数的医院门诊服务在完成必要性评估后，就由执业护士完成。

卫生服务支出占美国 GDP 的 17%，这意味着医疗保健行业是美国最大的经济部门之一，具有十分重要的经济意义。2010年，美国人均卫生支出约10美元，但在当时，这个体系的运行效率被认为是相当低下的[①]。

据分析，卫生服务总支出中31%用于补助医院，21%用于支付给提供门诊和住院医疗服务的医师，约10%用于支付药品，8%用于家庭护理，7%是国家运行计划的行政费用，最后约23%的卫生费用流向了诊断服务及医疗设备。其中，25%~30%的卫生总支出可获利。据统计，2010年，美国卫生总支出大约为3万亿美元。

政府的保健计划直接覆盖28%的人口（83亿美元），其中包括老人、残疾人、儿童、退伍军人、印度裔美国人和贫困人群。美国法律规定，在紧急情况下，任何美国公民无论其支付能力如何，均可获得相应的医疗服务。这部分由税收支付（社会型）的卫生支出约占美国卫生总支出的55%（德国约8%）。

健康保险成本的增长速度快于工资的增长速度，购买健康保险的保费成本和自付费用已超出许多家庭的支付能力。根据《可负担的医疗保健法案》第七章，个人对医疗保健的付费是私人破产的主要原因。防御性医疗和预防性诊断的费用的增加是成本增加的主要原因，而不是如同提供者所提倡的那样会减少成本支出。

在美国，约65%的在职人群拥有某种形式的医疗保险，其保费由雇主和父母为子女（60%）全部或部分支付（定期），约10%的人群私人独立购买医疗保险，约30%的人由政府医疗保险计划覆盖。起付额、自费部分和医保自付部分等费用不包括在内，牙科和眼科服务不包含在内，但公民个人有权自由选择补充医疗保险以获取这些服务。处方药同样未包含在内，或只是有限覆盖部分处方药品。

无论参加私人健康保险还是国家健康保险，参保者在医生和服务的选择方面是有限的，只能选择已签订的服务协议所覆盖的服务范围。如果患者不想支付额外的费用，便无法获得保险覆盖范围外的服务。医院就报销率与私人保险计划进行协商，而国家健康保险计划的报销比例则是由法律规定的。

参保患者支付医生的费用往往是打折优惠后的，并且比未参加保险患者的总费用更低。因此，为了获得这样的费用优惠，保险公司让医生成为他们服务"网络"的一部分，这意味着有更多的患者可以获得较低成本的治疗。

服务提供方可获得的偿付比例不断降低，这引起了他们的不满和抱怨。据报道，一些有医疗救助和医疗保健计划的患者难以获得某些医疗服务，因为服务提供方不再愿意提供这些服务。

MC的引入和发展，已经使美国医疗保健体系发生了一定的改变。尽管该体系卫生总支出仍然较高，其效率原则和宏观经济效率性较差，但无论是在微观层

---

① Steven H, Woolf S H, Aron L. U.S. health in international perspective: shorter lives, poorer health. Washington: National Academics Press, 2013.

面还是宏观层面，美国的医疗保健行业均被认为是监管最严格的行业。每年约有3 400亿美元用于国家的宏观调控，该成本为医保监管方（主要是第三方支付者）监管成本的两倍。与此相反，由于良好的运行机制，美国医疗保健体系的微观经济效率较高，这也是医疗保险行业盈利的主要原因。因此，这使得MC成为一种全球最有吸引力的模式。

美国模式的管理成本较高，远远大于单一支付方医保模式的管理成本。一些分析人士估计，某些服务提供方的管理成本占到整个卫生支出的31%，每人每年超过3 000美元的费用是用于支付管理成本的（德国医疗保险的管理成本仅为人均约150欧元）。

围绕美国医疗保健体系争论的观点大相径庭，一种观点认为效率原则、效率性和质量低下是由健康保险市场化引起的；另一种观点则认为是因为缺乏市场激励及医疗救助、存在国家健康保险计划和国家儿童健康保险计划。因此，前者认为应加强市场监管，后者则相反。

美国医疗保险体系存在的问题显然是资金不足。如前参议员肯尼迪所说："医疗保健不仅仅是另一种形式的商品，它不是以支付能力为基础而分发的礼物。建立全民医保是时候成为国家的优先重要事项，进而保障每一个美国公民能够享受医疗保健权。"①

2012年，奥巴马政府终于立法成功，使得任何一个美国公民均拥有参加健康保险的权利（或义务），这也将改变美国的医疗保健和健康保险②。

本书不能详尽描述《平价医保法案》的全部内容、规定和随附的议案。但本书作者认为简要介绍该法案的概括将有助于读者进一步了解。该法案共计约3 000页，包含10个章节：第一章是质量与全体美国人可负担的卫生保健；第二章是公共项目的角色；第三章是提高医疗保健的质量和效率；第四章是慢性疾病预防和公众健康改善；第五章是从业人员；第六章是透明度和程序的完整性；第七章是提高创新诊疗方案的可及性；第八章是社区生活援助服务和支持法案（CLASS法）；第九章是税收规定；第十章是印第安人医疗保健改进法案的重新授权。

该法案的基本理念是为消费者提供选择，并促进保险公司对公民负责，这意味着，该法有望解决所谓的市场规则（选择）和社会道德之间的矛盾。简洁地说，该法案的核心要点如下。

(1) 所有的保险和团体健康计划必须使用相同的标准格式，以使人们能够比较健康计划。

---

① Kennedy S. http://www.pnhp.org/news/⋯national_health_insu.php, 2009-09-14.

② http://www.whitehouse.gov/blog/2010/03/23/whats-health-care-bill, 2012-12-21; http://www.opencongress.org/articles/view/1738-Summary-of-the-HCR-Reconiliation-Bill, 2012-12-22.

(2)美国各州提供援助,帮助人们找到负担得起的医疗保险计划或健康计划,并帮助解决如保险公司拒绝支付必须治疗之类的问题。

(3)如果该计划是2010年3月23日之后创建的,投保人可以在不增加额外成本的情况下获得一些预防性的服务。根据年龄,参保者可获得一些预防性检查。例如,高血压、糖尿病和胆固醇测试;癌症筛检,包括乳房X线照片和结肠镜检查;健康咨询,如戒烟、减肥、健康饮食、抑郁症治疗和戒酒;对婴幼儿和孩子的定期回访;为从刚出生到21岁的人群提供麻疹、脊髓灰质炎和脑膜炎疫苗接种服务,为孕妇提供咨询、筛查及流感、肺炎等疫苗接种服务。

(4)患者享有的权利包括:①参保前健康状况不影响其参保权利;②在计划网络内选择医生;③如果被父母的健康计划涵盖,允许的年龄上限为26岁;④取消终身保额限制;⑤年龄低于19岁的人不受参保前健康状况的影响;⑥如果参保者存在信用问题,禁止其获取健康保险覆盖的任何医疗保健服务;⑦保险公司必须公开论证任何不合理的加息;⑧保费必须主要用于健康保健;⑨健康福利的年度限额将在2014年被淘汰;⑩参保者可在健康计划网络以外的医疗机构寻求紧急救护。

(5)健康计划不能限制或拒绝年龄小于19岁且参保前健康状况评估为优良及以上的人。

(6)该法案通过允许参保者自由选择健康计划网络内的初级保健服务和儿科医生,以保证其医生和服务自由选择权的实现。

(7)如果参保者在申请计划时存在诚信隐瞒,该法案对覆盖的医疗保健服务可采取追溯性的取消,即如果保险公司发现参保者在申请计划时存在信用问题,保险公司不但可以终止参保者现在及以后的医疗保健服务获取,还可要求参保者偿还任何已经发生的费用。

(8)三类人群可申请优先服务条件的保险计划,即美国公民、合法留民及因该计划而拒绝其他健康计划,且停保至少6个月的人。如果该计划涵盖了儿童,儿童的医疗保险政策可覆盖他们直到26岁。从2014年开始,将允许个人和小企业比较各类健康计划的差异,通过对比选择一种可以抵免税收的私人保险或者健康保健项目如儿童健康保险计划,以参加满足其需求的健康计划。

(9)该法案创建了一种非营利性的新型医疗保险公司,被称为以消费者为中心的操作计划(consumer operated and oriented plan,CO-OP)。这些保险公司由它们的客户管理运行,为个人和小企业提供友好、可负担的健康保险计划。

(10)该法案规定保险公司的保费应主要用于购买医疗保健服务,通过强制执行"80/20法则"履行其应尽的责任。

(11)该法案将禁止终身保额限制的健康计划。此外,它还将逐步淘汰年度保额受限的健康计划。2014年,将全部取消终身和年度保额受限的健康计划。

(12)2011年1月1日开始,持医生处方购买的非处方药可由弹性支出账户、健康储蓄账户或卫生偿付账户报销部分费用。

(13)该法案创建了费率听证程序，以保护个人和小企业免受健康保险费率的不合理增加。凡费率增加超过10%的，健康保险公司在执行新费率时必须采取听证。

(14)年龄大于65岁，且覆盖在健康保险计划第一部分、第二部分的老年人每年可免费获得健康咨询和预防服务。

(15)根据法律，如果公民年龄在65岁及以上，通过减少基金浪费、欺诈和滥用，减缓医疗费用增长，健康保险信托基金的使用将至少延长到2024年。这是一种为未来保费和自付费用进行储蓄的方式。同时，政府正在采取措施以减少健康保健计划的保险差错、浪费、欺诈和滥用。美国总统已承诺，到2012年减少50%的保险欺诈行为。该法案预计在10年内共投入3.5亿美元，用于预防、监测、打击健康保险及医疗救助和儿童健康保险计划中的欺诈。医生间的协作能力将得到提高，以帮助患者避免因同一疾病再次入院而造成的可预防损害。

(16)该法案帮助小企业和小型免税组织有能力支付员工的医疗保险费用。不断增加的费用使得雇主难以为职工和离退休人员提供优质、负担得起的医疗保险，而这恰恰有助于提高雇主在全球市场的竞争力。在美国，为退休人员提供医疗保险的大型企业从1988年的66%下降到2009年的29%。美国老年人的保费是年轻人的4倍，参保者自付的起付线几乎是一个普通雇主为雇员购买的保险计划的4倍。

相关概念：MC；MCO；管理型保健行业；美国联邦医疗保险（Medicare）；美国医疗救助计划

4.19 赔付型健康保险计划

赔付型健康保险计划（indemnity health insurance plan，IDY）是一个独特的、传统的、以盈利为目的的健康保险。赔付型健康保险协议通常约定覆盖服务的最高金额。保险公司让参保者选择其服务提供方。大多数的IDY需要患者支付起付额和自费费用，并且按服务项目支付给服务提供方。

所谓医疗核保，是指通过询问参保申请人的健康状况和早期治疗，选择不同保险计划以适应参保人员。根据参保者回答的内容，保险公司决定是否接受申请人的参保申请。申请人必须完整、准确地回答问题，否则只能享受部分或不能享受计划覆盖的医疗服务。另外，一些保险公司会要求查看医生的专业建议或申请人的早期病历。如果参保者不遵守这些规则，保险公司可要求偿还早期偿付的医疗费用。

IDY的患者自付费用也是最高的。最高支付限额是固定的，其通常被定义为报销起付额和/或个人必须支付的自费，参保者个人或家庭需自行支付。另外，最高自付费用通常要求参保者在一定既定时间内付清。

随着健康管理市场的发展，IDY 已经失去了其市场份额。这大概就是现在一些 IDY 未使用某些健康管理工具如非急救医院的预认证许可及运行评价的原因。这些类型的健康保险计划也被称作管理型补偿计划。

相关概念：按项目付费

4.20 参保前健康状况

参保前健康状况是指对参保者加入健康保险计划前的健康状态进行分类。

健康状况已知与未知明显影响着健康计划所覆盖的福利收益及医保费用，它决定着保险协议里明确的覆盖内容。一些政策不适用于参保前已患病患者，并且这可能持续一段特定时间甚至永久持续。而一些其他政策可能允许参保前已患病患者参保，但是往往需要支付额外的高额费用。

一般来讲，参保者有义务告知保险公司自己的健康状况。在大多数国家，参保不需要体检，但允许保险公司咨询参保者的专业医生。参保者和保险公司间的利益难以达到平衡，其结果是保险公司往往占有优势地位。

了解各保险计划对参保者的健康要求是非常重要的，但这不依赖于医疗或生物因素。保险公司会严格掌握什么样的健康状况属于参保前健康状况。

如果没有统一的明确规定，那么，参保前健康状况就由各保险计划各自定义。事实上，这受定期公布的保险协议中卫生现状的影响，也受可潜在影响疾病流行和影响患者就诊等因素的影响。根据现在的研究，保险公司意图界定"前"为出生前就已患病的（先天性疾病）。这使得一些立法机构制定法律规则，以禁止调查参保者参保前的健康状况（问卷调查除外），以及区分"谎言"和"善意的谎言"。其目的是规避风险选择，并要求无论是参加非营利性的公立保险还是私营保险，所有公民享受相同的医保待遇。

4.21 公共-私人伙伴关系

公共-私人伙伴关系（public-private-partnership，PPP）系统是一个为公共目标调动资源和民营资本的概念或一个政治战略，并没有统一的、最终的或一致的详细定义。PPP 的意义只取决于协议的合作伙伴，他们的机制和最终目标可规定包含或不包含以下内容：①筹资；②明确如何交换和提供服务；③个人交换；④管理方式，规划技术、能力；⑤机构设施运作。

PPP 可能是一个将私人利益应用于公共部门的战略，或者完全或部分使公共事务私有化的战略。根据新自由主义的市场规则和放开公共利益的相关策略的规则，它是一种将传统的国家经营责任改造为自由市场的规则的方式，也是私有化公共财产的一种方式。PPP 使得公共卫生服务成为一个有利可图的业务，这就是它如此重要的原因。特别是新兴国家对促进健康服务增长的重视程度日益提高，因此，它是围绕国际医疗管理的主要发展趋势之一。

在促进医疗机构发展中，PPP 是一种特殊的、时下看似首选的一种方式。PPP 也可以称作 BOT，意指建立-运行-转移战略（Build-Operate-Transfer，BOT）。在 PPP 成功运营至合同到期后，投资将被转移。BOT 明显降低了合同方要约方的风险，但增加了合作伙伴的经营风险，这种风险由更高回报的价格来补偿。通过这种方式，PPP 大多会显著地增加用户的成本。

合资企业是另一种类型，这是一种由两个或两个以上的伙伴组成的半结构化组织，常见于一国发展和扩大的卫生服务机构和设施中。一个或多个组织一起把自己的资源集中起来，主要是通过分担投资风险和财务风险来实现一个共同目标。这类合资企业在国际健康服务提供活动中发挥越来越大的作用，如组成某种形式的公私合营部门模式。而联合资助是公私伙伴关系的众多机制之一，通过共同资助项目和共同投资，为医疗设施提供资金。联合资助无法做详细界定，因为变化范围太大了。但在众多情况下，联合资助对合资企业起到很重要的作用，有必要进一步明确责任、风险共担、利益共享或如何偿还投资。

合资企业的性质取决于国家法律规定的细节。

4.22 健康保险的责任

健康保险的责任这个话题引起了一个关于国家职责如何分配和如何确保公民获得必要适宜的医疗保健服务的争论。争论内容包括：①由谁或到底是什么对一国人民之间不平等的、非随机的健康风险分配负责？②预防、治疗和康复服务的可及由社会和个人不平等的资源配给来决定合不合理？③该由谁对疾病造成的经济和社会负担分布不均负责？④谁能从改善人们的健康过程中获得利润？

对以上问题的回答不同，对健康保险的责任界定也就不同。第一种观点认为，不管何种形式的服务都应该收费，如果坚持这个观点，那么对健康的购买就该视为一种个人投资，其收益也理应由私人获得，从而，健康保险合同的签订就完全是个人根据自己的边际收益来自由决定的事情。

第二种观点认为全民医疗事关社会和谐，这样就把制定规范的责任，如调节可及性、实现效率原则、保证效率和质量推向了公共部门。另外，他们还认为设计、运行、分配资源、监督医疗保健的获得不受歧视的责任是由国家承担的。

第三种观点认为医疗保险是由劳资双方共同商议决定，并由其及其家人一同监督一个或几个保险基金的方法。

回顾历史，发展中国家将医疗保健作为一个公共问题最重要的原因如下：①减少流行病发生的需要(有关卫生的争论)；②解决健康事务社会矛盾争端，尤其是涉及工作/环境条件及社会贫困(社会和谐和社会凝聚力的争论)；③促进医疗保健业、制药业和相关供应产业蓬勃发展的潜在需要。

尽管国情不同，我们所讨论的问题应该都是支持发展医疗保险及服务提供组织和设施的。国际上对什么是有效的医疗服务没有共识，对一个社会不平等及其对健康的影响形成的原因是什么也缺乏共识。因此，既有反对健康是公共责任的观点，也有相反的支持意见。存在争议的几个主题是个人过错理论、道德风险理论、膨胀发病率定理及将个人主义而非公众责任作为基本来源的概念。

政治辩论引入一个术语——自我责任，以区别于任何其他责任，但从未澄清其内容。对于将患者同其自我责任分开对待的讨论本身逐渐演变成人们口中的"责怪受害者政策"[①]。

对社会的、国家的、雇主的和社区的责任被自我责任约束。通常，自我责任的定义为基于个人自由意志的、为保持良好健康和获得个人利益的投资行为。这个定义虽然为公共健康和生命科学所认可，但在一定程度上另一部分人难以接受。此外，这种论证通常并不看重帮助他人或保存一个民族未来的个人责任，如克服不健康的劳动条件的活动，或给予邻居社会支持等保持个人责任的难以计数的活动。一般自我责任创造以自我为中心的个人行为，这远离了日常社会生活现实。

所有关于健康社会责任争论的中心点基本上都是人和社会的特定界定。其中，一方将社会视为一定数量个体的组合，另一方将社会看做一种互动作用、相互依赖的综合产物，它将公众责任视为人类生活和生存的前提条件。

由于工业国家大多都在发展公共/国家责任，这场辩论的"轮回"隐含着有关卫生保健覆盖重新调整为国家和社区责任的政治信号。

在欧洲，正在进行的一场新的辩论与根植于哈耶克的《自由宪章》和Friedman定理的一种观念紧密相关，有些人称其为"撒切尔主义"。其观点如"没有人在花他人的钱的时候明智过或节省他自己的……这就像我们在超市买东西时不需要任何第三方告诉我们应该怎样决策一样。我们直接在柜台付现。同样的，还有我们给汽车加油、脱衣穿衣等其他事情"[②]。

---

① Crawford R. You are dangerous to your health. The ideology and of victim blaming. International Journal of Health Service, 1977, (7): 663~680.

② Friedman M. How to cure healthcare? Hoover Institution, Stanford University, 2001.

英国前首相撒切尔在1979~1990年采纳的反对从体制上化社会保障为公共责任的政念，被许多西欧国家奉为典范。她的基本信念（同时也是经常被引用的一句话）是："根本就不存在社会这件事，存在的只有个别的男人、女人和家庭。"[①]其背后隐含的理念是，各社会群体和社会阶层之间——雇主及雇员、专业人士、研究人员、教师、农民和产业工人、穷人和富人——根本不存在什么联系。正如19世纪的社会学家和经济学家在20世纪早几十年的研究方向一样，新自由主义笃定的信念是在全球化背景下个体是独立的，对除自己以外的任何人都没有照顾的责任。这种信念是反对任何教育、卫生和社会保障、供水和电力供应等公共责任的。它明确要求的结果，是将公共责任交给自由市场和个体竞争，由后者在追求自身利益时一同实现。

相比之下，其他人仍坚持认为经济发展和国家的进步取决于其社会凝聚力和公共责任的实现（Wilkinson，1994，2005）。

相关概念：健康政治学；道德风险；社会流行病学

4.23　单一支付方系统

单一支付方系统是指大家都在公共或社会医疗保险的覆盖下，支付的仅是一定程序规则下制定的健康福利。一个单一支付方可能由政府机构或法定组织作为指定服务支付的单一来源。虽然一些国家现下是单一支付方系统，但也正在开发其他的系统以应对未来的要求。单一支付方体系下，医生、医院和其他医疗机构由一个单一的基金集中支付将更具社会效应，也更符合效率原则。通过国际比较，证明上述说法为真，同时，这一点也可以理解为是管理型竞争存在的关键原则。

单一支付方系统最为关切的两个基本问题如下：①社会中卫生保健服务的可及是不是大众的普遍权利？②卫生保健究竟是不是一种私人产品，即其购买和消费完全根据个人现金支付能力进行分配？

大部分经济发达的国家将单一支付方系统作为国家社会经济进步的一部分，但这个观点仍然处于"凯恩斯主义党"和"弗里德曼的芝加哥男孩"——"老欧洲经济体"或"新自由主义经济体"意识形态争论的中心。

采用单一支付方系统的国家有澳大利亚、古巴、加拿大、丹麦、法国、瑞典和英国。

---

① Thatcher M. Interview for woman's own. Margaret Thatcher Foundation，1987.

4.24 社会医疗保险

社会医疗保险是一个由社会和法律规定的医疗保险类型。其覆盖人群与保险自身健康状况评估结果无关,只要符合预先定义标准的任何公民都可以被覆盖。社会医疗保险的支付对象通常是健康计划,不一定有起付线和共付比,但一定有一个固定的支付比例份额。社会医疗保险使得必要服务的利用独立于保费。这种类型的保险及其机制的主要特点是参保人员享受的利益与保险机构制定的利益完全一致。保费占收入的比例通常是固定的,且通常由雇主及/或国家按比例承担。其根本目的是使参保人员对保险的所有规则及其管理方式进行自我监督。这就是一些人认为这种机制并不是真正的保险,而只是有着保险的法律外壳和监督机制的自我管理人员的集合的原因。

按此类保险要求进行的风险选择通常是与法律规则不符的,但是其对必要和适当的医疗保健的界定符合通用规则。

社会医疗保险是私人健康保险公司的"天然"对手,二者之间经常发生"战役"而不仅仅是竞争。这些"战役"中的主要战场之一是使社会医疗保险支付方成为真正的"公司",使参保人员成为真正的消费者,经常受到挑战的现实案例有德国模式或所谓的俾斯麦模型。

相关概念:医疗保险制度;健康保险的责任

4.25 特定疾病保险

特定疾病保险是将指定疾病类型(如癌症或糖尿病)纳入保险覆盖范围但有数量规定的特种健康保险。

这类保险很有争议,因为疾病是指定的,而其预测也是选择性的,并需要前瞻性地测量一个人的基因或其他风险。该类保险与风险选择机制相随,从根本上危及其他保险工作。其背后的想法很简单,即假定任何疾病都可以像一个标准化的和去个性化的产品一样从业务上进行管理。这些概念可能会被特定提供方在制定预付费时采用,但这种报价很容易出现问题,特别是用于对周期性遭受一个或多个疾病的老年人进行预测时。在这种情况下,在解决什么应由保险规则覆盖而什么不应覆盖的问题时经常发生冲突。

特定疾病保险的出现意味着以往由社会保险承担的对公众、社会覆盖的责任逐渐转向由市场承担。虽然相关的保险公司把此类保险设计成是营利的,但由此引发的成本问题将成为其他保险种类需要共同面对的问题。

相关概念:产品型医疗;社会医疗保险

4.26 保单付费人

就卫生保健服务管理领域来说，保单付费人是指对一个群体在各类健康保险中的选择进行管理的组织或机构，同时其也对单一支付方系统的监管负责。

雇主、政府或机构都可以承担保单付费人的职能，但必须基于全覆盖和平等的原则。尤其是独立的保单付费人不仅是管理型竞争也是社会医疗保险的概念基础。

相关概念：管理型竞争；单一支付方系统

4.27 补充保险

补充保险是基于个人对医疗保险负有责任的原则制定的。基本上，在超过法律规定的自我责任界限之外（如收入在一国平均贫困线之上），覆盖必要的卫生服务产生的费用通常被看做公共任务。一些政治团体认为，补充保险是代替强制性社会保险的方案，也是医疗服务市场竞争的基础，而其他人则认为补充保险主要作为社会保险的补充品存在。

基于补充保险的医疗保健使得社会援助的提供取决于纳税（如果没有其他资源即补充资源的话）。大多数法定程序在社会援助支出前要求仔细检查个体的私人生存环境和财产，这些程序往往会演变成极度官僚和费时的举动。

4.28 第三方支付者

任何直接购买或通过加入健康保险支付服务费用的公共或私人组织都可以作为一个第三方支付者。

支付方负有购买医疗服务的责任并具有一定的经济实力，可以成为支付方的机构既可以是私营的、国营的，也可以是联合的，可以是疾病基金也可以是政府实体组织，可以是营利性也可以是非营利性私立机构或雇主，还可以是任何国际援助机构、慈善机构等。它们都会发展其自身的治理政策、监管策略和方法。

医疗保健服务第三方支付者通常是服务提供者的"客户"，因此，第三方支付者的法律性质是一个重要问题，因为患者必须相信支付者忠实于患者的权利。这就催生了患者权利问题的普遍性和国际性——不仅涉及服务提供者的行为，也涉及保险公司的政策。理论一点说，分析患者、提供者和支付方之间的特殊关系，是一个研究国际医疗保健系统的基本方法和特定管理要求。

4.29 自愿性医疗保险

自愿性医疗保险(voluntary health insurance,VHI)是一种反对、替代和/或补充强制性风险覆盖的健康保险策略,它同时可以确保保险将一些额外的福利排除在外。VHI 通常根据个人喜好来覆盖一定的药物、牙科护理、供方选择权、长期照护或其他特需(奢侈)服务。

VHI 是医疗市场竞争理念下的一种方法,主要应用于超出必要性、适宜性和经济适宜性的服务领域。虽然强制性疾病资金历来侧重于患者受益,但 VHI 的目的是将患者转变为消费者。

4.30 卫生保健服务券

卫生保健服务券是指预先购买的经认证的卫生保健服务,一般出于以下情况:①出国旅游并寻求海外治疗;②外籍人士或移民,或由雇主替员工购买,而不购买保险以避免定期缴纳保费的需要;③可以根据医疗券面额高低,用来购买所需的医疗服务。患者可以自由选择医生的服务,也可以预先限定医生。有报道显示,医疗券可以积累甚至出售。

从更广泛的意义上说,一些人认为这样的设计将鼓励竞争,并能够最终替代当前的健康保险。斯坦福大学的 Ezekiel 和 Fuchs 宣称医疗券为"一种有效、公平、简单可行的操作办法,有可能得到广泛的支持"[1]。

本书作者总结美国医疗服务券具有以下优点:①普遍性;②居民对健康计划的自由选择权;③使购买额外服务成为自由;④购买者可得到增值税资助;⑤更多依赖私人服务提供系统;⑥将终结雇主购买保险的历史;⑦将终结医疗救助和基于家庭经济调查的保障体系的历史;⑧医疗保险将逐步淘汰;⑨管理权归联邦卫生局;⑩促使更多独立技术结果评估研究所建立。

该理念的根本问题是它会造成必要医疗保健服务的不对称性,从而使医疗保健供给的管理非常困难。与其他服务不同,卫生保健服务券是"经典"市场观念的产物,但与社会服务利用的现实不相符。

服务券支付将在海外治疗中发挥重要作用,并有助于评估和避免非法服务偿付。

欧盟内的新法规有可能使服务券成为跨境医疗保健支付的新机制。

---

[1] Ezekiel E, Fuchs V R. Healthcare vouchers—a proposal for universal coverage. New England Journal of Medicine,2005,352(12):1255~1260.

第 5 章

管理型保健

概 述

自从法国医疗救助所、循证医学服务及非营利性社会医疗保险出现以来，MC 就极大地改变了卫生保健服务供给及其管理。MC 代表了一种新的服务提供方式和卫生保健服务管理类型，它对医疗保健的三个关键参与者——患者、供方和支付方之间的所有关系都有重要的影响。由于 MC 的支持者试图使 MC 成为全球共识的模型，在此有必要深入讨论。

MC 的主要作用机制如下。

(1) MC 通过不同的机制和规章，对合同福利的各个方面进行管理，如按人头预付制、保健服务和护理的"看门人"制度，排除医生自由选择机制、服务分包机制、消除供方-买方分离、扩大共同支付、起付线和报销比制度等。

(2) 通过非个性化的保健、长期密切地审查和监督服务利用者及工作人员（患者和医生/护士）、保险疾病管理指南、服务供给者资源消耗和产出的基准制定及风险选择激励和投资组合政策，MC 对服务利用和诊疗护理服务供给进行强大的管理。

(3) 通过把新技术引入常规卫生保健机构和供给过程中，MC 改变了卫生保健的供给机制和供给过程，如创造了患者分流、服务利用中对资质消费的积极管理、对简单医学和防御性医疗服务进行的延伸、合同免责条款（如果可能）及为慢性病患者、穷人或老年人提供的群组行医。

有限（管制型或管理型）的可及加上无限的官僚主义是 MC 最重要的结果，其扩大了价格和成本之间的差距，在增加公共成本的同时削弱了社会效果，从而降低了宏观经济效率。

虽然 MC 首先在美国得到发展，但是它在全球范围内对有关国家卫生保健体系改革和改革实践中的公众争论和政治理念影响力最大。现在，在许多国家，MC 是医疗保健服务提供的一种常规服务提供方式，许多国家正在尝试引进。由于来自医生和患者的阻力，一些国家，如德国，通过实施竞争和放松管制政策，正在朝着 MC 方向做一个长期转型，而其他国家，如荷兰，在 2006 年决定进行突变式改革。

MC 更准确地应被称为管制型保健，因为管制的理念是调控和引导服务可及、服务利用、服务供给专业人员的决策。为了达到这个目的，MC 开发产品型医疗，并在大量的供方机构和同样大量的第三方支付机构之间签订服务合同。

无论是对于营利性还是非营利性的提供者，患者权利法案和其他法律法规的根本目的都是避免、调查和惩罚有关过度利用、利用不足、治疗不当或腐败的非法行为。

MC 把以往由医生掌控的对患者提供必要、适当治疗的决策权转移给其他人，往往是负责经济的管理者，医生和其他医务人员也仍然负有责任。一些人认为，如果患者不依从治疗合同的要求，他们将不得不分担责任。在某种程度上，MC 的实践包括供给者与保险公司之间的诉讼中的患者责任，特别是患者在某个特定疾病管理计划下签订的合同。这种发展通过言语的变化将患者转变为有责任的和追求利益的市场产品的积极消费者，将买方与销售方分离表现出来。

MC 据说是通过整合和制造真正的消费者来提高质量。它被认为能够通过制定标准化的产品降低成本，而标准化产品由支付方或按人头付费的基金持有者进行管理。对于为微观经济设置的工具来说，其主要的功能是密切指导患者和医生如何执行特别定义的签约病例计划和福利。MC 的发展已经使支付方变成消费者，将医务人员变为产品提供者，并使后者受到合同、产品描述、执行路径或经济产出基准的管制。对医生和护士决策的广泛监管和完全控制是 MC 的最重要机制，这种机制是为了指导保健根据合同的规章来设计，而将决定权从患者、医生和护士手中拿走。

特别的，卫生保健的利用和执行过程中引入了许多微观经济学的工具，使其成为新型的管理型/监管型保健。这些依据微观经济学建立起来的机制被认为是质量、成本和降低价格的关键，也被认为是把医疗保健置于真正市场规则下的原因。这些规则将使供方和消费者自由协商产品的需求和供给、预先确定想要的质量或在一定的支付机制下被支付、根据谈判价格收费、遵从管理及其合同框架确定的标杆标准。

很明显，MC 改变了医疗保健的背景框架，因为越来越多的医生成为大型连锁供方机构的员工，且消费者（通常是第三方支付者）和供给者正在通过终止买方-供方分离的传统标准和发展大型战略联盟进行整合。

医疗服务的改革或监管不一定完全是为了参保人的利益。在 MC 的规则下，传统的医生自由选择被 MC 保险计划的自由选择所取代，该计划通过合同产品的内容进行指导。

关于引入 MC 的利弊讨论，将解决很多方面的问题。在第三方支付的成本遏制政策和供方的财务利益等问题可能会得到不同的解决。

MC 的发展逐渐展现出以下几个特点：①医务人员脱离机构独立决策的自主性大大下降；②一级承包商出于某种压力选择性地将某些服务分包给二级承包商；③投保人及患者权利成为日益关注的问题；④提高了卫生服务体系本质上是营利还是非营利、是公共部门还是私人部门的可争议性。

MC 演变趋势的背景可追溯到关于为什么 MC 支持者认为传统的卫生保健的运行无效率的七个争论。这七个争论是关于传统卫生保健供给的关键特性，即患者自由选择医生和医院、医生自由选择诊断和治疗、供给者诱导需求（罗默定律）、按服务项目付费规则、由诊所医生提供的卫生保健、卫生保健的追付（服务利用后付费），以及最重要的——医院服务中的供需分离。

MC 被看做克服传统保健服务供给失败的机制[1]。

MC 的每一个方面都对卫生保健管理的发展产生了重要影响，因为 MC 的发展几乎涵盖了关于当今和未来卫生保健的所有问题的讨论。任何能够克服"失效"问题的决策对卫生保健，以及传统用户对专业供给者文化与自我反思的认知都具有潜在的巨大影响，这些问题都很容易理解。

但是，从某些类型的供方机构利益和第三方支付者利益的观点来看，所有这七个特征的变化，将创造一个新的卫生保健供给环境，这将对所有种类的卫生保健市场产生巨大影响[2]。没有什么能像 MC 那样强力地为患者将传统的卫生保健转变成一种新型的服务。因此，本书作者对 MC 特别关注。也正是由于这个原因，美国的卫生保健体系是全球最先进的管理模式，特别是医疗监管体系，它是本书用来概述这个主题的典范。读者还应该意识到发生在美国的正在开展的医疗改革说明了 MC 的一些问题，以及如何克服这些问题的政治决策。至少在本书作者看来，美国医疗改革是否及如何影响和改变 MC 是不可预见的。

读者必须区分 MCO 是为联邦医疗计划服务，为以雇主为基础的保险服务，还是为私人保险的合同福利服务，而这有根本的区别。MC 是在营利性还是非营

---

① Walshe K, St. Shortell M. When things go wrong: how health care organizations deal with major failures. Health Affairs, 2004, 23(3): 103~111.

② Kaplan R L. Analyzing the impact of the new healthcare reform legislation on older Americans. http://www.papers.ssrn.com/pape.tar? abstract _ id=, 2013-01-27; Gottlieb S, Miller T. The closer one looks at obamacare, the more it looks like medicaid. http://www.forbes.com/sites/realspin/2012/08/19/the-closer-one-looks-at-obamacare-the-more-it-looks-like-medicaid/, 2013-01-27.

利性的利益下运行也会有根本性的差别。

为了深入了解 MC，本书作者认为有必要将 MC 理念看做一种整合型保健，其特定的组织和私立 MC 产业就植根于该方法论。读者应该理解，评估 MC 主要意味着评估其特有的法律和社会经济框架及投资者的利益。

相关概念：疾病管理计划；健康保险体系；管理型竞争；产品型医疗

5.1 管理型保健简介

MC 是一种在微观经济管理规则的主导下，在特别设计的合同及组织规章下，提供预定义的卫生保健产品的机制。MC 是由供给机构和保险机构设计的，一般由政府提供，但政府需要：①承担从支付方购买全部或部分合同服务的经济风险；②负责合约健康计划福利的管理并联合第三方供给；③指导包括作为保险公司或供给者业务主干的保险和供给。

MC 合同为减少利用和最小化供给者的每合同/每人/每病例的成本提供了激励。为了达到这个目标，已经开发和引进了一些技术用来规范和管理卫生保健供给的临床路径，同时也控制、限制和规范医疗人员的独立决策，即关于在给定合同的要求下什么服务是必要的和适当的决策。

MC 的兴起是理解如今美国卫生保健体系的关键，因为从 1965 年，它就已经开始建立（美国联邦医疗保险计划和美国医疗补助计划法案）。在宏观层面上，MC 的成本不断上升，但同时，其效率在微观经济学供方层面上也得到了提高。最初，MC 是受 1973 年颁布的《健康维护组织法》的激励发展起来的，该法案通过由联邦政府认证的健康计划来消除提供医疗的法律限制，让 HMO 提供卫生保健。该法案要求至少有 25 个投保雇主才能提供联邦政府认可的 HMO 计划。这些新类型的 HMO 被定义为"给所有成员提供清晰、明确的收益表，每月征收固定费用而非按项目付费，并在法律框架下建立起来的非营利性组织"。如此，HMO 在与基于雇主的医疗保险福利计划竞争时处于更有利的地位。起初，这种新的供给者类型也非常成功，并被人们所接受。而且，MC 理念也逐步成为美国医疗补助计划和美国联邦医疗保险的基石。现在，它是绝大多数在医疗补助计划、联邦医疗保险计划和雇主投保的医疗保健覆盖范围内的美国人的卫生保健常规机制。

MC 技术起初是由非营利性供给者开创的，现在也广泛用于营利性的私人医疗保险公司和营利性的供方机构。现在在美国，MC 几乎是普遍存在的，并在卫生保健监管中存在巨大争议。对 MC 的核心批评是其基本上没有实现扩大可及、控制医疗成本和提高质量的总体目标。许多分析者都一致认为，为了美国法律界定的非上层社会群体，MC 降低了服务可及性、增加了无法解释的成本，导致质量下降，与预期的结果完全相反，却在提高利润和将卫生体系转变为以营利为目的的卫生保健产业方面非常成功。尽管对 MC 存在许多争议，一些团体还是非常支持 MC，因为 MC 不仅能降低内部供给者成本、增加税收，还不必考虑卫生保健的必要性、适当性、循证医学和平均质量等问题，从而使卫生保健成为一个大而有利可图的产业。

一些评论认为，MC 的扩展是个人和第三方承包人成本不可控制地持续增加的原因。它也与官僚主义的显著建立、巨大的宏观经济效益的低效率和社会无效性的扩展有关。还有人强调，MC 已经把供方机构的微观经济学效益改善到了最好的水平。

MC 以选择性签约为特征，即便这是不允许的。选择性签约是 MC 机构为使分包商承担价格而由市场力量推动的机制。在目前的一些 MCO 的构建过程中，买方-供方分离是必须被终止的。

MC 的基础是按人分类计划的按人头付费模式，按人分类计划侧重于不同的混合的和预期计算的人均费用，通过减少供给者的自由选择将参保人与供给机构联系起来。对于这些目标，MC 已经开发了许多按人分类计划和按病例分类计划，这些计划是理解传统的卫生服务理念和伦理过渡到如今的大医疗商业的基础。如今，这些计划在全球范围内被使用。

MC 常常被误解，被认为是提供个性化卫生保健管理的方式。但是，个性化的保健管理可能与 MC 形成竞争，而不是支持 MC。MC 可以使保健管理成为一个重要工具，但它不是必须地一定要用于提高医疗质量，所有的管理主要关注于使成本低于人均收入。

一些 MC 模式将医疗提供者和保险公司的利益联系起来，其设计的目的是整合价值创造的不同水平和机制。对 MC 而言，最重要的是供给者之间自由、不受管制的竞争，这些供给者会寻找尽可能多的合同或者只寻找成型的特定的风险，但他们总是在寻找人均收入和可变成本之间最具吸引力的差异。

供方的盈余将取决于所提供的服务，因此，MC 已经开发出了广泛的技术来控制合同内包括住院和门诊医疗服务在内的内部成本和利用机制。这些技术主要集中在三个方面：①以最有效的医疗方式控制合同服务的可及和利用；②在按人头预付的卫生保健中，系统地监督医疗上可能是必要的和适当的服务；③严格利用（奖励）不同层次的合格专业人员。

MC 将包括微观经济上的有效工具，如分诊系统、入院前检测、入院前或治疗前证明、第二个手术意见计划、预估成本、与分包方协商收费或价格、治疗前后的协议评审、长期住院评审、出院计划、个体/大的病例管理和设计、预防医学和简单医学、内部和外部的长期利用评价、慢性病患者的团体预约。

患者不遵从 MC 的要求和决定通常会缩小健康福利覆盖范围，或可能增加额外的费用。处罚可能会影响 MCO 内部的患者和个体供给者。最近的 MC 也可能是传统保险或按服务项目付费的健康保险的组成部分。

MC 严格控制所有卫生服务的使用，并在合同框架下，评审医疗的必要性。它使用的一些典型的方法包括指南和临床路径、利用率评价、恰当性协议、消减福利的财政激励及面向专业技术人员和患者的标准化病例管理规则和指导。

现在，大多数雇主提供的医疗保险都是通过 MCO 来提供的。但是，MC 工具的变化非常快，使得雇主通常处于一个有利的地位，他们支付医疗保险的价格要比个人自付时的价格低。至于医疗保险，雇主的利益和行为取决于市场环境，且是最有影响力的，也是变革的动力。

2001 年的经济危机使管理技术再次被引入，并受到关注，就像疾病和病例管理那样。它也推动了对新型 MC 的尝试，包括供给者网络和基于激励的供给者支付。基于激励的供给者支付对质量的影响已迫使改革回到按服务项目付费的某种类型，至少在一些社区和雇主的健康计划中是这样的[①]。

2008 年经济危机的主要影响是卫生保健利用的急剧减少，雇主福利下降且无法支付医疗费用导致未完成的账单和私人破产越来越多。类似的报告由药品效益管理公司提供。

相关概念：按人头付费；HMO；MCO；药品效益管理公司

5.2 管理型保健组织

MCO 包括各种不同类型的机构，这些机构提供目录中的保险福利，为被雇主、联邦计划和私立消费者(指私立医疗保险公司)选择性签订合同的特定人群购买保险和管理保险风险。MCO 也提供明确界定的服务产品，但不一定就提供卫生保健服务。一些 MCO 通过将部分或全部目录中的服务分包给其他供给者来提供保险覆盖服务。MCO 的演化开始于所谓的 HMO，HMO 是 MCO 的主要类型。

MCO 采用各种"奖金"计划，如果参保人使用的卫生保健超过预期的计算，"奖金"计划就试图将一些经济风险转移给供给者。这使得供给者将与预期合同人均支付的偏离看做过度使用或亏损，对这样的人均亏损的补救是与员工决策和患者要求相违背的供方 MC 政策所面临的主要挑战。

MC 最关键的一点是任何一个基于统计学计算风险群落的按人头付费必须是不变的。这一过程将真实分布状况降到某一水平。如果过度利用是指超过资源消

---

① Mays G P, Claxton G, White J. Market watch: managed care rebound? Recent changes in health plan's cost containment strategies. Health Affairs-Web Exclusive, 2004, (11): W427~W436.

耗平均值的利用,这种解释可能会产生一些严重的问题。这种排除个体决策差异的机制,将不可避免地影响随后的可接受的每种类型产品的或每个患者利用保健的按人头付费的平均成本的计算。这种机制采取的方式包括持续减少预支付、不断增加压力来降低每单位提供的卫生保健产品的可变成本、让风险选择成为 MC 体系青睐的激励措施。该机制不断要求根据预先测算的产品及其价格来调整决策,而不是根据个体的差异来调整。

按人头付费,即投保人向服务提供方支付固定数额的费用,而不管参保人实际使用了多少保健服务。这是鼓励支付方式改革的一个典型例子,作为 MCO 的基础来系统实施。

许多 MCO 也可以使用"看门人"模式,在该模式中,被保险人的初级保健护士或(有时是)医生必须提供分类和转诊或在被保险人接受医疗保健之前提供事先批准程序。MCO 和传统的保险公司有时也利用非支付成本控制机制,如在覆盖高成本的医疗程序之前需要事先的行政审批或第二意见,而从经济利益的角度来看,这通常会导致人们对这类审批机制和机构独立性的质疑。

同时,MC 包含了许多不同类型的组织、支付机制、评审技术和合作。这样的组织有很大的不同,比传统的 HMO 包含更多的类型。MCO 的演变起源于长久以来通过新服务回应患者的不满、满足特定群体需求的做法。它的市场竞争已经形成了一种无序的、多样性的组织,这种组织寻求没有竞争的无保险覆盖的市场利益。

这些市场利益中最重要的是拥有雇佣医生的供方机构、与 MCO 签约的独立医生小组、单个独立医生的网络、分享区域市场的医生形成的医生区域网络及医院协会、门诊工作小组和医生网络。

有的协会只保障利益但不直接提供利益,也有只保障利益但不直接提供利益的协会,它们为了利用合同福利,只是扮演承包者和协调者或管理机构的角色。

MCO 大多试图统一价值创造的三个层次:①通过从传统保险公司、合约雇主、其他 MCO 购买有风险的服务或者通过管理政府经营的健康计划,直接和间接地承担一些类似于保险公司的功能。②提供合同约定的服务。③作为整合型供给机制,管理全部利用过程(市场营销、收购、认证和签约分包者、投资、贸易等)。

一个 MCO 通常由首席执行官、医疗执行总监、财务执行总监及广告执行总监来管理。根据美国的经验,MCO 积极地管理着大约 100 个不同的健康计划,但大部分单个的 MCO 管辖约 5 个不同的健康计划,如果它还为其他的 MCO 承担分包服务的话,就必须为更多不同的福利计划服务(据估计平均超过 90 个)。下面的 MCO 的例子阐明了其多样性。

5.2.1 问责制保健组织

问责制保健组织(accountable care organization，ACO)是一类 MC 供给者组织，这类组织想要保持合同人口的服务价格低于竞争对手的报价。ACO 承诺为综合保健提供全面支付，期望控制成本和提高慢性病服务的质量和连续性。捆绑支付协议下的 ACO 希望通过克服资金的零散性来支持这些目标。

ACO 通过与支付方分享收益，为基于按人头付费或按服务项目付费的患者提供医疗。这种类型的组织根据按服务项目付费协议，特别为那些能获得美国联邦医疗保险的人提供福利。ACO 是供方和支付方联合的一种营利性合作组织，这就是它不是真的对患者负责(像宣告的那样)，而是对真正的消费者、美国联邦医疗保险管理办公室或员工投保雇主管理办公室负责的原因。

该组织的核心规则如下：①ACO 提供初级卫生保健，但是对根据平均每人头费用(the average per capita cost，APCC)协议和专门的合同医疗质量协议签约的所有医疗服务负责。该方式是为了激励服务质量不低于协议规定的水平。②如果降低成本，付费一定会改善质量。③运用指标证明结余的确源于服务改进。

ACO 希望通过设置激励机制，促进医生之间的合作，避免供给诱导需求，关注初级保健的质量，避免不必要的诊断、治疗和转诊，并以这种方式来使用支付规则。

ACO 试图克服另一种 MCO 的问题：①传统的卫生保健组织把质量和效率的改进归于保险公司，ACO 则问责供给者，允许医生和护士更加自主地进行有更多自由的专业决策。②ACO 允许直接的和选择性的签约，没有专门健康计划的约束。③ACO 的组织类型是灵活的，如独立执业协会(independent practice organizations，IPA)或医师-医院组织(physicians-hospital-organizations，PHO)。

ACO 是初级保健中一个降低成本从而达到合同质量水平的模式，它们是保持现有业务机制运行的另一个尝试——主要是按服务项目付费和按人头付费。

5.2.2 问责的健康伙伴关系或医疗保险购买合作

这种类型的 MCO 表现为以避免依赖强大的私立保险为目的的供方机构和区域人口之间的合作。如果背后没有强大的雇主或雇主网络，MCO 的稳定性将会由于缺少稳定的财政基础而十分薄弱(根据美国正在进行的改革，可负担的卫生保健法案要支持这类合作的演变)。

5.2.3 唯一的管理服务

根据保险公司和一群供给者之间的合同，唯一的管理服务（administrative services only，ASO）是一种专属管理服务合同关系的服务。这些服务通常包括计费、执业管理、市场营销、购买、与网络用户签约或与分包商签约。ASO 不会为积极的卫生保健供给承担或分担任何风险，这是一个卫生保健管理服务外包的概念。

签订 ASO 的供给者可能是为了囊括健康计划管理，而与医院或一些供给网络或任何其他供给者协会或全球跨境供给和合作组织等签约。

5.2.4 竞争型医疗计划

竞争型医疗计划（competitive medical plan，CMP）是另一种类型的 MCO，特别是对领取养老金者来说。CMP 相对于其他卫生保健和保险供给者是有竞争力的，并与 MC 的定价、竞争、奖励和监督医生决策的特定规则相互竞争，而且 CMP 还是遵循 MC 的原则。

普遍来说，CMP 是医院和医生保留其在使用卫生保健的数量及成本方面的决策权的一个尝试，特别是在收费方面。通过确保在国家预算约束下的老年人的医疗保健，该机制引起了供给者之间的激烈竞争。正如诊断相关组或门诊费用分组那样，CMP 不仅仅是一般的预付费和产品计划，它试图避免长期的外部成本控制。

供给者试图抓住机遇发展 CMP，目的是通过对服务、成本、保险费和保险覆盖（尤其是对于老年人的）的详细说明来界定其市场。

相关的竞争趋向于将整个区域的老年人作为 CMP 的签约成员，CMP 通过广泛使用广告和市场营销工具，试图塑造一个效果好、成本低的形象。它也想通过让社区老人参与到市场营销和消费者服务中，或在某些情况下通过分享盈余，在老年人中间创造一种主人翁意识。

5.2.5 群组模式 HMO、群组网络 HMO 及群组执业模式 HMO

群组模式 HMO、群组网络 HMO 及群组执业模式 HMO 是指与一个或多个独立群组签订合约的 HMO 类型的集合，它可以为投保人在一个或多个地区提供服务。

HMO 的组织类型也是收集与医生签约的卫生保健计划的一种形式，这些医生被组织成合作伙伴，成立一个专业的公司或其他法律认可的协会。它也可以指一种 HMO 模式，在该模式中，HMO 与一个或多个医疗集团签订合同来提供服务。不管怎样，支付者或健康计划对医疗集团进行奖励，而医疗集团也反过来负责补偿所有的参与医师。医疗集团也可能负责支付或与医院及其他供给者签约，并担当基金持有人的角色。

5.2.6 独有提供者组织

独有提供者组织（exclusive provider organization，EPO）是 MCO 的一种形式。在 EPO 中，患者必须到规定的提供者组织名单上的保健提供者的治疗医师那里看病。

如果患者到外部供给机构看病，EPO 只提供有限的或没有保险覆盖的服务。EPO 和优先选择提供者组织（preferred provider organization，PPO）相似，但不容许患者利用 EPO 之外的服务。

5.2.7 健康维护组织

HMO 是一个营利性或非营利性的供给者机构，它根据合同目录或福利计划提供卫生保健覆盖。

HMO 始于美国 1973 年的一次革命。这是美国人历史上第一次认识到这种类型的服务。该服务没有按服务项目付费的规则，而是以共同赔偿保险被大家熟知。这些新型组织提高了服务质量和社会效果，使 HMO 受到公众欢迎。由于 HMO 不断扩大的管制、苛刻的成本控制政策、风险选择政策、自由选择医生权利的丧失、强制性分诊技术的实施、对某些患者的团体预约及许多具有争议性的问题的出现，人们对 HMO 也存在着广泛不满。

HMO 与医院和医生签订的服务合同明确包括或排除卫生保健供给者和福利。根据与支付方的合同约定，在一个指定的时间段内，对于预先指定的福利，保险经常使用按人头保费（加上不同的共付额和免赔额）。

其基本结构如下：HMO 由支付者（消费者：个人、个人团体、单个雇主或雇主团体、任何种类的保险公司、政府机构或任何第三方支付者，如慈善机构等）每月支付保险费或人头费。为了这个固定的金额，HMO 根据预先设计的保险计划，购买覆盖所有风险的保险。HMO 必须符合联邦认证规则和法律要求的所有其他规章。目前，已知一个 HMO 至少有五种模式，即集团模式、个体开业医生协会型模式、网络模式、职员型模式、混合模式（至少由两个 MCO 联合形成单一健康计划的模式，由于其特点不适于某一种模式类型，被称为混合模式）。

HMO 与其他供给者、医生、医院及其他医疗专业人员签订合同。根据计划，HMO 的成员只能使用签约供给者提供的服务。在一般情况下，还要求所有的服务必须由 HMO 批准。对于这样的一个目的，任何 HMO 都有其自身的使用途径和指导程序指导。作为 HMO 的财务风险评估的一部分，"它与二级承包商采取按人头支付的方式合作，但是各自承担风险，这一行为也有专门术语，即'carve-out'（即瓜分）"。HMO 将优于其他方法，优于所有供给者、供给者团体和供给者网络。

如今，HMO 被视为最严格的 MCO 形式，因为它最大限度地减少了服务、供给者和福利。除了对降低金融风险来获得高利润的兴趣外（如果是营利性的 HMO），这似乎也是成本控制策略的后果，因为它们是由强大的第三方支付者经营的。

在美国，医疗补助计划的 HMO（专为生活水平低于 FPL 的公民设定）和联邦医疗保险计划的 HMO（该计划专为 65 岁以上的投保医疗保险的美国公民设定）在提供服务中发挥了重要作用，HMO 都由负责任的政府机构严格控制。

关于 HMO 实践的批评一直是 20 世纪 90 年代早期美国体系出现更多类型的 MCO 的根源，但现在，它们都处于 MC 产业的保护伞下。

公众特别关注的一个问题是，防御性医疗实践及患者和医生之间的传统关系的不断弱化，使患者和医生之间的关系逐步转化为消费者和供给者之间的关系。

5.2.8 独立执业协会

IPA 也称独立执业组织（independent/individual practice organization，IPO），是一个预付医疗实践的特殊组织机制，而不是基于供方组织机构。它与从事私人执业的独立医生签订合同，将按服务项目付费的患者作为分包的 HMO 签约者，通过 HMO 患者的按人头支付和传统的按服务项目付费补偿机制来获得支付。

与 IPA 签约的医生必须保证向患者提供的医疗服务低于协商的金额。作为协议的一部分，医生允许 HMO 预扣一定数额的酬金（通常为每年 20%），如果年底医生的治疗成本低于协商金额，医生就能得到他的整个"保留基金"，相反，如果医生的治疗成本高于协商金额，HMO 可以随意从基金中扣除这一数额的任何部分。

从本质上讲，医生由于尝试降低由 IPA 造成的治疗成本而处于风险之中，但部分治疗成本又可由 HMO 报销，这个机制是财务可行性的关键。

5.2.9 保险者 HMO

保险者 HMO 是 HMO 的一个类型，其主要目的是提供医疗保险。它与卫生保健网络的独立供给者签订合同。

只有非常精确地选择覆盖的风险或者聚集大量的合同，保险者 HMO 才能成功运行。这两个目标若非通过与有实力的雇主/雇主网络签约是难以实现的。

5.2.10 整合型服务供给体系

IDS 主要是一个垂直构造的卫生保健供给者机构网络，它整合了医生、医院，偶尔也有健康计划业务和卫生技术提供者或药房。IDS 打算建立一个医疗保健连续体，提供无缝的服务，通过签署一定补偿协议，动用网络区域的能力来管理卫生保健，它也被称为纵向整合体系(vetically integrated system，VIS)。

纵向整合型卫生保健是指卫生保健供给者组织(即一个供给者组织)控制或拥有各个阶段的服务供给，整合服务、供给的分布。

在医疗领域，纵向整合可以有多种形式，但是，它通常意味着医生、医院和医疗计划以某种方式联合其机构或过程以提高效率。纵向整合的设计可以通过以提高医疗质量为目的的结构和过程的整合来实现。整合可以是机构上的，也可以仅通过数据交换进行。

IDS 或卫生保健网络通常是纵向整合，但其覆盖区域市场中避免或排除竞争的趋势也受到了批判。如果医疗保健是在非营利的条件下提供的，通过市场的纵向一体化限制或排斥竞争的现象应该受到特别关注。

IDS 是国际上普遍的，也是联邦反垄断机构长期关注的问题。在一些国家，如果 IDS 触犯了法律，也可以通过专门部门来对此进行调查。

IDS 通常形成垄断性的区域网络，覆盖所有卫生保健利益相关者，以防止新竞争者出现。在这种情况下，它不是一个建立的组织，而是一个基于数据交换和为合作与竞争而遵守协商好的市场利益和规则协议的非正式网络。

所谓的医院联合关系可能被视为一种特定类型的 IDS，它描述了一个第三方支付者和一个或多个医院之间的合同关系，医院凭借这种合同关系，提供所有合同规定要提供的住院福利。

医院联合是一种由支付方选择性签约的机制，在一些国家，这种联合关系是非法的，在另外一些国家是违反国家竞争规则和垄断法的。有些国家正在运用这样的战略联合使其成为一种促进竞争、降低医院数量的方法。另一个可行的基本理念是把保险和供给集中在一起或把保险的风险转移给供给者，或者至少使其与医院共担经济风险。

这样的联合机构是为了应对买方-供方分离的理念，实施 MC 方案。保险消费者只能使用联合的医院，反过来，医院可能会被要求减少保险福利利用、预算或财政支付。

为达成所有这些目的，在领导、规划、产品设计、布局、市场营销和贸易中，IDS 经常使用高度精密的、先进的技术。数据的收集和交换似乎发挥了重要作用，使 IDS 成为一个"数据经纪人"和利益第三方。纵向整合的 IDS 试图包括第三方支付者和卫生保健产业，并被国家的反垄断法和机构批判性地看待。IDS 的崛起标志着旨在排除竞争的医疗保健公司的迅速发展。它们在财政和政治游说方面通常是非常强大的，而且很难进行监督。有迹象表明，在 IDS 中，腐败也是广泛存在的。

5.2.11 整合型供给者网络

整合型供给者网络（integrated provider network，IPN）聚集了一批医院、医生及创建提供综合卫生保健服务体系的供给者。该体系通过协调的、以客户为中心的统一体在指定的区域市场上提高卫生保健服务，有时也容易被误称为整合服务网络或 IDS 或整合供给融资体系，尤其是当该组织也提供保险计划时。它希望通过一方为家庭和慢性病患者及残疾人士提供全程服务。

5.2.12 整合型服务网络

整合型服务网络（integrated service network，ISN）是横向整合网络，像 HMO 服务规则一样，没有必要保证福利。ISN 提供一个健康计划，必须接受州政府和联邦政府对健康计划、保险公司或 HMO 要求的协议。没有健康计划的 ISN 必须保证其对医院、诊所和医生的管制。

ISN 可以是医疗供给者（通常是医院和医生）之间的财务或契约条款，这些医疗服务供给者通过一个法人实体提供全面的卫生服务产品，该法人实体作为单一整合服务网络是独立于 ISN 运行的。ISN 主要提供协调持续的服务，并为所服务人口承担临床和财政责任。

一些 ISN 可能会被混淆称为 IDS。

5.2.13 管理服务组织

管理服务组织（management service organization）是在 MC 政策下，管理医院和医生的合同的外包机构。

5.2.14 医疗服务组织

医疗服务组织（medical service organization）是一个有组织的医师团体，这些医师组成一个实体，能够与他人签订附加服务利用的合同，合同的合作伙伴是医院、诊所或其他门诊实体。

5.2.15 医师-医院组织

PHO 是通过医师和医院与一个或多个 HMO 签订合同来提供医疗服务的一

种形式，PHO 是医生和医院为一些明确设计的目的而进行的合作方式。

一些整合模式包括 PHO、管理服务组织、群组执业、整合型供给者组织和医疗基金会。

5.2.16　医师执业管理组织

医师执业管理组织（physicians practice management organization，PPMO）是一个类似于医疗服务组织的医生管理机构。

5.2.17　供方资助型组织

供方资助型组织（provider sponsored organization，PSO）明确整合了医疗服务供方和保险机构的功能，与私立保险公司激烈竞争，依赖于第三方支付者，尤其是雇主。它们也可能是由强大的企业或小企业网络形成的，其目的往往是使支付方独立于强大的保险公司或 HMO。

5.2.18　服务点计划

服务点计划（point-of-service plan，POS）是在共付情况下，提供给参保人的常规 MC 合同，但允许参保人利用 POS 以外服务的一种医疗服务组织形式。如果支付额外的保费，参保人也可以选择按服务项目付费。

POS 整合了赔偿计划和 MC。

5.2.19　优先选择提供者组织

PPO 是一个医疗保健服务的组织形式，包括合作和签约的医院及门诊医生办公室，直接给为其员工签约的雇主提供福利计划。PPO 在折扣基础上（贴现服务费）与传统的补偿保险签订合同。其共付比例约为 20%，额外的免赔额是常见的。

许多保险个体比较喜欢 PPO，因为有更多自由选择医生的权利，但也仅限于 PPO 内部。

5.2.20　社会健康维护组织

社会健康维护组织（social health maintenance organization，SHMO）是健康计划的一种类型，它根据一个给定的健康计划（在美国与医疗保险相关），加上其他服务，如处方药和慢性保健福利、短期护理家庭服务、个人保健服务、医疗运输、眼镜、助听器及牙科福利，提供全面的医疗卫生服务。由于 HMO 的保证，SHMO 的基本福利会得到补偿。根据美国的经验，这类组织的经济基础似乎是相当薄弱的，甚至其激励措施也是受到批判的①。

5.2.21 患者分诊中心

传统上来讲，在任何一种急救保险、灾害管理和战场医疗保健中，分诊都是一个重要的工具。

如今，患者分诊系统也被 MCO、卫生计划和供给者实体所使用，它们正在设立称为分诊中心的计划或诊所，作为供给者组织的"守门人"，通过专业化的诊断和治疗将患者进行分类。在按人头付费的情况下，分诊中心的实施是为了引导患者远离昂贵的医疗服务。

患者分诊中心是评审过程利用的延伸，是急诊室服务的转移或帮助病例管理的一种机制。

分诊中心也可以通过使用电话和互联网来实施，这就是它们也被称为预授权中心、危机处理中心、呼叫中心或信息线的原因。一种特定的发展涉及软件的开发和建立，而分诊中心是基于人工智能（artificial intelligence，AI）技术开发的，如人工智能病例推理或其他。

5.3 管理型保健产业

本书作者认为有必要区分 MC 和管理型保健产业，后者植根于方法论，它不同于 MC，并依赖于其具体的法律法规、经济社会框架及主要目的。

如今，管理型保健产业是最大的产业之一，在一些国家甚至就是最大的产业。我们从不介意对此的正面预测。例如，罗宾逊在 2001 年说过："经过十年的反复实验，该实验可以被定性为一个经济上的成功，但却是一个政治上的失败。政府、企业和专业领域的普遍被质疑推动了其向消费主义的转变；前所未有的经济繁荣减少了对干预个体自由的社会宽容；互联网技术革命拓宽了信息可及，促进了保险和供给的大众化定制。"②

一些高级分析者赞同这个观点，但显然失败了，如 Reinhardt 和 Relman③。

对 MC 及其产业的全面批评是美国 MC 计划问题报告的主要部分，特别是报告

---

① Thomas K E, Gassoumis Z D, Wilber K H. Conversion diversion: participation in a social HMO reduces the likelihood of converting from short-stay to long-stay nursing facility placement. Journal of American Medical Directors Association, 2010, 11: 333~337.

② Robinson J C. The end of managed care. Journal of the American Medical Association, 2001, 285 (20): 2622~2628.

③ Relman A. The decline and fall of managed care. http://www.hhnmag.com/hhnmag/jsp/articledisplay.jsp?dcrpath=AHA/NewsStory_Article/data/HHNMAG418&domain=HHNMAG, 2004-03-04.

MC 中的危险和戏剧性的事件。"此外，公众关注被恐惧驱使，即不管现在他们的计划实施得多么好，当他们生重病时，保健可能是不可用的或是不可支付的。"①

管理型卫生保健产业包括提供 MC 的公司，这个术语反映了卫生保健的法人化，就像 Starr 或 Salmon 已经在 20 世纪 80~90 年代分析的那样（Starr，1984；Salmon，1990，1994；Herzlinger，1997）。

尽管许多分析者一致认为，在 20 世纪 90 年代后期 21 世纪前期，MC 开始减少，但是，尽管现在 MC 产业受到公众的严重攻击，它仍然非常强大。但由于许多原因，该产业正在发生变化，并在其账户中持有巨额浮动资金。该产业所在国家的卫生保健改革即使成功，也难保证在股票市场上获得成功②。

这些事实很容易理解：如果医疗服务的价值为 10 美元，那么其价值变至每年每人 10 000 美元甚至更多时就必须被称为大生意，特别是在大部分服务市场由盈利驱动的情况下。如果不通过公共利益和社会利益对此加以强烈规范，医药产业将成为一个与其他产业一样的产业，如采矿业或汽车生产和销售产业。

医疗保健产业具有简单的愿景，包括：①希望在全球范围内获得利润和诱导其长期增长；②在有利可图的情况下整合价值链的所有环节；③通过限制竞争，避免损失；④不断界定新产品，并在全球积极宣传它们；⑤将经济风险和责任转嫁给别人。但是，由于日益密切的对医疗保健产业的关注（来自美国的经验和奥巴马的改革），美国医疗改革将改变该产业的前景③。

分析者认为，长期持久的金融危机将对卫生保健产生重要影响，因为增长不依赖于需求，而依赖于供给者诱导需求，但要由公共或雇主或个人支付。金融危机将影响国家预算，因为雇主支付的保险费将下降，而私立保险参保人需要减少卫生支出，这可能会削弱几大市场参与者的强大力量及他们用多种方式控制国家市场的能力。其相应的措施可能是到国外去，在新兴国家像平常一样继续开展业务，然后把他们国家的患者送到国外进行治疗和护理。我们可以通过鼓励国际机构（如世界银行）在新兴国家投资，使卫生保健成为市场驱动的营利性事物，通过新兴国家公民和卫生保健旅游者的使用或强制的远程医疗来实现。

---

① Blendon R J, Brodie M, Benson J M, et al. Understanding the managed care backlash. Health Affairs, 1998, 17(4)：80~94；Burton C V. Managed health care (a good idea gone wrong). http://www.burtonreport.com/infhealthcare/managedhlthcare.htm, 2009-07-11.

② http://markets.on.nytimes.com/research/markets/usmarkets/industry.asp? industry = 56122&sector = 56, 2013-01-27.

③ Rivard C, Rebay K. The 5 Mega-Trends that Are Changing the Face of Health Care. Boston：The Atlantic, 2012.

第6章

卫生保健与竞争

概 述

竞争是至少两个竞争者为争夺市场及其份额而寻求有利条件以相互对抗的活动。如果市场只涉及非生存必需的物质产品,该概念很容易被忽视。但如果它涉及必需品,如空气、水、食物、衣物、住房、教育、通信和为儿童、残疾人、患者或老年人提供的基本服务,竞争就可能会和《联合国宪章》第55条规定的基本人权发生冲突。

根据此规则,获得卫生保健是一项基本人权,并提出了一个问题:竞争或其替代品——合作是不是履行这一权利的一种途径?实践证明,市场只能满足一部分的健康需求。在一些国家,只有极少数人能获得必要的卫生保健,因此,关于这个问题的讨论是最有争议的。因此,拥有经济最发达的市场体系的国家还开发了最全面的国家或社会卫生服务体系,使卫生保健成为一项公共事务[1]。

在有实际证据和有关竞争失败的基本讨论的背景下,竞争或公众社会责任哪一个在为每个人提供必要、适当和有效的卫生保健和没有社会歧视方面做得更好,依然是有待解决的问题。

卫生保健行业的竞争不得不识别竞争者和他们正在寻求的特定优势。但是,围绕竞争的讨论往往错误地把其内容与一个特别的枝干——"市场竞争"混为一谈。不是所有竞争都是"市场竞争",不是所有竞争都排斥合作,我们应该明确区分竞争应该被看做一种达到社会目标的方式还是被看做人类社会生活的最初愿景。

---

[1] Woolhandler S, Himmelstein D U. Competition in a publicly funded healthcare system. British Medical Journal, 2007, 335(7630):1126~1129.

第6章　卫生保健与竞争

如果我们从公共卫生、宏观经济或微观经济的角度，或者从患者、医护人员、医疗服务供方机构或第三方支付者等不同的角度来讨论竞争，那么竞争的内涵显然是有差别的。如果讨论的内容变成增加利润、减少损失、提高准入和质量，或者优化基础设施方面，竞争的内涵也是有差别的。典型的观点是，医疗服务供给者之间的竞争将改善临床结果，降低成本，更有效地改善系统功能[1]。

经统计，目前在欠发达国家和新兴国家几乎没有关于卫生保健领域竞争结果的研究，而只有少数所谓的发达国家可以提供关于这个问题的研究。即使有研究证据(任何水平的证据)可以借鉴，其研究结果也是含混且不清楚的，且大部分都与典型的市场规则和法律相悖。产生这些问题的原因包括信仰与意识形态的不同、利益的考量，以及知识结构的不完备。

有关市场竞争的框架条件可通过立法、健康保险的规章或合同的标准化来提供，因此，任何关于竞争的讨论都需要考虑投入和产出、愿景和结果之间的关系，这是了解有关卫生保健竞争的一些具体问题的关键。其主要需要了解以下一些问题：①卫生保健的目标是什么？②是谁设定的这些目标？③谁来埋单？④测量的结果是什么？⑤谁从竞争中获利？

竞争是用来设定目标还是分配资源或是获得服务质量，其结果是不同的；竞争是发生在饱和市场还是不饱和的区域市场，其结果也会有很大差别；竞争是提高可及性还是为选定的病人提供卫生保健，或者是提高资源消耗还是提高利润，其结果也会有很大差别。关于卫生保健竞争的讨论是有争议的，但是这往往只是关于卫生保健是否必须受人人平等可及的标准指导的讨论的一个替代。

在饱和市场，供给者争夺买家；在不饱和市场，买家争夺供给者的产品。如果市场竞争满足以下条件，那么这个概念很容易被忽略：①提供多得足够建立连锁"仓库"的有形产品；②提供独立生产的由买方出资的产品，且购买后产品将继续存在；③找到能自由决定是否购买某种产品的买家；④建立一种买卖双方相互独立并能平等进入市场的途径；⑤由买方灵活决定是否购买一种产品。

有关卫生保健，我们能找到满足部分或所有以上条件的情况，但是，我们也会找到以上条件都没有涵盖的情况。一般而言，人们可能会得出一个结论：卫生保健的必要性与竞争的优势呈负相关。

如果问到竞争的优势是什么，给出的答案是非常统一的，一般涉及以下几点：①竞争将是患者的普遍优势；②竞争将允许患者选择医疗服务供给者；③竞争会提高质量和效率；④竞争会降低费用；⑤竞争将减少官僚作风。

---

[1] The Health Foundation. Competition in healthcare. http://www.health.org.uk/public/cms/75/76/2601/1841/Research%20scan%20-%20competition%20in%20healthcare%20%28April%202011%29.pdf?rea lName=ZqZqdi.pdf，2012-12-21.

以上得出的有关竞争的优势的观点并没有经过实践调查，而最近的一项来自美国和欧洲（主要是英国）的荟萃分析研究描绘了一幅完全不同的画面。其结论是，证明以上竞争所具有的优势的证据非常稀少，而得到"竞争是有好处的"结果的那些结论却又大多数都没有经过良好的调查。关于这个问题的研究大多是以美国的体系为例，并推测出以下竞争结果：①临床上的结果可能会使质量降低；②会降低基本卫生保健的可及性；③供给机构的成本和效率可能会提高，但不会影响价格制定和宏观经济问题；④患者的满意度可能会增加；⑤职业化减少，而员工的稳定性和内部合作能力降低；⑥供方体系会受到日益增加的风险选择、不断扩大的私有化和兼并的影响。

在卫生保健领域，竞争是指如果在支付方、供方和患者这些关键市场参与者之间形成一种广泛、不受管制的关系，那么所有参与者对市场利益的竞争完全或至少能够在他们之间保持平衡。

有关市场竞争的概念，其基本原理可追溯到亚当·斯密（1723～1790年）的理论，他认为人的本性只着眼于利润最大化。因此，只要个体可以在市场上选择和交易商品，这种假设的自然行为就会积极支持任何个体的生活。这些市场也将不断描绘出商品的价格和数量的轮廓。

但是，亚当·斯密的假设有两个很重要的先决条件：①市场上的任何利益相关者都拥有同样的权利；②相对于其他参与者而言，没有任何市场参与者能够完全取得成功。

亚当·斯密的假设包括商品卖家的数量足够多，以避免单一供给者垄断市场。根据斯密定理，只有当这个假设实现并不断稳定时，市场才是对每个人都有利的。

但对卫生保健而言，这样的假设显然是错误的。在没有外部管制的情况下，任何市场参与者都不可能有相同的权利，竞争也无法保持市场的平衡，即使是在落后地区缺少资源和供给者的情况下也不例外。

竞争分出了输家和赢家，如果一个供给者在不受管制的市场上与其他供给者竞争，并不能保证患者普遍受益。国际上没有证据证明竞争有助于减少卫生保健可及的不公平性，并可以在资源缺乏的条件下提高质量，也没有证据证明竞争有助于降低卫生保健系统的总成本。

和美国最近（2012年）通过的《平价医保法案》一样，卫生经济学家讲述卫生保健市场的竞争失败，并要求引入卫生保健服务的规章制度和管理模式。

对卫生保健市场竞争进行监管是为了使供给者的行为适应卫生保健服务的特点。第一，市场是被必要性支配来拓展供给的，而这些供给对第三方支付者和患者可能是危险的。第二，市场倾向于选择明显违背护理依赖的患者的利益的需求和风险，以及单群体的议价能力。第三，对卫生保健的需求和个体的经济实力是相辅相成的。第四，对利润的追求可能会严重违背公众的需求。第五，竞争会让某些专业技能荒废，浪费资源和投资。第六，有效的卫生保健的基本属性决定了政府应必不可少地加强管制和对服务利用的控制，当然，这会形成一个庞大的官僚体制。

由于卫生保健行业存在大量的潜在竞争对手，卫生保健系统变得更加复杂。如果一个社会想通过竞争牟取公共利益，那么社会就会与公众的共同利益发生冲突，其后果是对竞争失败的管制将不断延伸。有趣的是，虽然美国的制度是最市场化的，但同时也是全球监管最严格的。

2008年诺贝尔经济学奖得主保罗·克鲁格曼对这个问题做出了评论，该评论并不只是针对美国的问题(Krugman, 2005b)。

"这一周，又有一个报告强调美国提供基本卫生保健的工作是多么糟糕。罗伯特·伍德·约翰逊基金会的一项研究估计，20万个美国工人没有医疗保险，得克萨斯州的情况最为严重，超过30%的65岁以下的成年人没有保险。缺乏保险导致就医不足，在超过12个月的时间内，有41%的没有保险的患者因为费用问题而无法就医，有56%的人没有家庭医生或卫生保健提供者。

"我们的体系迫切需要改革，然而，进行有效的改革是非常困难的，原因有两个，即既得利益和意识形态。

"那些总是试图让别人来埋单的庞大的医疗官僚机构是我们卫生体系中最没有效率的。一个猜测是，200万~300万个受雇于保险公司和医疗服务提供机构的美国人不提供卫生保健，其主要工作是将责任推卸给其他人。

"然而，任何试图减少这种浪费的努力都会损害强大的、组织良好的利益集团的利益，这些利益集团已经显示其是阻碍改革的力量。

"我们的意识形态也存在很大的问题。美国由保守派统治，他们有私有化的妄想，他们坚持认为要扩大私有化，而不是减少私有化。即使有证据明确指出私有化的弊端，他们仍然坚持自己的观点。……我可以举出很多这种在工作中让人困扰的例子，但有一个很好的例子可以证明是由意识形态引起的疏忽，就是2004年用了整整一章介绍卫生保健的总统经济报告。该报告可以理解为一种保守的主题宣言，其主要信息是，美国的卫生保健做得很好，不必介意巨大的开支、较低的平均寿命、较高的婴儿死亡率，这是一个以市场为基础的系统，所以它必须是好的。"

"竞争信念模式"和现实之间的反差是最显著的。此外，读者应该明白，竞争是为发达的还是为发展中的卫生保健体系提出的显然是有差别的。但无论读者观点如何，竞争是现实存在的。因此，卫生保健部门的管理者必须识别竞争者及其寻求的有利条件。管理者无法决定是否存在竞争，但他们能决定在既定条件下的行为，他们必须知道存在的问题，必须为患者和供方机构提供完善的策略。

在框架条件和管制下，市场竞争是否可以转化为卫生保健服务供给和利用的特性，是一个持久的争论。市场竞争是一个特殊的和最重要的争论，远远超出了供给者的评级和基准标杆。

卫生保健的竞争的关键问题是要避免风险选择、基本卫生保健的分配不可及、医疗军备竞赛和供给者诱导需求、过度医疗和医疗服务利用不足。如果我们从以下角度看问题，关于卫生保健竞争的讨论会截然不同，即公共健康的角度和宏观经济角度；单一供给者的微观经济角度；病人的角度或者第三方支付者利益的角度；关于竞争的讨论重点。

有关竞争的讨论往往只是卫生保健是否是由人人平等可及的标准、风险选择、公众参与标准制定或者由供方决策指导的讨论的替代。更深入地探究这些问题，我们还发现几乎所有的争议都是围绕卫生保健管理。这种争论的方式只是对以下两方面之间的真正冲突的掩盖：①寻求循证的公共卫生，以求在既定的资源条件下最大限度地满足公众的需求；②供方再筹资的必要性，以及（如果需要）增加利润或利润最大化的必要性。

真正的冲突不是最好的供给之间的斗争，而是对卫生保健体系的目标和功能所持有的不同观点之间的斗争。由患者利益、供方目标和第三方支付者目标组成的三角结构为卫生保健领域的竞争这一主题提出了卫生保健管理的重要性。不同的答案和立场肯定会分割出管理的目标和特定体系的功能。

在任一国家，人们对卫生保健的需求总是不均匀分布的，这就是卫生保健竞争对不同的社会群体和社会阶层可能有截然不同的结果的原因。它可能对一些社会群体是有利的，而对另一些群体是不利的。一个特别的问题是人为构造的所谓的高危人群，这个名词是为风险选择策略的某个范围而构造的，或者是为有差别地、不平等地提供和应用保健的策略构造的。然而，这种人群风险的概念和具体的方法论，在竞争中发挥了重要作用，并使流行病学在理解竞争中发挥重要作用。风险人群是否包括那些特别依赖医疗帮助的人群一直是几个世纪以来人们关注和冲突的焦点。

为了避免一个国家的大部分人口不能获得帮助（可能会伴随出乎意料的社会经济后果），并确保卫生保健市场成功、持续地发展，一些国家在卫生保健利用领域否认市场竞争，另一些国家则相反，它们试图在市场竞争和法律法规之间再次找到一个平衡点（相关概念：监管或管理型竞争）。后者反对管制社会目标，更倾向于调整和规范竞争的概念，并尝试实施独立的机构监督竞争的目标。

那些在预防、卫生保健、护理或康复供给领域更喜欢自由市场竞争规则的人做出了以下假设：①任何供给者都能自主提供治疗和服务、选择消费者；②消费者可以根据自己的知识、偏好、购买力、价格和质量，自主选择必要的、适当的医疗服务及其需要的供给者（紧急情况除外）；③医疗保健专业人员将根据所提供的健康计划和条件自由选择第三方支付者；④第三方支付者可以自由选择签约服务提供者和供方集团，如连锁医院；⑤供给者根据自己的企业和经营理念，自由选择医疗和护理人员；⑥医疗和护理人员自由决定自己的风险，或自由选择受雇于哪家供方机构。

一些经济学家，大多是诺贝尔经济学奖得主 Friedman 的追随者，假定上述假设为自由的唯一基础，该自由仅仅植根于自由市场竞争。他们强调，在自由市场中提供医疗服务并不会危及自由社会的基础及其规则。

但是，另一位诺贝尔经济学奖(1972 年)得主 Arrow 却关注风险选择的关键点及在无管制市场规则中卫生保健的有限可及，他明确指出竞争对人们及对宏观经济和卫生保健行业的不利影响。

在经济学家、卫生保健体系研究人员及公众之间，有关卫生保健领域竞争失败的讨论在扩展、持续。讨论是紧随着压倒性的实证证据进行的，这些证据表明自由的卫生保健市场的社会效率很低。

进一步从基础和理论上来说，竞争往往被假定为任何复杂系统演变的最根本的推动力，有时即使生物系统的进化也被解释为完全根植于竞争。

这些解释可追溯到查尔斯·达尔文对生物系统进化的诠释[1]。有些人把他的发现和著作作为解释社会和经济发展的基础理念，他们把自然选择的理念转移到社会生活中。因此，这种观点使有限的卫生保健可及成为自然选择的方法。这种排除人们可及的市场规则被认为是真正的自由和选择的方法，这个理念也被称为社会达尔文主义，并且已经被证明非常有效地影响了很多人(包括科学家)的思想。19 世纪末和 20 世纪上半期，这种思维和实践的灾难性后果是忽略了所有的科学依据和伦理原则。

《世界卫生组织宪章》的序言中对健康所给出的定义可以作为 1933 年和 1945 年德国政治对社会达尔文主义定理的直接回答。人类进化的原因不是强者生存，而是使活着的人获得最好的适应给定的自然条件的能力，是人类在生存和发展的过程中合作的能力，是人类通过合作使特定环境满足人类需求的能力。这确实需要合作和互相帮助，而不是与最弱者竞争。

一般性讨论都会严肃看待关于通过竞争和/或合作而进化的争议[2]。

"基于优化的竞争在物种进化理论和一些商业或工业结构演变理论中扮演着重要的角色，但是进化不会导致物种或将来商业的最优选择，关于进化过程中幸存者优化了什么的问题仍然存在疑问。"[3]

---

① Darwin C. On the Origin of Species by Means of Natural Selection, or the Preservation of Favored Races in the Struggle for Life. London：Murray，1859.
② Axelrod R，Hamilton W D. The evolution of cooperation. Science，1981，211：1390~1396.
③ http://ageconsearch.umn.edu/bitstream/123543/2/wp%2047.pdf.

大量的科学家特别强调在为大家提供生活必需品方面的合作和社会凝聚力的影响，一个国家的社会凝聚力也是社会经济发展繁荣的有利条件（Wilkinson，1994，2005）。尤其是教育和卫生保健的提供不仅是一个道德问题，也是进步的前提条件和目标，而不是一种负担或 Friedman 所说的"经济黑洞"[①]。

尽管如此，一些有影响力的经济学家（主要是所谓的"新自由主义者"）认为，为了卫生服务利用和卫生保健体系的发展，新兴国家需要竞争。另外一些经济学家则再次假定，为了保持人类未来的安全，合作是解决基本问题的方式。

大部分卫生保健供给领域竞争的支持者也希望在追求质量的时候，限制竞争。他们希望建立一个以目标为中心的法规保护伞，并称之为"管理或监管型竞争"。但这样的安排需要某种饱和的卫生保健市场作为基础，如果没有，弱者（大部分情况下是患者）在竞争中总是处于不利地位。在历史上的大部分时间，为了牟利，卫生服务提供者提供超出患者需要的治疗和护理，被认为是违反专业道德的。上述原则能一如既往地被支持是因为卫生保健大多是穷人、残疾人和老年人需要的，是由自付、捐款、雇主津贴和税收服务共同支付的。医学和卫生保健被认为是为经济竞争中的"失败者"提供的服务，是为了保持社会平衡。在卫生保健产业中，它仅仅是满足需求的慈善事业，而不必竞争卫生保健的市场份额。

在一些国家，已经开始实施法规明确禁止供方机构之间及公共疾病基金之间的竞争。在德国，1994 年之前，卫生保健竞争属于违法行为。此后，仅仅通过设立竞争机制，德国的卫生保健体系就在其社会愿景和理念上经历了根本性的转变。在越来越多的官僚腐败之后，其体系最重要的变化之一是实施了风险选择的指导原则。

卫生保健的传统功能正在改变，因为医疗产业是大多数国家经济发展中最显著、最快速发展的产业。卫生保健支出超过很多国家的经济增长，也超过大部分个人和家庭的收入。卫生保健的经济作用将进一步扩大，将推进全球国家卫生保健体系的转型。因此，卫生保健不仅需要管理供求的专业理念，而且需要采用现代化的管理理念和技能。

如今，卫生保健极其复杂，它处理庞大的资源，这些资源使通过合格的企业家来改善卫生保健及其供给的管理成为必要。所有的卫生保健，无论是由营利性供方机构还是非营利性供方机构提供，或是由慈善基金支付，或是由国营机构或任何形式的公立或私立保险提供，它们之间确实是独立的。但是，成功的竞争确实需要有效的合作。

事实上，如果卫生保健的周围经济是由市场主导的，保健将会以多种方式受到市场竞争的影响。一些影响必须控制，因为它们基本上植根于选择性的竞争机

---

① Friedman M. How to cure healthcare? Hoover Institution，Stanford University，2001.

制。因此，竞争是非常重要的，原因包括：①对已形成的愿景、应用卫生服务的过程和基础设施有促进作用。②对非公共的选择性风险保险与社会医疗保险的发展有益。③对供给者利益的激励机制的建立有促进作用。

管理卫生保健总是会遇到两种挑战，要么是为了最大限度地提高经济产出而推动竞争，要么是为了使人们远离竞争失败而制定政策。其原因很简单：绝大多数患者都不能够在竞争中成功。

一些人坚持这样一种观点，即在慈善或非营利的框架下，竞争不能发挥作用。这些讨论者将卫生保健向营利性供给者的转变看做向自由市场的转变。但我们应该清楚地认识到，市场体系已经发展出庞大的、多样性的法律法规来控制利润的获取并规范竞争。

区分以下几点讨论的背景是很有帮助的。

（1）是否有公共或政府目标来保证每个公民的卫生保健的可及，并且该可及不依赖于个人收入。因此，医疗服务必须是对每个人可用的，必须有界定清晰且被普遍接受的关于必要性和恰当性的标准。通过竞争改善卫生保健的想法意味着两个主要假设：一个是患者争夺有限资源的环境；另一个是卫生保健供过于求，供给者争夺患者。第一个假设会导致医疗服务利用不足，第二个会导致利用过度。如果利用不足和利用过度同时存在（通常是这样），竞争将会对发展不足的、无效果的和低效率的医疗服务利用机构产生严重影响。大多数分析家和实证研究强调，广泛的可及性需要有计划的、积极的监管/管理来控制利用不足和利用过度。目前，全球没有证据证明竞争可以改善必要的、适当的卫生保健的可及性。相反，如果公民生病了，政府应该为他们提供寻求帮助的机会，而这需要法律法规和社会治理，需要确保卫生保健不依赖竞争，不依赖供给者有效的资源配置。

（2）如果有一个预期的目标或标准，有效性就是可测量的。如果一项措施是有效的，或不依赖于目标实现的程度，就提出了卫生保健目标设定的问题。该标准是由目前可得的科学证据和以国家医疗政策和/或 WHO 为代表的伦理或社会规范共同设定的。卫生服务是否有效的评价依赖于这些特定的目标和宗旨。卫生保健的有效性并不仅仅依赖于单个的供给者，这是常识。有效性还取决于一个地区的整体基础服务设施、患者的社会结构和可用资源的分布。一个卫生保健系统是否有效，主要是按照国家标准进行测量的。但是，竞争是为了选择。当患者或第三方支付者选择供给者或供给者选择患者和第三方支付者时，选择才会发挥作用。引入竞争的目的是根据一些预期的选择性目标和成果选择患者。在这些前提下，预先估计风险、效用和成果成为最成熟的竞争方法。

（3）谈到效率，竞争的作用在宏观经济层面和微观经济层面是不同的。以美国为例，如果全成本的测量与可及性和结果相关，卫生保健和医疗服务的竞争从宏观经济角度看是最没有效率的。相反，在供方机构或保险公司的微观经济层面上，竞争是最有效的。MCO显示，按人头付费技术和预付系统使风险预选择成为当前卫生保健管理的主流。但是，在供方机构内部，竞争也很容易危及员工合作的有效性和满意度。

在参保个体对抗健康风险和医疗服务者提供服务时，无管制的竞争造成了许多不想要的或社会不能接受的影响。如果纳税人填补不了缺口，很大比例的人将无法获得医疗服务。更有甚者，市场竞争使政府成为一个重要的市场参与者。

竞争也是国际卫生保健管理的中心问题，其背后的驱动力是什么？竞争靶向只有四个维度，即固定成本(即资本成本)、可变成本(主要是工资)、有选择地提供各种产品、产品质量。以上每个维度与全球卫生保健竞争的关系都是非常紧密的。

竞争仍在持续，人们期望减小固定成本之间的国际差异，尽管还远远没有达到这个目标，维持可变成本的均衡也有很长的路要走。如果循证医学的推动力决定卫生保健的质量标准，那么了解到什么样的竞争将会成功是很有趣的。

目前国际上正在尽最大努力使卫生保健适应竞争，同时发展相关理念以克服竞争失败。一个主要目的是通过实施管制或管理型竞争的理念，制定规则来调节竞争而不是质量。

所有关于这些主题的国际辩论，大致可以归纳为以下五条：①卫生保健可及性的竞争；②供给者之间的竞争；③保险公司之间的竞争；④结果竞争；⑤价值竞争。

6.1 选 择

在卫生保健领域，选择通常被认为是一个个体的有利条件，涉及医疗保险及其覆盖计划的选择、选择卫生保健供方的权利、服务和治疗的共同决策。选择问题的争论主要集中于一个国家的医疗保险和医疗服务供给机制是如何构建的或者应该如何供给。

关于选择正确性的讨论在基本观念上存在着偏见。在一些国家，这个讨论对支持强制性国家卫生服务及社会医疗保险或私人医疗保险的选择起到了重要作用。这种讨论包括只有私人医疗保险才能提供选择供给者或治疗的自由。

对此问题的讨论，至少需要回答三个问题：①是不是所有的人都有可自由选择的资源，都能买得起覆盖他们所有个人风险和需要的保险？②建立一个服务系统，该系统能在任何地区、任何时间为所有公民提供他们需要的循证预防和循证医学，这个想法是否现实？③患者是治疗的独立决策者吗？他们是否受到供给诱导需求的影响？

如果自由市场或公共团体在提供卫生保健时可以做得更好，选择的权利和能力会处于一个尴尬的局面。改变国家卫生保健系统的目的不可避免地要澄清卫生保健覆盖和供给手段在现实中的选择问题。其主要方面可能会聚焦在以下几点：①第三方支付者是否自由选择接受申请人；②第三方支付者是否自由选择接受医疗服务提供者；③供给者自由选择接受和挑选患者；④供给者自由选择与第三方支付者签合同；⑤个人自由选择申请医疗保险；⑥个人自由选择医疗服务提供者。

在现实生活中，自由选择的构建是不现实的，其原因如下。

(1)全球绝大多数人不能自由选择是否购买保险，他们根本无法自由选择，也就是说，即使是私人医疗保险也没有选择的自由，其原因是商业的理念是风险选择。

(2)在拥有社会或公共医疗保险的国家，服务提供者会竭尽全力去制约医疗保险方对合同中需求方的风险选择，即使这种选择是被制度和法律授权和许可的。

(3)在最先进的卫生服务系统中，供给者不允许（或只有在特定情况下）拒绝患者。

(4)在世界上的大多数地区，包括经济最发达的地区，卫生保健不能用这样的方式提供，即患者总是可以从各种各样的供给服务中选择假定"最好"的服务。其原因是，医疗和护理服务的提供需要饱和甚至过度饱和的市场，而这是非常不现实的，没有参与者能真正做到。相反，政策上往往通过缩小服务的范围来限制患者对服务的选择。

(5)虽然可以从市场提供的100双鞋中选择出一双鞋，却通常不能从100个竞争的治疗提供者中选择出一个肾移植治疗的提供者，但也有许多案例证明选择常伴随着为了获得移植而产生的腐败现象。

在经过验证的国际研究背景下，讨论选择是几乎不可能的，因为还没有这样的国际研究。根据非系统的经验，我们得出以下结论。

第一，在社会医疗保险的框架下，如果存在各种不同的社会医疗保险，那么医疗保险的选择大多是给定的，如德国。但除了利益的边际效益，福利计划对每个投保人都是平等的，是不依赖收入或保费的。在含有社会医疗保险的系统中，参保者可以选择供给者，法律鼓励病人和医生共同决定治疗方案，这就是为什么政策和监管的重点是避免供给诱导需求。特殊治疗的决策一般是通过必要性、恰当性和效率来监管的，获得CAM的科学证据也大多是被允许的。

第二，国家卫生服务有统一的健康计划，或将福利计划的决策权留给社区。供方的选择被不同程度地监管，并依赖于患者对服务的可得性。个人往往要求在一定时间段内，预定所选择的初级保健医生，在该时间段过去以后，要重新预定。共享决策通常是循证医学的标准，如果患者因为更倾向于利用CAM而拒绝循证医学的话，那么此时共享决策也是一种好的选择。

第三，"传统"的私立医疗保险中有各种自费购买的营利性的健康计划，但至少在经济发达的国家，它们正在失去市场份额，部分原因是，这些私立医疗保险机构都试图通过排除保险覆盖的福利（风险选择）或者通过调节共付额和免赔额来限制选择。

第四，根据 MC 机制，由于合同和相关的预付机制，患者和供给者的选择都是受限制的。

在按服务项目收费的规则下，选择处于最高位置。但是，这会使患者承担报销的风险，且不能给那些无法支付的人提供选择的机会。

相关论点显示，卫生保健管理者通常在国家立法和合同的保护下负责为卫生保健管理这些选择。患者的自由选择主要不是受合同限制，而是受患者本身或医疗系统的资源缺乏的限制。不受管制（无管理的）地自由选择卫生保健意味着一个消费者完全独立地做决策。如果一个国家的所有公民都拥有全部经济和社会特权及进行自由市场选择的必要条件，那就没有国家需要卫生保健系统了。

深入分析选择问题，我们会发现它仅仅是一些保险公司和供给者的竞争声明。这就是国际先进的医疗服务系统在个人利益和社会利益的交界处制定规则来指导选择的最终原因。

相关概念：CAM；消费者；循证医学；竞争失败；整合型保健；MC；患者；初级保健；风险选择

6.2 服务可及性的竞争

可及性的竞争，可以分两种不同的情况进行讨论：①对卫生保健的客观需要和主观需求都超过供给和可用资源，对不饱和市场或饱和市场都是如此。②卫生保健的供给和资源都超出（至少部分超出）饱和市场的需要和需求。

在第一种情况下，如果患者被迫参与竞争以便获得必要和适当的医疗，那些最依赖卫生保健的个人将是失败者。他们长期地需要特殊的卫生保健管理和支持，以避免利用不足。在这里，卫生保健管理是为了提高可及和产出，而竞争则会损害弱势群体。

第二种情况下，竞争是为了减少供应，通过在价格、合同可或者需求结果上限定供给者来达到目的。常见的方法是对任何分类产品和任何供给者均实行统一价格政策，实例是病例分类计划，如诊断相关组。但在这里，营销成为新的医疗业务，主要是为了增加超出必要性、适宜性和经济合理性需求的利用。这里的卫生保健管理是为供给者的成功而竞争，如果有部分供给者的市场份额增加，管理和竞争就被认为是成功的。但实例显示，这不会减少总的供应量，反而会使供给者链条更长，导致大型中心的集中供应，而缺乏吸引力的地区则供应不足，增加供给者诱导需求和市场营销。一些国家的例子表明腐败也成为一个日益严重的问题。

处于可及性竞争下的卫生保健系统因为不同的患者和供给者，逐渐分裂成不同的系统。一个系统是向患者单独收费，另一个系统对那些依赖补贴的患者采取税收的转移支付。另外，基于慈善的可及性也日益重要。

特别是对一些支持市场理念的人而言，保健可及性的竞争也是一种希望的社会竞争。一种假设是低阶层的人会受到道德风险的危害，道德风险应该通过可及性的竞争来杜绝。这些系统的理念和文化根植于市场竞争，而不是团结、公平和正义。最近一些经济发达国家的变革提供了一些具有启发性的案例。

相关概念：病例分类计划；卫生保健市场营销；过度利用；利用不足

6.3 供给者之间的竞争

普遍的观点讨论认为，供给者之间的竞争是保证卫生保健的效果、效率、基础设施质量、供给和使用的过程和结果的根本方式。不幸的是，该观点的经验证据特别少，如果存在一些研究，这些研究也不会支持以上观点。

但是大多数的公共卫生专家认为，要规范供给者之间的竞争，需要制定至少七种规则：①普遍的可及；②全民覆盖；③可及的福利的普遍标准；④患者自由选择医生和机构；⑤买方-供方分离；⑥第三方支付者不能自由选择供给者；⑦强大的反腐败政策。

如果任何的供给者都在这些前提下采取行动，则整体的假设是，竞争主要是为了最大限度地提高生产效率和质量。但是分析者也争辩，竞争主要是通过选定一些具有吸引力的产品，忽略缺乏吸引力的产品，提供激励以增加补偿，实证证据证明这是正确的。很显然，因为成本转移的激励机制，供给者之间的竞争将导致质量问题。为了控制这种风险，法规的数量大幅增加，并导致政府机构的运行成本增加。但是，依靠风险选择和病例选择而进行的竞争是一个有争议的议题。

供方机构微观经济层面的评估可能会有所不同。在这里，竞争可能具有结构优势(通过优化供方机构)、过程优势(通过优化服务利用的过程，如临床路径)、组合优势(通过优化提供服务和治疗的供给方组合)和质量优势(通过优化提供服务的有效性)。

相关概念：质量；风险选择

6.4 保险公司之间的竞争

保险业有三个相互竞争的机制,即选择性风险合同、参保人数竞争、提供额外服务的竞争(提供选择),每一个机制都有可能使一家保险公司超过另一家保险公司。选择性风险合同通过更低的价格与社会医疗保险竞争,社会医疗保险通过涵盖"普通"人口的广泛风险的平均保费来竞争。在竞争机制下,保险公司会尽量选择收入和健康状况都高于平均水平的参保者。选择策略与公共和社会保险的最终概念展开竞争。

营利性保险公司竞争的参保人是那些大量潜在的具有良好收入和健康素质的人群,参保人数通常是有限的。由于成本不断增加,随着这些参保者年龄的增加,私立保险公司可能会大幅提高参保人群的保费。在一些国家(如德国),这些人不允许返回到社会医疗保险,当他们退休以后,对这些参保者所在的保险公司来说,其与那些年轻人及高收入人群所投保的保险公司相比,一定是缺乏竞争力的。

大多数专家认为公立保险之间的竞争首先需要限制广泛的覆盖和可及,并允许风险选择。有一些让社会保险参与竞争的试验,其典型机制是允许其使用社会化基金进行市场营销,允许覆盖那些没有被证据证明的福利,这是没有必要的,也是不恰当的。

卫生保健领域内无管制的竞争将导致社会和法律的不良影响,但最重要的影响是越来越多的人得不到医疗服务。这种竞争会增加卫生保健覆盖的税收支出。在基于税收支付的系统内,竞争使国家成为一个重要的市场参与者,但国家同时也是法律监管者。一个市场参与者既是监督者又是主办方,这显然存在问题,美国就是一个很突出的例子。由于其庞大的官僚机构(在一些保险公司中占保险费和收入的30%以上),在宏观经济层面上,其市场竞争是无效的、低效的。

相关概念:按人头付费;选择;竞争失败;管理型竞争

6.5 结果竞争

结果竞争是许多概念中又一个通过竞争来管理卫生保健的概念(Porter and Teisberg,2005),这个概念假定卫生保健(选择性地)达到想要的结果是很重要的。

有关结果竞争这个概念,需要澄清的是:①什么是想要的结果;②如何确定结果和提供者的做法是相关的;③如何说明跟踪患者健康状态的时间比其接受治疗的时间还长;④如何通过预期结果避免选择患者的激励措施;⑤如何设定衡想要的结果的标准;⑥如何使与患者特殊健康状况相关的结果标准化。

在实践中,生产者、支付者/消费者、患者或独立的赞助商有不同的观点和利益,将测量结果和单个生产者联系起来是基本问题之一,即使正确地执行,医疗治疗的反应也可能有很大的不同。为了竞争而测量和比较结果可能很容易导致庞大的官僚机构和繁杂的分析工作,而且会导致风险选择,并增加许多不必要的治疗。即使设置了正确的目标,如减少抗生素的过度处方,竞争的结果也可能是非常不确定的。例如,如果结果竞争的理念要运行,就需要规划每单位时间/每名合格专业人员/每个团队/每个设备/每个部门的患者数量,计算单位成本的收益,选择患者和病例,对预分类、选择和签约的产品及每个风险组患者的预期结果进行分组,测量与患者特点相关的长期结果和终点度量。

卫生保健结果的评估需要通过标准来为公众进行比较。其原因是显而易见的,即标准化是减少变异和多变性的一种方式,且这种比较需要开放可及的数据。冲突和局限性是一个事物的两个方面,但也推动了风险选择并增加了透明度,所以总是有很多的方法来找到一个"标准"。

管理者也应该明白,结果竞争将通过竞争(寻找患者的竞争)和/或降低治疗干预标准,形成机制以增加患者数量(被治疗的患者越健康,出现非期望结果、投诉和副作用的可能性就越小)。

本书的作者们也怀疑结果竞争可以在可接受的成本下充分发挥作用,但是由于特殊的指标和目标,也有例外情况。

6.6 竞争失败

竞争失败(failures of competition,FOC)这个概念常出现在对一些基本的商品和服务的分配进行讨论的过程中。这些基本的商品和服务包括水、空气、食品、教育、住房等。我们这里讨论的是对卫生和医疗保健的分配。在卫生保健中,讨论最多的竞争失败可以概括如下。

(1)由于所谓的 uno-actu 原理(指生产与消费在时间上重叠的原理),卫生保健不符合典型的市场经济的特点。只有服务需求和服务供给同时发生,诊断和医疗干预同时进行时,uno-actu 原理才会发挥作用。病人不能预期某个治疗的需求和质量,也不能预计这种治疗可能需要花费的时间,限制了消费者像他们在其他领域购买商品和服务那样独立进行市场决策的机会。

(2)健康状况的变化(一般来说)是不确定的(相关概念:Arrow),对一个人来说是无法预测的,并不是任何的健康状况的改变都可以确定个体患有某种疾病。

疾病对单个人来说通常是无法预见的,就可能性来说,仅对人群可以预见

（也有例外，如果疾病完全由遗传条件决定）。可能患病的人口总是100%，但是其背后的环境结构由于人们可能患的疾病的不同而不同。卫生保健的总成本主要不是取决于个体的疾病，而是取决于总人口的发病率模式。根据罗默定律，传统卫生保健给医生的定位是，由医生决定医疗过程的必要性、适当性，这同时使他们的收入依赖于他们的决策。如果医生的决定受雇佣他们的医疗机构的经济利益的支配，这个问题可能会变得更加重要。

（3）如果一个国家的目标是为其全部人口提供医疗保险，那么竞争的营利性保险产业作为社会最无效和低效率的产业必须受到关注。虽然从供给者微观经济层面上看，市场体系是有效率的、多产的，竞争可能会促进供给者进行质量改进，有助于供给者实现其利益。但竞争有获胜者也有失败者，否则他们的努力将白费。在发达的卫生保健体系中，竞争可能有助于减少不必要的供给。在发展中的卫生保健体系中，竞争可能会危及公共的、宏观的经济目标。

（4）就卫生保健的传统目标来说，如果没有解除对患者的法律保护，消费者的市场形象将很难构建。通常消费者是第三方支付者，而不是患者。因为忽视了患者的利益，竞争失败可能会使供给者和保险公司的利益与患者的利益严重对立。出于这个原因，一些卫生保健体系禁止或强烈管制社会医疗保险或私人医疗保险之间的任何竞争。

（5）在几乎所有的卫生服务体系中，消费者和患者是明显不同的，因为卫生服务的消费者一般是政府、公共疾病基金或私立医疗保险。尽管上述三种消费者有潜在的竞争利益，所有这些潜在的消费者都宣称是患者的支持者，但是不能保证把患者作为消费者能够使患者的利益优于竞争者的目标。在新型供给者与买方-供方没有分离的营利性MCO的竞争利益下，整合功能对患者而言可能会出现戏剧性的竞争后果。

（6）市场和市场竞争需要预定义的产品和价格。从卫生科学的角度来看，根据预先设计的产品，对所有医疗进行分类的机会是有限的，可能会不恰当地减少需求的个体差异，特别是在门诊、康复和长期照护中，提高产品型医疗和保健可能是不恰当的，是有问题的。在这里，竞争的动机比坚持循证医学规则和患者利益更强烈。

（7）在竞争框架下，保证专业人员决策的独立性和患者的独立自主是不现实的。由于在循证医学中，独立决策或与患者共同决策是主要条件，在许多方面，竞争利益可能会违背这个条件，特别是如果竞争为过度利用、利用不足，甚至是为腐败提供激励时。

（8）竞争为服务提供机构进行风险选择，以及为不同等级的、依赖于特定的竞争环境出现的医疗质量提供了巨大的推动作用，促使大量的监管和控制机构建立。分析者看到的竞争优势仅限于少数非常流行的择期手术、一些标准化的诊断、药品的供给产业。所有观点都将竞争看做一种强制的配置策略，这种配置策略忽视了那些在市场条件下无法有效提供的服务。根据市场利益，很容易将市场划分为不同的服务部分。市场利益要么导致不可控的成本，要么导致一些卫生保健需求被市场忽视，只能留给公共部门解决。由于必要的治疗和服务对获得利润往往没有吸引力，市场会选择有利可图的部分，而纳税人仍然关注没有吸引力的部分。

相关概念：国际卫生服务体系；MCO；管理型竞争；患者；买方-供方分离；责任；罗默定律

6.7 管理型竞争

管理型竞争的概念最早由阿兰·恩托文（Alan Enthoven）发表于1978年，原名叫管制的竞争，提出者是为了提议建立一个强制的、覆盖所有美国公民的美国国家健康保险计划。

值得注意的是，恩托文原来并不是一个卫生经济学家，他原来是"肯尼迪、约翰逊政府国防部部长罗伯特·麦克纳马拉（Robert McNamara）的助理秘书。恩托文负责审查美国军事力量的有效性，他在五角大楼的重要职位为他提供了充足的资料，这些资料证明美国军方没有能力管理自己……直到1980年，恩托文作为斯坦福大学的公共管理教授，他的独特卖点才开始出现，他向卡特总统推广他特立独行的促进消费者选择的健康计划，希望将之作为建立基于市场方式的国家健康保险"[①]。

这样做的目的是在市场条件下，为美国公民提供一项强制性的健康保险。但管理型竞争在普遍可及上并没有如其策划的那样成功，它成为发展 MC 的驱动力之一，使许多欧洲国家的卫生保健体系朝着市场竞争的方向转变。

管理型竞争的概念在国际上一直是最有影响力的，但在创造这个概念的国家，却并非如此，它既不能成功提高所有美国公民的医疗保健可及性，也不能解决失控的、螺旋上升的成本问题。特别是其使用预付体系及实施卫生保健产品计划（相关概念：产品型医疗）来控制成本的提议，最终不仅没有限制成本，反而使成本高于全球平均水平。

管理型竞争显然是为了克服健康风险覆盖的个人及家庭自我负责的缺点，原因如下：①高比例人群没有保险及保险不足；②通过无管制的市场竞争进行风险选择的机制带来的问题日趋严重；③美国卫生保健产业的不可控成本、低效、低

---

① Rayner G. The "new mandarins" and the monetarisation of the NHS. In：Iliffe S，Munro J. Healthy Choices：Future Options for the NHS. London：Lawrence & Wishart，1997.

宏观经济效率；④美国人民对医疗保险普遍不满。

"管理型竞争是保险运营商实施的基于市场的管制型竞争政策，它要求在每个地区建立巨大的医疗保险购买合作社，其作用是对医疗保险进行议价和协调。医疗保险购买合作社由雇主和个体消费者组成，他们拥有购买力，起杠杆作用，从而确保卫生保健计划之间的竞争机制。为了提高质量、扩大可及、管理成本、增加效益，医疗保险购买合作社为保险公司、医生及其他医疗服务提供者提供激励。"(Zeman，1993)

开发者设计管理型竞争也是为了消除约一半美国人对针对社会底层穷人的税赋福利和社会补贴的强烈不满。

为了上述目的，管理型竞争试图将市场计划与施行的规则结合起来，以规范或管理市场，明确管制竞争。为实现这个理想，主办者必须承担监督管制竞争、监测及规避风险选择、评估系统绩效和不断调整规则的责任，尤其是开发奖励卫生保健的新方法。主办者和医疗保险购买合作社还应该为下列事项负责：①通过广泛界定必要和适当的保险覆盖来对人人平等的基本福利包进行界定；②选择性地与供方签约；③监测和监督可及性、必要性、适当性和质量；④为补偿供方而不断调整方法；⑤确保有变更供方的权利；⑥实施和控制共付；⑦医疗保险对每个人都是随意可及的。

主办者负责界定和收集保险费，并根据医疗保险合作社的任一保险所覆盖的混合风险分配资金，标准化的风险调整模型用来保证所覆盖的风险和收入之间的平衡。恩托文认为，由完全覆盖整个区域的(为了避免保险公司之间的竞争)任何大型供方机构提供的 MC 是管理型竞争的前提。

作为分析医疗服务的基础，恩托文总结了在卫生保健供给中限制竞争的七个方面：①医生和医院决定治疗的必要性及其利用，供给者是普遍无法控制的，他们有能力决定自己的利润(相关概念：罗默定律)；②传统的体系独立于需求，仅由医生过度利用的利益驱动，在预防方面缺乏兴趣；③传统服务机构与无管制的竞争相结合，降低了不同专业能力整合的兴趣；④医院竞争不是通过适当的服务质量竞争，而是通过医疗设备竞争；⑤医院对降低成本不感兴趣，因为它们的利润不依赖于所提供服务的经济合理性；⑥拥有独立诊所的医生很难做到效果和高效率的结合；⑦患者资料的所有权不允许普遍的市场透明度。

为了解决这些问题，恩托文提出以下几点：①建立广泛的整合型保险和供方组织；②通过推动医院、独立诊所等对利润的兴趣作为最有效的激励措施来促进整合；③通过实施管制但保留消费者自由选择的权利，取代无管制的市场概念。

恩托文的管制型市场的概念特点主要有以下几个方面：①专业责任和财务责任的整合(如预付系统、按人头付费)；②以总人口为导向，而不是以个体医学为导向；③通过总体的按人头付费，整合住院、门诊和家庭保健；④建立多专业雇佣医生的联合执业小组；⑤任何患者的所有资料对所有利益相关者透明。他的部分概念来自道德风险的理念，而这对管制卫生保健是最重要的。

恩托文特别提出了管理型竞争的规则主要不是为了促进竞争，而是为了规范和管理竞争。他认为，美国在卫生保健利用上的窘境主要是由于无管制的竞争，而要克服这些缺点，需要做到以下几点：①保证每个人都有基本的保险；②保险公司或政府自由选择供应者；③对服务数量和质量的长期监督；④避免风险选择，这是无管制竞争的最重要目标之一；⑤补偿规则的不断变化；⑥如果不是真的必需，鼓励患者不去看医生；⑦根据合同人口的风险概况，建立单一的支付系统和资源分配；⑧参保人每年重新自由选择保险。

对于以下问题，专家意见存在分歧：①管理型竞争将促进有问题的大型一体化卫生服务供给托拉斯集团的形成吗，包括横向和纵向的整合？②管理型竞争会导致保险公司和供方的整合吗？③管理型竞争会使营利性机构优于非营利性机构吗？④管理型竞争会终止单个医师诊所吗？⑤管理型竞争能够通过保障人人不依赖于生活所在地而获得卫生服务，实现平衡服务的效果和效率的目标吗？

在美国，恩托文的理念在实现卫生保健的普遍可及和控制无管制的竞争方面失败了。但在欧洲国家，特别是在英国、荷兰、法国和德国，其保健体系向实施MC体系的转变是成功的。上述这些国家已为公民建立了强制性的健康保险，并且，引进管理型竞争并没有减少已提供的保健服务，它仅仅是实施了竞争机制[①]。

20世纪90年代新自由主义放松管制政策是2008年开始的经济危机的主要驱动力的一部分。那些支持放松管制政策的人们的终极目标是把美国人对卫生保健自我负责的偏好，对任何社会事务、教育或环境保护实施无管制的市场经济的偏好传播到欧洲，这或许可以解释为什么管理型竞争在美国没有生效，而对国际上许多其他的卫生保健体系显示出巨大的影响，特别是对欧洲的卫生保健体系影响巨大。

相关概念：选择；医疗保险体系；MC；道德风险；诊断相关组；产品型医疗；预付系统；美国卫生服务体系

6.8 供给者和消费者的市场力量

供给者和消费者的市场力量是指，根据理论，市场参与者的力量应始终保持

---

① Niehoff J U. The German health services system under transformation. Meeting of the International Association for Health Policy，2003；Iliffe S. The Stockholm Manifesto. 14th IAHP-Europe Conference Thessaloniki，2005.

平衡，但是在现实中，这种情况难以实现。

我们应当注意到供给者是具备真正的市场力量的，传统上它被认为是使卫生保健适应市场情况的关键，原因如下：①由供给者决定其提供的医疗服务的种类和数量的情况几乎是无法控制的。②供给者的力量增加了第三方支付者违背患者利益去限制、控制甚至定量配给福利的意愿。③如果对医疗商品的消费取决于收入，那么个人的自由可能会受到损害。

在许多国家和所有 MC 产业中，从供给者的市场力量到消费者（都是第三方支付者）市场力量的转变是显而易见的。然而，供给者认为管制消费者的力量是最关键的，提及的原因如下：①对供方供给的管制将导致显性或隐性的定量配给。②患者的依赖性可能会鼓励第三方支付者根据市场情况设计福利计划，对二级或三级医疗给予不同的社会机会。③第三方支付者将设计机制，以控制、指导和限制服务的可及和最优质量。④通过确定必要的、适当的卫生保健的标准，第三方支付者会对医疗资源利用不足感兴趣。

关于消费者市场竞争的宏观经济低效率问题，其他一些争论正在进行。Krugman（2005a）的抨击也被视为国际卫生保健管理的问题："我不是一个市场的反对者，相反，我已经花了我职业生涯中的很大一部分时间来捍卫它们的价值。但事实是，自由市场并不适用于医疗保险，而且从来没有适用过。我们曾经拥有的是一个混杂的、有大量政府补贴支持的半私有体系。该体系现在失败了。市场总是优于政府计划是一个顽固信念，一个忽略了基本经济学和经验的信念，该信念以一种'用什么来取代它'的理性思考的方式一直存在着。"

6.9 产品型医疗

产品型医疗是指一个重要的、快速运转的发展和实践。它具有以下特征：①根据高度标准化和封闭治疗理念，为卫生保健供给和医疗保健进行供应、签合约和广告宣传，使卫生保健成为一个可能拥有子产品和分包合同的生产过程。②通过一个设计好的，有选择地纳入、排除某些疾病的目录来概括供方提供的服务，疾病的选择根据高患病率、选定的诊断、治疗方法来确定。③在按服务项目付费的原则下，根据选定患者组的共同偏好来概括其供给的服务。④预先把卫生保健的内容标准化，作为与第三方支付者签订的合同。

产品型医疗中所谓的产品可能是健康保险产业宣传的风险覆盖产品，也可能是由单个供给者或供方组织向第三方支付者提供的产品或者是提供给患者或消费者的保健和治疗产品。

这些产品都是根据病例分类计划，预先设计并归类为"病例"的，如诊断相关组或诊断和治疗组合，而传统医学是以个体为导向的。以个体为导向的医学和将个体作为治疗"病例"的医学之间的冲突由来已久,该冲突也是对"医学是什么"和"医生和护士做什么"的认识过程的一部分。因此,改变那种拥有久远历史的看法将会惹来不少争议。

医生和护士的讨论背景是多方面的,现在的问题是,如何实现共同决策,以及如何规范诊断和治疗程序,而不是治疗个体疾病。目前还不清楚如何将销售卫生保健产品的哲学和循证医学原则及其共同决策的条件结合起来。

在经济环境中,我们所面临的问题是如何通过实施预先设计的产品来最大限度地减少利用的变异,使人们或支付方可以比较和选择性地进行签约、购买、销售和支付这些产品。实施产品型医疗不仅仅是接受手术中的标准化程序或其他一些专科医疗,这种发展是与提供医疗卫生保健及其保险的社会与公共责任向私有化转变紧密一致的。有关争论试图证明这种转变,其假设:①专门的卫生保健产品符合生产商利益并足够多,可以建立专门的贸易机构;②边际利润可以对每个产品进行计算,而且该边际利润仅依赖于生产过程,而不依赖于患者的特征;③消费者灵活地选择产品;④消费者可以及时地在其居住地区获得想要的服务;⑤购物后,产品继续存在。

在某些情况下,如在健康福利产业中或对于某些慢性病,这些假设是可以实现的,但在门诊服务、急救或大量人口感染罕见病的流行病学现实中,这些假设是不能被证实的。

如果考虑到各国不同的人口分布和显示出来的不同的卫生保健需求模式,以上的假设往往同样是不能被证实的。人们也可能会接受发展中国家甚至是发达国家的卫生保健体系的改革不能从汽车产业或者其他产业的改革中简单借鉴的观点。

有关医疗服务竞争失败的几个主要争论之一是,就预定义和有选择地购买产品来说,如果医疗服务总是不需要的或是不可能的卫生保健类型,如果卫生保健被迫在市场和竞争的环境中发展,那么许多开发真正"产品"的实验将是前提条件。这里的"产品"是根据特定的医疗问题、治疗反馈和想要的结果进行分类的,这为以下几方面的工作提供了机会:①选择性和前瞻性的评估和签约;②合约和利用的外部监督;③绩效工资;④不受时间和地点限制的供给;⑤预选供给者;⑥为纳入或排除产品的选择性保险。

实施这样的产品型医疗是医疗服务专业人员自我认知的全球挑战,它要改变医学文明,并保证其可能带来的利益。

参考定价是一种实施产品型医疗的方法,目的是为第三方支付者的同类服务或产品确定最高价格,这也是卫生保健业设计产品的方法。因为参考定价将最终促进保健和治疗的标准化,降低收益差异,它也经常被用于药品定价和供应。

如果医疗系统走参考定价这条路,将会对质量和经济产生巨大的影响。无论结果的评估显示什么，问题的发展将影响任何现有的医疗服务体系，进而也会影响保险体系。其原因很简单——只有当产品的设计、签约、购买和出售都是频繁的、无个性化的时候，只有当体系适应市场规则的时候，产品型医疗的标准化才能成功。

我们显然可以对相对少量的疾病这样做，但这将导致卫生保健分裂成至少两个不同的体系，一个体系是为一些高度流行且易于标准化的疾病建立的，用以提高效率；另一个体系则包含其他一些疾病，这些疾病的治疗费用大多是非常昂贵的，在经济上是没有吸引力的。有人可能会猜测营利性的保险公司和供给者对将哪些部分留给公共服务感兴趣，这就是为什么频繁的治疗和高流行性产品的增加将是提高产品型医疗及其经济的基础。

只有很少的一些措施可以让某些医疗产品更受欢迎，这些措施包括：①供方扩大其产品覆盖区域，而这个区域可能远远超出国家范围；②使治疗理念向预防性干预转变；③实施所谓的医疗设备竞赛，争夺最好的医生，根据他们的工作量给予报酬；④采取措施，激励重复治疗；⑤提供不必要的诊断和治疗。

产品型医疗日益增加的重要性是由大量具有不明确质量结果的经济利益所驱动的，这种不明确不仅仅影响单个病例，也会导致供给者诱导需求的后果（相关概念：罗默定律），使过度利用的趋势更加明显。

本书作者假设产品型医疗的增加是一个正在运行的进程，那么管理者应该认真考虑的不仅仅是其短期的运行，而且还应该考虑其对供给、研究、教育和培训体系的长期影响，而最重要的是其对全成本和价格的长期影响。从微观经济和宏观经济的角度考虑，产品型医疗有不同的影响。

对此问题的关注者们也应该考虑到产品型医疗利用普遍化的原因，因为在发达的卫生保健体系下，产品型医疗也会促使病例分类体系的正常运行。目前，远程医学对产品设计的影响似乎还没有得到很好的调查。

相关概念：病例分类计划；竞争失败；绩效工资；罗默定律

6.10 基于价值的竞争

基于价值的竞争（大多是批评性的讨论）由 Porter 和 Teisberg（2006）提出，目的是通过以价值为基础的竞争或结果竞争使美国的卫生保健体系有更好的结果和更高的效率。这只是美国卫生保健改革众多试验之一，却是最值得国际关注的一个。本书关注的竞争失败是卫生保健产业而不是其他产业的竞争失败。人们建议实行一种专注于本书作者所认为的价值的竞争，其特点如下：①它是关于特定疾病的水平和条件的竞争(指病例水平，而不是个体水平)；②有区别的支付者和供给者策略；③激励措施是增加价值而不是增加成本；④供给者经验、结果和价格的信息透明化；⑤消费者对服务的自由选择。

与这个想法一样，基于价值的竞争想要避免任何其他竞争概念的失败，尤其是要避免 MC 的失败及其对治疗的不足、不断蔓延的官僚主义，避免越来越多的对医生决策的行政控制及由他人取代专业责任方面的激励。

基于以上给定的可以造成竞争失败的原因，本书作者设定了先于竞争的八个原则：①重视患者价值，而不是削减成本；②面向最好结果的竞争；③不仅是结果的竞争，而且是整个服务周期的竞争；④用更低的成本创造高品质；⑤价值必须由供方的经验和医疗水平的不断提高来驱动；⑥竞争应该在一个国家或区域水平上组织，而不是在当地水平上组织；⑦基于价值的竞争必须由广泛可得的结果报告来支持；⑧通过创新而增加的价值必须得到奖赏。

深究基于价值的竞争这个概念就会发现，实际上，它与恩托文或其他人曾经提出过的关于发展或实施管理型竞争理念的问题无关，明确提出这一理念是为了克服缺乏保险和保险不足的困难，或为了解决缺乏可及性和竞争失败等问题。

为了与基于价值的竞争理念一致，本书作者提出了自己的想法，即价值代表什么，以及如何采用定价原则。"在真正的以价值为基础的竞争中，价格应基于保健价值，而不是努力、服务的复杂性或全成本。理想的情况下，供给者总有一天会根据价值设定自己的价格，而不是根据补偿量。以价值为基础的竞争原则显示，最强大的动机来源是患者。如果在满足医疗条件的基础上，健康计划为了吸引患者而鼓励和支持竞争，这不仅使优秀的供给者进一步提升价值，而且也将促使不合格的供给者提高服务质量或失去业务。"（Porter and Teisberg，2006）

回首医疗体系的整个历史进程，基于价值的竞争提出了一个问题，即个性化的、以供方为中心的关于质量是什么的解释是否能真正解决所有问题，是否能治愈系统失败。该提议之所以应该被探讨，也是因为至少服务提供方是不会去反对这个提议的。

相关概念：结果竞争；MC；管理型竞争；竞争失败

第7章

卫生保健、服务提供和设施

概 述

卫生保健管理者关注的问题，不仅包括卫生筹资和卫生服务的提供问题，还包括付费方和服务提供方的特定关系。对服务提供方来说，任何有建设性的想法都需要特定的计划及和这个计划相关的相应设施和机构来支持，而这些专业化的、与卫生保健相关的设施和机构必须满足很宽泛的需求，这些需求包括患者的需要、特定服务的功能需要及相关人员的参与[1]。

在国际范围内得到认可的一个观点是，总体来说，几乎所有的有关初级卫生保健的功能设施系统，都需要修建在离人们的住所或者工作单位比较近的地方，以便人们能够方便地接触到专业的卫生保健人员。一些类似三级综合性医院的机构，或者说一些已经发展壮大的系统，需要和初级卫生保健机构有着一定的制度化的联系及合作。两者间传统的合作工具便是转诊服务，同时还包括在机构间交换和分享患者入院前后的诊断及治疗信息，用以对同一患者进行更进一步的诊断、康复和护理干预。

虽然这些主要的卫生保健机构在不断地变化和完善，但是即使是不同国家，也都保留有共通的变化特点。其中一些比较关键的变化如下：①初级卫生保健的变革之一，是实施了更多的及更加全面的服务，诸如为残疾人和老年人提供更多的专业化的保健、康复及长期性的护理服务。②将一些传统的服务从医院转移到从业数量激增的、提供门诊服务的独立机构或小诊所的医生那里，这个趋势目前看来是势不可挡的，这些被转移的服务可以包括一些专业化的治疗，包括手术和

---

[1] Griffiths L. Making connections: studies of the social organization of healthcare. Sociology of Health & Illness, 2003, 25(3): 155~171.

初级卫生保健咨询等。③尽管在过去诊断服务和治疗服务一般都掌握在同一个医生手里，但是现在将这两个服务的责任分摊到不同的专业人员身上成为越来越普遍的现象。④将医生的一些工作任务委派到高资质的护士那里，甚至是将传统的服务进行委派和替换，现在看来是一个快速发展的过程和趋势，但是，这项变革在一些国家受到很严重的抵制。⑤很多医院尝试将自身整合到更大型的服务提供系统中，（所整合的服务）包含门诊服务、急诊服务、康复及长期照护。

服务提供组织之间的竞争看起来可以导致三个主要的组织方面的结果，即脆弱的初级卫生保健、服务的碎片化、更多的服务提供者将自己整合到更大型的组织中。

案例分类机制和预付制的实施，正在改变着卫生保健中的许多传统的特质，同时也动摇了所谓管理型保健产业奠定的组织基础，很明显，这对很多特殊的利益集团来说，是非常具有吸引力的变化。

所有的这些发展都非常深刻地受到国家立法因素的影响，同时，从欧洲和美国的经验来看，它也会受到强力的政治游说势力的左右。

MC 在全球范围内的多样性的特点，使如何在国际上针对建立卫生保健设施达成一致的看法增加了相应的难度。同时，在究竟什么样的设施和组织能够最好地满足服务利用者的需要这个问题上，没有一个大家都能够认可的标准。

那些在全球范围内工作的管理者们能够极为容易地发现，关于一个国家的卫生保健组织和设施的相关问题，究竟有哪些方面应该去深入了解和认识。有些国家会非常严格地规定与之相关的所有事情，当然也有很多国家并没有这样做。这些规定的确会很严重地受到利益相关者的诉求的影响，也会受到医疗保险的报销机制及社会和地区特殊状况的影响。但是这些规定一般都会依据合法的需求来制定，这些需求包括如何去提供现代的对各方都有效果的最高效的卫生保健服务。

以上规定为保证特定水平的基础设施及设备提供了依据。对管理者来说，维持一个和现代医学要求相符的组织形式是一个极具战略性的选择。这个要求意味着，卫生保健服务的组织形式必须要达到未来的卫生保健及其承担的社会责任和功能所要求的基础设施的水平。

在对未来的展望中，我们首先需要确定的问题往往是什么是卫生保健，而不是首先去界定其他的一些概念。尤其是现在，在谈及门诊、住院保健服务及康复服务的时候，我们会发现这些概念在不同的国家或个体那里会存在诸多不同的理解，这些概念自身也可能正在面临着巨大的改变。（医学）专家们一贯希望在医院、日常诊所、门诊机构，甚至是未来的家庭保健的利用方面有一些相应改变，甚至有一些服务从传统的门诊服务转变到住院服务那里，当然，也有与此相反的转变过程。同时，在专业服务、自我帮助及自我诊疗方面也有着类似的门诊服务和住院服务相互转变的趋势，对特定专家的工作方面的理解也在经历着改变。卫生保健的专业化不仅面临着专业技能方面的改变，也涉及组织化的基础设施的变革。

以下的各节仅仅将与卫生保健中组织化的基础设施相关的术语进行一定概括，旨在指出不同功能、各种组织化的基础设施和设备之间关系方面的共性问题(Lee and Mongan.，2009)。

7.1 急诊服务

急诊服务是一种能够让患者得到以下诊断和治疗的服务功能和模式，包括：①急诊发生后的连续诊断(这个需求可能会是很简单的，也可能会是比较严重的，又有可能需要专业人员提供服务或者是非专业人员提供服务)；②可能因为预先存在的健康问题而出现的健康状况的改变；③偶然被发现的严重疾病，而之前患者并不知道自己所患疾病的状况；④首次和紧急的治疗损伤或者致命的严重问题的状况(急救)。

和慢性病服务不同，急诊服务通常在短时间内是非常必要的。偶然发生的急诊服务并没有时间预先准备或者推迟，这通常需要提供服务的基础设施和人员常年 24 小时都严阵以待，而且需要最低门槛限度的服务可及性。急诊服务一般需要专业化程度较高的人员运用熟练的诊断和治疗技能，提供诸如咨询或者向更专业的机构转诊的服务。

急诊服务的入口，通常是门诊服务机构，如医生或者护士的办公室，或者是一些小的诊所和/或特定的急救服务机构。

急救服务是急诊服务非常特殊的一种形式，一般在特定的急诊机构内进行，而这些急诊机构通常隶属于某个医院，这些医院通常会有专业化的急救管理系统。此外，对患者进行转诊管理是急诊服务的一部分。

在一些国家和地区，法律规定，急救服务的提供是不能有任何拖延的，在法律的规定下，这种延迟一般都会以分钟来计算。但是，在一些人口较少的地区和国家，急诊服务往往需要特定的组织化的框架来保证其能够在限定的时间内提供给需求者。

有些制度被某些规则约束，如"守门人"制度——家庭医生或者全科医生被强制性地约束在一个患者分流的机制中。这种机制用来防止医院进行不合理的及不必要的服务提供。

当今和未来的先进的信息系统和技术有着巨大的潜力来改变对什么是急诊服务的看法，但同时，也会改变管理急诊服务的方式。

管理者需要更加深入地去了解急诊服务的另一面。在很多国家中，存在一个很显著的断裂带，即人们在患了需要急诊服务的健康问题之后，选择不去看医生，或者因为可及性较差的原因而不能到达医疗机构。在这种情况下，急诊服务通常会使用一些老旧或传统的手段（这些手段会在本书中急诊服务的相关其他章节总结出来），或者仅仅是让患者进入自我康复的过程中。所以，如果一个国家的卫生系统缺乏相应资源的话，那么针对特定情况而提供一些必要的相关设施，可能是一种相对理性的选择。

在一些卫生保健系统建立得非常完善的国家，我们也会看到针对服务提供者诱导卫生服务过度利用的相关讨论、有关资源被错误利用而导致患者的风险的讨论。有关一些自我治疗的方式是否可能有效地补充必要的专业化的卫生保健，还存在一些争议。

相关概念：分流机制

7.2 非卧床服务

非卧床服务几乎与所有的医疗服务相关，如独立开业的医生办公室、门诊部或者其他流动设施提供的有关急诊或慢性病的门诊服务，甚至在日间诊所中的治疗服务也可以被看做非卧床服务的一种。

越来越多的医疗服务可以在向患者提供服务的同时，不要求患者一定在医院内接受服务，而在这些医疗服务中，非卧床服务比其他服务更受欢迎。非卧床服务可以提供专业的、可选择性的诊断、治疗、康复及护理服务，也可以提供最基本的全科服务、家庭医学服务及预防性的简单医学服务。在慢性病的案例中，非卧床服务也可以提供相应的服务项目。在一般意义上的需求方面，在特定的地区，非卧床服务一般能够与其他卫生服务的基础设施功能相结合，形成整合型的网络来提供服务。

非常重要的是，我们需要了解，相比其他服务类型，一个卫生保健系统的有效性和高效性能够得以体现的极为重要的因素是功能完善的非卧床服务。这里尤其明显的例子是，在医院中，医院服务的高效率和有效性非常需要依赖医院与急救服务合作伙伴之间的紧密关系。

提供非卧床服务的机构举例如下：医生办公室、日常诊所、医院急救部门、诊断中心、紧急处置中心、康复中心、社区卫生中心、学校卫生中心、职工非卧床服务机构、口腔保健单位、药物治疗办公室、妇幼保健单位、永久性保健单位、药房。

7.3 "名品店"医院

"名品店"医院是一类提供有限服务的医院。这类医院被设计用来提供某种特定的医疗专业化服务，如整形、眼科手术、心脏和牙科保健等，服务的对象一般是特殊的个体和社会人群。

"名品店"医院在医疗旅游中非常普遍，这类服务一般是当患者在喜爱的地方旅游时，由严格选择过的服务提供者在患者所在的宾馆附近提供。

这类医院的利润通常是非常高的，因为提供这类服务是一类风险选择行为，可以严格地标准化地控制其绩效。这种医院风险选择的特性会对其他医院产生非常巨大的影响。

这种类型的医院对微观经济学和宏观经济学所谓的效率差异来说是非常有趣的一个例证，因为在这种情况下，医院提高了自身的收入，但是并没有满足大多数人的需要。

相关概念：医疗旅游；产品型医疗

7.4 患者自主权

自主权意味着卫生保健的首要任务之一就是保障患者的自主性，或者去帮助人们重新获得这种自主性，这是预防、医疗服务、康复服务甚至是长期照护服务的最终目的。更重要的是，对患者的自主权予以尊重是任何卫生保健专业人员及卫生保健提供机构应当具有的道德原则。对于患病的个体，医疗服务的目的在于帮助其克服对他人的依赖性及提高其有限的生理和精神的能力。对于残疾人群来说，康复服务和护理服务的目的是减少残疾带来的困难，帮助他们能够自主地参与到活动中去。

承保方和服务提供者都会被要求去尊重他们的参保人员或者患者，尊重他们依据其自身的生活情况及对医疗服务的接受能力来进行自我决策的权利。如果自主性的决策只依赖于自身的知识、动机和所拥有的资源的话，则可能会出现一些相应的困难和问题。这就是为什么有关治疗和保健的健康产出也可以依据自主性及独立性重新被获得的程度来衡量，这使得自主性成为衡量健康产出的一个重要指标。

帮助人们重新弥补或重新获得已经失去的自主性，一直是卫生保健的一个目的，但卫生保健也需要关注那些可以让人们保持一定水平的自主性的活动，以及预防进一步失去这种能力的可能性。

有关患者自主做决策的一个很特殊的方面，就是患者病历所有权的问题。在国际上，一般都接受的一个观念是，如果病历并不是匿名的，或者因为没有得到患者的许可而没有记录的话，那么病历的所有权属于患者。

在卫生保健管理中，自主性的建立一般取决于在决策过程中保险方之间、提供机构之间的关系，以及在决策过程中管理者的独立性。

7.5　电询中心

在卫生保健管理的语境中，电询中心这个术语在使用中是具备多层次的含义的。它可以有以下的表现形式：①由专家和医生提供帮助的信息中心（如在急救和中毒方面）。②在人口稀少的或者服务难以辐射到的地区建立的急救咨询机构，用来支持自我协助、提供急救或配备专业的护士。③为管理型健康保健计划中的被保险者建立的义务电话，以避免不必要的就医，帮助被保险者更高效地获得健康计划的可及性，以及通过电话和其他的电子信息分类终端来指导患者获得有足够资质的提供者的服务。

在那些有着预付费制度或总额预算制度下的 MCO 中，如果不通过电话中心的话，得到医生的服务就有可能变得非常困难，这如同一种"守门人"制度，也类似于一种患者分流中心。

相关概念：急救；总额预算；MCO；预付费制度；患者分流

7.6　保健之家

保健之家一般都坐落在一个居住型的环境中，一定数量的人们长期性地居住在那里，同时也在那里获得不同类型或水平的保健服务，如得到相应的洗漱、穿衣、活动、交流及获得药品的协助等。

保健之家也可以提供由具有资质的护士提供的专业化的保健，这些护士可以提供全天候的服务，以及在委托规范要求下的所有护理服务。

有些保健之家提供非常特殊的保健服务，如对痴呆病症患者、心理疾病患者或者严重脑部疾病患者提供的服务。对绝症患者提供相关服务的保健之家也可以被称为"姑息关怀之家"。

相关概念：日常生活；活动委任；临终关怀

7.7　诊　　所

诊所的解释是，在一个特定的设施中，患者接受来自一个团队的医生提供的治疗，而这些医生共同分享使用着这个设施。诊所经常附属于一家医院，但也不是必须以这种形式建立。

诊所提供的服务通常是诊断和门诊服务，但是在一些不可避免的情形下，也可能会有患者在诊所中过夜的情况。但是，需要强调的是，诊所一般都会像医院一样，需要具备营业执照。

有的国家并不会严格区分医院和诊所，而这种情况下有些医院也被称作诊所，或者有些诊所有时候被称作医院。

7.8　沟　　通

简单来说，沟通是一种信息的交流，这种交流有时会通过口头的形式进行，有时却会以一定的目的记录下来，但是有时也会出现沟通缺失的状况。

关注有效性和质量的卫生保健一般都依赖于较大范围内的沟通活动。交流和沟通的内容、方式及易理解程度是对卫生保健的有效性和结果产出极为重要的影响因素，这些影响因素也包括向不同的个人和社会群体传达相同的目的的能力。

在卫生保健中，有时候需要去评价的交流并不经常是已经发生了的交流，而是正在发生的交流过程。这就是为什么对管理者和临床工作的治理者来说，永远重要且排在首位的任务是关注交流的态度和技巧。这需要机构和组织在治理过程中将其放在管理排序的最顶端的位置上。

面部表情、身体语言、所使用的术语、语调、同步性、所表达出的同情心、后悔或者眼神交流都是关系、意义、目的、信任和接纳程度的复杂表达形式。这些全部的特点可能更多的时候是偶然表达出来的，而不是特意地去表达。这就使得反馈或者期待反馈成为卫生保健沟通过程中最重要的问题。有关失败的交流导致医患关系紧张的报道已经可以说是非常多了。

几乎所有的团队成员都会有不同的交流方式，而且也会被患者进行非常不同的解读，反之也是如此。尤其值得注意的是，护士常常被用来作为患者和医生之间的翻译员，来翻译医生的话语和所强调的问题。这就意味着医生和护士之间的交流有非常基本的要求，以达到和患者进行有效沟通的目的。

沟通有时可能会以不是很正式的方式进行，但是，对沟通而言，通常最基本的要求是其必须符合法律的要求，但有些医学专家可能不是特别理解所签订的合同的适用范围。如果运用一些专业性的辅助手段来保证交流能够有效地进行的话，对结果来说，可能非常有好处。这种辅助手段应当保证交流是被有效提供的、合适的、可以被理解的、用来解释那些不是很清楚的问题的。

如果能够保证诸如记录或者分配工作任务等不可或缺的交流是顺畅的，将是非常有好处的。但是，签订一个协议（在社会或者法律方面）永远无法取代患者和服务提供人员的直接交流。当然，沟通也不是仅仅用来传达那些必要的信息，在很多案例中，它也是治疗的一个方面。有效的沟通可以帮助患者进行基本的自我管理，或者激励患者，同时也可以帮助他们的亲属知道如何协助保健服务。如果不能克服沟通可能带来的挑战和困难，那么卫生保健可能就不能提供我们所期望的健康产出。

在沟通方面出现的问题，可能不仅仅是患者方面的问题，有时候医务人员也可能会误解患者的主诉、提出的问题或者在诊疗过程中的反馈。可以说，在所有诊疗案例中，对沟通的管理是极其需要被作为重中之重来关注的。

但是，有关沟通还有另外一个方面是极其重要的，那就是在组织内部和医疗工作者内部之间的交流。明确地说，这类交流对管理者来说，实际存在一定的挑战。

如果管理者不能掌握和医务人员及/或者和机构上级之间的沟通技巧的话，那么对他们来说，要管理好日常的工作会存在长期的困难。

此外，对那些在国际间进行管理的管理者或者跨国境提供服务的人们来说，沟通应该被管理者放在管理任务中最重要的一个位置上。

7.9 依从性和依附性

依从性常被用来描述患者服从医生的解释、建议和提议的程度，也被用来作为患者对整体康复做出的自身贡献的一种反映。在有些人眼中，依从性是一种具有独裁特质的医患关系。

但是，依从性这个词语也被认为是一种大家期待的患者行为，因为在治疗过程中，更多的情况下，患者都是被动和不积极的。依从性描述了一种基于知识、控制、尊重、决策、体现付费方的需求的、并不对称的医患角色关系。相比依从性，依附性则被用来描述一种在治疗过程中的主动角色。这个概念将患者看做一个合作者甚至是消费者，而不是把患者当做被动的承受者。依附性的重要性在不同个体之间差异很大，而且在寻求卫生保健过程中，一些特别的（疾病）原因之间，这个术语的重要性也有很大差别。在实践中，我们通常认为依附性的意义是医疗服务的依从性，但它同时也可以表示患者所执行的医生有关自我物理治疗、参加疾病咨询活动、其他治疗项目、预防性地改变生活习惯等方面的建议。

曾经有报道指出，无论出于什么原因，预计有多于一半的患者不会去依从医生的建议。有些人认为这个现象是一个非常严重的问题，尤其是对以治疗结果来评价医疗保健质量的评价体系来说。同时也有一些人对此进行讽刺，认为在目前药品处方实际状况下，这样的不依从对很多人反倒可能会是一件好事。这些争论让人们重新关注死于与药品处方中的用药错误相关的医疗事故的人数远远高于死于交通事故的人数这一问题。但是，即使是在先进的卫生保健系统中，据估计，100 000人中会有50个死亡案例是由患者对医生的建议缺乏依从性而导致的，或者是因为缺乏指导的自我药疗。

患者对医生的依从也被认为可以避免医患之间出现一些尴尬的情况，或者表达患者对医生治疗和护士护理工作的感激之情。有一些案例提到，可以用签订协议的方式来进行患者管理，将患者置于压力之下去吃药或者依从医生的规定，如果不签订协议的话，患者也可以拒绝依从医生的要求。这种方式当然能够提高有效性，但同时也可能降低服务提供方的可信性，当然，可以确定的是，这种交流方式确实存在很大的问题。

在很多案例中，对依从性的严苛要求有可能会干预到患者的个性选择，这通常在治疗过程中表现为极端的家长式作风，可能会对患者个性的多样化选择产生限制的作用，尽管这种方式也是有争议的。

在实际案例中，很多问题出现的原因可能是医生和护士们要求患者具备对其要求的依从性，但是这些患者却具有许多自身难以改变的特质。这些特质包括：患者可能来自较低的社会阶层、患者的知识水平可能较低（那么就不能很好地依从医生提出的要求），或者这个患者的保险可能不是那么好（所以很难满足医生的一些要求）。但是，服务提供者可能会对所有人都用一套规则来要求。但不管怎么说，对治疗来讲，理所应当地需要有一些设施能够高效地提供治疗服务，而在这些设施里，需要严格要求患者表现出依从性。

出现较差的依从性最重要的原因如下：①患者的年龄和健忘的特点；②低效的沟通及在语言和理解力方面的差异；③对患者健康状况的不同解读；④慢性病管理专业人员在慢性病患者的病例管理中缺乏理解力、缺少富有成效的活动及管理能力；⑤患者缺乏健康保障计划的覆盖或者由于自己支付费用所带来的药品支出负担；⑥患者感觉（治疗方案）缺乏效果或者有副反应；⑦身体、心理或者社会及宗教方面之间的矛盾。

虽然如此，如果医生们能够去耐心解释一种药物所带来的好处和不良反应，同时能够和患者进行合作而不是命令他们的话，那么依从性看起来是可以提高的。但是经常发生的情况是，医生们并不想花时间给患者解释问题，或者患者也并不了解他们究竟需要做什么。

相关概念：交流；共享的决策

7.10 营利性卫生保健组织

有一些卫生保健提供机构是在寻求利润的，回头看营利性卫生保健组织变革的历史，我们会发现，其实这种模式最近才出现。它们是伴随着按服务项目付费或预付费制度的兴起而出现的，因为卫生保健从那时开始才可以被个人和第三方的付费者购买。那些营利性服务的提供者们的成功一般依赖于疾病风险、选择性的服务提供、公立的或非营利性的机构的存在及他们为患者提供的无利益诉求的服务。

有效的能够盈利的原则包括选择性的服务提供、根据付费者的需求来销售产品、强大的内部费用控制策略、专注诊断试验和简单医学、对可以信赖的服务提供者进行服务分包、结果导向的临床管理及整合型的价值链。

营利性组织经常地、很严格地且有选择性地投入消费者的需求和需要中去，但是却不是很热心于公共卫生的需要。

如果一个国家的保险报销政策没有区分营利和非营利提供者的话，那么他们都有义务在相同的经济框架下运行。在这种情况下，产生利润的唯一方式就是进行严苛的风险选择和对多种类的花费进行成本控制。如此就能理解，为什么在很多国家都报道营利性医院存在巨大的赤字。但是，这种卫生保健体系也会将非营利性医院的服务提供者们置于巨大的压力下，因为他们也在走着同样的道路。这种卫生保健体系也可能会因为竞争而对医疗服务的结果带来长期性的伤害，而常见的结果就是对医疗服务质量的损害。

7.11 医生联合执业

医生联合执业是指一群有执业执照的从业者们联合起来一起提供医疗或者护理服务，包括一些治疗服务或者保健服务，以及将他们所提供的资质进行捆绑来一同承担组织责任。这些专业人员通常一起分担投资、偿付及经济风险。

7.12 家庭保健

家庭保健是指在患者的家中进行专业的保健服务，需要这种服务的原因常常是不同的。其中一个原因是有些患者对医院来说有些过于健康，而又不能在门诊机构中得到足够的保健服务。对这种类型，家庭保健一般可以取代或者减少医院提供的保健服务。家庭保健一般都由专业的护士来完成，同时，这个护士需要和医生保持持久的联系。

需要家庭保健的另一个原因是，一个人因为残疾需要长期地被给予日常的协助和支持。此时，这种保健被用来减少残疾带来的障碍。为了将家庭保健需要标准化，一些国家使用日常生活活动指数(activities of daily living index，ADL Index)对患者进行评定，这个指数由 Katz 开发，是一个用来评估康复水平的工具。另外，Barthel 指数也是一个测量保健服务的需要的概念，此外还有一些其他的指标，如功能独立性测量(functional independent measure，FIM)等。

家庭保健的首要作用通常是避免住院及减少成本。

需要家庭保健还有一个原因，这个原因和很多国家老龄人口增加的问题相关。在这种情况下，家庭保健通常被认为是尽可能地保证老年人的独立性和自主性的最佳手段。但是，这种保健的需要与不同的文化、家庭传统及社区生活的习惯密切相关。很多国家生育习惯的变化导致了家庭生活和移民模式的变化，造成越来越多的老年人将依赖于那些非家庭成员提供的专业保健服务。这些专业的保健服务可以在建议、技能训练和监督方面帮助许多家庭。

相关概念：日常生活活动指数；Barthel 指数；功能独立性评定；中介保健服务

7.13 医　　院

医院是能够在特定的医疗状态下，提供住院诊断和治疗服务的机构，这些服务可以是手术和非手术的服务，但通常会倾向于急诊服务。

医院在提供卫生保健服务的过程中，需要界定清晰的疾病种类、严重程度及医疗程序。在一些国家，有些门诊服务并不在医院内提供，但是，现今几乎所有国家的医院还是在提供门诊服务，如急救服务或某些复杂的诊断服务，又或是一些不必要住院的专业化治疗，如癌症的治疗。

入院前和入院后的医疗服务质量是决定医院功能和有效性的关键因素，而功能和有效性也同样分别依赖于门诊服务的质量及转诊系统发挥的特定功能。诊疗计划的有效性也取决于以上两个方面的基础设施之间的合作与协调，这样也能够确保总体的保健过程能否以有效率的方式完成。

医院的保健服务可以根据住院的时间长短（长期或短期）来分类，也可以根据教学医院或非教学医院来分类，还可以按提供服务的主要类型来分类（综合型、基础型、手术型、精神疾病治疗型及结核病防治等，又或者是其他的一些专科，如妇幼保健、儿科或者五官科等），或者依据所有权或控制权的类型来分类（如联邦、州立或者地方政府，营利型或者非营利型）。

从国际上的宏观角度来看，医院和诊所是有显著区别的，但并不是在任何情况下都这样，尽管在有些国家，二者有时确实难以区分。我们也需要了解到，在很多国家，提供康复服务的医院是不允许提供急诊保健和治疗的。

在有些国家，提供疗养服务或者整容手术之类服务的机构不允许被称为医院。

7.14 中间保健服务

中间保健服务一般由老年人保健机构及家庭保健服务机构来提供，作为出院后服务来进行。它的目标是避免不必要的住院时间延长对经济造成的负担、在持续进行康复计划的同时提高患者的独立性和自治性，以及依靠专业的非医院工作人员来帮助残疾人士活动。它被称为早期康复治疗。

此类保健设施常被设置在医院附近,尤其是当医院的协议支付制度是总额预付的时候。中期保健在很多国家也被称作康复,但在很多时候这种叫法会混淆医院保健与康复保健之间的界限,也会增加急诊保健和其他形式的保健之间的不确定性。

考虑到所有权的问题,中期保健也可以在医院向其他机构分担经济风险方面发挥作用。

相关概念:日常生活活动;康复;永久性保健

7.15 长期保健

长期保健(long-term care,LTC)机构是在特定的社会设施中提供卫生保健、个人保健及社会服务的一类机构,其目标是那些已经全部或部分失去,或从来都未曾得到正常的日常生活活动能力的人群。

长期保健通常在以下情况下是尤其必要的:①在慢性病的后期阶段;②先天性的疾病;③因为事故而发生的残疾。

对有上述情况的客户、他们的家庭或立法者来说,一个难以抉择的问题是,应该在专门的机构还是在家中为这些个体提供保健,而答案往往不是取决于残疾的严重程度,而是取决于特定的社会机构和设施的实际状况。这就是机构和设施的革新及质量提高是专业化长期保健重要一环的原因。

现在,长期保健使用的范围越来越狭窄,这让人们觉得,有关的长期且专业化的机构保健只能由养老院或者精神科医院提供。但是,其实在家中同样也能够获得长期保健,或者由所在的社区协助提供类似的服务,或在不同种类的设施中获得。这里的设施包括上述的养老院和其他协助生活的设施等。

长期保健经常会因为超出大多数人和家庭的经济承担能力而引发诸多难以解决的伦理问题。这通常也伴随着对服务提供者带来的沉重的生理、心理和社会负担,同时,它也会深刻地影响家庭生活的各个方面。

在有些案例中我们看到,为许多长期在家及卧床的人们提供他们所需要的长期服务几乎是不可能的。其主要的原因是缺乏特定的设备和人员来支持服务提供,或者因为一些其他的特殊社会因素。还有一些原因是家庭成员有时候并不想将长期保健的责任交给家庭成员以外的人。这个问题的重点可能在于人们究竟是倾向于服务的必要性还是服务的适宜性。家庭成员提供长期保健可能会因为他们缺乏相应的专业能力而导致家庭负担过重。在这种情况下,保健提供者们不仅需要帮助那些渴望得到保健服务的患者,同时也应该去协助患者的家庭成员,丰富他们的相关专业知识和经验,同时也为他们提供相应的情感支持。

有些国家针对长期保健专门设计了相应的补助和保险机制来分担经济风险,

还有一些国家并没有选择这样做。在这些国家，长期保健可能会与贫困密切相关，也可能会依赖慈善和捐助。

7.16 移动医疗

移动医疗指的是一类几乎能够在各个层面上提供医疗服务的机构，但是在现实中提到这类服务机构时，我们说的最多的还是初级保健服务机构。

以往的移动医疗一般是指军队医疗的一部分，或者救灾的紧急支援。但是现在，移动医疗在那些人口稀少的地区发挥出为人群服务的巨大潜力，正在得到越来越多的人的注意。现在，移动医疗通常与高级的移动传输技术和电子医疗技术结合起来，为那些远离高层级的医疗中心的人群得到现代化和专业化的服务提供了机会。依靠先进的移动技术，半移动式的医疗也开始在机构设施中使用，可以提供包括初级卫生保健和高级专业化的医疗保健等多种服务。

移动医疗在不同的地区和文化环境中可能会有极为不同的含义。移动诊所的特殊类型是飞行诊所，也被称为"飞翔的医生"。

相关概念：电子医疗

7.17 非营利性卫生保健组织

有很多卫生保健服务提供机构并不是也不被允许以寻求利润为目的，在全球范围内，此类机构实际上是卫生服务的最初原型，它们将卫生服务定义为一种并不是为了获得利润（为富人提供的服务）的特殊服务。

今日的非营利性保健组织具备不同形式的组织框架，如公立性的组织模式、私人组织提供服务的模式，以及类似非公司形式的社团、俱乐部、合作组织，或者类似于慈善组织及自我帮助型组织等形式。举个例子来说，几乎所有的美国医院都是私人持有的，但却是非营利的。通常来讲，人们都会有"私立的即是营利性的，而公立的则是非营利性的"的错误观念。

如果想要了解非营利性卫生保健组织彼此之间的特别之处，那么必须考虑到以下情况：①服务提供者和第三方支付方之间签订的支付协议；②由法律或者合同规定的有关服务利用的必要性、适宜程度及质量等的相关规章制度。

在很多有着先进卫生保健制度的国家中，营利性和非营利性组织的唯一区别是前者允许获得利润，后者则不允许获得利润，但两者都必须在公平的价格政策制度下运行。

7.18 门　　诊

门诊服务的利用者是那些需要卫生保健服务但不需要住院的人群。对于这类利用者利用的卫生保健机构、能够接纳他们的医院，我们都称之为门诊。

在很多国家里，医院是可以提供门诊服务的，但是在其他国家却根本不允许这样做，或者只允许其在非常清楚、严格的法律规定框架之内进行。

现代医学的一个非常显著的进步是对很多患者的疾病治疗被延伸到了医院外部来进行。有很多专家甚至预言，在并不遥远的未来，传统的住院服务将会只占所有治疗服务的极小一部分，而同时，门诊治疗会变成最常见的治疗方式。当然，在现今，住院治疗还是非常普遍的现象。如果想要让门诊治疗的优势得以体现，那么卫生保健的组织框架必须与不断变化的新机遇和不断发展的社会状况保持同步。

从国际化的角度来看，医院都在尝试在离自身较近的地方发展门诊服务。这个做法会给那些需要高级医疗服务的人(尤其是那些罹患严重疾病的人)提供一条路径，或者为那些需要咨询服务程序的人提供条件。这也会为那些需要重复进行入院治疗的患者提供整合型的保健服务，同时提供急救服务，或者使那些需要进行入院治疗的门诊患者因为(转诊)路途较近而节省相应的花费。

门诊患者可能倾向于由临床专家提供医疗服务，他们也经常在寻找这样的机会，但是一些国家更希望门诊服务由全科医生、家庭医生或初级保健护士来提供。前者的一个例子是德国，而后者的一个例子是英国。不论哪种方式更受欢迎，它们都会对这个国家卫生保健的整体组织体系中的基础设施及经济状况产生巨大影响。

做好门诊保健对卫生保健管理来说是极富挑战性的。一个组织机构中的基础设施建设越是缺乏整合，这个系统的有效性和效率越有可能随着服务的进行而损失殆尽。然而，要将一个多样化的卫生保健系统调整为一个具备整合特质的保健系统，需要特别依靠旷日持久的信息收集和交流。而(如今)患者和保健提供者之间缺乏信息的透明性是门诊保健管理过程中极为严重且需要解决的一个问题。

相关概念：医院；卫生保健质量

7.19 姑息治疗

姑息治疗服务，也称临终关怀服务，通常被定义为当现有的医疗手段可能被预期并不能对维持生命产生更有效的作用时，为患者和他们的家属所持续提供的积极全面的一种保健服务。临终关怀对身体、心理、社会和精神需要方面给予支持，也延伸到对因丧亲而痛苦的家属进行抚慰。临终关怀的目的是为患者及其家属提供获得最高质量的生命状态的可能性。

在人口谱系正在经历深刻结构性变化的诸多人群中，临终关怀可能是人们有尊严地面对死亡的唯一方式。

7.20 个性化医疗

个性化医疗（personalized medicine，PM）是指对患者承诺对其所采取的医疗服务将会依据其个人特点而量身定做的一种医疗服务。个性化医疗是一种全新的、现代化的治疗策略，换句话说，就是"针对正确的患者，在正确的时间给予他们正确剂量的正确药品"，它打破了一种新兴的市场化策略的论调，即经验式医疗。

现在的个性化医疗正作为一个看似成功的经验来鼓吹自己的理念，但是目前还是不能应用到临床的相关实践中去。因为找到正确的个体化的治疗方案、进行正确的个体化药物剂量决策、调整合适的个体时间、对正确的患者运用这个理念这些目标常常很难达到，所以个性化医疗在现今的状况下很难在医疗实践中有立足之地。

针对这种理念，有一种未来预期可能会获得经济利益的假设，但是假设归假设，结果仍然可能对卫生保健的支付方产生巨大的经济压力。

对个性化医疗来说，真正的困难在于去预测个人疾病的发生、变化，以及如何采取有效、高效的医疗方式去应对这些可预期的发展。这个理念同时也对循证医学方法提出了挑战，且使得使用现有标准的临床研究方法来统计和测量结果变得非常困难。

尽管现在许多医药厂商已经明显降低了他们原有的期望，但是那些在卫生保健实践中提供诊断的公司，或者提供治疗的"贩售希望的商人们"看起来并没有停下脚步的意思，而是更加积极地参与到国际旅游医疗服务提供中去，不再只是关注国内的卫生保健系统。

但是，可以肯定的是，与长期预测性（个体）的生物标记法相关的治疗方式的引入，意味着对患者进行长期持续性的检查会让个体的隐私变得超越医疗目的而更加透明起来，当然，它也产生了数以兆计的数据。特别需要提出的是，保险方和雇主们可能会对这个数据库产生巨大的兴趣，也可能会催生诸如数据交易员之类的新职业。很明显，这个趋势可能会继续持续下去，且会对整个卫生保健的管理过程产生深远影响，也会在让卫生保健的筹资体系焕然一新的同时，使其更多地变成一种跨行业的商业模式。其中，最重要的一个方面是，个性化的医疗服务与基于信息的医疗之间的内部联系会变得更加紧密，这种联系能够让个性化医疗变得更加卓越。

相关概念：诊断；基于证据的医疗；经验性治疗；医疗旅游

7.21 家庭诊所

家庭诊所服务最初是一种由社区医疗机构向公众提供服务的模式。在20世纪时，它变成了由州、社区或雇主雇佣医生和团队来运行的非营利机构，经常被看做单独开业的医生诊所的竞争对手。

与此同时，这些家庭诊所更倾向于像一个联合诊所那样进行运作。它整合了全科医学和专业医学的专业科室，在提供复杂的专科医学的同时，也提供门诊服务，有时也会包括一些短期的住院服务。所以这种机构有时候也会像医院的某一个科室那样运作，或者可以说是医院的一个可选择的备选补充机构。

限制独立开业的医生诊所的门诊服务的优势地位，以及重新调整移动保健机构与医院的关系，会让家庭诊所或联合诊所成为未来卫生保健机构的重要组成部分。

相关概念：社区医学；医疗救助所

7.22 公共卫生行政部门

在很多国家，公共卫生行政部门是一种州立的机构，或者被法律所规定建立的机构。其作用是通过立法保护，来分析、评价、控制和建议个体、团体、社区和其他行业通过采取必要的措施来保持健康促进。

在很多国家，由政府当局向一些卫生保健机构发放提供公共卫生服务的执照，同时对它们进行监督。

在国际范围内，有关公共卫生行政部门的规定、任务和法律背景都是很不一样的。这些行政当局都会或多或少负有如下责任：①了解公共的卫生状况；②监管和执行卫生保护政策；③监管对卫生保健专业人员和机构的执照发放情况；④对地区、政府及公众给予在卫生问题方面的专家意见；⑤向大众宣传精神疾病的有害方面；⑥对卫生保健服务需求进行调查，尤其是了解一个地区的人们的实际需要。

7.23 转 诊

转诊是将患者从一个专业医生那里转到另一个医生那里，以寻求交叉学科合作的服务，是一种专家决策。但是，对某些人来说，有时它也是一种在总额付费协议下规避经济风险的行为。在这种情况下，转诊的诸多特定的规则可能会由服务提供机构或者第三方付费者共同制定。

通常，转诊需要转诊医生签发一个手写的转诊单，转诊单中包含一系列有关患者健康状况的标准信息。这些转诊信息必须保持绝对的保密，因为里面包含了患者的个人隐私。

在转诊的实践过程中，医生（上下级机构的医生）有时候可能要主动去看望患者，或者利用技术手段来传输数据、进行诊断。

在有着多样化的第三方付费者及提供组织的系统里，在同样多样化的协议框架下，通常需要特定的转诊政策对转诊可能造成的经济问题给予相应的指导。在预付费制度和分包的按项目付费的制度下，转诊成为一个特别重要的管理重点。在这种情况下，对成本的优先考虑和事先估计是非常必要的一个步骤。

只有当转诊作为卫生保健协作文化的一部分时（不要和整合型保健的经济手段相混淆），转诊才可能会是有效且高效的。现在已经存在的初级卫生保健文化对在现代医学中的跨学科合作来说极其重要。如果要以现代医学的提供为目的，那么在转诊中的合作必然会遇到一些挑战。但是转诊并不只是现代医学所能达成的结果，它也是实现现代医学这个目标的前提条件。这也是先进的卫生保健系统在根本上都需要转诊和转诊相关制度的原因。

有趣的是，有很多说法指出，尤其是在按人头付费及按项目付费的情况下，转诊违背了自由竞争的原则。这些讨论对患者来说也产生了一定的影响，让他们认为自己作为消费者应当有在自由的市场上购买服务的资格，同时他们也应当去承担因为自己的购买行为和在购买过程中进行的合作造成的后果。在这种情况下，转诊成为区分市场型卫生保健系统和公共提供型卫生保健系统的标志。

通过经验我们知道，转诊服务同样也存在一些欺诈行为，如转诊服务的提供者可以通过向特定的机构转诊患者而得到相应的回扣，这个现象，如今可以说非常普遍[①]。

7.24 康复医院和康复诊所

康复医院和康复诊所是一类提供住院和门诊患者康复保健服务的机构。这类机构存在的目的是帮助和激励人们去克服慢性病的困扰及面对个体在心理、生理和社会方面的残疾。特别需要提到的是，对儿童进行的康复性治疗可以让他们的家庭获得重新整合并向前进步的可能性。

在很多卫生系统中，康复治疗可以让住院治疗的专业化得以提升，以及可以

---

① http://www.managedcaremag.com/archives/9710/9710.fraud.shtml，2009-05-12.

通过缩短患者的住院天数来为患者节省相应的花销。

相关概念：住院时间；康复治疗

7.25 技术性护理机构

技术性护理机构是一类由训练有素和具备资质的护理人员提供相应的初级卫生保健服务的机构。这类机构在一定的委托合约下工作，或者他们也会具备相应的执照，来替代医生的一些传统的工作和责任。

这类机构的功能和责任可能会因为国家级的卫生框架和方针的不同而有较大的区别，但是一般来说都会包括：①提供预防保健；②对患者进行健康教育；③对患者进行筛选与分类；④对医疗服务提供建议；⑤提供中期保健服务、护理和临终关怀服务；⑥提供妇幼保健服务；⑦为慢性病患者、残疾人士和老年人提供长期照护服务；⑧在处理卫生问题的时候为社区和家庭提供咨询；⑨提供社会和家庭协助。

具备高级技术性的护理机构一般来说都会依附于或者直接被整合到有着较高绩效的医院中去，目的是提供整合型的保健服务。

相关概念：责任委托；护理；初级卫生保健；替代服务

7.26 二级保健

二级保健其实并没有被很好地界定清楚，从而能够被各方更好地了解。有些人将这种保健形式视为同样是由医学专家提供的服务。但是，在这种服务的框架内，如果没有经过分类分流的程序，患者是不能接触到上级医生的。可以说，二级保健可以是当患者访问过初级保健提供者之后，从上级医疗专家那里得到的任何形式的保健服务，也包括那些在签订提供协议的组织内部被转诊到更高级别的具备资质的机构那里的患者所得到的相应的保健服务。

在一些国家，如英国，卫生保健系统被系统性地分成了两级系统，即初级保健系统和二级保健系统。在这里，患者们通常有义务先去初级保健机构处获得服务，即我们通常提到的"守门人"制度。

对 MC 机构来说，其在方法学上更倾向于采用预付制来支付费用或者采用按人头付费的方式。二级保健机构的专家们可以组成所谓的卫生专家团队或通过对初级诊疗的支持，来协助达到患者分流及转诊服务的目的。

相关概念："守门人"制度；ICPC；初级卫生保健；三级卫生保健；分流制度

7.27 自我保健、自我帮助

自我保健是一种个体为自己提供卫生保健的服务类型，可以根据对不同种类的资源的利用来对其进行区别。它所利用的资源包括个体的能力和技术、家庭和社区支持及组织，或者聚集在一起有着类似的长期性健康问题的个体。

自我保健被期待能够解决以下问题：①对自身的自我药疗；②促进个体对治疗的依从性；③分享交流如何配合治疗、如何面对慢性病的问题及残疾；④对慢性病、精神类疾病及残疾等案例的支持和学习；⑤通过支持别人来改变自身具有的风险习惯。

自我保健不仅仅是患者自身的问题，对其家庭、邻居或者社区来说，也同样非常重要。对患者来说，专业人员不应该去打击其积极性，而是应该帮助和促进他们进行自我帮助。专业人员也通常可以从自我帮助的活动中学习到很多经验。

在一些国家，以及在那些缺乏专业的保健服务的人群中，自我保健可以说是非常受欢迎的，对保健的覆盖率来说也是极为重要的，但是，它需要来自专业的医生和护士的支持。

当突发的灾难降临时，自我保健和自我医疗是获得急救保健的方式之一，同时也是培养凝聚力和社区责任的难得机会。

相关概念：健康促进；长期保健；恢复

7.28 专业化保健、专业化

专业化保健通常受以下两个因素推动：①保健服务提供者具有进行治疗和保健，或者以所掌握的新方法进行支持的能力，从而能够满足医学的需要，也由此表现出医学的进步；②专业化保健采用福特主义来积极主动地进行管理方式的变革，以生产医疗产品。

以上两个因素都会以不同方式对卫生服务和管理产生巨大的影响。

如果专业化保健是被第一种因素推动的，即专业化是被医学的进步所引领的，那么伴随着的一定是其内部专业化的各个部分的协作和合作。它既扩展了机会和机遇发生的可能性，同时也需要具有更高资质的专业人员的参与。

如果是第二种因素在起作用，即执行产品医学的理念的话，那么情况可能就会有所不同。这个概念在这里是指通过限制一些可以进行的治疗、手术及其他的诊疗方式来降低单独的专业人员工作的全面性。这种变化提高了每一个专业化技能的工作量上升的可能性和必要性，同时也培育了通过减少干预的规范而使得服务被过度利用的土壤。

第一种专业化是科学进步的结果，意味着专业程度的繁荣；第二种专业化是通过增加(专业分类的)"产量"来获得经济利益，意味着专业化的凋零或退步。

7.29 三级保健

三级保健有两个方面的意义。第一个意义，从哲学上来讲，在初级和二级保健之后的一级就应该称为三级保健，它具备向初级保健和二级保健的专家提供咨询的能力。第二个意义是，三级保健是所有的高精尖的医学的综合体，但是只能在非常少的地方获得。

对很小的国家来说，医疗旅游是唯一能够获得三级保健服务的方式。

相关概念：ICPC；医疗旅游；初级保健；二级保健

7.30 患者分流

在最初的设计中，患者分流在医疗管理中通常来源于战场医疗和灾难医学，以及在急救或控制流行病的发生过程中进行。它被用来评价每一个患者需要帮助的紧急程度，以此来根据不同的紧急情况和他们的严重程度对患者进行分类和分组，甚至是根据患者可能生存的概率对其进行分类。

在灾难医学中，患者分流这种方式是将大规模的患者进行分组的手段和过程，这样可以将保健服务的重点放在那些更有可能生存的人们身上。这种分类可能会根据以下的条件进行：①预期的情况；②即时的处置；③观察；④等待(受伤后能够行走的)；⑤解散(受伤后能够行走的)。

很多国家都已经开发和建立了自己的严重灾难的处置程序，尤其是那些非常容易发生灾难的地区。本书作者高度建议卫生保健的管理者们设计他们所负责的机构的紧急分流预案。

这个方法也可以被用在普通的患者群体中，根据其对保健的实际需求对患者进行分类。特定的健康或受伤情况、问题的严重性及对特定机构的可及程度都可以作为设计这种分流程序的决定因素。在很多国家，这是护理人员在进行急救案例处理时的专业的执行任务工具。

在一些机构中，可能会有一个医院分流护士，或者叫所谓的接待员，对所赋予的工作具备相应的资质。一个特定的住院医院的分流系统的作用可以说也起到了引导患者找到医院正确的临床服务路径的作用。

因为分流这个概念变得越来越复杂，患者分流的导向作用也同时被软件和硬件决策产品支持，而这两种方式一般都会被医院(更多的是急救医院)和一些不同种类的MCO采用。

在 MC 的哲学理念下，患者分流实际上不仅是一种综合性的产品，其更大的作用是促进医院人力和设备资源利用的最大化。同时，它也可以节约相应的资源，尤其是那些已经通过按人头付费的方式进行了预付的资源。在这种条件下，患者分流常常在保险方和服务提供方两个方面发挥风险选择的作用，可以依据个人分类机制，将个体分类到各个按人头付费的实践中的各个风险组中去，或者以此可以找出患者的实际健康状况是高于还是低于分组政策所确定的分组界限，然后以此来将患者进行分组，这也是根据特定的健康计划来进行患者分类的方法。

患者分流程序可以在人口稀少的地区（如偏远的农村）或在服务很难可及的地区由初级保健护士运用智能软件和互联网连接遥远的医学中心，从而提供初级保健服务。在这里，患者的分流过程会变得非常高效和有效。

有关这个方面最佳的试验案例是曼彻斯特患者分流系统，它被很多国家的急救医疗服务借鉴[1]。

无论出于什么目的，患者分流都需要依靠标准化的程序和标准，以及富有经验的决策者。整个程序有可能会因为过度的患者分流或患者分流不足而失败。患者分流基于是否能够满足个体案例的假定或标准。如果要定期地使用患者分流程序，那么需要根据患者状况发展的可能性、积极和消极的价值预期等方面，对结果产出进行系统性的全面分析。

从法律和道德两个方面来看，在灾难医学的框架下，患者分流都是毫无疑问需要采用的。但是，如果在保险合同的框架下作为一种控制可及性的手段来使用患者分流的话，那么需要注意的是，如果在合同中没有明确的规定或者并没有处在长期的监管之下时，不同的问题就可能接连发生。

相关概念：可及性；MC；个人分类机制；风险小组；风险选择

7.31 患者分流服务提供者

有很多经过特别培训后的专家为患者分流服务提供机构工作，他们签订协议，按照不同的健康状况、需要帮助的紧急程度对疾病或受伤的人们进行分类。而当服务提供者或保险公司用电话进行患者分流的时候，这种服务可能就会由事先被授权的中心、紧急中心、电话中心或者信息帮助热线等机构来提供。

提供者可能也会在紧急处置所、无预约中心、灾难现场或外联中心中进行患者分流管理。

---

[1] Cokke M W, Jinks S. Does the Manchester triage system detect the critically ill? Journal of Accident & Emergency Medicine，1999，16：179～181；van der Wulp I, van Baar M E, Schrijvers A J P. Reliability and validity of the Manchester triage system in a general emergency department patient population in the Netherlands：results of a simulation study. Emergency Medicine Journal，2006，23(12)：906～910.

现今的患者分流程序常常基于复杂的方法学所提供的基于证据的标准方法，或使用多种多样的信息技术来进行。这些方法常常很少或者几乎没有被独立地监督或认可，它们中的很多产品正在寻找买家来购买，其中有许多是寻求顾客或者被构造出来满足服务提供者利益的产品。

但是，卫生保健的管理者应该注意到一个现实，那就是在未来急救或灾难医学领域的卫生保健中，患者分流将会成为比传统方式更加重要的工具之一。

相关概念：患者分流

第 8 章

卫生保健管理的常见问题

概　　述

　　国际上对于什么是卫生保健管理尚无统一的理解，对它的解释与特定的国家体制、卫生服务基础设施、医疗保险政策及其基础政治密切相关。卫生保健管理在每个国家不同的法律条件和政治理念下运转，这些理念可能比服务体系变化得更快。但是反过来，服务供给体系也可能比体系框架变化得更快，这两个变化都会导致内部关系紧张。事实上，这可能是成功的卫生保健管理的一个特定问题——前瞻性的管理变革。

　　卫生保健体系需要稳定性和对不断变化的条件的适应性，如不断变化的政治和经济框架、新的科学机遇和新产生的人类需要和需求。卫生保健资源通常是丰富的，但相对需求来说是短缺的。传统的管理者的职责是处理夹在既定的框架和医务人员需求之间的问题，这些管理者必须知道该如何做。但在卫生保健供给方面，有一种在国际上迅速兴起的新领导方式，即卫生保健管理。在卫生保健管理过程中，管理者不仅需要具备作为一名管理者的所有能力，还必须具备指导一个医疗机构积极主动和负责地实现一系列给定目标所需要的具体能力。新一代的卫生保健管理者在提供卫生保健时，要比以前的管理者承担更多的责任，然而，这也必然需要承担更多的风险，并改变医务人员和管理者之间的传统关系。对不同资质的需要就是需要考虑的众多因素之一。

　　其中，最重要的问题是，卫生保健管理的根本焦点不仅是一个设施、一个组织或企业的利益，而且是管理贫困人群需求的可及性和所有利用过程的适当结果，并能让医务人员做他们的本职工作。

　　假设全球卫生保健产业工作人员占全球总人口的比例和德国的比例一样，那么全球卫生保健产业工作人员将有 3.5 亿~4 亿人。更重要的是，假设将卫生保健人均消费提高到欧盟的平均水平——每人约 2 200 欧元，则每年的花费约为 15.5 万亿欧元，这是远远不可能达到的。所以，这个假设证明：全球的卫生保健产业在面临目前大好机会的同时，也向卫生保健及其管理提出了挑战。

以上论述表明，卫生保健管理在卫生行业中已成为一个较为专业的领域。但是，任何情况下的关键点总是相同的，即公认需求和保险覆盖的标准设置框架、为一个地区的人口提供卫生保健服务的竞争与合作关系，以及管理者和员工，特别是医务人员的相互关系均相同。

为了给卫生保健管理及其实际任务做出一个全面的界定，我们对卫生保健管理的定义如下：卫生保健管理是指对任何卫生保健机构、机构网络、卫生保健体系和健康保险的专业化的领导、管理和监管。这是一种对既定愿景和使命的管理，一种将既定愿景和使命转化为具体目标的管理。卫生保健管理是为了更好地满足人们的卫生需要和需求，而将那些能够实现最优化的保健服务供给过程、搭建最优化的经济及法律框架的专业能力汇聚在一起的过程。

卫生保健管理包括战略任务，适宜的保健和服务，人力资源和财力资源的规划、组织、促进、维护、管理、调整、监测及卫生保健评估。其实际任务是为机构及其员工提供最好的条件，尽可能地为公众和支付者（主要是第三方）提供有针对性的、合同约定的服务，如预防、诊断、治疗、康复、保健和护理。

卫生保健管理需要管理科学最实用的知识和技能，以把医学和卫生科学的标准付诸实践，并坚定地致力于统一领导层和与员工的合作。

近年来，卫生保健管理专业不断延伸，且仍在继续发展。该专业的使命如下：在任意给定条件下提供卫生保健，保证可及性，平衡成本与收益，为卫生保健提供资源和供给，管理人事，适应需求、资源和科学依据的变化。

卫生保健管理特别致力于以下几方面的工作：国家、社会和公共卫生服务政策的战略议程，面向未来的卫生保健的战略管理方法，卫生保健产品的定义及有效并高效实施它们的途径，患者、健康计划成员与被保险人、第三方支付者和供给者之间的互动和沟通，人力资源和工作场所的管理，管理合约规定的质量和临床监管，管理卫生保健组织及其行为，管理资源。

卫生保健管理能解决服务及协同服务的问题，这些服务的结果通常取决于包括患者在内的所有相关人员的合作。这就是卫生保健管理需要为那些不想生病的人、需要恢复健康重拾活力的人，尤其是那些因为疾病而残疾的人提供专业化帮助，以使他们能够重新获得正常生活能力的原因。

卫生保健管理专家应至少在以下几个方面显示出能力和技能：①卫生保健管理专业人员必须明白提供专业的卫生服务并与患者合作意味着什么。②卫生保健管理专业人员必须能够从实际出发，战略性地认识并解释服务框架条件（经济、法律、社会或科学)的变化和组织供给的后果。③卫生保健管理专业人员必须有足够的教育背景来领导、发展网络化服务供给者的人力资源，并与其他组织合作。④卫生保健管理专业人员必须了解管理卫生服务的方法和技术，并使它们有效和高效。⑤卫生保健管理专业人员必须深刻理解不同种类的卫生服务，理解它们的科学文化背景及其技术与宏观环境和微观环境之间的相互关系。⑥卫生保健管理专业人员必须能认识、评估并传达供给机构及其设施的风险。⑦卫生保健管理专业人员必须对卫生保健服务合同规定的质量是什么、如何测量和评估有一个基本的认识。⑧卫生保健管理专业人员必须了解供给者环境中的合作与竞争，并能预计实践结果。⑨卫生保健管理专业人员必须认识到他们的领导对用户来说只是一种服务。

一些领导和管理方面的技巧是为实现以下目标：①规划和管理资源；②开发结构和组织；③调整设施和组织；④管理资产和金融风险；⑤建立团队；⑥沟通和指导；⑦保健和服务管理；⑧产品和组合管理；⑨会计及财务资源管理；⑩人事和资质管理；⑪收购管理；⑫质量管理和控制。

卫生保健管理专业人员应该接受有关项目管理、利用管理、员工领导力、人力资源开发战略、效果和效率的平衡、合同谈判、处理报销、投资规划方面的培训。各种各样的任务已经使传统的卫生和医疗保健供给者的运作方式，即他们自己的设备管理运作方式无法继续运行。但尽管如此，关于卫生保健管理是否是一个医生和护士的增值方式，或者说它是否应该成为一种独立的职业，仍是一个有争议的问题。

有些人认为，卫生保健不仅应完全由医生和护士执行，其管理也应完全由医生和护士执行，这就是为什么这些人需要额外的卫生保健管理培训和继续教育，但也有人持相反的观点。然而笔者对他们的观点都不赞成。根据我们的经验，精深的专业技能和合作能力能在许多方面创造技能。我们知道，成功的管理者来自基本学术水平的任何领域。他们的主要任务通常是发现和交流问题，集中各方能力，并鼓励别人解决出现的问题。卫生保健管理要取得成功，需要技能和个性特点，而不是仅仅需要一个教育学历，也不需要管理者在各个方面都具备足够的能力。

管理者需要了解以下这些卫生保健业务的特殊性：①只有患者需要才提供卫生保健，即使在远程医疗的情况下，患者和医生也必须是相伴相生的(一些诊断、医疗文书、专家意见等除外)。②只有长期提供卫生保健，某种程度的期望结果才会出现。③卫生保健供给的积极结果需要所有参与患者治疗的专业人员，包括那些产品和设备的补充供给者的合作。④在循证医学方针的指导下，患者对卫生保健结果的预期也可能有所不同。卫生保健不能"预制"，也不能根据当前某个患者的需求而单独进行存储和分配(但有些供应品可以，如假肢)。⑤只有"用户"是患者，并且只有他还活着，卫生保健的结果才存在。因此，计划的结果、资源消耗和质量之间并没有必要的直接联系。⑥我们认为，服务的普遍可及、个体化服务、良好的医患关系及相互的尊重、良好的依从性等是保证卫生保健良好质量的根本因素。那么，通过技术方法减少团队成员的沟通时间、降低团队成员的平均资质来改变人际关系不是我们想要的，细化的劳动分工更需要接触和沟通。⑦通常来说，我们很难保证某种结果，并对预先定义的期望产品承担全部责任。⑧卫生保健的质量依赖于评价、沟通、员工的稳定性、反应和人际互动。

人们的健康和卫生保健及相关服务或保险的供给者都是有风险的。人们对自身会经历什么样的风险和机遇有着不同的理解，这就需要管理者在为人们提供医疗卫生保健的国家使命下调整和管制风险，需要由权威机构来管制弱势群体及患者利益的汇集或协调。这些由权威机构制定的规章制度既是管理的框架，也是管理的工具。

在全球范围内，即使上述规章制度有很大的不同并应用于不同国家的各种状况，它们仍然拥有一些共同的机制。全球金融市场和评级政策的国际协议等一系列管制条件将会减少它们之间的差异。

任何由目标驱动的卫生保健体系都接受而且必须接受管制，对发展中的和较先进的体系，或卫生保健供给的市场和非市场机制而言，这都是事实。法规是为了保持卫生保健体系的社会有效性和医学有效性而存在的，它的资源利用效率和资源分配都围绕目标展开。根据卫生保健体系的使命，管制的一般方法不仅着眼于合适的功能，还着眼于以下方面：保险覆盖，机构准入，根据必要性、适当性和质量的标准来确定优先和定量配给福利，维护患者权利的国家法案，发展专业化，卫生保健筹资和结算，促进和提高专业人员在医疗保健领域合作与协调的框架设定。

非市场体系和市场体系都试图通过共享国家的社会价值观来运行，这就需要普遍认可的经济方法的社会功能。但是，无管制经济的拥护者否认管制，认为市场应该由市场意愿调控，而提供必需卫生保健标准的非营利方式的支持者则侧重于社会价值观。争论最终落在了个人行为适应市场意愿还是市场适应个人意愿的问题上，这的确使卫生保健管理及其监管政策产生巨大差异。

个人行为和市场医院究竟谁适应谁这个问题面临着植根于各种不同价值观和利益的争论。需要永远强调的论点之一是，非市场体系缺少提升效益、质量和效率的激励措施，如大部分的欧洲体系。相反，无管制的市场体系会促进个体的自由并提高自我责任感，提高质量和效率。不幸的是，以上有关无管制的市场体系的假设并不符合全球范围的经验证据，而是根深蒂固的意识形态问题。相反的经验则证明，监管较少的体系缺乏广泛的服务可及性，并会降低效率和质量。

其他人希望通过或多或少地管制市场竞争使市场竞争和监管结合起来。最知名的例子就是管制型竞争的概念，其也被称为管理型竞争，该概念于 1978 年由恩托文首次为美国提出。但是恩托文的这个概念在美国并未获得成功实践，却对一些欧洲国家的卫生保健体系变革产生了重大影响。

因此，无论一个国家的偏好如何，卫生保健管理者从来不是在真空中工作。专业的工作被融入无数的法律和合同框架之中。国内和国际的管理者都应该认识到，每个国家都存在或多或少的管制和风险调整政策。

所有这些与管制和风险政策有关的法规共同构成一个国家的卫生服务体系，任何卫生保健体系的特点都是历史、传统、政治愿景的产物，也是许多由正式的或有时候甚至是更有效的非正式的规范来管制的利益相互冲突与妥协的结果。这些规范可以根据整体经济状况、人口需求和文化接受程度及社会结构进行修改，是管理卫生保健的宏观框架。此外，卫生保健体系的功能将受许多内部机制的管制，这些内部机制指导组织内特定的治理政策的形成。

管制和风险主要调整支付者的权力，这也给了支付者控制和监督卫生保健供给的权力。监管的技术和机制与风险调整的作用密切相关，对供方机构的经济结果和卫生保健筹资与保险的各个方面都很重要。随着管制方法的发展，无论是内部还是外部发展的实现，都是卫生保健管理的优先目标之一。

如果买方-供方分离是建立在一个系统内的，服务的支付方就是供方的消费者。支付方一般是从服务关系外部监督并控制医疗费用的预算和使用，或监督根据内容、价格和数量界定的特定产品，或者选择中标供方。在许多国家，买方和供方必须接受特别成立的联邦机构或其他独立机构对他们涉及投保人和患者利益的行为进行的监督。

如果买方-供方分离不建立在一个系统内，保险公司可能对拥有供给机构感兴趣，而供给者可能想通过直接避免签约的预付服务来保障卫生保健。

如果参保人是保险基金的所有者，这部分人也将共同分担所有者的责任，只是经常由签约的职业经理人代理。在这种情况下，从消费者的角度来看，监督和管理卫生保健体系是一项基本权利，德国就是这样的情况。

在整合型的买方-供方模式框架下，供方在评估风险和管理卫生保健预算时有自己的利益。如果卫生保健是以这种方式建立的，它将拥有在内部实施监督和审计程序的动机。为了使患者远离这种整合型保健的困境，许多国家都建立机构并制定章程来保护患者免受该政策的影响。

在任何系统中，找到所有的利益相关者之间的平衡点显然是很困难的。但无论如何，每一个系统都有自身的调控政策和一些风险评估、监督和长期评价的机制，否则系统的许多目标都无法实现。

事实上，存在许多用来管制卫生保健供给的方法，每一种方法都关注于卫生保健被要求达到预期的特定目标，这些目标可能会通过法律和/或合同描述出来。

但是，总体来说，不对目标进行分析和协调，就没有管制服务。最终，风险评估的首选方法还是取决于目标，因为所使用的方法可能产生潜在影响，甚至构成卫生保健的使命，或者提供将使命付诸实践的机会。

管制或管理政策是实现质量导向的、有效的和高效率的卫生保健及执行系统目标和其特定目的的唯一途径。这里提到的特定目的包括：卫生保健的可及性；服务利用的效果、质量和效率；供方的标准制定和保险方的政策和行为；管制买方和供方之间的关系；福利的改革和发展；对成本、价格和补偿的管理；许可和认证政策，对卫生保健专业人员的监督和责任要求。

机构的参与者及他们对监管和根本目标的重视和权利，对实施卫生保健最为重要。标准制定的机制、采购的过程、资源的分配、从供方传送给买方的强制数据流的内容都是全球已制定的卫生保健体系法律或合同规章的主体。

所有主要的管制模式可以分成三类：第一，买方和供方的整合模式。卫生保健专业人员由支付方直接雇佣。第二，买方-供方分离模式。供方冒着承包风险提供服务，但可以全部或选择性地由部分第三方支付者许可和签约。第三，私人供给者在按服务项目收费基础上提供服务。患者的自付费用可能由其购买和签约的保险进行偿付或由政府进行偿付。

这些特别选择的模式决定了所有的监管框架，也构成了所有利益相关者之间的复杂网络和关系。

如果卫生保健的监管调控明确地存在财务风险，全球的每一个体系都必须自行调节以适应监管框架，并且平衡预算和资源。在国际上，经过无数次的规划和理念的变迁而进行的这些调整，往往不被公开，但由供给者或保险者拥有。

不是所有具体的法规，也不是所有的调整都可以被本书编辑并抽象。因此，本书作者决定简单地提出基本主题，不将本书作为彻底阐明的指南，而是将其作为指向性的指南。如果读者在国家或国际供方机构内工作，强烈建议他们更多地关注这个话题。

本书选择的术语涉及供方、第三方支付者、保险参保人、患者、卫生技术提供者和药品供应商等利益相关方之间的相互作用及标准。所有的与前面所说的管制相关的规章都是为了满足个体或群体的医疗服务要求。例如，确保可及性和筹资；保证质量标准，包括患者权利的辩护；许可专业人员和认证供方机构；监督由供给者和保险公司设定的激励措施，看其是否违背了卫生服务的伦理及其法律标准。

最常见的管制卫生保健的机制和方法包括：根据一系列的国家宪法使命进行监管，如法律监管、规划监管、竞争监管、合同和协商监管；根据微观经济技术（主要是内部执行的）进行监管，如配给监管；根据医疗执业标准和指南进行监管；根据补偿卫生保健的不同理念和激励措施进行监管，如质量保证监管、伦理原则监管、明确地包括或者排除某些绩效的优先福利监管、临床路径监管、共付和免除额的监管、择期手术等待名单的监管、监测医生决策的监管等。

罗默定律对有关卫生保健及其管制的普遍冲突进行了基本阐述（相关概念：罗默定律），罗默是供给者诱导需求的第一个调查者和描述者。

分组管制的读者可能会发现区分以下概念很有帮助，即法律监管、合同监管、专业监管和财务监管。

任何的调控方法都有可能导致有关各方，特别是供方、支付方和患者之间的冲突。管理者必须清楚地认识到这些冲突是无法避免的。他们唯一能决定的是（如果有权力这样做），相对于其他冲突而言，他们更偏好什么样的冲突、什么样的联盟可能有助于处理问题和建立什么样的机制可以成功处理或协商冲突。但如果机构拥有者和提供者进行自我签约，管理者就只对签约内容和当事人负责。

8.1 平衡计分卡

平衡计分卡是战略目标的一种绩效管理工具，也是一种战略性管理体系。平衡计分卡被标榜为"成功的路线图"[①]。

平衡计分卡整合了财务回报、预界定业务产出、相关生产或服务过程及为达到目标可接受的投入四个维度。其关键理念是通过基本要素的精确选择来获得期望的成功并实现手段与目标之间的联系。平衡计分卡方法的应用实际上是一个不断控制和评估战略参数的过程。

平衡计分卡作为可应用于卫生服务供方机构（如医院或 MCO）管理的工具而被讨论，这需要将传统的卫生保健加工并改造成一种新的适合被评价的模式。为了将所有重要目标都转化为战略目标，平衡计分卡需要制定一个有可测量指标的记分卡（关键绩效指标），该卡是实现管理者使命的工具，并可能被用来作为变革管理的工具，以平衡追求战略目标过程中的所有相关战略得分。平衡计分卡的基本原理是管理者应该平衡以下三个方面：患者的需要、需求和关注的角度，内部过程和相互作用，以及根据预期的创新，通过不断的学习进行变革的需要。

和以往的积极管理一样，采用平衡计分卡的主要任务是平衡战略成果和运营所需的投入，这种平衡过程可以被称为"计分"的过程。使用平衡计分卡的前提条件是被评估对象需要包括供方所有的员工和团队，其目的是提高经理人、行政管理者和员工认知供方机构的综合目标、功能、结构及进一步发展变化的需要的能力，因此，它可能会证明变革绩效指标的选择和投入资源的具体计算将是迈向未

[①] Kaplan R S, Norton D P, Robert S. Putting the balanced score card to work. The Economic Impact of Knowledge, 1998: 315~324.

来的最重要的一步。在卫生保健领域，服务选择与风险选择是相近的，但不一定是相同的。

单个医院和连锁医院都应该鼓励测量所有产出，并将它们与投入的需要进行平衡，投入包括成本、过程绩效、市场份额和渗透、长期的人事和技能部署、研究、合作伙伴网络、分担的责任和税收等。供给者可以在竞争环境中自由决定价格是关键要素之一。

8.2 卫生保健供给中的变革管理

任何体系都需要稳定，永远显示出一种"照常营业"的趋势。但是，任何卫生保健供给必不可少的投入都处在不断的变化之中，如需求、需要、教育、经验、规章、员工、供应、设备等。因此，卫生保健管理都是被持续的，甚至不规则的变化来创造和挑战的，它积极促进变革以达到最佳的质量标准。这种变化可能满足愿景、使命、目标和目的及规范和法规、预算和补偿、需要的人事和资格、公众中健康和疾病的概念和患者的需求，以及预防、治疗、康复和护理的新方法与人口统计学和流行病学的变迁或新疫情。

一个组织越全面或复杂，管理变革就越重要，其关键是留在原来的位置等待，还是根据需要积极变革。这两种行为都可能带来麻烦，也可能会成功。积极主动的变革经常导致许多内部冲突和内部反击策略。有些管理者可能只学会了等待命令的下达，并且自以为这即是所谓的管理。管理者所面临的挑战是水平和垂直地整合变化以达到目的和方式的联合。

在国际上，经验显示变革一般可能需要外部的监测，这不仅是为了防止冲突，也是为了整合员工，帮助他们交流。

8.3 委　　派

对于卫生保健及其管理，委派意味着明确界定的任务从经专门许可的专业人员转移到未经明确许可执行该任务的工作人员。这里的结果问责制，包括负责该工作的专业人员的责任。被指定履行授权职责的工作人员必须拥有一定的资格，并且其工作必须受到监督，同时也应该符合标准，即接受任务的团队成员必须有权利拒绝执行其他人员已经在负责的工作。

委派及其法律管制的对象包括多学科的卫生保健团队、人口较少或历来缺少医药服务地区的群众。

在一些经济压力下，除有效劳动分工的要求外，经济上的原因也促使将任务委派给那些具有"劣质"资格的人。在一定的人口和社会环境下，委派也与由专业护士执行的远程医疗和初级保健问题相关。

管理者建议,在强有力的依法监管的条件下,应该支持与委派相关的行动。作为委派的管理标准,这样的决定和接下来的行为必须完全受到不断的监督、评估和记录,委派和任务代替之间的界限必须是完全清楚的。

在卫生保健和治疗中,委派职责的典型问题是医生和护士专业工作的妥协职责界限的精准确定。然而,同样的问题也可能发生在机构或卫生保健组织之间,如门诊中心和医院之间或医疗专业机构之间。

国际上不是任何医生或供给者都被允许做任何诊断或治疗的,对专科护士和其他专科化程度较低的护士也一样,这使得委派对有关法律框架非常敏感。

随着劳动分工的愈发精细,委派成为日常实践一个永久性的问题。如果所有的团队成员并没有真正整合,委派就不是一个持续评估和公开讨论的话题,而可能成为一个冲突问题。

如果通过把任务转移给相对不太合格的工作人员来降低可变成本,特别是按服务项目付费的有偿保健,会引起服务供需双方的问题和冲突。

相关概念:责任;护理;补偿卫生保健;替代

8.4 分　　权

在一些国家,分权是指将公共权力从立法机构及其执行机构转移到其他形式的决策、责任和监管的讨论及政治运动中去。关于卫生政策和保险,分权指出了一些非常重要但也相互矛盾的方面。这些方面包括:第一,将保险、筹资和管制卫生保健的行政管理和标准制定职责从联邦机构转移到地方或私人机构,包括让当地社区和居民参与关于优先权、资源分配、组织模式等的决策;第二,根据社区所拥有的机会、社会妥协方案和价值观(往往特别是关于难民、移民和穷人的卫生保健),给予地方和社区财政职责以提供卫生保健;第三,卫生保健专业人员的准入标准为自愿的、营利或非营利的、私立或公共的机构,甚至商业活动的专业教育设定了准入标准;第四,使治疗成为不依赖于循证医学的科学标准,也不依赖于系统的卫生技术评估(health technology assessment,HTA)的个人决策。

相关概念:循证医学;HTA;健康保险的责任

8.5 卫生保健价值链管理

卫生保健价值链管理是指由汽车产业提出,但讨论应用于卫生保健供给的价值链管理[1]。

卫生保健价值链管理向医疗保健部门的转移类似于汽车产业"大即美好"的想法。它可以将各个区域保健提供者的产品采购和供给通过提供诊断、治疗、护理、康复或慢性疾病长期初级保健，或供给任何参与单个疾病或多种疾病卫生保健过程的网络化，整合到一个由产品、临床路径、时间、资格和设施界定的标准化链条中实现。任何产品的贡献者都是其他人的服务者。该链条是通过跨越零散医疗的界限对某种疾病进行管理的，也可以将其看做一个整合的供给体系。

卫生保健价值链管理的关键是信息的协调交流。对卫生保健价值链概念进行描述和概括的工作需要对卫生保健价值链和供方员工、合作者（医院或门诊机构、药剂师、护士、患者及其家庭或社区）之间的关系做一个彻底的梳理检查。

卫生保健的价值链管理应不仅包括供方和供应输送，还包括买方及在某种程度上是一个巨大战略联盟的第三方支付者。有例子显示，我们讨论的整合可以对微观经济效率有积极影响。

但经常出现的问题有两个：一是所谓的整合服务与国家反垄断法的冲突会一直持续；二是宏观经济效率低下（如果描述单病种的价值链，卫生保健结构是多样的而不是协同的）。根据本书作者的经验，如果不建立自己的组织机构，以疾病为中心的卫生保健管理的理念很难在实践中继续发挥作用，但如果建立，也很容易产生庞大的官僚机构。而对具体疾病的供方而言，卫生保健的价值链管理肯定是一个有趣的概念。这个概念吸引了第三方支付者和供给者，但可能需要限制医生的自由选择并终止买方-供方分离。

相关概念：选择；疾病管理计划；医生的自由选择；卫生保健价值链；水平整合；IDS；供方-买方分离；垂直整合

8.6 卫生保健产业

卫生保健产业将致力于把提供服务和产品的一些部门组成公司，以提高个体的健康水平。

根据产业市场分类，卫生保健产业包括卫生保健供给部门、设备和服务的生产和提供部门、制药产业、生物技术和生命科学研究部门。与这些方面相关的具体部分有诊断物质、医疗数据的存储和输送、药品供给、药品生产企业、医院、医疗及康复设备和仪器、诊断实验室、护理院、家庭卫生保健及卫生保健规划和

---

[1] Burns L. The Health Care Value Chain: Producers, Purchasers, and Providers. San Francisco: Jossey-Bass, 2002.

保险的提供者。

纵观所有产业分类，至少有三个方面特别值得一提。

(1)ISIC，其中，人类健康和社会工作活动编码为 Q86~Q88。根据这一分类，卫生保健一般包括医院活动、医疗和牙科从业活动及其他许多与人类健康相关的活动。它也包括所有不是由医院或医生或牙医来操作的人类健康活动，这些活动是在护士、助产士、理疗师、科学或诊断实验室工作人员、病理诊所工作者、门诊工作人员、老年护理院护工、验光师、水疗师、医疗按摩师、职业治疗师、语言矫正师、手足病治疗人员、顺势疗法提供者、脊椎推拿理疗师、针灸师等其他辅助医疗从业者的监督下开展的。

(2)北美产业分类体系(North American Industry Classification System，NAICS)也是很有影响力的，根据分类，编码为 62 的卫生保健和社会援助用于在一个国家内或在不同国家之间分类、衡量和比较所有不同类型的产业。NAICS 已经取代了早期的分类系统，如标准分类体系(Standard Industry Classification，SIC)。

(3)第三组分类或多或少地适用于单个国家的利益，但大多采用上面提到的那些分类。

卫生保健产业也指对未来供给体系最重要的另一个发展，即将传统医学转变成某种工业生产。但是它像工业生产过程那样向绩效医院的转变，改变了传统的医学文化，并深刻地改变了所有相关医疗行业的自我理解。

类似于工业生产过程，卫生保健供给需要满足以下条件：①明确对产品的定义；②应尽最大可能降低产品差异；③至少有大量的类似病例或产品来取得经济上的成功。但是，只有相对少数几种疾病患病率很高时，才能满足像工业生产那样处理医疗保健的必要条件。毫无疑问，这种认识是为了防止以下情况：第一，由于数量较少而挑选正在发生疾病的大多数进行风险选择；第二，一个巨大的医院集中政策，可能提高一个庞大但不包括许多中下阶层的医疗服务的医疗旅游产业的可及性；第三，通过改变或降低积极治疗的标准过分扩大"已生产的"病例的比例来触发"生产"病例，虽然这些"已生产的"病例会使治疗的风险大于利益，但却能推动诊断和筛查的巨大产业的发展及其盈利能力。

有评论认为工业化可能导致第三方支付者的不可控成本，扩大连锁医院之间竞争的紧张局势，同时使许多人无法获得现代化的医疗。

在任何情况下，这些发展肯定会推动关于建立全民卫生保健政策的国际规则的讨论，并将促进公共和国营供给者走向标准化，也将强制建立规章。这可能会导致一个庞大的监管官僚机构的出现。

8.7 卫生保健机构管理

卫生保健的提供和利用需要特定的供方机构，一个国家的所有卫生保健体系最终将根据各种现有的组织框架进行设计。所有这些组织的管理在任务和关注点上可能有很大的不同，但也可以通过一些共同目标汇集到一起。这个巨大的活动领域可以通过以下几方面创造。

8.7.1 环境条件

环境条件包括卫生政策，法律框架，专业职责、许可和认证的规则，筹资机制和分配政策，对卫生保健的文化上和科学上的理解，利用和供给规则，标准和法律规范的实施和监督，错误诊疗的责任界定，技术和创新。

8.7.2 组织和机构的设置

组织和机构的设置包括单人医生办公室、医生联合执业、医生网络、诊所、住院日手术、门诊部、联合诊所、康复中心、医院、初级保健机构、急症保健机构、精神保健机构、慢性病保健机构、社区护理机构、药房、长期护理机构、临终关怀机构、健康旅馆。

8.7.3 管理实践

管理实践包括发展供给者的治理、通过领导和行政来管理机构、管理机构的微观经济学和会计、战略规划、调试和承包、控制和确保长期绩效措施、人力资源管理、团队工作、平衡竞争与伙伴关系、变革管理、资源管理、确保团队有效性的框架、指导和评估（循证管理）。

8.8 国际卫生保健管理

卫生保健供给的全球化是现实，但不是我们所期望的，它最终会转变成不同于当前现实的事物。

卫生保健供给的全球化强烈地冲击了许多方面的观念，无论如何都会影响到未来的卫生保健管理。卫生保健供给明显分成两个，但也可能是三个不同的市场：第一个是利用国外的服务治疗个体；第二个是为残疾人士提供长期护理；第三个是将健康作为奢侈品销售。

这些发展都面临着一些管理者必须认真考虑的问题，主要包括以下几方面。

（1）许多国家相当大比重的公民可能缺乏获得他们所需要的帮助和支持的机会。弱势群体和贫困者的卫生保健利用及管理将成为并持续作为国际上重要的人道主义关注的重要问题。在一些国家，这样做是为了保持国家的活力，它可能是经济发展、社会稳定和平和基本人道主义价值观的前提条件。

（2）卫生保健供给的国际合作与监管存在一些基本的问题，如标准制定、认证政策、药品、设备或移植材料的贸易。

（3）组织卫生保健及其供给方面的知识和能力的国际交流显然是一个重要问题，其中，教育和知识的交流尤为重要。

（4）期望寿命的增加使传统的治愈理念不再是医疗保健的唯一驱动力，至少有相对大规模的难以治愈的疾病挑战着卫生保健管理，特别是在人口少的国家。在这些国家提供专业知识和专业化投入变得越来越困难，并且使跨境现代医学的利用变得不可缺少。

（5）医学和保健的专业化提出了一个问题，即如何从全球不同的地方管理和汇聚最好的医疗技术。患者可以走向供给者，供给者可以联系患者，在国际上，患者和医生也可以简单地通过技术工具联络起来。

（6）传统的医学和产品的分离（至少选择性地）必须被改变，以跟上未来的科学发展的脚步，这使得治疗法的提供者和生产者的长期互动必不可少，也可能影响国际代理产业和投资者的投资策略，以及整合生产和供给的策略。

（7）越来越多的老年人对长期照料的需求不断上升，他们可能会决定永久离开祖国，并主动选择一个国家，以在余生寻求支持、援助和护理。

（8）从国际角度看，卫生保健管理的增长作为国际商业的一部分，面临着卫生保健标准制定、专业人士许可、授权供给者和责任的挑战。

目前已经有很多名人开始关注国际卫生保健领域，他们每个人都反映了讨论者的不同意见和关注点，如医疗旅游、医疗旅行、健康旅游、国际或全球卫生保健、跨境卫生保健或卫生服务外包。因此，国际卫生保健管理也正在向一个国际化专业发展。如果是这样的话，作为一个独立的专业，国际卫生保健管理将成为一个集教学、研究和卫生保健实践于一体的学科。

但通过投资卫生保健产业，或通过选择一个政府或公共机构的 PPP 模式，或者只是通过销售专业知识和理念，越来越多的全球投资者进入国际市场。

我们认为，国际卫生保健管理是通过为来自国外的患者提供卫生保健专家，在国际上寻找卫生保健专业人员，或者规划、装备、建设、经营和向其他体制的国家转让卫生保健设备，来管理卫生保健的可及和利用。在此情况下，国际卫生保健管理包括以下几方面的转移，即专业知识、信息、医疗产品、卫生保健专业人员、医学教育与科研、患者、资本投资、人道主义援助。

从我们的角度来看，至少有三个引人注目的争论使国际卫生保健管理成为一个挑战：①一些国家永远没有机会把医学科学发展到最高水平，因为它们人口较少，这些国家需要长期把患有各种疾病的人送往国外。这本身对决策和管理过程就有很大的影响，包括文化上、医疗上、财政上及法律上的影响。②许多国家把发展卫生保健作为对富裕个体（至少根据其现行国家标准是富裕的个体）供应的服务，密集的广告正在寻求购买各种卫生服务的客户。这些变化和对外国患者的竞争需要具有国际技能的管理人员，特别是那些为了提供此类服务而受过教育和技能培训的员工。③许多国家都投入巨额资金来开发高标准和最高标准的医疗服务。根据我们对阿拉伯地区和亚洲一些地区的思考和见解，很多投资都存在卫生保健管理不足的问题，并没有得到预期的成果。我们认为，它们不仅需要交换商品，更需要交流最佳和合理使用的综合管理理念。

为了更深入了解全球卫生保健管理领域，我们将简要概述一些核心的观点，但不做更进一步的讨论。

第一，没有全球专业知识的交流，就不会有国际卫生保健管理。将卫生保健管理作为国际活动的最重要的领域包括：卫生保健及相关服务的最佳范例的全球交流，来自最佳管理实践的现代化的、适用的管理工具的开发，确保操作的一致性，治疗、保健的跨境标准化及其所有合理利用的管理，国际认证机构的建立，技术的可携带性，因地制宜地执行国际管理实践。

第二，信息的可及性是国际卫生保健管理的氧气。国际卫生保健管理需要获得各个领域的信息，找到疑难问题的解决方案，具体包括：通过卫生信息学和普遍可及的图书馆来传播知识，这些图书馆拥有最好的可用的医学知识，如 Cochrane 图书馆，以及电子卫生服务的国际外包、可及的电子病历、远程医疗、图像存档通信系统（picture archiving and communication system，PACS）、远程机器人手术、在任何时候确保患者隐私。

第三，医疗产品的生产和分配成为国际化管理卫生保健的动力和限制。围绕这一点，我们注意到了无数的对这个问题的关注和讨论：设立国际大型制药公司（研发、生产、物流设施），被增长的边际效益所掩盖的不断上升的研发费用，医疗设备公司保持对区域办事处的直接控制，阻碍市场渗透的保护主义、官僚主义，监管机构的透明度、独立性、责任权利，卫生技术评估机构在提供通用的、公正的平台中的国际专制角色。

第四，在一定程度上，专业人员的可用性将成为国际卫生保健管理的真正挑战。卫生保健专业人员成为卫生保健供给国际化的软实力，但伴随着一些亟待解决的困难，具体包括：短期访问国际地区的顶尖专家、慈善捐款、吸纳外国的卫生保健专业人员（长期）、跨文化沟通技巧、教育方案的设计、初级人才外流、二级人才外流和高周转。

第五，教育和研究是国际卫生保健的主要因素。不能进行国际化供给，就不能跟上全球卫生保健的步伐,这是对以下方面的极大挑战:医学高等院校,护理及类似卫生专业人员,研究生奖学金计划,专业程度的普遍认可,国际会议、研讨会和讲习班,多中心临床调查研究,传播被接受的、基于最佳科学依据的医学实践。

第六,患者正越来越多地寻求国际卫生保健。健康旅游的概念并不新鲜,但其偏好和数量正在发生变化。健康旅游的驱动力包括:患者获得在自己国家无法得到的卫生保健的必要性,寻求更高级的经验和先进的技术,较低可变成本和价格的竞争,实验医学的可及性,残疾人士的长期照料,避开一个国家的法律和伦理障碍,健康、化妆品或替代医学的吸引力。

第七,全球资本投资推动了国际卫生保健管理,但是在卫生保健上投资并非最终的解决方案。围绕这个结论有许多惊人的论点:①尽管经济不景气,卫生支出仍在增加;②卫生保健成本增加的速度通常比通货膨胀快;③一些政府想把社会医疗的负担转移给私立部门;④为外国私人卫生保健提供者进入PPP或BOT模式在国际上铺平了道路;⑤放松管制和自由市场政策的优点和缺点;⑥卫生保健被视为一种社会责任可能与商业企业发生冲突。

第八,人道主义援助需要最高标准的国际卫生保健管理。在这方面,我们主要有两个关键的挑战:一是向贫困者提供全球卫生保健(全球卫生保健可及、每年有1 000万名儿童意外死亡、贫穷的恶性循环、打击腐败、确保复杂的系统供给并把卫生保健纳入社会经济进步),二是卫生保健灾害管理(防灾、先进的危机管理、全球大规模快速物流、专家的局部区域网络、初始反应能力)。

深入研究国际环境,我们不能否认人们对一些有问题的机制存有抱怨,具体包括:科学和伦理标准的认证和监督,与支付方的合约和计费的正确性,在医疗事故中的法律标准、国家行为和责任权利,住院前后的治疗和保健的管理,患者数据的安全和隐私,尊重患者的权利和文化。

我们认为,这绝对是卫生保健管理的一个挑战,并应该成为国际研究、教学和实践等活动的主题。卫生保健管理需要的不仅仅是商业学校的一门教授会计和如何使财务盈利的工具的课程。有效的国际卫生保健管理需要深刻认识人类服务的特殊性、国家条件和目标、管理跨境服务使用的机制或如何尊重国家的文化、道德传统、法律框架和补偿方案。

全球化将不可避免地推动国际卫生保健,并创建国际性的积极卫生保健管理者专业。根据我们的观点,这些管理者需要认识并适应以下几点变化趋势:①在国家社会经济和人口统计学变迁的影响下,一个国家的卫生保健需要总是不断变化的;②在医疗卫生服务中及在将医疗卫生服务供给和技术作为不同受教育程度和不同熟练程度员工的唯一成就来对待的过程中,劳动分工不断精细化;③全球化的需求和供给;④虽然可及性和支付能力有限,但是应尽量为每个需要的人提供必要的、适当的卫生保健服务；⑤在全球任何一个国家，卫生保健供给能力的增长都可以作为社会经济进步和发展的一部分。

旨在在全球范围内降低质量差异的认证规则和措施，是一个特别值得关注的问题，这样的政策可能会引起一些使医疗保健供给者的认证产生争议的风险和伦理问题。此外，某些目的地对医疗旅行者可能是危险的，会使医疗旅游成为一个冒险活动。国际卫生保健必须优先考虑这些问题，而且将这些问题留给旅游产业是不够的，这显然是一个高度优先的政治问题。任何想把国际卫生保健管理作为一个学术专业来教授的人都需要专注于卫生保健的许可和授权。在这里，我们需要国际公认的标准和透明度。

此外，在欧洲社会，管制部分国际卫生保健管理的活动显然仍是困难的。

在任何情况下，首先，这些发展都将推动为全民卫生保健政策制定国际规则的论题的进展。其次，这些发展会影响公共和国营供给者及他们的机构治理。最后，这些变动将促进建立多种机制来调节和控制国际服务和产业。从一定程度上来说，国际卫生保健管理绝不只是一个教学科目，还是一个研究和咨询领域。

管理卫生保健的扩展领域必将走向专业化。专业化的卫生保健管理需要包含以下几项工作：①满足患者及签约的第三方支付者的需求和愿望所必需的、适当的供给和利用；②补偿服务的方法和机制；③提供卫生保健或更具体的预防、医疗和康复或护理服务的团队；④保健机构及其人力、财务和技术资源的管理；⑤卫生保健机构的规划、装备、签约和操作；⑥保健机构的筹资和再筹资；⑦卫生保健保险计划的设计、广告和采购。

如果卫生保健管理想要实现国际化，就需要清楚地分析和了解国家的服务框架究竟是什么。不能深刻理解一个国家的卫生保健体系，就不能成功地进行国际化管理。

卫生服务国际化及其管理专业化的重要性产生了一个问题，即国际卫生保健管理是根据什么设计的或应该为谁设计。

尽管各个国家根据其自身标准的不同，对国际卫生保健管理有着不同的概括，但是，可以将下列几点作为国际卫生保健管理者希望接受的教育内容的标准：①卫生保健的公共卫生基础；②国际卫生保健筹资体系的基础；③服务供给和相关类型机构的组织结构；④医疗服务框架条件下的战略发展；⑤卫生保健和卫生服务经济学的基础；⑥筹资、会计、医院控制、风险评估；⑦人力资源管理；⑧沟通、团队建设、项目管理、谈判技巧、员工考核；⑨制订业务计划；⑩医疗器械管理和药品管理；⑪质量和流程管理；⑫战略与投资管理；⑬国家法律、认证标准和政策；⑭管理伦理；⑮信息技术管理；⑯设施管理；⑰产品管理及其国际分类计划；⑱市场营销及推广。

未来的卫生保健管理者需要认真致力于被管理对象的基本特性，如果一个国家或投资公司对国际化的行动感兴趣，它需要在国际卫生保健管理中有一个明确的集中的能力①。

8.9 法律规章

法律规章主要包括保险公司与供方相互之间的行为规范及其对患者的行为规范。患者作为弱势群体不需要对保险公司和供方负某些特定责任，这一原则基本得到公认。过度计费、贪污腐败或回扣及其他"暗箱"支付等非法行为是法律管制的典型问题。同样，许可和认证专业人士或组织机构、教育及毕业也是法律管制的一部分。

我们挑选了以下法律管制的主题。

8.9.1 平等的公平

平等的公平包括特定的社会保险基金或国营健康计划的伦理原则，它通常是指根据需要而不是根据收入或支付能力平等地获得卫生保健权利。

8.9.2 诱导需求

诱导需求是供给者不合规行医的行为问题，在一些国家，供给者经常为患者提供在医学上并不适当的服务，它主要是通过增加访视患者的次数或增加服务数量来增加收入的。

如果以绩效为基础的补偿体系强调奖励生产力，或者说是由于供给者接诊了大量的患者而给予奖励，那么无论是通过按服务付费还是通过这种为"生产力"支付奖金的考核制度，诱导需求都可能会发生。

制定规章（如预付费服务）是为了避免诱导需求。如果看病不是由于医疗需要，而是由于心理或社会问题，诱导需求可能是有意义的。

8.9.3 欺诈

在卫生保健领域，欺诈通常是指怀疑医生对尚未提供的服务收取费用。通常是医疗服务提供者为了增加财务收入或故意疏漏检查，而对患者的健康状况和医疗程序做不正确的记录。

在这种情况下，它往往是不遵循卫生计划而滥用服务，操纵评价，为了个人

---

① Alansari W. Breinlinger-O'Reilly J. Niehoff J-U. International healthcare management—a profession of growing importance. Gesundheitswesen, 2011, 73: 121~123.

利益滥用内部知识和资源，操纵计费。在一些国家的法律中，未经允许交易患者的病历记录也被看做欺诈。

欺诈也指不履行义务（如在按人头付费的 MC 中的预付福利）。

"罪犯"可能是一个服务提供方、医院本身或公司的管理人员，一旦被发现，董事会必须承担全部责任。例如，欺诈预防和监察的任务往往由第三方支付者或政府雇用的受过特别训练的犯罪学家和分析家来完成。

8.9.4 授权

授权是指在一个特定的法律或合同保护下利用卫生保健的成文或不成文的许可。在卫生保健领域，授权也是指授权披露私人信息、授权治疗、授权计费和支付。

很多保险公司需要预授权，特别是 MC。在预授权的情况下，相比治疗或保健的绩效而言，保健提供者或供方机构更需要获得批准。这也意味着，受雇的医生要求医院的授权，以在现有的内部成本控制规则下进行治疗。特别是在具有预付系统的供方机构中，授权是一个根本性的问题。

授权也可能与患者津贴及其他原因而非医学治疗原因储存和使用患者的数据有关。

根据一些法律，医生或其他卫生专业人士对患者身体完整性的任何干预都满足伤害罪的要素，只有在这些干预是由患者授权或在紧急情况下的假设授权进行的情况下，才可以免除处罚。

8.9.5 责任

虽然任何卫生保健都提出了一个国家责任法的问题，但在国际卫生保健中这一问题受到了更广泛关注。明确责任问题是临床治理的一部分，这对卫生保健管理者具有重要意义，特别是国际化的行为，保险政策更是如此。

应该理解的一个观点是，每个被卷入责任索赔的案例都伴随巨大诉讼风险的不同利益。将有预期地承担责任作为供方治理的重要主题是非常必要的。

大多数冲突由以下因素引起：①发生副作用。②不可预见的或不是由干预造成的非期望结果。③归因于治疗不当的不合格产出。例如，缺乏知识、经验少、技能低、资源和供给不足、工作人员不负责任、缺乏护理和准确性等都可能导致不合格产出。④患者的不合作、不依从或者其他非供方的原因引起的并发症。

在许多国家，对责任诉讼的理解对供方行为有巨大影响，特别是昂贵的诊断试验的过度使用、避免高风险的治疗计划及为了避免或分担责任而将患者转移给别人。延迟治疗、服务和资源的多次消费以使其他人也承担责任，都是浪费高比例资源的重要原因。只为获取利益而不考虑所有患者的营利性产业在一些国家也是存在的①。

对诉讼的恐惧似乎一般不和责任有关,而和国家罚款的规则有关。虽然一些国家的法院经常支持大金额的索赔诉讼,但这似乎是为了逃避可能需要承担的国家层面上的责任,尤其是在跨国医疗旅游的相关案例增多的情况下。

责任法也被视为避免高风险患者或高成本病例而进行风险选择的依据。一些证据表明,这种回避策略在营利和非营利的供方机构中被不同程度地使用。也有报道称,责任保险明确要求这样的回避策略作为保险提供方的前提条件。

8.9.6 卫生保健管理标准

关于卫生保健管理者的行为没有官方的或全球公认的标准,但是,任何专业人士都应该为管理卫生保健,特别是管理国际卫生保健,分担一些相似的责任。卫生保健管理者将共同遵守以下原则。

(1)卫生保健只能是为了个人、关于个人、依靠个人。这使得卫生保健成为所有直接和间接参与卫生保健人员之间合作的结果,并且是基于尊重患者的结果。管理是过程的一部分,作为某种意义上的管理者则是员工责任的一部分。

(2)卫生保健需要标准化,这是对医疗证据、伦理价值和法律规章的挑战。标准的制定限制了治疗的差异,但并不否认患者的个体性。

(3)卫生保健的可及性和医疗干预的必要性、恰当性是卫生保健质量的基本问题。管理标准永远不能在患者之间有区别,差异只有高于基于循证医学的指南所界定的基本标准,并且高于基于普遍认可的伦理标准,才是可接受的。

(4)所提供的服务必须尊重患者的不同的个性,尊重他们的愿望和信念。

(5)大多数必要的卫生保健超过了大多数患者的经济能力,这通常使第三方支付者成为顾客,并使"辩护"在卫生保健中发挥重要作用。出于这个原因,提供者和购买者应该总是被分离,以避免错误的诱因。

(6)卫生保健的结果还(在不同程度上)取决于患者、他们的依从性和他们的总体身体、心理和社会状态,包括自我管理性等方面。因此,结果不能(除严重错误外)轻易地以一种简单方式反馈给卫生保健临床路径中的单个参与者,质量是一个团队合作的结果,主要包括患者。

(7)必须承认,在大多数拥有发达卫生保健体系的国家,卫生保健是由法律高度严密管制的。新兴国家及其卫生保健市场正在发展这样的法规,严格按照国家立法及最高标准的伦理原则提供必要的卫生保健。

---

① Baicker K, Elliott S F, Chandra A. Malpractice liability costs and the practice of medicine in the medicare program. Health Affairs, 2007, 26(3): 841~852.

(8)卫生保健供给不断扩展的国际活动正在改变着卫生保健及相关服务的文化框架,如果治疗和保健的国际化供给只是为了避免患者所在国家在卫生保健方面制定更高的法律和伦理标准,则是不能接受的。

这些原则使处理可及性和利用的管制标准成为理解卫生保健管理任务的关键,详细地说,最引人注目的方面包括:由患者或第三方支付者明确地决定签约的措施;保证已签约产品的供给;把个人的意愿和文化价值与合同标准联系起来;供给产品的专业化;通过考虑量的估算、需求的结构及战略性的假设的保健方式,分析卫生保健的供给。

8.9.7　性别歧视法

性别歧视法是指许多国家用来反对性别歧视,通过立法设定的法律标准,这也是所有管理者的关注点。如果一个国家有这样的规则,那么它们必须被严格遵守。如果没有,那它们应该是供方管理的一部分。这既与治疗女性患者相关,也是因为常常大部分的卫生保健专业人员都是女性。

8.9.8　患者的权利

随着医学的变化,对患者权利的理解已经形成并在继续发展。它们都是基于"世界人权宣言及全人类的尊严和平等"的。患者权利意识的不断提高影响着应用医学的管理。关于患者权利宪章没有国际统一的观点,但有许多备受国际认可的文件和全球公认的惯例。这些惯例大多专注于以下几点:医患关系的性质,针对保险和提供者的患者权利,患者数据保密的权利,自我决定的权利,生物医学、基因组学和人类权利的公约。

应强烈建议全国的卫生保健管理工作者尤其是国际化的卫生保健工作者尊重法律基础和患者权利的文化背景。

8.9.9　医疗债务

医疗债务是指个人因未支付门诊费或住院费、保险费、项目服务费、自付额、共付费、辅助手段费、药品费等所产生的债务。

人们通常不会为了得到治疗而计划生病或伤害自己,因而卫生保健的治疗就像自然灾害一样,往往是不可预见和不可避免的,这就是为什么发达国家通过各种理念,确保必需卫生保健的可及性。因此,医疗债务被视为一个国家社会保障欠发达的表现。一般情况下,一个国家越不发达,自付费用的比例就越高,反之亦然。

在经济发达国家中,医疗债务是一个特别值得注意的现象。在美国,据官方报道，医疗债务是美国法律的第 7 章所界定的个人破产的首要原因。2007 年的调查发现，大约有 7 000 万个美国人支付医疗费用有严重困难或有医疗债务。一项研究还发现，大约 63% 的有医疗债务的美国成年人选择避免任何进一步的治疗，尽管治疗十分必要①。

在欧洲国家，如德国，医疗债务也是一个日益严重的问题。

8.10 专业人员的法规

专业人员的法规描述和规范的是人们在被允许从事专业卫生保健之前所要满足的要求。在国际上，这些要求有很大的不同，但都是以下列正确的方式进行描述的。

卫生保健专业人员需要大学或医学院校的学位，其中，医生大多需要 5~6 年的时间，护士和助产师则需要 3 年左右。除了学位要求，专业人员大多需要一个专门的执业的官方准入（批准）。对严重行为不端者，政府可以终止津贴，但是没有权力撤销其专业学位。至于医师，某些体系可能要求强制性或自愿性地对医师进行 4~5 年的进一步的资格培训，直到被批准能够在没有其他专业人员督导时进行独立执业。但是，有些体系还要求定期更新这种批准。

许多国家都有一个关于哪些国家的学历和高级资格认证对移民而言是允许进行执业的目录，但可能会增加一些更多的要求，如语言能力、处理日常事务的技能、卫生保健系统运作的具体知识。

8.11 风险管理

任何有关卫生保健筹资和收益的法规都是卫生保健管理的首要问题，同时也可以被看做风险管理的一部分。接下来，本书作者想选择性地对部分方面进行说明，特别是那些与卫生保健管理方法密切相关的方面。

8.11.1 编码

编码是指在既定编码理念的原则下，通过将所需信息从患者的病历转录成编码来界定和鉴别每一项医院的服务机制。编码需要预先设定通用的定义、已处理诊断的识别、病情的严重程度、执行程序及护理水平（如果其属于计费协议的一部分）。

---

① Kauffman H. Medical debt huge bankruptcy. http://www.cbsnews.com/stories/2009/06/05/earlyshow/health/main5064981.shtml，2010-12-31.

编码通常是计费过程的一项功能，在大多数先进的卫生系统中，欺诈调查员会仔细检查病历档案，使编码和病历一致。病历文书和编码过程的低质量会被标记为趋高编码，这被认为是欺诈，但是，也存在由于缺乏经验而导致趋低编码出现的可能性。

在一些国家，通过对编码专业人员（有些被称为编码员）进行国家认证来提高编码过程的质量标准。有些人还考虑将编码工作留给独立的机构进行。许多人或至少有一些人认为编码是医生、护士与患者合作的一项基本任务，编码过程则是责任问题或是奖励医生机制的一部分。

8.11.2 风险

风险是指亏损的可能性，而收益通常被称为机会。换句话说，风险是发生不希望的事件的可能性。如果改变背景条件和利益种类，同样发生的事情可能会被完全不同地进行评价。因此，风险可以被评价为风险，也可以被评价为机会。吸烟对吸烟者是风险，但对烟草行业的利益相关者而言肯定是一个机会。生病的可能性对个人和医疗保险来说是风险，但对卫生保健供给者而言却是一个机会。然而究竟是风险还是机会，要视情况而定。

就卫生保健而言，通过调查利益相关者的利益，避免生病的风险和机会都被认为是预防行为，即使政治上不希望出现的或允许财务损失的风险对健康保险和通过风险选择最小化或避免这种风险的挑战策略而言也是一个问题。风险会在卫生保健供给作为不想要的副作用产出或是预付费服务的损失时发生，确定某事是否具有风险主要是通过对利益、产出、资源的消耗、责任诉讼的可能性的预测来实现的。

我们必须理解，在流行病学中对风险的界定必须考虑暴露和时间的作用。风险（有关卫生事务）通常极端不平等地分布在目标人群中，这总是引起保险公司和供方政策对风险选择的关注。

8.11.3 风险调整

风险调整是一个用于调整参保人群的医疗保险的措施，其目的在于补偿合同的卫生保健支出，支出总是低于或高于被测量的预期平均水平。如果保险公司不通过福利而通过风险选择和低保费进行竞争，就必须进行这种调节。

8.11.4 风险调整模型

风险调整模型（risk adjusted models，RAMs）汇集了大量用于健康保险和MC合同计算风险的模型，这些模型基本上可以分为个人分类计划和病例分类计划。一个(个人分类计划)是用于前瞻性地计算人均风险；另一个(病例分类计划)用于前瞻性和回顾性地计算每个病例的风险。

通过考虑额外因素，如年龄、性别、种族、社会阶层、预先存在的条件、教育、职业、生活方式参数、地区和许多其他因素，RAMs旨在：①测量和评估风险；②分类相关责任；③估计发病率、死亡率、致死率、病死率、病残或丧失工作能力；④预先估计每人或每个病例的费用；⑤预先估计疾病发作的服务利用。

8.11.5 风险分析

风险分析是为了不同的预期目的而测量和监测任何类型的风险，这种分析与在保险方和供方的业务中寻求经济成功密切相关。

8.11.6 风险评估

风险评估通过将投保人按照年龄、性别、健康状况、利用态度、利用历史和模式、生活和工作条件、区域和许多其他属性进行分组，预算卫生保健供给的成本。

目前常见的问题是，保险是否根据预示不同风险的特定因素分类投保人(这种情况见于多数的私立保险)或者健康保险是否计算总人口的平均风险(这种情况见于社会和公共健康基金)。从技术上讲，这种差异纯粹是均值调整和估计的方差所致。

在没有界定保险人根本目标的情况下，关于调整分类的争议性讨论就永远无法找到正确的或错误的解决方案。如果其目的是为不同收入的个体提供相应的福利，那么对每个组进行风险评估就是不可避免的。

但是，如果其目的侧重于一个国家的社会变化，该变化有利于社会和谐和人人机会平等以及在获得卫生保健的过程中避免歧视，那么评价个人保费和福利的均等性将违背该使命。

基于这些原因，有些国家已经开发出高度复杂的风险评估方法，而其他国家，如法国、德国和英国则没有。

8.11.7 风险收益比

风险收益比是风险和福利之间的相对距离。根据利益的定义，这些比率可以有很大的不同。

保健供方有义务告知患者大多数国家的风险收益比，也有义务将其进行仔细记录。

8.11.8 风险走廊

风险走廊是指卫生保健服务的支付方和供给方之间的财务安排,即如果提供卫生保健,供方确定可以接受的风险下限和上限。

风险走廊使个体投保者免于接受与自己难以负担的医疗费用相应的提供方所提供的医疗服务,因此,风险走廊对患者的止损有保护作用。

对卫生保健管理者来说,对风险走廊进行协商是卫生保健管理者的重要议题之一,并可能成为签约的或需求的指南的一部分。

8.11.9 风险管理

风险管理是指通过采取行动控制风险发生的可能性及其影响或可能的后果以限制供方机构暴露于风险之中。

但在卫生保健活动中,它也限制患者暴露于危害之中,这些危害可能是由预防、诊断、治疗和护理的影响导致的。

卫生保健管理者关注的主要领域通常包括识别高危人群、评估卫生保健方法的风险、确定供方机构产出的可接受风险。风险管理需要超前的管理理念、监测和沟通的体系及与风险因素相关的透明度。

风险管理必须遵循以下步骤:①确立背景环境;②识别风险;③风险分析;④风险评估;⑤风险处理;⑥风险监测和评价;⑦风险沟通和咨询。

管理决策也可能是为了获得未来有效发展的机会,有意促进各方积极主动地面对风险,有些人可能也称这样的决定为"抓住机会"。

8.11.10 风险池

任何保险都是一种风险池,可以由一种在风险共担政策下可以接受风险的方差来界定,方差取决于那些共享风险的意愿和动机,并接受部分或任何分布不均匀的风险。

在面临不可预见的变化和事件时,风险池的选择性越多,共同分担风险的可能性就越低,反之亦然。

更广泛地说,风险池的选择性多少可以作为一个国家对待公共责任和团结的态度的指标,以及对自我责任和个人主义的态度。

8.12 战略管理

卫生保健的战略管理可以使供方机构实现愿景,战略愿景包括该组织最终目标的纲要、实施和调整。

要实现愿景和任务,就需要经常使用战术,但是战略管理和战术管理在执行中是不同的。战略管理要求较高的一致性和长期决策,侧重于短期条件。如果依赖于短期运行或改变股东的财务权益,营利性的供方可能会在战略管理中遇到问题。一些分析人士认为战略管理是营利性和非营利性卫生保健供给者的根本区别之一。

医疗机构发展战略管理的关键如下:①基于需求分析(如考虑人口统计学特征、人口健康状况的测量和评估、使用卫生保健的文化态度),财务的、专业的及人力资源的自我评估,竞争供给方的结构和行为,制定一个可接受的长期战略;②分析的同时设定目标;③设计专注于实现目标的战略规划。

在卫生保健中,战略管理的要点如下:①制定卫生政策的能力,这些卫生政策是有关所有卫生保健供给者与医疗保险体系是如何相互作用的;②设定目标、实现目标的监管理念;③通过合作与竞争来平衡公立参与者和私立参与者的利益;④绩效和信息政策。

在卫生保健中,战略管理关注两种不同的方法:一是企业的方法(关于资源分配、利用经济手段进行内部调控、竞争行为、经济理性优先于任何其他理性等);二是公共的方法(公共卫生合理性、国家目标设定、社会凝聚力和维持和平、公平服务的可及性、伦理规范等)。

在卫生保健管理中,最重要的概念是战略领导,它和上述方法的决定密切相关,这些方法能最好地满足利益(无论是企业方法还是公共方法)。

关于战略管理和规划的讨论对长期投资和个人发展而言特别重要,短期运营利益和为了患者需要而进行战略规划及发展之间的矛盾可能会变成一个文化冲突。

在战略管理这个概念上,有的讨论要求由管家理论取代传统的委托—代理理论(或更好定理),虽然前者认为公共利益必须通过分离首席执行官(chief executive officer,CEO)的职能和对其进行监督来维护。

但是,这两个理论都认为股东利益重于任何其他实施卫生保健的目的,并且使股东成为系统的要素。但是大多数的国际体系不是由股东经营的,而是由公众、社区或政府经营的,因此,考虑是委托—代理理论还是管家理论并没有真正回答最佳管理模式的问题,这仅取决于进行管理所依托的基本管理方法以及机构的所有权。

因此,真正的问题始终是公共利益及其治理机构和投资者利益在支配着战略管理的愿景。

相关概念:平衡计分卡;SWOT分析

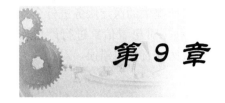

第9章

卫生保健的质量

概　　述

一般而言，人们所谈论的质量，是指某种达到目标的渴望或者对非常必要的事物所想要达到的某种期望。因此，质量一般被表述为现实和期望的一种关系，可以通过以下几点来理解。

(1)卫生保健的质量评价取决于卫生保健的目标。因此，评价卫生保健质量意味着衡量保健的结果与承诺达成的标准之间的关系。在卫生保健质量的讨论中，设立标准的能力和机制是极为关键的一个部分。

(2)有关卫生保健，有两个主要的方面需要考虑：第一个是对必要保健的公平性、可测量性和可及性的关注；第二个是要关注获得保健结果的过程。质量可以被描述为对保险提供或服务提供过程的评价，也可以是对不同种类的相关基础设施建设及它们之间相互关系的评价。

(3)对质量的关注需要所有利益相关者都参与长期性的质量评价。

(4)质量的标准可能会在不同的卫生服务和保险体系中有较大程度的不同。

最高层次的质量依赖于卫生服务体系的发展水平，而且很难在国际间进行比较。对卫生保险体系来说，以下的标准可以作为基础性的标准而被接受：①将普遍的、可负担的保险可及作为一项人权，而不是一项社会特权；②有严格的反歧视政策；③对投保人权利和利益的提倡；④承保方和服务提供方利益分离；⑤对资金的流动进行公开透明化处理。

对卫生提供者和提供机构来说，以下标准应该作为基础性的概念而被接受：①严格地避免可能会促使服务利用过度、不足和不当操作出现的规章制度；②积极主动的保健协作是服务提供者最基本的功能；③提倡保障病人的权利和利益；

④在获得利润的过程中维持保健服务的独立性；⑤对所提供的医疗服务进行全程记录，保证患者对其自身信息的可及性具备绝对权利，对患者信息进行严格保护，严格审查第三方对此的兴趣和需求；⑥假如出现医疗过失或错误，对患者进行法律保护。

卫生保健的质量有其自身特殊的方面，因为在此方面，所有的利益相关者都会有其自身特殊的角色定位、目的和兴趣。这就意味着需要在关注卫生保健质量的同时设定优先关注的部分。最首要的关注点通常是对需要和寻求帮助的人们所提出的要求进行专业的评估。这可以造就服务提供者的职业精神，保持专业人员的独立性，将其从其他事情的困境中解脱出来，并将患者的需求作为质量议题中关键的问题。因为卫生保健是一项需要专业化团队不断扩展协作的活动，并且协作也是管理卫生保健质量中非常关键的一项挑战，所以转诊、信息交换及对健康结果的持久测量是质量管理的关键方法和手段。

虽然对质量的一般性理解和看法似乎比较容易达成一致，但是在决定和评估其特质及评价个体的责任方面，可能有些困难和争议。其结果是，涉及卫生保健质量问题的目标和进行评价的优先性可能会有或多或少的不同。当质量被定义为一个独立患者的体验、一个服务提供组织的平均水平或一个国家的卫生保健系统运作的时候，其自身就会具备不同的意义。这样一来，对单独生产者的质量进行问责很可能会变得非常困难。对质量的评估的重点永远不应该放在从失败的案例中挖掘问题，更不能将其目的定位在让被评估的主体感到愧疚上面。

"保健的质量是卫生系统在达到健康促进的本质目的时所能达成的水平，也是对人群的合法期望的一种反应性。"[1]

本书的作者觉得这个描述可能无法回答患者的问题，但是可能为卫生保健的管理者和提供者提供一些基本的概念思路。

英国卫生部在1997年提出了一个非常有操作性的观点，即保健质量就是做正确的事（什么）、为正确的人（为谁）、在正确的时间（何时）、第一时间就把事情做对。

这个观点将对质量的讨论限制在服务提供者的角度，反映了政府主导的国家卫生服务系统的特殊架构。参考大量的有关讨论质量问题的文献，我们发现似乎存在着和质量密切相关的问题的常识性理解。以下部分是普遍或被大多数人接受的标准：对必要且适宜的卫生保健的可及性；服务提供的公平和公正；根据大众所接受的证据标准提供的保健；在必要的情况下的时效性；在知情同意的基础上与患者的共同决策；行为和个人交流下的反应性；关注的焦点是健康结果，而非步骤的繁杂和预算的扩大；符合法律和道德的要求；正确性和尊重；患者数据的

---

[1] WHO. 世界卫生组织报告, 2000.

安全性；服务提供者的核准资质；团队合作的有效性；个人化服务及友好的治疗；对案例管理的主动的连续性保持，而不受多方责任的影响；系统内部的合作和协调；建立的关键事件和失败的管理；卫生和技术安全。

对上述这些问题的讨论越深入，覆盖的方面就会越广泛。但是从总体上讲，质量的关键维度通常还是可及性、有效性及尊重，这里的尊重，简单来讲就是指如果寻求服务的话，需求者给予服务提供者的在行为和动机上的信任。然而，究竟什么是需要的结果则同每一个特定的国家、社会和地区特定的目标相关。需要解释清楚的是，在任何情况下，依据可能的、已经给定的标准来提供服务的可及性和满足目标均是质量的关键所在。

究竟该由哪一方来负责界定质量的特质是一个全球性的争议问题。各方可能都会要求得到这个权利，如个体提供者、对需求做出反应的服务团队、组织管理方、付费方、制定规范的权力机构，或者患者。同样具有争议的问题是，质量是全民可及和非营利性的规则（或其对立面）调节的结果。一些利益相关者认为，自由的市场所带来的竞争将会是获得质量的最终路径，而其他人则认为卫生保健的全民的、自由的可及性才是提高质量需要关注的主要问题。

关于积极主动的质量标准的设置，没有人希望接受或者提供第三方不愿意签约或支付的服务，这个现实我们必须接受。在这个问题上，需要有第三方来对此签订合同或者来为此付费。尽管营利性和非营利性的支付方在设想和动机上有所分歧，但所遵循的经济规则是相同的。这（指第三方签约或付费）确实会影响到所提供的卫生服务可能会达到的期望，或者是建立的专业标准及法律判断等方面的程度。医疗服务定额对患者进行配给的规范是被明确地采用还是仅仅在暗中执行，确实是一个问题，但是，这种观点最初将质量和职业人员的专业性联系起来，并让质量成为一种第三方付费者认可的产物，而且将患者认定质量作为一种应该获得的合法权利。

对主动和独立地去消费和支付卫生保健的客户来说，质量的特质可以用可负担性、可获得性及结果产出的低差异性来描述，而如果达到以上要求的话，就说明服务提供者是值得信赖的。此时，质量是如何与价格挂钩的问题就变得重要起来。这个关系并不能简单而论。价格和质量的关系非常明显，但也并不像很多人讨论的那么简单。成本和价格依赖的不仅仅是质量，还有很多其他的因素，而从另一个角度来说，想要单纯用金钱来进行质量管理是非常困难的甚至是不太可能的。但是，不同的价格理所当然与不同的期望相关。这里，质量可能是由多样化的价格-质量调整参数来决定的。通常来讲，社会上有这样的期望，即指定的卫生保健服务提供者提供的服务能够和个体的实际卫生需求相适应，但是服务提供者却往往更重视服务的价格和收益率。在这个情况下，质量就难以成为人们购买服务的原因，而其本身就会导致成本的提高。这种市场化的政策将会培育出取决于患者或者取决于客户的支付能力的不同形式的质量。

但是，我们需要指出，这里所谓的质量涉及以下列出的关系：①付费方或客户在协议中所签订的想要获得的利益和服务提供方提供给患者的保健服务；②根据科学标准而得出的有关质量的专业理解与协议中的获得这些标准的途径；③基于患者价值与期望的医疗服务系统和供应者对患者的行为。

根据多拿比蒂安的三要素，经常从以下三个维度来描述质量：①不受社会、伦理或宗教歧视所干扰的提供卫生保健的途径以及保证专业和技术要求的可获得性的结构条件（质量的结构维度）；②根据必要和适宜的诊断结果及治疗手段而进行的服务提供过程（质量的过程维度）；③根据可接受的医学标准，同时也包括尊重、信息、行为、承诺等因素，且因为服务利用而获得的"终末点"的健康结果（质量的结果维度）。

很明显，卫生保健都可以用以上的质量标准来衡量。其结果是，无论患者还是支付方，选取的偏好标准不同，则对质量的测量就会相应地不同。在这里，公众或法律所设置的目标就成了质量评价的关键要素。

但是，卫生保健的质量也可以被看做区别根据不同客户的期望而提供不同服务的提供者的一种策略。对于被一个目标群体评价为高质量的服务，另外一个群体可能不以为然。这就给我们提出了一些必须回答清楚的核心问题：①对于什么是质量，有一个普遍且唯一的理解吗？②这个标准是由独立的科学权威机构设置还是来源于提供者的政策设计？或是支付方想要达到的基本目标？

简单来说，人们可以问，质量是一个普遍的标准，还是服务提供者以倾向的目标群体的选择性为目标特别设计的产物。有一些专家很讽刺地称质量政策为"钱包审查"政策（住院前的财力审查）。

如果卫生保健系统的关注点在于保证全民平等的服务可及性的话，那么根据可以获得的总额预算来设置标准和调整资源则是系统所需要承担的责任。这就将质量变成了一个在设置优先权时的重要问题，包括监督提供者们是否达到了质量标准的要求，以及是否比较合理地使用有限的预算。研究者所期望的则是用质量来保证达到要求的平均水平，或者接受较小程度的差异。服务提供者可以被允许做到高于这个标准，但是他们不会被允许做出低于标准的行为。所有的规范对服务提供者和患者来说都是一种普通的指南。在这里，对质量的竞争是以在同等的案例条件下施以同等的治疗也会得到同样的保险报销为基础条件的。这就在基本问题上需要大家在接受所谓的质量时是在一个共同的认同基础之上的，而这个基础认同则需要依据患者真实的需要以及循证医学的理念来达成。

如果卫生保健系统最初所采纳的是重视市场化的策略，并根据个体支付服务费用的能力大小来提供卫生保健，那么提供者就有责任去描述、宣传及完成对每个目标购买人群的质量提供。如果质量提供能够保证依据一个大范围的市场需求来进行的话，那便是达到了一定的预期。在这种情况下，质量成为进行市场选择性覆盖的主要宣传工具。被宣传和推广的质量就是服务提供者的承诺和信誉，就如同一个人提供服务来满足另一个人的需求。这本质上需要依据消费者的真实情况来制定个性化的服务接受协议。其结果就是，所有关于质量的争论焦点都集中到了以下论点上来，即究竟卫生保健和医疗保健（的提供）是应该被服务利用者的需求来引导，还是应该被服务支付方的需求和设想来引导。

循证医学为卫生保健和真实需求设立了科学标准。要想将质量调整到我们想要达到的目标层面上去，需要一些简单的市场观察。第一种观点认为应当一步一步地为医疗服务制定全球化的科学标准；第二种观点认为应当有策略地调整质量的标准，使其向支付方的政策靠拢。

9.1 临床路径或关键路径临床实践指南

临床路径实际上是通过一种针对病例的特定的医学干预将服务提供者更偏好的做法或路径变成一张"地图"或是一条"街道"。它可以优化组织服务，并结构性地改进在某个机构中执行和完成卫生保健程序的状况和过程。

临床路径通常包括服务提供组织中保健过程的设计及标准化，以及参与其中的专业人员之间的常规交流。临床路径首先需要的就是科学证据的支持及工作人员的专业性的共识和周期性的回顾。这种路径是一种为特定的病例和/或特定的患者人群进行沟通、决策、执行程序化操作，以及培训和团队建设而准备的一种方法。它包括目标设定、与患者共同决策、标准设计和病历记录，但同时也包括以质量的提高、效率和有效性为目的的必要的长期评价。在整个过程中，如果缺少患者的同意的话，这些路径就有可能侵犯患者的权利，当然，这也是要依据国家的法律来决定的。

临床路径都是由临床医生或医疗顾问为特定的疾病或案例开发的。他们大多数关注病例，而不是个体的患者。顾名思义，他们在常规情况下是"非个性化"的，但同时也需要调整个体化差异。而且，保险公司或咨询公司也需要为临床路径开发自身的发展需求，乃至交易和合同签订方面的能力。

临床路径同时也为以下问题描述了大体轮廓，即决策所必要的信息种类、提供这些信息所需要做的工作的时间安排、需要特定工作人员完成的工作内容。

服务提供者在积极主动地尝试为他们的医疗干预手段开发临床路径，同时也在开发一些能够分配和储存相关信息资源的软件。

有一些报道指出，MCO的管理者也被临床路径的理念所吸引，希望能够利用临床路径来"实时地"监控保健服务。而且，已经有外部的顾问公司利用临床路径实时监控医生工作的例子。

很明显，这些对服务提供方服务过程进行监管的方法都是管理策略的一部分，这种策略在产品绩效规则下，根据按人头付费协议提供一系列的事先设计好的产品，来重新对医学进行建构。有些专家指出，这种对实践过程的实时监控非常严重地违反了法律和道德的规定，同时也与循证医学的基本理念相抵触。

如果提供者用路径设定的规则来压制个性化的卫生服务决策的话，那么路径将影响到有关服务利用的责任和权利。

从国际视野的角度看，类似于使用临床路径的方法来限制所谓"提供方诱导需求"的做法非常多。这实际上是将诊断、决策和完成治疗的责任分解到不同的专业人员的团队中去，所以，这也意味着信息的透明化和有效的沟通成为服务成功的关键因素。

临床实践指南也与之类似，它规定了一系列的让卫生专业人员遵守和执行的规范、标准的产品、建议、路径或意见。

临床实践指南在一个科学体系里被系统地、细致地开发出来，作为能够指导或协助进行临床决策的规则、标准程序和产品。它们也可以用来评判在预先确定的（一般由协议来确定）条件状况下或在责任诉讼的过程中什么是必需和适宜的（服务）。该指南也可以用来帮助医院和诊所进行选择性的服务提供。

临床实践指南在全世界范围内有不同的解读。在有些人看来，它是一个服务提供组织的内部政策，或者是在 MC 的背景下，它是第三方付费者的有关服务提供需求和决策的协议。另一些人，尤其是学术界及法律界的人士，并不认为这些指南是一种标准或者建议，而是可以帮助个体进行决策及帮助医患之间分享治疗计划的一种工具。这种观点认为，不管在全球范围内，还是在日常操作中，最终在对程序和结果的责任进行归属时，承担责任的依旧是专业人员。

总体来说，经验表明，临床实践指南将会通过减小相似病例治疗的差异性来改进平均的测量结果，同时，它也被寄希望于在效率和有效性两个方面提高服务利用的合理性。我们需要强调的是，该指南是临床医生的一种工具，而非管理者用来监管服务提供者的工具。

有些分析人士认为，该指南和标准之间有很多不同，但是其他专家（尤其是律师）却将它们解读为同一种东西。所以这就是为什么我们高度建议管理者向医生、客户和患者的第三方付费者解释清楚这一点。

临床实践指南是基于循证医学或 HTA 建立的，但是也可以由服务提供组织设计和制定，或者依据协议内的提供者的标准化的健康计划制定。

临床实践指南应当反映出专家们的共识。它应当系统性地被建立起来，并定期修订。

临床实践指南和循证医学有时候在讨论中会被当做同一种东西。这可能会引发一定的困惑，因为循证医学是以决策分享为依据的，而该指南的建立是为了指导和规范服务行为。但是，制定该指南应该以能够获得的最佳证据为基础。

临床实践指南也可以被用来作为服务利用和管理的机制，指导服务提供者的决策，当然，这要根据服务提供机构的品牌和文化来进行。在 MC 合同的框架下，这种方法可以为卫生保健服务提供参数。这个指南的未来发展可能取决于与人工智能相关的产品应用，这些应用会在医生的指导和决策下进行交互式的工作。

从国际的观点来看，以这种被证明可行的临床实践指南为依据的服务合同的签订，对全球化的卫生保健服务提供、利用，以及其准入和鉴定来说，是非常必要的。

相关概念：循证医学；HTA

9.2 临床决策支持

临床决策支持指的是数据系统的设定功能。这个数据系统可以向卫生保健专家提供数据，也可以对嵌入支持系统的一些关键特征（如症状、测量参数、非预期进展）给予反馈。

这类临床支持系统也可以用来提醒案例管理者以下情况的发生：对患者进行的合同中的服务需要被事先批准时，或者对患者的服务已经超出合同内容、保健管理规范或超出已经建立的临床路径的情况等。这种临床决策支持系统也可以被设计用来指导患者分流系统，或者疾病管理计划。

有些系统运用非常先进的人工智能方法，以期能够推动全球化卫生保健服务。其未来必然会包括由尖端的软件来提供的复杂支持，这种软件基于如神经元网络之类的人工智能或案例的论证性概念来建立。而这种基于案例的论证性概念则由对医生的决策、特定疾病病因学及选择性治疗的患者健康结果等方面长期的研究得出。这是与发展一致的进步，届时可以在全球范围内，在一毫秒的时间里获得数以亿计的数据量。

这些未来的系统可能会深刻影响现今人们对医学的理解。对于临床决策支持这个新颖的理念，人们也表达了他们赞同和担忧的两方面的原因。赞同者认为这种新的模式能够更有效地为需求方提供充足的服务，而反对者可能会对这种"去人性化"的卫生保健产品充满担心。因为在治疗那些罕见疾病，或者需要对那些人口稀少地区的居民提供服务的时候，这种"去人性化"的模式具有相当大的副作用。

9.3　考克兰·阿奇博尔德及考克兰合作组织

考克兰(1919~1988年)是一位英国医生、流行病学家和卫生经济学家。他的著作《有效性和效率：卫生服务的随机反映》(1972年)一经面世，就给卫生保健管理带来了深远的影响。

这本书开辟了一个新的思想模式，即怎样通过重新审视定量的研究方法，来贯彻流行病学和经济学的理念，从而奠定医疗服务基本原理的基础。他的思想为英国的国家卫生服务系统的建立做出了特别的贡献，即服务对于全民公平可及，并将制定规则的权利分别给予政府和纳税人。

他的思想指导了循证医学和HTA概念的建立，所以人们将一个在世界范围内从事医学和临床研究方面的Meta分析的机构称为考克兰合作组织。这个合作组织聚集了90个国家的15 000名富有经验和科学教育背景的志愿者。组织的总体目标是独立地对治疗和医学策略进行综述研究，从而获得医疗证据，然后通过科学媒体来公布。

这个组织建立于1993年，一直秉承考克兰先生的理念，即合作组织的目的是"通过准备、维护和确保卫生保健干预措施的作用的系统综述的可及性，来帮助人们在做出决定的时候能够获取充分的信息资源"。其结果(被称为系统综述或考克兰综述)能够在考克兰图书馆中获取[①]。

某个单独的医生的观点和经验不应该作为一条"黄金法则"在质量调整中被采纳，或是被用来从有效性和效率两个方面进行科学的医学循证工作，而应该在标准化的条件下、在定量的产出数据下及系统和独立的临床综述的研究的前提下开发的精确测量方法。

考克兰合作组织是让卫生保健及其关系向着国际化的应用科学的方向前进的诸多组织之一，并且是最重要的一个。这就是为什么管理者需要对这个组织非常熟悉，并且了解其对卫生保健提供的影响和贡献。

相关概念：循证医学；HTA；卫生保险系统

9.4　诊 断 指 南

诊断指南能够运用诊断学的方法和实验帮助医生进行决策，旨在将患者特定的症状和相关诊断确认为某种特定的疾病。该指南也在基础层面上达成了诊断学必须依据确切的目标进行相应的合法性确认的共识。诊断指南力图摒弃以往进行

---

① http://www.wiley.com/Cochrane.

诊断的过程中"尝试和错误"或者"全部都采用"的理念。而其最终的目的在于能够找到合适的永久性治疗干预措施，并能将这个措施合理化。人们可以通过这个指南来确保诊断的合理性，使个体避免受到不必要的检查或干预措施带来的伤害，也可以避免资源浪费。

这个指南也可以用于健康人群早期疾病筛查的准备工作，或者用来检查疾病发生或不必要的医疗程序的贩卖等情况的特殊风险。

但是，如果没有严格的实践评估，诊断指南可能会承担防御性医疗和医疗成本上涨的相应责任。这些行为会额外地将资源的配置从需要进行治疗的人群那里转移到那些健康的、仅需要进行预防保健的人群。

焦点问题在于，评判哪些人群是健康的，而哪些人群处于需要治疗的状态是有差异的，且到目前为止还没有一个标准或者普遍性的认同来衡量差异性的程度。

筛查项目的管理者应当注意到过去很多令人失望的经验，这些经验在 WHO 于 20 世纪 70 年代出版的一系列有关筛查政策中有所提及。

相关概念：诊断学；防御型医疗；预防的悖论；预测医学；筛查

9.5 多纳比蒂安的三要素

多纳比蒂安的三要素在黎巴嫩医生艾威迪斯·多纳比蒂安(1919～2000 年)教授的研究和著作中有所涉及。多纳比蒂安在 HMO 中工作，并专长研究质量测量。他最先对保健的质量进行定义："保健的质量是指在权衡了保健的全部过程中的收益和损失后，一种期望能够将患者的福利扩展到最大化的保健。"[①]他指出，质量评估并不应该仅仅针对单个的专业人员和团队，也应当对产生健康结果的整个组织框架和过程状况进行评估。基于这个想法，他有目的性地区分了结构质量、过程质量和结果质量这三个概念。

9.5.1 结构质量

结构质量描述了资源是如何依据时间、地点和对人口需要的反应性及分享利益和成本的公平性来进行分配的。

9.5.2 过程质量

过程质量描述了如果对患者造成伤害的风险被降到最低、循证的实践变成日

---

① Donabedian A. Explorations in Quality Assessment and Monitoring. Ann Arbor：Health Administration Press，1980.

常做法、保健的适宜性指导决策、保健关注个体的患者，资源是如何被应用的、时间和资源是如何被使用的、如何避免资源浪费，以及如何完成沟通和信息交流。

9.5.3 结果质量

结果质量描述了服务利用者的健康提高的程度、临床的结果、满意度和收益。

以上这三个标准总称为多纳比蒂安的三要素。

多纳比蒂安试图说明质量的缺失一般是因为在结构和过程管理中有着或多或少的缺陷，而这些缺陷又同时会造成很多无法预期的不良结果。因此，他指出质量作为一种基本的管理手段，是工作人员绩效的整合。有关质量管理，他的以下论述经常被人们引用，即"如果我们真的想对质量的提高做些文章，那么几乎任何机制都会行之有效。如果我们不是真想这样做的话，那么即使是机构设计再精巧的机制也会毫无用处"[1]。

9.5.4 卫生保健的评价

评价是对服务利用和预防、治疗、康复和护理为了达到预期目标而形成的结果产出进行的测量和评估。

评价在实践中需要明确的目标、目的和标准，完成目标的策略和方法，一系列量化的指标，以及从评价中期望得到的最终期望结果。

通常使用的评价程序包括以下方面：①任务分配和数据获得；②建立方法和步骤；③数据收集和处理；④数据分析和解释；⑤对相关结果的讨论；⑥最终解释和陈述；⑦结果总结。

9.6 循证医学

"循证医学是认真、明确和巧妙地利用现有的最佳证据对个体患者的保健进行决策的过程。循证医学在实践中需要整合个体临床专家，并利用从系统性研究中得到的最佳可获得的外部临床证据(进行决策)。"(Sackett et al., 2000)

循证医学也可以看做一种将定量讨论引入患者和医生的决策中的方法。但是，定量讨论与可能性相关。我们必须明白的是，从原则上讲，可能性并不能被界定并用到个人或个体病例中去，而且，对治疗的决策必须得到患者的接受和同

---

[1] http://www.cmj.hr/2001/42/1/InMemoriam.pdf，2009.

意。这就是为什么循证医学必须在个人的决策以及同患者交流后,由患者做出决定,而不是作为一个必须使用的工具。这并不排除指导的必要性,但是我们还是需要强调这个不同。

循证医学带来的挑战并不是达到一种以科学为依据的医学目的,真正的挑战是医生能够处理好定量知识和统计数据,并将其传达给患者。

一些医生担心循证医学可能会被医疗保险方及服务提供机构的管理者错误使用,即用相对便宜的治疗手段降低成本。这就是为什么围绕着循证医学的问题,都与缺乏处理定量数据的专业性培训及误解循证医学真正含义的卫生保健管理者相关。

对卫生管理者来说,他们需要对循证医学这个话题有更深入的见解。因为很显然,在这个领域中存在很多误解。

循证医学最初是用来节约成本的这个观点是对循证医学非常幼稚和基础性的误解。它实际上是一个提高医疗服务有效性的工具,可能带来金钱的结余,但成本也会随之提高。没有证据证明循证医学可能会在总体上节省预算,但是却有证据证明循证医学可能会让预算更高效地使用。通常出现的问题并不是循证医学最初秉承的哲学理念,而是循证医学被保险公司和MCO错误使用。它们将循证医学运用到风险选择的策略中去,尝试用循证医学指导决策,而不是提高个体患者的保健水平。

如果以将患者生命质量的测量结果最大化为目的,那么循证医学就是最有效的干预手段的确定方法和应用。总体来说,经验表明,这个目的将会提高而非降低保健的总成本。循证医学认为医疗保健的很多方面都取决于个体的因素,如生活的质量。但是,质量比临床研究需要更多的科学背景。

在很多年里,两种循证医学被区分开来:一种是在机构和组织层面上寻求方针、政策和规则,以及医学产品产出的循证指南;另一种是由个体卫生保健提供者来进行的循证决策。

可以理解的是,第一种是在第三方付费者的机构层面上对有关管理方面的事务的关注。循证指南的建立指出了由谁来负责设定标准及控制标准。这会对管理的责任和循证医学之间的关系产生很深刻的影响。它也阐释了为什么美国和英国实行的有差异的卫生服务体系会形成对循证医学不同的解读概念。

美国的模式被美国预防服务工作组[1]采用和发展,这个机构将治疗的有效性的证据进行了如下分层和排序:①Ⅰ层。从至少一个经过适当设计过的随机控制实验中获得的证据。②Ⅱ-1层。从精心设计过的非随机而可控的实验中获得的证据。③Ⅱ-2层。从精心设计的队列或案例控制分析研究中获得的证据,尽量

---

[1] http://www.ahrq.gov/clinic/uspstfix.htm.

使证据来源超过一个中心或研究组。④Ⅱ-3层。从干预或非干预的多重时间序列实验中获得的证据。在非控制实验中获得的特异性结果也可能和这一层的证据有关。⑤Ⅲ层。从权威专家处获得的意见，基于临床经验、描述性研究，或专家委员会的报告等。

英国的国家卫生服务所使用的系统使用 A、B、C、D 来做分类标签。以上的层级仅仅适用于治疗和干预。当评估诊断的准确性，或者先天性状况及预后的情况出现时，不同的"层级"就是必要的。例如，循证医学牛津中心根据预防、诊断、预后、治疗及伤害研究的关键性评估研究，提出了证据的层级概念：①层级A。具有一致性的、在不同群体中得到验证的随机对照临床研究、队列研究、全或无结论式研究、临床决策规则。②层级B。一致的回顾性队列、探索性队列、生态研究、结果研究、案例控制研究，或从层级A中进行的推断。③层级C。病例系列研究或从层级B中进行的推断。④层级D。并未进行明确的关键性评估的专家意见，或基于生理学、基准研究或第一原则的专家意见。

以下的建议支配着实际的决策制定。

（1）层级A：规范的科学证据指出，这项临床服务带来的收益远远超过潜在的风险。临床医生应该与患者讨论这种服务。

（2）层级B：至少有一定合理性的科学证据指出，这项临床服务所带来的收益远超潜在的风险。临床医生应该与患者讨论这项服务。

（3）层级C：至少有一定合理性的科学证据指出，这项临床服务能够带来一定的收益，但收益和风险之间的差距很小，故很难给出一般性的建议，除非个别情况。临床医生不必对患者提起。

（4）层级D：至少有一定合理性的科学证据指出，这项临床服务带来的风险远超潜在的收益。在常规情况下，临床医生不应该将这项服务提供给无症状反应的患者。

（5）层级E：科学证据缺乏，或者证据质量低下，或者证据间存在冲突，在这种情况下，风险和收益的平衡难以被评估。临床专家需要帮助患者理解这项临床服务的不确定之处。

我们可能已经注意到，医学是一门应用型的人类科学。任何将证据归纳于临床决策制定的尝试都需要考虑所面临的局限，原因非常简单：如果不能以超出临床观点的、复杂的人类科学为基础，那么其不能被称作证据。

在上述背景下，Sackett 的观点应当引起我们的注意："循证医学的实施需要个体临床专业技能与系统性研究中可获得的最佳外部临床证据相整合。循证医学需要临床与心理-社会能力相整合。循证医学之所以能成为循证的实践，是因为它能够有效地将最佳研究证据与临床专业技能和患者的价值观相整合。"（Sackett，2000）

如果循证医学所针对的问题是那种从患者的主观感受出发,可能都不能界定为患病的那种简单疾病模型,那么循证医学能够带来的好处可能会受到不必要的限制。这种情况可能会让患者感到失望,或者去寻求其他的医学办法。很多专家对这种问题提出的解决办法是"运用循证的信息来加强患者的选择"(Hope,1996)。

这种观点也促使基于知情同意而建立的分享型决策成为循证医学的基础。

在很多国家,患者的知情同意权在任何医疗干预和卫生保健的过程中都是受法律保护的。如果医疗干预(包括诊断)并没有知情同意的记录,那么这种干预会被法律视为一种恶意的攻击和对个人的伤害。

分享型决策代表了现代医学的最高准则。这个观点的特别之处在于对患者的完全自主性的尊重。同时这也是一种患者和医学专家之间、专家和专家之间,在决定治疗策略方案以及支持患者(尤其是慢性病患者)的依从性的时候表现出的一种合作文化。除了极其特殊的案例和情形,没有人可以侵犯这种患者的自主权。

在很多国家,不充分、不完整地将治疗的目标和风险与患者进行沟通是一种非常严重的违法和违规行为。很多国家也严格地规定了与个体患者达成共识的相关内容都需要被记录到一个计划好的治疗方案中去。只有在法律允许的情况下,其他人才可以查看这些记录,这使交流在卫生保健的全球化进程中成为一个基本问题。

而且,在共同决策的条件下,大多数国家都在原则上规定,不能对患者施以危险的,或者说是没有被普遍接受的治疗服务,即使是患者自己要求的。

特别需要提出的是,我们强烈建议国际卫生保健管理者及医疗专业者去关注和这种共享型的责任相关的法律问题。同时建议他们需要如同避免法律问题一样,避免与国家文化、传统的冲突。

知情同意是分享型决策的根基所在,同时也是循证医学实践的指导原则。这实际上是一个专业化的医疗标准,利用这个标准,卫生保健的提供者对所建议进行的诊断或治疗相关的目的、风险、可能的结果及有关医疗保健利用的其他方面问题进行解释。而且,如果可能的话,当患者拒绝接受某种治疗时,也应该包括其他治疗的选择及其结果。

对于那些在心智上丧失知情同意能力的个体,其需要有一个被授权的法定代理人来完成这项活动。在国家法律允许范围内,这个人可以是有资质的代理人或律师、法院指定的监护人、未成年人的父母或亲属。

一些证据表明,如果患者非本国公民,知情同意规则有时会被严重违背。任何跨国境服务的管理者都会被要求小心处理这种情况。因此,我们高度建议卫生保健管理者在处理非本国公民的案例时,应该建立和保持一项有关知情同意规范的提供者内部行动政策。

对循证医学和卫生保健管理来说，有很多重叠或相互冲突的方面，如根据循证指南管理一个服务提供机构的做法可能会成为特定的市场化理念、新的风险选择方法论及重新调整内部控制的刺激因素，对资源、选择性服务提供和风险选择的计划和配置，服务利用的有效性和效率的审查及评估，服务提供机构基本哲学的建构等。

根据服务提供方和支付方的法律属性，有许多基于循证医学的实践，如循证政策、循证管理决策，或者循证卫生服务、证据卫生规划及循证购买等。

循证医学背后的理念是依据事实来判定任何决策，其来源于循证预防保健、循证行为或依从性、循证资源配置、循证卫生服务组织、循证卫生政策、循证卫生服务、循证卫生规划、循证购买、循证管理。

关于有科学依据的专制政治的赞成与反对意见经常被讨论。同样地，卫生服务也要处理好个人偏好的关系，这些偏好并不完全科学。

相关概念：选择性医学；选择指南；分享型决策

9.7 失败管理

任何卫生和医疗保健服务的最终目的都是通过提供特别的干预措施帮助那些受疾病折磨的患者。但是这些干预经常会产生自身风险，其结果可能也不尽如人意。因此，对风险和意外结果的评估就成为医疗实践的最终程序。其结果是，失败的管理系统如果想要达到预期的目标的话，就必须成为服务提供者所秉承的文化的一部分。

如果服务和治疗程序的结果与预期有所差异，就必须弄清楚原因，一是为了防止在未来再出现类似的结果，二是为了满足法律方面的要求及应对可能会出现的有责任诉讼。

不管看起来是什么样的，"失败"都应该从如下几个方面记录、调查、评估和分类。

（1）不良事件，是指事件发生和结果并不如预期所需，或者没有达到患者、相关医疗标准或者服务提供者所承诺的预期的事件。

（2）关键事故，是指一种情形可能会导致不良结果，但是出于某种原因并没有出现的事故。

（3）医疗错误，是指归因于错误的诊断或治疗计划决策的失误及在实行治疗时的错误。失败管理需要接受在"失败"原因及其评估（称为"过失"）之间的基本差异。根据研究显示，典型的需要管理的失败原因包括：①和处方、安全、应用及个体对药物的使用相关的失败；②在合作、治疗计划、时机、沟通、记录和绩效方面的失败；③不当操作和错误执行，或沟通缺失；④患者对治疗程序、合作及行为相关问题的误解[1]。

相关概念：事件分析

9.8 临床行为规范

临床行为规范是一个标准的协议，由国际协调会议制定。这个国际组织（即国际协调会议）专门负责界定国家立法之下开展的临床试验的标准，而这些标准被用来确保临床试验中的人权。

从一个更宽泛的角度来看，上述在国家法律规定下开展的临床试验的标准界定工作已经超出了临床试验所涵盖的内容，同时也将与临床试验相关的很多活动和项目囊括进来，以确保在一个界定清楚的医疗设置内，根据约定的标准进行的保健的质量。

以上所说的有关临床行为规范的确定等相关项目的实施，需要通过同行评议或者服务利用者审查等方法来确保这些项目的结果质量维持在一个较高的水平。

一个特定的项目必须有某种对有效性进行评估的机制，并依靠事先建立的标准来测量服务成果，以达成共识的，同时透明化的一系列方法和活动来评估服务提供的质量，这也被称为质量改进。这些方法和活动必须被明确和独立地列出和交流。

相关概念：质量改进

9.9 结果及结果测量

临床结果是医疗、手术干预或自愈的成果，也包括其他不定的卫生保健服务或对某个患者护理的结果。

保健的结果往往并不能简单地归功于某一个专业人员，它可能来源于复杂的服务过程，甚至患者自身对结果的作用。

任何治疗或保健服务的最终结果，无论这个最终结果是我们想要还是不想要的，都必须来自于我们对患者尽心尽力、达到服务标准的治疗。对结果的测量离不开界定清晰并达成共识的目标。评估就是对目标和结果的比较，而且只有当目标被事先记录下来的时候，这个工作才能够进行。

---

[1] Barker K N, Flynn E A, Pepper G A, et al. Medication errors observed in 36 healthcare facilities. Archives of Internal Medicine, 2002, 162(16)：1897～1903；Brennan T A, Leape L M, Laird N, et al. Incidence of adverse events and negligence in hospitalized patients. Results of the Harvard medical practice study 1. New England Journal of Medicine, 1991, 324(6)：370～376.

如果将产出的变量用来测量,为了满足设定好的卫生计划或者与患者签订的协议所承诺的目标,那么只有当结果等于、低于或超过事先计划及记录的成绩时,测量才能够进行。如果需要的产出与结果将会被单独测量,却在之后被分类,或者如果产出的测量方法的设计与标准化及事先分类的产品相抵触的话,那么整个测量都要被重新讨论。

标准化产品准入医学的兴起也同样在服务提供机构、患者和第三方支付者之间引发了争议,因为患者的个体条件差异很难将平均情况当做标准。

关于结果的测量方法,在服务提供方中也是不同的。因此,也需要弄清楚可以接受的差异性。对诸如什么样的做法才是最好的,或者最好的利用工具是什么,以及如何才能最好地测量这些结果,都存在着很大的分歧。事实上,在医学领域中,对结果的定义本身就存在分歧。对质量来说,如果在基本医疗阶段并没有对治疗的环节有所重视,或如果有些参与治疗的机构的关注点并不是所谓的"病例",那么想要测量结果往往是非常困难的。

如果服务提供组织并不是关注个体案例,而是将人群作为目标的基础,那么这种结果还是可以得到测量和评估的。而这种测量需要卫生保健质量的指标来协助,以评估卫生保健服务提高度和满意度,或者保证预防保健、治疗或康复可及性的具体程度。

临床结果也可以用来评价医院或其他服务提供者的财务结果,即盈余和损失的情况。

相关概念:产品型医疗

9.10 卫生保健的同行评议

卫生保健的同行评议用于评估医疗工作者根据一定标准提供的卫生保健的质量。换句话说,就是一名医生(或护士)所做出的决策由另外一群医生(或护士)来评议。这种方法从一开始就具有争议,并游离于国家和服务系统之外。

一般说来,评议由富有经验的医生、护士或其他专业人员依据某些参数指标(如服务的有效性和效率指标)来完成,而这些参数指标是由其他一些相同职业或经验(同行)的人员(内部或外部)来排序或开发的。这种评估包含员工绩效和提供给患者的服务结果。对 MC 中的服务利用监管来说,这是最普遍的一个方法。

有些研究者和分析人士怀疑,这种同行评议不是真正意义上的同行评议,因为不管是服务提供者还是评议者,都常常会有个人的经济动机利用同行评议减少或增加医疗保健。而且,这种评议也常用来进行营销推广、成本控制或达到其他目的。因此,人们对同行评议组织的独立性产生了担忧,尤其是与服务提供管理方签订协议并为了利润而实行的时候。

9.11 质量评估

我们想要一个令人满意的质量结果，就需要对质量结果的各个方面进行长期的、透明的评估。

质量评估至少需要在三个层面上进行：第一个层面与独立的官方运作或可控的机构相关；第二个层面与内部责任和服务提供组织的行动相关；第三个层面与依照患者主张运作的机构相关。

进行质量评估时需要考虑和列出的标准是非常复杂的，如提供保健的医学必要性、提供的诊断和治疗的适宜性、服务和治疗的有效性、服务的效率、能够获得预期结果的可能性。

如果对质量进行评估，常见的问题就会集中在预期结果的基本原理和如何归类服务提供者的产出上。其难点在于对质量定义的复杂解读，以及跨学科、交互在一起的不同提供者之间的结果归因分配问题，尤其是在患者自身影响结果的情况下。

相关概念：多纳比蒂安的三要素

9.12 质量保证

质量保证是一个交互式执行的管理程序，服务提供组织通常在实践中对其进行开发设计，来保证保健的适宜性和有效性。质量保证包括界定缺陷、执行促进行动、监督结果。

质量保证的目的是保证保健的质量。以常规来看，长期的保证过程需要医疗和专业人员、管理者及卫生保健机构治理实体的参与。但是，只要其结果不违反相关法律，这种保证过程应当是远离个体影响的。

服务提供者也可以将质量保证作为一种基准机制。就如经验所告诉我们的，如果进行以问题为中心的讨论，并将这种讨论开放给所有人，而不是调查过失方的话，那么将更加有效地促进质量的提高。

如果与给定的目标相契合，那么同行评议程序、服务利用审查及审计将会对质量保证有很大的帮助。

相关概念：卫生保健的同行评议；服务利用审查

9.13 质量环

如果着眼于个体卫生保健绩效的透明且开放式的讨论，那么质量环将会对提高质量极为有效。这种机制使那些不必要的产出在规则、风险管理和评估原因等方面达成共识。

这种对出现的问题、非预期结果进行公开讨论和反馈的机制，对于那些在办公室中的医生和卫生保健专业人士来说是有好处的。这使得实际上不在团队中工作的他们有了与其他人联系的机会。质量环作为一种质量提升的方法，更倾向于合作而不是竞争[1]。

9.14 卫生保健质量

从管理学的观点来看，有至少以下三个维度应当得到关注。

(1) 卫生保健体系和服务提供者标准，包括后续的规定和协议、保证可及性、完成适宜的任务、不同专业人士和提供者的整合及合作、尊重法律规定、建立风险管理、关注有效性和效率、由于需求和科学创新的改变而产生的灵活性。

(2) 工作人员标准，包括具备资质、对于循证保健和分享型决策的积极态度、尊重患者的价值观、社会反应性、与患者的沟通和交流、路径引导、失败和关键事件管理、团队绩效。

(3) 产出标准，包括有效性、结果、安全性、可持续性、公平和尊重、满意度、失败和副作用、患者的抱怨、数据安全。

9.15 质量改进

质量改进采纳了诸多的管理技术，以评估和提高与服务及其管理相关的内部运作能力。质量改进关注的是组织系统以及员工的专业素养。在这一点上，质量改进更加关注员工之间的合作，而不是个体的绩效表现。它的目标是提高质量的预期绩效而不是当特定的基准被违背时的反应。质量改进的过程包括设定目标、执行系统变革、测量结果、寻求合适的跟进的改进方式。

质量改进也称绩效提高。近几年，有大量促进卫生服务质量的尝试正在实行，很多是由一些咨询机构提供的，还有一些基本上是从生产工业中借鉴而来的。不幸的是，所有这些项目基本上都没有用循证的方法被独立地研究和严谨地评估过。

---

[1] Donabedian A. An Introduction to Quality Assurance in Health Care. Oxford：Oxford University Press，2003.

9.15.1 全面质量管理

全面质量管理(total quality management,TQM)是通过事先设定目标并长期关注提高生产力、降低成本的做法来提高绩效的。"TQM：在最大化生产力的同时最小化成本。"这对于所有营利性的产业来说都极为重要。TQM 可追溯到第一次世界大战时，随后它加入了定量方法和统计学方法来测量和控制质量。TQM 从日本和美国的生产工业中兴起，然后因为在几乎所有的商业组织中都有所涉及而自成体系。全面质量的意思是全公司范围内的质量控制，包括所有的雇员以及所有的产品生产[1]。

在质量管理的过程中我们总结出来的经验表明，质量管理理念的落后会导致生产者更高的成本，这是可以确定的一个事实[2]。与质量管理特别相关的是，TQM 界定了为稳定地产出最好结果所需要测量、设计和选择的因素。

在借鉴了 TQM 的概念后，卫生保健服务通过设定标准、监管过程、反映做法、监管绩效及开发积极的风险管理等手段来提高生产率和节约成本消耗[3]。

TQM 的基本理念可以总结如下。

(1)卫生保健的结果取决于能否满足客户(包括服务提供机构的内部客户)的目标。问题则常常出现在确定客户的环节，这些客户通常在外部是一个第三方付费者，而在内部是一个合作的工作人员。

(2)产出质量意味着所有的服务提供者都要对结果产出做出贡献。而问题就在于，服务提供组织覆盖的治疗服务的范围非常广大。基于这个原因，要想将每一部分的比例都进行结构化是非常困难的。测量和控制短期和长期的结果也是很不容易的工作。

(3)雇员们经常是被激励后才会努力工作而产生较好的结果。现在的问题是，管理需要在通过长期的、定期的干预增加雇员责任的同时不能让他们丧失积极性。

(4)卫生保健过程及其改进可以用事实测量。问题在于，对这些测量方法在内部达成一致的同时不能让雇员们产生被窥探的焦虑感。如果不让雇员们在内心建立起某种认同感的话，那么想要让他们参与进来是非常困难的。

在对卫生保健的质量进行关注的情况下，以下方面涉及 TQM：服务提供者

---

[1] Khan J H. Impact of total quality management on productivity. The TQM Magazine，2003，15(6)：374~380.

[2] Knapp D. Guide to Service Desk Concepts：Service Desk. Boston：Course Technology，2009.

[3] Kaluznym A D, Laughlin C P, Simpson K. Applying total quality management concepts to public health organizations. Public Health Reports，1992，107(3)：257~264.

的可及性；提供的服务的适宜性；项目和所执行程序的有效性；达成每个目标所使用资源的效率；治疗患者过程的公平性；在道德和文化准则前提下的服务可接受性；循证医学；服务的责任；必要情况时的学科交叉。

TQM理念及其"计划—执行—检查—行动"哲学被看做改进卫生保健服务模式的长期程序。经验证明，如果卫生保健提供过程的差异性可以被限制和标准化，那么对卫生保健来说这个理念就非常容易被接受。它在那些提供非常少的选择却完成大量的案例的服务提供者那里最能够发挥功效。投资选择的决策也同样会推动TQM，反之亦然。

9.15.2 六西格玛

1987年被摩托罗拉公司开发的六西格玛法被很多专家推崇，卫生管理领域也不例外。六西格玛在改进卫生保健服务方面有很多方法，但是最重要的是其中两种，即界定—测量—分析—改进—控制方法和界定—测量—分析—设计—修正方法。

六西格玛法看起来非常好地运用了投资组合的条件。然而，问题就在于如何确定六西格玛法在何种条件下发挥功效。我们可以通过观察推测，有些服务提供者尝试在医院投资选择中采用六西格玛法，而不是在医院保健的需求中采用这个方法。这样做的结果是减少了可供治疗的指征，从而极大地将医院和机构推向专业化。但是这通常只有在增加案例机制的情况下才有效，如果减少干预规定的等级，就可能不会成功[①]。

9.15.3 依靠

"依靠"是另一个提高绩效的概念。20世纪90年代由丰田公司提出的这个概念运用了"即时"的哲学思想，以及错误修正的概念。在1996年，一个所谓的"依靠原则"被提出，然后被某些咨询公司推崇并运用到卫生保健尝试中。这些原则包括：①对客户价值观和期望的确定；②价值流的管理；③对产品流动的开发；④运用"拉动"机制来支持材料流通；⑤通过减少在系统中时间、资质和材料的浪费来追求完美。

"依靠"由美国MC的服务提供者推广，并在所谓的"依靠卫生保健机构"（住院和门诊）施行了在丰田公司制定的规则。机制和结果方面的报告的缺失让"依靠"绩效的评论变得十分困难。但很明显的是，保健结果将会取决于对实施"依

---

① Chassin M R. Is health care ready for six sigma quality? The Milbank Quarterly, 1998, 76(4): 565~591.

靠"的最终目的的界定。

根据"依靠"的推崇者所言,"对于这个方法论的使用能够提高团队合作的能力、为使用者创造适宜的工作环境及过程、改变管理的方式及预期、提高员工资质和参与度,以及理顺供应链"[1]。

采取同"依靠"相关的这些策略也可能会产生一些问题,为了减少这种产品-医疗的差异性,需要为治疗和指示提供选择机制。选择的过程可能会对整个质量标准及卫生保健系统的宏观经济产生总体的影响,这恰恰是我们不希望看到的,而这种选择的方式却为服务提供组织创造了获利的绝好条件。

9.15.4 约束条件

约束条件的基本理念由两个假设来定义[2]:一是每一个系统都会有限制其更高绩效表现的约束条件;二是找出约束条件为提高和改进创造了机会,对于机构来说,现存的约束也是机遇。

约束条件的基本理念的推崇者发表了很多文章来论述这个概念,但是还没有独立的证据评价来表明其结果。

9.15.5 临床治理

临床治理是医疗机构或提供组织在处理临床事务时所使用的一种治理性政策。这就是说,无论有意与否,几乎所有的卫生保健提供者都有一定种类的治理方式。这种治理方式可以被明确和暗含的目标所衡量,用来完成服务提供组织的任务。临床治理的目标包括:①有教育意义的标准和进一步的资质规定;②循证实践规则;③开发临床领导者技能;④临床路径和关键路径;⑤对技术、设备和信息技术的利用;⑥审计实践;⑦监管绩效和结果;⑧风险和事件管理;⑨认证政策。

有关质量管理实践的理念(作为临床行为治理)基本上包括:①和其他人的合作;②对原则和目标的界定;③对服务标准的提高和保持;④规范的健康服务实践;⑤设置和调整服务标准;⑥临床审计;⑦循证实践;⑧记录;⑨风险和危机管理计划;⑩不良结果记录;⑪绩效标准;⑫经常的学习和资质(审查);⑬患者参与。

正如多纳比蒂安指出的,有时候质量及其改进包括一些简单的方法:向最好的学习(基准);最好的计划(头脑风暴);界定关键点(检查项目单);促进内部关系(沟通);设计患者路径(构建工作流);分析风险、结果和失败(评估结果);

---

[1] Kimsey D B. Lean methodology in health care. AORN Journal, 2010, 92(1): 53~60.
[2] Goldratt E M. Production the TOC Way. New York: North River Press, 2003.

"管家"(建立友好、干净、舒适的环境为患者、访客和员工服务);学习氛围(做好改进准备);控制投资选择、结构、过程和产出(评估);测量容易被测量的方面,并讨论所有涉及的结果(透明)。

为个人的发展创造条件、对结果给予反馈、测量效果、注重员工的稳定,以及保持变革,这看起来是通向质量的最佳途径。

临床治理为所有利益涉及者(如公众、患者、竞争者、第三方付费者、提供者和媒体)描绘了服务提供组织构建的蓝图,而不是单纯命令和执行"最细致的构建的机制"(多纳比蒂安)。对于质量来说,最终的策略是鼓励动机和支持承诺。

第10章

国际范围内的医疗管理方法

概 述

健康科学与卫生保健管理之间的关系是不甚明确的,这也提示我们科学研究与实践之间的关系的复杂性。在这里,我们找到了国际上两种泾渭分明的方法来解释这一复杂的关系。第一种解释认为,卫生保健的管理讲求对科学知识的有效的和实际的应用,涉及循证卫生政策、循证管理决策、循证健康服务、循证健康计划及循证采购等。卫生保健管理者通常的做法是,以科学为基础,采用最新的公共卫生科学方法、经济手段,通过评估国际卫生保健管理的实践来进行卫生保健管理的决策。而要做到以上决策,基本的条件如下。

(1)掌握公共卫生及流行病学的方法,设定有关卫生保健供给、需要、需求、优先问题及不平等因素的目标。

(2)寻找最有效力和效率的大规模资源的利用方案。

(3)强制性设置保健利用及治疗中必要、适当、经济合理的规范。

(4)调整目标以提高卫生保健服务的可及性,达到职业教育、预防管理、医疗服务、康复及长期照料的适宜水平。

(5)设置长期性的评价流程来评价基础设施及有关变革管理的结果。

以上观点(即第一种解释)可能在资源、设施管理活动中也有所应用,但最关键的是,卫生保健管理能够得到被实施的许可,或者在卫生保健管理中加入卫生保健产品管理的部分,或是将它放在一个相对于公众健康问题、个人需求或是职工决策等问题更独立的位置上。

第二种解释是一种信念,即卫生保健管理将会肩负满足市场需要和利益相关者的需求的责任。要达到以上目的,需要满足如下基本条件:①分别满足客户、支付方的要求；②采用医疗标准化、经济异型性和自由收缩的卫生保健产品；③用自由选择的原则来确定患者、客户及所提供的服务；④根据市场状况进行价格谈判，以及提供诊断和治疗服务；⑤积极利用广告来诱导新服务的长期供应。

第一种解释需要系统化的公共卫生研究及评估，第二种解释则是用市场及微观经济学的方法来减少开支，使收入最大化。虽然从全球的角度来看，公共卫生科学的决策是以非市场化或非营利化的卫生保健为基础的，但是微观经济学的管理是通过进行再融资和资产重组投资实现的。

有关卫生保健管理的讨论是富有争议性的，它所涉及的基本问题是，卫生保健管理所采用的方式应该是提供必要、恰当的卫生保健及治疗，还是与其他的商业方式采用同样的规则。如果卫生保健管理将处理基本的公众需求作为重点，会比讨论卫生保健管理是基本权利还是作为提供的消费品更有用。然而在国际化的大环境下，卫生保健管理不是本书作者在考虑争议性问题时所关注的首要目标。本书作者的任务是阐明这一问题的不同立场。

在国际实践中，卫生保健的费用主要由纳税人提供，或是由雇主以间接收入的形式支付给雇员，或是由社会统筹来提供保险。至少在所谓的经济发达国家，卫生保健管理者是承担着公共使命的。只有一些发展中国家或是新兴国家才会让私有化在卫生保健中占据主导地位，或者这些国家只有依赖来自国际方面的慈善，才能够运行其卫生保健体系。

这经常会引发人们的疑问，卫生保健管理者究竟对什么样的人负责？他们应当对公众及患者、付费方、卫生保健设施产权的持有者及投资者中的哪一方承担责任？

这个问题可能会引发争议，且需要管理者自己做出责任的划分。但是，有一个观点在全球范围内是被认同的，即在有着完善的卫生保健体系及政策的国家的合法政府监管下，卫生保健及其管理都是有史以来运行最规范的服务之一。即使其中小部分服务的提供是遵循市场规则的，但是这些规则也同样被法律控制着，或者是被特定的主管人员监管着。

服务提供方及国家之间存在的区别，能够让卫生保健及医院管理实践存在于特定的国家法律及合同框架下。愿景、规则、所有权、企业家的意图或是卫生保健提供的优先权及目标群体，在不同的制度框架内有着非常大的差别。但即使有这些差别存在，在不同国家框架和意志下的推进工作中，仍然有一些应该被管理者共享的常见基本内容。

无论哪一方都基本上能够确定和理解卫生保健管理的总体目标。普遍性或选择性的卫生保健可及方式、风险选择政策、营利性或非营利性的卫生保健的政策或规范制定等不同的形式，均是由这个总体目标演变而来的。而且，究竟什么是医学的必要性、适宜性和高效性，也是非常有争议的。将卫生保健整合进连锁巨头、上市的企业及(经济)整合的进程中，对于以上这些形式，有很多认同或不认同的意见存在。

无论有没有这些争议，本书作者都假设一个普遍被接受的共识：卫生保健管理就是去组织和设计一个必要的、合适的组织结构框架，用以提供专业化的、影响力大的及有效率的卫生保健服务。它可以创造条件以达到对任何可用资源利用的最大化，来满足患者的利益。卫生保健管理，就是人们生命的保护伞。它试图将实现深奥的生命科学的目标、有效的组织框架和可获得的经济资源紧密联系起来。无论对卫生保健有何期待，它都是由专业医学人员、大范围的内外部服务、医疗设备和药物提供、服务提供组织管理等共同合作和整合的结果。从一个较为全面的角度来看，对于这个复杂、有时甚至是相互冲突的实践管理的问题，管理者应当将所有部分都整合起来，向着目标一同前进。

处于卫生保健中心地位的是专业医务人员，他们在一个垂直和平行的关系网中，为患者且同患者一起工作。无论有怎样的特定管理责任，所有医学决策、对患者健康的责任和义务，都是由医护人员来承担的。因此，管理者也常常被建议，无论做什么决策，都千万不要让专业责任及医务人员的权限成为问题。对这个要点的强调非常有必要，因为国际上大量的管理方法都是去操控专业人员的决策权，而将卫生保健的提供和使用置于一些客观上仅为营利最大化服务的管理模式之下，即使已经超出了必要的范围，甚至在总体上已经超越了科学规定及伦理规范中的必要性和适当性。

卫生保健管理需要对管理人才的角色确定有全面的理解。在这里，我们想再次对这个简单问题进行强调。一些 MC 理论思想试图将医务人员的一些责任推诿给其他相关方面，如推给那些咨询者。推诿的责任包括建立以标准化、个性化和技术化为基础的保健和治疗程序。但是，这很容易引起争议，也会引起专业人员的不满，甚至有时也会让人力资源状况变得不甚稳定。现在，在质和量上，合格的专业人员间的竞争已经成为卫生保健管理实践中最具挑战性的话题之一，而且很明显这种职业人力资源的匮乏将会愈发严重。

那些从来都没有接受过卫生专业方面教育的管理者，现在也被要求去学习一些有关医疗服务绩效、卫生保健需求等方面的专业问题。所谓的罗默定律就是导致医务人员的专业伦理及管理之间达到平衡困难的关键，有些人也称这个定律为供方诱导需求。

管理者需要了解的是，卫生保健的提供意味着对别人生活的自治权和完整性的干预。如果想使这种干预达到合法化的要求，就必须得到患者的同意，同时，进行干预的医生或护士必须持有合法的执照。此外，在卫生保健和资源分配过程中的关键环节的诊断过程中，需要与患者保持交流，交流的内容包括诊断信息、治疗风险及预后情况等。如果不这么做，医生及自主工作的护士将无法满足行业规范的要求。无论服务利用过度还是不足，都将被视为不良管理的后果，并可能对患者造成相应的伤害。若一个或者多个决策是基于经济利益而做出的，并因此违反医疗专业的基本要求，将成为一个极大的隐患。

管理程序能够预防这样的违反卫生保健管理原则的情况发生。同时，专业标准的设定及卫生保健的质量成为越来越受公众关注的两个问题。这将使得保健服务提供者及他们的管理者在压力下去审视整个卫生保健的提供过程。设定专业标准非常必要，但完成它也极为困难，需要人力的分工与合作（通常包括与非医疗专业人员的合作），因此，设定专业标准成为所谓的现代医学的标志。

管理者需要提出并且能够回答一些问题。例如，提供卫生保健的最终目标是什么？特定的专业人员提供卫生保健的责任是什么？在寻求诊断的过程中，什么信息是必要的，什么信息是不必要的？将患者纳入卫生保健进程中尤其是慢性疾病治疗时需要做些什么？医务人员的日程安排应该是怎样的，以及如何使他们相信管理是一种支持而非威胁？对于满足医疗以及患病个体的要求来说，什么样的专业人员才是必要的？

卫生保健管理者同样需要认同如下普遍标准：①卫生保健与法律及伦理相关，而无关提供者的经济利益。②卫生保健管理者需要一个能够和所有其他员工分享的愿景和临床指南。③有效的卫生保健需要一群相信管理者的士气高昂的员工。④专家们需要被给予发展自身能力、与其他人合作、长期透明地关注质量的机会，而不仅仅是在技术技巧上的发展机遇。⑤团队合作是实体质量的关键，包括团队与患者及与其他团队的沟通能力。⑥卫生保健能够最大限度地关注患者，以及深入了解疾病（本身）与患病（过程）的差异。⑦卫生保健需要关注有效性及患者满意度的测量方法，包括对意外事件及医疗事故的公开讨论。

所有提供卫生保健的设施，如社区的护士站、医生办公室、诊所或医院都需要管理，以保证它们能够完成目标，以及在客观上能够尽可能最高效地、最有效地利用可用的资源。

为应对未来的卫生保健及其挑战，管理者必须要提供一个通往未来医学体系的框架方案。至少在某些方面，愿景是很明确的。根据以上信息，未来的卫生保健将会：①专注于永久性地重新定义对卫生保健来说什么是必须做的及适合做的。②用规范来指导卫生保健的适宜性，而这种规范一般基于循证医学，或者基于患者和卫生保健专家之间共同的决定。③被一系列的指南和预先设定好标准的产品型医疗规范进行事先界定，进而限制专家个人化、独立的医疗决策。④通过整合医疗产品的方式（如 DRG），或者按人头付费的方式来预付费用。⑤把健康结果作为服务提供和合同签订的驱动力。⑥根据标准化的健康结果测量方法进行评估。⑦通过与非营利和营利的提供者激烈竞争来提供卫生保健。⑧关注患者、专家、知识、信息流动所带来的国际化。

任何的卫生保健管理都需要根据目标(最终成就)、目的(优先设置管理)和意向(管理蓝图确定)来对其最终目标做出大致描述。目标通常关注的问题是直接或间接为个人提供服务,从而最终干预个人的整体完整性。这样的做法需要一定数量的、优先于其他任何目标的患者需求。管理者被要求在卫生保健的过程中接受这些目标,并对这些目标的优先顺序进行排列。但是,处在这一系列目标顶层位置的永远是患者的健康。

管理者被明确建议要根据客观事实来描述预期的目标,它们(即目标)必须可理解并且可证明、可进行透明化的讨论、时间上可实现、可量化、可以根据资源进行调整、详尽地描述任何涉及个人的任务及责任。

从事卫生保健的服务提供者提供一系列的服务,这些服务在门诊设施、医院或是长期保健设施中进行,提供者包括牙医、助产士、护士、临床心理学家等。服务提供者在传统的定义上,是冒着自身风险提供服务的个人,如不计其数的有着自己工作室或诊所或在世界很多地区内继续工作的医生和护士。

在今天,服务提供者通常是规模不断扩大的组织(公共或私有的)和有着一定法律地位且国际化的公司。服务提供者通过增加雇佣医生来替代自我雇佣的医生,并以此扩大规模是大势所趋。这样的趋势导致未来卫生保健管理的某些方面与传统服务提供方式大不相同。卫生保健管理自身专业性的提升就是这些变革所致的后果和这些变革的指标之一。

传统的医生和护士并不一定支持这些变革。经验显示,管理者应该意识到,这些变革通常会引发一定的争议。

卫生保健和治疗的购买者可以是个人、雇主、政府机构、社区、公众或社会的疾病基金,或是进行卫生保健的购买或报销的保险机构。

任何直接付费方将可能被定义成购买者,也就是客户。根据目前有关卫生保健的讨论,我们必须了解的是,至少在很多发达的卫生保健体系中,大部分患者从来没有成为过购买者,也就是说,他们从来都不是所谓的客户。卫生保健的签约人或出资人大部分是第三方付费者,也就是说,他们才是服务提供者的客户。个人购买的卫生服务通常只限于超越必要性和合适性的产品和服务,或者是为了增加幸福感或额外的个人舒适度的服务。但是,这方面的很多进展也使得医生和护士变成了极具工作动力的推销员,而他们所推销的很多服务都是不必要的。

也许有人会说,一个患者如果直接自付费用,那么他就成了一个客户。患者是不是客户取决于他们为可及性和服务利用而进行支付的形式。这就是为什么贫困者和富有者都有成为客户的感觉,但是评价他们的感受时却各有不同。有些人认为这(支付医疗服务费用)是种负担,而另一些人则认为这并不存在什么问题,反而觉得这是服务的好处。

由于第三方付费者通常是服务提供者的客户,他们常常会向患者宣传那些被他们的保险计划覆盖的服务。这也是为什么投保人对承保方的信任对于市场成功来说非常重要。很多专家据此提出，对第三方付费方来说，服务提供者必须是非营利性的，并要求将付费方置于公共的或者独立的出资方的监管之下。

综合以上的解释，接下来，我们将管理者所使用的语言体系非常有选择性地进行了一定程度的汇编，试图在内容上发挥一些启示性的作用，而不只是明确的解释或者定义。本章所包含的内容主要是关于原则方面的认识，也是在国际上一贯被认为非常重要的。但是，我们也同时为研究者留有在固定的框架下进行进一步阐释的余地。

10.1 卫生保健的可及性

卫生保健的可及性是卫生保健系统质量的显著特征，也是卫生保健管理者在特定法律的保护伞下需要保证获得的最终目标之一。如果一个国家的卫生服务体系保证了全民的可及，则会对整个系统产生一些非常重要的结果性影响。服务的全民可及通常会将服务质量在平均水平的上下浮动控制到最小。而相反地，若是有选择地供给服务，或供给服务取决于用户对于卫生保健的支付潜力的话，那么在通常情况下，质量将会出现大幅的波动。对于系统特征来说，质量的平均水平和在平均水平的上下波动是两个不同的指标。考虑到二者的不同，质量的平均水平即使可能是相同的，但是其波动将会产生巨大的不公平，并有可能引发社会不和谐及更加严重的事态。

这就是为什么达到全民可及的目标是一个社会公共政策的挑战。如果对卫生保健的可及取决于个人经济能力的话，那么社会选择将会成为主要的质量管理策略。这也是几乎所有优越的卫生保健系统都试图保证全民可及，以及不允许风险选择政策出台，更不让保险公司和服务提供者像提供社会特权一样提供卫生保健服务的最终原因。

因此，即使同往常的情况一样，资源永远都是有限的，但还是有很多法规的目标在于保证服务的全民可及。为了解决正在发生的问题，人们打算用一揽子的方法来解决问题的想法是一致的，当然，这一系列的方法都将会因不同框架而不同。这些解决方法包括：①将明确包含或不包含可及服务和治疗的方式所带来的利益分别列出来（配给）；②设置预算的优先顺序或者为期望的绩效支付费用（优先级设置）；③定义对医疗必要性、适宜性及效率的接受程度（规范设置）；④允许在特定规则下做出区别于常规的决策（专业化指标设置）。

在有些制度下，仅以个人的力量去购买保险或以直接购买服务的方式控制可及性的制度会限制服务在居民中的可及性，也会诱使服务提供方选择性地提供服务的内容和挑选患者。而在有些制度下，保健的可及性是由社会定量配置的。有关服务可及性的实现方式的支持者和反对者对于卫生保健的社会概念持有不同的观点。这使得对普及或选择性可及方式的选择成为一个社会政治问题。公共的、国家的卫生服务或社会保险应当使人民群众获得基于需要的服务。而对于市场的手段，服务提供则是基于潜在的患病的客户群体的需求和支付能力。卫生保健提供产生的结果是巨大的，在基础上影响着管理及服务提供者的行动纲领。

基于公共健康保险或社会健康保险的全民可及方式，以及基于个体经济能力的可选择性的可及方式，都引发了对卫生保健管理的不同要求。大部分个人和国家都将免费可及的保险视为基本权利。如果人们缺乏这个基本的自由，卫生保健即沦为向个人收费的一种手段。

可及性可以被多维地描述成可用性、可获得性、可居住性、可接受性。

可用性与所需的提供保健的基础设施相关，如专业人员、所需卫生保健的种类、诊断及治疗的设备、药品等。简单来讲，可用性是满足患者需要及需求的结合体。

可获得性意味着地理及经济的双重问题，如医疗设施与居民的距离，以及对居民的服务、关心和/或基础设施的去集中化政策，需求与资源间的联系，"守门人"制度，第三方的覆盖的类型，与按项目付费等概念相关的集中化或去集中化的政策。

可居住性是指需要进行过夜住院治疗的患者的服务可及性，这不仅发生在转诊过程中，而且对那些位于偏远地区的门诊机构或患者陪护人员也同样具有意义。可居住性在某些国家和文化中扮演着重要的角色。

可接受性与服务提供是否和预期相符直接相关。如果患者或他们的家属对某些治疗的理解或接受出现困难，可接受性就会成为值得关注的重点。

可及性的缺失可能由很多因素引起，如财力不足、缺乏合适的医疗服务提供者、补偿的种类（如按服务项目付费）、卫生保健的配给机制、对服务提供者的社会接受程度、与服务提供者的地理距离、社会对群体或个人的偏见、风险选择策略、语言障碍、患者对不必要的社会后果而主动回避的可及性，以及文化障碍。

可及性是衡量国家卫生服务系统质量最常用的标准之一，也是确定卫生保健管理的主要问题和任务的工具。可及性改进工作的重点经常在于提供或改善医疗保险的覆盖面，但事实上，我们需要考虑更多因素。

我们需要关注以下两种情况：一是服务提供者被允许将他们的服务主动地（有选择地）提供给潜在的患者，二是相对地，卫生保健仅仅在被患者积极主动地需求的情况（紧急情况除外）下才被允许使用。

使可及性成为极为重要的卫生政策问题，来指导管理任务的分配的原因有两方面，一方面是缺少资源，另一方面则是对被选择的产品的过度利用，或出于基本的利益考量（成本控制）来限制服务的可及。

规范或管理卫生服务可以有很多方式，如制定疾病等候名单、共同支付、限制医生自由选择的权利、按服务项目付费、控制利益或预授权等的制度，这些都是专门针对可及性而设定的。

相关概念：适宜性；管理式医疗；必要性；对卫生服务的监管

10.2 医疗服务的认证、认证政策及授权

医疗服务的认证是指由法律确定的权威机构对医疗保健的提供者进行认证的过程。

认证政策被用来确保患者能获得可靠的权利，保障患者及经过培训的服务提供者不受欺诈。

在国际范围内，认证程序对卫生保健提供非常关键，而要求则大相径庭。程序和规定能够被独立的卫生保健或护理专业机构及其他专业的机构所借鉴。认证程序是用来保证国家标准的落实的，但有些时候也用来保护处于竞争环境中的本地服务提供者。同时，它也同样意味着类似保险公司或医院的机构组织在国家法律的要求之外开发它们自己的认证程序。

然而，认证是为了满足一套预先就设定好的标准。它需要标准的透明化和培育具备独立性的认证机构，并存在着如何对其进行控制的问题。而这方面的问题有很多，因为长期以来，专业化分工的医生和护士接受不同的教育，并已在不同的教育标准下浸淫多年，很难对他们进行统一。

国际化的认证政策非常有必要，因为医疗旅游正在成为一个日益引人注目的问题。目前，人们对医疗旅游的需求往往超出去海外寻找最好的服务质量，包括那些自己支付得起的卫生保健服务的诉求，而其支付的方式有可能是个人自付，也有可能是为了节省开支而通过与健康保险方签订相应的合同来支付费用。

尽管一些国际性的组织，如美国国家质量保证委员会及美国医疗机构认证联合委员会都是国际化的认证机构，并有着巨大的国际影响力，在很多国家影响着卫生服务事务和政策，但这些机构都潜在地为提供跨境保健铺平道路。并且和许多其他机构一样，美国医疗机构认证联合委员会也在国际范围内认证医院和诊所。但是，目前并没有全球普遍接受或商议通过的某种认证政策。

加拿大康复机构认证委员会是在全球范围内认证康复服务的提供机构，尤其是提供跨境服务的机构。

为国际卫生保健供应者提供的认证机构还包括：国家医院和卫生保健提供者认证委员会(印度)、国际联席委员会(美国)、英国QHA特伦特认证、澳大利亚国际卫生保健服务标准委员会、法国健康管理局(法国)、TEMOS(德国)、医疗运输服务认证委员会(美国)、认证救护服务认证委员会(美国)、加拿大国际认证

(加拿大)、卫生质量社会有限公司(爱尔兰)、综合健康计划认证(美国)。

想要申请这些机构的认证需要了解的一个基本事实是，这些认证机构也有可能是被另一些机构证明并赋予资格的。在英国，英国认证论坛就肩负着制定英国认证标准的责任。

如果认证标准由营利商业机构而非公共管理的权威组织来制定的话，国际卫生保健认证就可能会出现问题。对于服务利用者来说，当卫生保健的跨国境行为出现时，无论是要求更低的报价，还是要求更高的质量，或者是说服那些付费方，前提都是服务提供者能够获得利用者的信任。

有些服务提供机构(如医院)除了需要获得认证之外，大多数国家还有特定准入资格的额外要求，即在这些机构内提供医疗服务的专业人员在普通医科大学或者学校里通过特定考试的证明。与之相关的法律要求对那些国家内的所有提供医疗服务的医生和护士进行登记注册、颁发相应的执照并对其进行日常监督。这种资格认证是为了保证和维持合法、专业的医疗服务标准，防止外行及行业的反对者进入体系，从而为患者的安全承担相应的责任。这种资格认证可能会在责任诉讼、国际卫生保健中患者通过专业人员进行转诊的过程中扮演重要的角色。它也是通过互联网传授专业知识的实践中特别需要关注的问题。

新自由主义放松管制的政治观点有对非政府组织甚至营利组织发放资格认证的倾向。在一些国家，保健服务提供者在被另一个认证组织认证他们对别人认证的权利之后，可以作为一个认证组织来认证自己的情况。

根据某些观点，卫生保健提供者营利性或非营利性的认证机构拥有非常大的权力，起到了市场调节器的作用。对于这个观点，换句话说就是，市场会自发调节自身，而且比公共管理更具有执行的有效性及效率。整体思想是营销的思想及"对金钱价值观的信仰"将会持续，使想要获得认证的提供者的质量上升。患者及第三方付费者也将基于这个理论，选择与那些在竞争中脱颖而出的被认证的机构签订合同。

但是，研究很难证明以上这些假设的真实可操作性。服务提供者因为法律或市场的原因，通常有兴趣去挑选和购买这样的被认证的资格。资格认证可以被独立的专家获得，如预防、诊断、治疗、康复、家庭、门诊保健等一般和特殊的专业服务提供者等。

一些分析人士将此称为对所有行为的认证，其使得更多的人们逐渐不太相信这些认证机构的认证质量，从而影响到人们对服务提供者的信任程度。究其原因，正是因为国家行政管理越来越倾向于私有化的服务提供，才会出现以上的信任问题。

颁发执照是一个牵涉到审查及认可类似于医生、牙医、助产士等卫生专业人员的过程。同样，颁发执照也是一个允许服务提供者提供保健服务的门槛程序。

它也是一种由特定且经常被人们选择的专业人员提供被认可的医疗程序的机制，申请人必须证明在业务运作开始之前满足现有的所有法定和监管的要求。

一个特殊的方面是，虽然服务提供者一般来说都会被提供认证，但给予他们执照的却是一些被选定好的第三方机构。

在国际卫生服务及医疗旅游盛行的背景下，目前没有能够被全世界普遍接受的服务提供者认证的国际标准。对电子医疗服务的提供者来说，情况也是如此。因此，需要在国际范围内立法来解决卫生保健服务提供者的认证问题，目前，还没有一个国际组织像WHO那样去设定相应规则并对规则的落实进行监管。

但是，一直到现在，WHO也都还没有一套自己的国际认证政策。对于单个的政府来说，出于在国际上的各自利益，各国对这样的国际认证政策的建立和发展也是心存疑虑的。这就是建议各国发展自己独有的认证政策的原因。

相关概念：医疗服务的管理和认证；医疗旅游

10.3 卫生保健的行政管理和服务管理

为体现与其他组织、设施的管理者的区别，那些担负卫生保健规划和战略开发任务的管理者，应称为行政官员。

大部分卫生保健管理者也有管理服务和设备的责任，而行政官员还被定期要求增强高质量的所谓的软实力，如沟通、干预、领导，而不仅仅是提供建议及策略规划。

目前，还没有对什么是卫生保健的行政官员和什么是卫生保健的管理者的确切定义。而与此相对的，如果将行政官员定义为对预先设定的规则的执行者，管理者在制定规则方面有更多的自身责任的话，就能更好地理解这两者的区别。从传统的卫生保健机构或健康保险的行政官员到管理者的角色变化的过程中，可能会产生诸多的矛盾和问题。我们可以将这些冲突的产生理解为那些卫生保健组织内专业人员中的领军人物(也就是我们在这里所说的管理者)与机构的利益和态度之间发生的矛盾和冲突。

卫生保健组织的政府治理向管理转变的过程，折射出了很多方面的变化。只要医院专业人员的领军人物被称为政府官员或治理者，他们就执行着第三方，如政府、公众或社区的意愿。他们被一系列的建议和规则束缚着，且同时被这些规则和建议进行着评价和监管。其意愿、任务、目标及目的也是由法律或制度指南设定好的。行政官员在国家引导下执行法律要求的权力，是立法、司法和执行的载体。

这种政府治理是或者说曾经是扎根于代表国家意志的、用绩效及执行来保证公民福利的政府功能。国家的权力始终立足于肩负着国家在经济、立法、教育、公共食物、社会安全、提供福利或卫生保健责任的管理员。行政治理成了居民日常生活中的重要部分。

管理有时与行政治理是相对的。在通往管理（这里是指卫生保健管理）的过程中，国家行使行政治理权的角色在逐渐淡化，同时，也将政府职能逐渐移交给了创业者及投资者，由他们做出意愿及决策。在这种情况下，管理者肩负的是投资者和风险共担者的共同愿景和利益。有人将这种转变看作自由增益下民主法治领导的损失。关于卫生保健，这种转变伴随着将公立医院和社会责任转移到私立及利益驱动下的卫生和社会保健。放松管制政策、减缓卫生保健的法治框架的建立速度，以及政府在指导市民对卫生保健的可及过程中的主导角色的衰退即是这种发展的一部分，就如 Arrow、布坎南、哈耶克或 Friedman 等的基础理论所解释的那样。这些理论工作在政治实践中的应用实例，大部分都出现于 20 世纪 80 年代的美国政府，由 90 年代初的英国政府、90 年代末的德国政府完成。这个时期是政府管制向公共事务管理转型的高峰期。其结果是卫生保健的私有化，但其仍然是与法律相关的商业活动。

现今存在的矛盾非常明显，即卫生保健已经具有并且在将来也必须保持公共性，需要由赋税或社会基金支付费用，但是现在的这种变化趋势又要将以前的行政官员造就成所谓的管理者。这些管理者被要求放松法律所要求的管制，并通过设计提供差异化、成型产品的卫生保健及治疗手段来勾勒和设计卫生保健提供的愿景、任务及目标，同时通过竞争提高绩效。看来，除了这种方法，在这方面的发展似乎没有可替代的其他措施，甚至，医疗市场上也将出现提供全球化的市场能量的卫生保健公司、链式集团和整合体。正因为这个原因，在许多国际发展组织中，鼓吹患者即是消费者的倡导者或煽动者正在重新接过之前的政府角色（在一些国家甚至有法律来规定这种角色）。这些转变，在全球范围内以极为不同的形式运行着，但对各个国家的卫生保健系统有着显著的影响。

10.4 考核、审计与评估

管理考核是指对员工的预期或明确签约的工作绩效的表现进行定期、系统化的审查。这是一个在方法上被建议的、能够使成功得到巩固的管理方法。如果这样的评价被员工及员工代表接受，这种考核的外部提供者和组织就要定期地去执行。

有一些管理考核方法以前经常用在对员工进行管理的过程中。经验表明，这些方法可能会造成专业人员在管理工作中的问题并导致负面的结果，进而导致专业人员结构的不稳定。这些评估方法常常会在医疗设施中造成管理者和具有领导力的医生之间、管理者之间和护士之间的矛盾。

考核，也有可能作为一种目标管理的方法。在雇佣卫生保健提供者时，考核成为提高被雇佣者对他们自身任务理解一致性的工具之一。

根据管理的概念，考核也将在开发标准和产品定义上扮演引领组织来抗衡竞争者的重要角色。

考核一旦被采纳，从最基本的角度来讲，随之而来的一系列的考核标准将会跟进。在基本的方面，包括以下几点内容：①有固定形式的和一定知晓度的透明的过程；②相关员工的自我评估；③关于员工潜力而不仅是表现的公开讨论。

考核中的访谈或调查所关注的重点永远都是挖掘潜力而非刻意地去找出缺点。在进行考核的整个过程中，需要注意的是如何公平、富有建设性且积极地进行考核，而不应该只关注于找出错误、求得结果及评价产出。应该重视利用考核去鼓励员工，而不是威胁员工。

定期地进行审计是符合发展要求的。它是风险管理的工具，也成为影响员工在给定的管理模式下对待医疗、临床或行政目标态度和表现的重要因素。外部和内部及自我和同行间的审计是应当进行的，但它们在使用过程中需要长期依照如下的步骤来进行：设定标准、收集数据、管理实践、将绩效与标准进行对比、制定和实施变革、控制结果的变化、再审计。

评估员工绩效，是另一个关于服务提供者组织治理、评估、个人监督、职工和团队能力管理的有效途径。

任何的评估都需要一定的标准。评估不是考试，而是一种永久或是定期的、团队内部进行的、能够将员工能力与服务提供者的目标之间的差距尽可能缩小的特定工具。根据经验，我们强烈建议应当由一个专业且独立的操作者，依靠评估的标准和程序，控制评估的过程、减少冲突，保持有可能被开发的潜力。但是最终，我们还是建议管理者用特定的管理风格，小心谨慎地对员工进行评估、审计和考核。

10.5 卫生保健管理的基准管理

卫生保健管理的基准管理是指为个人、服务专业人员或卫生保健组织预设的应该达到的目标和目的。这些目标通常是由管理者设定的，其目的不仅是与其他人进行比较，也是使自身的绩效能够有所提高。

卫生保健管理的基准管理可以作为指导标准，为所需要试图达到的质量或其他结果服务。如今的支付体系，如诊断相关群组，或其他的医疗指导机制就是诸多基准方法中的一部分方法。

超越系统绩效的基准管理也被那些服务提供组织或医院加以利用来测量自身绩效并将自身绩效及领域内的领头机构或组织相比较。

需要强调的是,以下三种基准管理需要被区分开来,即内化基准管理(在组织内比较功能)、竞争基准管理(与竞争者进行的比较)、功能基准管理(对组织的员工、管理方法、员工质量、工资要求、职业计划的全面描述)。

基准管理是在基准的标准下所进行的团队活动,因为它将导致管理发生变化。但是,所期望的结果如果想成为现实,就只有让职工们都参与到这些变化中来。

如果基准被内化为一种竞争的工具,或者将一些个人化的、有关职工的经济利益的动机因素加入基准中去,那么基准管理就极可能威胁到人力资源的稳定性,同时,也可能成为所有组织的噩梦。基准管理,可以被描述为一种致力于发掘最好的实践方法、为未来绩效建立最新指导方案的一种长期性的管理过程。当员工将卫生保健当做自身责任,绩效数据都被记录在案且透明可及时,基准管理技术才能够使用。例如,一些传统的流行病学或是公共卫生研究方法可能会作为基准管理的方法被加以归类。在这个归类过程中,可能需要区分的是,这些基准管理方法是被用于科学目的,还是被用于以利益为导向的管理措施。

卫生保健的专业人员全部在同样的原则下工作,名义上大家都是在给定的条件及资源框架下保证最好的卫生保健和治疗提供。通常在基本面上,大家的服务产出结果应该都差不多。但是,如果绩效表现不同,则大致是因为以下几方面,即患者结构、所有的外部基础设施和卫生保健过程进行的基础条件、内部表现的一些难以改变的先决条件、医务人员、管理绩效。

在利用基准进行管理的过程中,我们所关心的问题并不是对实践进行公开评估,关键问题是满足以下的条件。

(1)基准管理在原则上不同于服务利用研究。在公共的、以纳税为基础的卫生服务环境下,所有的纳税人或公众必须有被告知系统运作情况的权利。

(2)工作绩效比较是由依据科学方法的专家来进行,还是由那些被相关利益群体指定的专家进行,结果必然是不同的。

(3)我们可以明确地看到,不能让那些利益相关的管理者进行基准管理。基准管理首先需要被一个独立的专家组织施行,然后公开进行报道。

(4)基准管理的最终目标必须被澄清并达成一致。基准管理如果以提高卫生保健的可及性和提高对患者服务的绩效为目的,或者以服务提供组织的自身利益为目的,那么这两种目的所产生的结果一定是截然不同的。

(5)本书作者强烈支持如下观点:基准管理需要作为一种测量工具来管理和评估公共管理的优势。但这个观点不等同于支持将基准管理视为提高利益的工具。

(6)那些使用基准管理方法的管理者,需要通过阅读报告和相关研究文献来获取知识。他们基本上应该知道那些定性和定量的研究究竟是想说明什么,或者他们需要会使用一些基于循证的管理原则和方法来解决问题。

为了更好地进行绩效评估，不同的技术都可以被采用，如针对绩效、工作量和产出的数据报告。基准管理也同样实现了在组织中或卫生保健中对理想化或对最佳的实践的衡量。

卫生保健管理基准也被应用于服务提供者的目标改进项目。例如，提高每个服务单位的提供数量、减少资源消耗或提高服务的质量。卫生保健管理基准常常与促进保健服务、效率、生产力、盈余等方面的变革的相关激励因素相关。基准还被用来进行住院时间的比较、资源消耗的比较、服务利用的审查，或被用来进行风险管理及进行经济分析报告。

基准管理的过程确定了有关特定目标（卫生保健或非卫生保健）的最佳绩效，描述了绩效是如何获得的，以及能够提取出帮助提高绩效的经验教训。

基准管理的问题常常出现在用其作比较和其结果与所应用的方法相协调的过程中。即使是所治疗的疾病相同，将两家或两家以上的医院放在一起进行比较都是不可能的。对于治疗的需要、结果及花费不仅取决于医院的绩效，还取决于患者的结构特点（疾病严重程度，疾病阶段，患者的自我管理，患者的身体、心理、社会、动机等因素对医疗结果的影响等）。如果不对基准管理的目的和标准进行公开而透明的讨论的话，那么卫生保健管理基准很有可能会对上述目标起到错误的引领作用。

如果寻求最佳绩效的竞争者之间的差异非常小的话，那么，这个概念将会达到它可用性的极限而出现竞争者具有非常好或非常差的可比性这种情况。因此，外部及独立的机构所设置的监督规则不能被简单运行的基准管理技术替代。

一些第三方支付者要求要像获得那些签订先前状况合同那样，获得基准报告。

一些国家（如德国）试图用法律实施一些有质量的基准管理，并将所有对公众的报告作为需要完成的义务来保证人们可以在网上阅读到这些报告。

虽然基准管理作为一种管理工具被普遍接受，但它并没有被紧密地整合到卫生政策中去，也并没有作为超越个体服务提供者的经济和竞争利益诉求去提高整个系统的功能的方法。这个状况限制了基准管理方法在缺乏资源和基础设施的卫生服务系统中发挥作用，而在这些系统中，往往不允许服务提供者之间进行竞争，或者在这些系统中患者需要竞争才能获得保健服务[1]。

---

[1] Ellis J. Introducing a method of benchmarking nursing practice. Professional Nurse, 2001, 16(7): 1202~1203; Wait S, Nolte S. Benchmarking health systems: trends, conceptual issues and future perspectives. Benchmarking: An International Journal, 2005, 12(5): 436~448; Benson H R. An introduction to benchmarking in healthcare. Radiol Manage, 1994, 6(4): 35~39.

10.6 变革管理

变革管理是指一个管理所发生的变革的实践过程,这个概念的形成基于一种观点,即若要达到未来的目的和目标,还应完成哪些事情。若服务提供者决定对组织进行战略管理的话,那么就有可能积极主动地实施变革管理。

变革管理得以顺利实施的关键因素通常有以下几点。

(1)服务提供组织的所有员工必须理解组织需要变革以及变革的必要性。

(2)满足科学创新的要求。

(3)对于变革的方向、程度、期限及所要克服阻力的理念需要达成一致。

(4)计划的制订和对各自职责的清晰定义。

(5)对签约支付方(偶然)出现的不可预见的期望和意向应做出及时的反应。

策划变革需要的关键因素包括:员工的参与,寻求共识,寻求结果产出得以改变的途径,勾勒未来后果的目标、结构和流程,控制变化和结果产出。计划和责任的变化将会影响未来的管理实践。

变革管理应采取积极主动的方式进行,但它通常伴随着经济风险,能够轻易地因为可能会产生令人担忧的变化而与反对者产生观念上的冲突。这就是为什么这种管理决策需要依靠变革管理的积极主动性来进行。

变革管理需要清晰地面向未来、有指导的交流和沟通、经常性的反馈、绩效监督、效力和效率的控制。

积极主动地应对需求变化能够使管理者的能力获得最终的认同,也能够使依据这些建议而进行管理的管理者脱颖而出。而这不仅仅是指管理者的能力,对卫生保健组织、阶层类型及"要求和控制"实践的思考方式同样具有借鉴作用。其基本问题始终是在进行必要的变革,或者是被命令进行变革时,自始至终将员工考虑进去。这个问题同样与是只考虑雇佣和解雇员工,还是战略性地考虑员工的个人发展的问题密切相关。

10.7 资格认证

资格认证是对于潜在或现有的卫生保健职业的一种审查程序,同样也是服务提供者证明其有满足付费方所设定的标准和期望能力的依据。

资格认证的过程是审查从业者培训、经验或执行等从业能力的过程。某些国家还需要审查申请人以往的文化态度、生活方式等方面。而另外一些国家则不允许有以上歧视性的规定。资格认证的目的是评估提供者在专业能力和遵守组织管理的意愿这两方面的临床管理标准的要求是否能够得到满足。

医疗人员的认证过程包括注册、认证、执照获取、专业协会的成员认证，以及在应用领域中所获得的学位。有报道指出，在一些国家，宗教、性取向、对有关堕胎的法律法规的看法、伦理或者肤色都是认证的标准。认证及执照颁发通过控制进入门槛影响卫生专业人员的筛选，同样也影响着劳动力市场的稳定、布局、流动性及滞留性。资格认证同样通过提供标准化的能力评估、功能范围的定义和人员使用方式来决定领域内的专业人员的素质。

在管理式医疗的环境下，我们听说了一些新的资格认证，如财务或经济的资格认证。这种做法是指一个组织对服务提供者进行评价，依据不同组织的目的，可能是基于服务提供者的创造价值能力，或用较低花费购买高质量的医疗的能力来进行认证，也可能由认证申请者提供自身是否吸引患者的证据等。

10.8 分权和替代

我们要搞清楚分权这个术语有一个最为基本的问题，即如何保证在团队中分享工作的同时让某个人——大多数是患者的医生——对最终的结果负责。当然，分权是造就专家的一个手段。如果团队领导反对分权的话，那么很难有什么分工或专业化的进步。

分权并不是简单地将任务委派到能够更好或更经济地完成任务的某个人身上，它同样是一个在任何团队内，服务提供者分析其成员对完成任务是否具备最佳技能的机制。本书作者虽然是分权的拥护者，但也知道很多与此相关的受争议甚至是相互矛盾的问题。这个机制是团队建设的一部分，因为它使得成员之间互相依赖，包括分享双方的机会及风险。一些人认为，分权只能使卫生保健经济化，或在竞争中削弱个体专业人员，而我们看到的是，它是在团队领导下提高一个训练有素的专业人员素质的最终解决方案。

分权被视为卫生保健管理的核心问题。它使职工所需具备的专业技能在纵向层面上分布得更加适宜，而在横向层面上略少一些。这使得一个专业人员对某个特定的服务技能和项目的运用比以前更加频繁。当责任被纵向配置及被合法任命时，团队中的合作及劳动分化的内容在纵向分布中是最容易被各方理解的。因此，分权也是一种最佳的专业文化的体现形式。

经验显示，由于专业化的影响，如果分权被迫作为成本降低的措施，节省花费的动力一般很难实现，且很容易由于专家的要求而增加支出。

分权能够减少所需医生的数量，但是剩余的医生则具备更高的素质，当然这也意味着费用会更加昂贵。即使是将医生的传统任务转向护士或其他的专业人员，他们也同样需要具备更高的资质，从而使经济需求增加。

将医生传统任务分配给护士或其他专业人员可能会使一些专业人员的技能被

其他提供者一同分享，这可能会促进一些服务的发展，但是最终会降低服务提供者在竞争中的地位。现有的国际经验是，职业的护士和医生，应当只签订一种协议，即只在其专长的某个领域或某段时间执行特定的某些程序。在以质量为中心的团队中，分权的优点是毋庸置疑的，但若降低成本成为最终目标，它就需要被仔细考虑清楚。在任何情况下，任何分权都需要更多的监督和管理。

在卫生保健中，替代是一个超越了分权的概念。它是用另外一个专业小组替代特定的卫生保健服务提供者。替代使得为那些新兴的职业提供相应的执照变得非常有必要，而这个过程需要基于对整个结果产出的问责定位的转化。

替代概念的背后隐藏了两个目的。一个目的是由于对卫生保健的需求上升，以及人口结构的变化，替代对于那些独立的、发展中或发达的卫生保健系统来说极具吸引力。但它需要初级医护人员密切地整合医疗、保健活动和长期照料活动，并将任务让渡给具备专业整合度、自我负责的其他专家（如心理学家、生理学家、护士等）。另外一个目的在于用护士替代医生，减少可变成本，帮助在准人头付费机制下优化利润。

有例证显示，即使在医院、先进的手术或麻醉中，替代都有巨大的潜力。将远程医疗和人工智能的概念引入保健将会对医院、手术或麻醉等方面起到巨大的推动作用，当然，也会重新调整这些领域的人力分工。以上这些例证将会带来质量的提高或者成本的降低，也有可能二者兼具。

替代政策会极大地引发服务提供方与保险方之间可能预先存在的冲突和矛盾，这种冲突和矛盾也可能存在于服务提供者之间，因为这种政策也会触及一些服务提供者的不良利益诉求[①]。

10.9　医疗文书和电子病历

记录医疗文书对任何卫生保健专家来说，都是应该尽到的责任。它是为了保证每个人的卫生保健过程都能够被记录在案，并能够在未来由于某些合法的目的而能够进行全面的回顾和审查。

所有患者都必须具有重新查看已执行的医疗过程的权利。患者同样应该有权拥有所有有关自身健康和治疗的数据资料。在通常情况下，只有患者本人及医疗专家才允许查看其医疗文书。但是，也有一些例外。例如，在发生法律纠纷时，律师也能够获得此项权利。因为这个原因，未来可能发生的情况是，只有服务提供者持有完整的、"去个性化"的文件，患者在离开医生的时候才能够带走他们的

---

① Laurant M, Reeves D, Hermens R, et al. Substitution of doctors by nurses in primary care. Cochrane Database System Review, 2005, (2): CD001271.

电子档案。

医疗文书是卫生保健管理中最重要的问题之一，尤其是当支付费用的方式依赖于诊断记录和相关程序的时候。

在一般的法律理解中，即使委托给别人管理，信息的生产者也需要对医疗文书中的数据负责。根据本书作者的观点，医疗文书的记录可以成为分权中的一个内容，但是这项工作的责任绝不可以由其他任何人来承担。

从国际经验上来看，DRG制度的实施使医疗文书成为许多冲突的问题根源。这是因为，如果疾病分组和支付是由第三方专业组织来负责的，那么这项措施能够"优化"对于医疗文书的记录质量。但DRG制度同样也容易引发冲突和矛盾，因为这样的付费系统需要外部的支付管理和监督机制。在这里，医疗文书是医疗过程透明化的基础，如果医疗文书不能满足需求和现实需要，则可能引发患者对服务提供者的责任心和可信度的疑虑。

诸多专家对医疗文书这个问题进行讨论的过程及以往的文献表现出对患者数据安全的未来的担忧和疑虑。一些健康保险机构、医疗服务提供行业、医药公司都对患者和提供者的数据表现出强烈的兴趣。在国际上，以后可能会出现一种叫做数据经纪人的职业。这些发展方向将会使医疗文书及其数据的持有权成为一个国际关注的重要主题。

电子病历的数据保存技术标准也是医院的诸多标准之一，它包括所有患者及医疗人员的信息。这些技术满足了服务提供者对于数据实时获取和评估的需要，甚至还可以被传送到远程的合作专家手中。这项进展带来的益处不仅仅是信息保存的便捷性，更重要的是由这些数据的相互联系所能够带来的不计其数的好处。一些专家已经预测到，今后提供新的高质量的信息将成为医疗服务提供者的额外工作。与临床工作站及临床数据存储库技术一起，电子病历提供了长时间序列的数据存储和评估的数据基础。

使卫生保健实体完善卫生保健电子技术的动力来源于以下需求：①医疗产出研究（医疗和经济）；②在一定的报销规则下保证成本和支付的透明度；③评估工作人员对资源的消耗；④加快服务提供者与健康计划管理间的交流；⑤紧急情况及其他。

电子病历包含个人纸质医疗记录中的一部分内容，但并不是所有的信息都是必要的。

围绕着电子病历这个问题，其中的一个矛盾就是在保证可识别的个体健康信息用于患者的正当利益的同时不会被用于其他目的。从纸质病历向电子病历系统的转变过程，需要使非法的第三方利益集团无法获取信息。出于这个原因，数据的拥有权在原则上需要被法律及治疗合同认证。但是，首先需要对此立法。

在对电子病历这个问题的讨论上，跨境卫生保健提供是一个需要特别关注的问题，因为不同服务提供者可能仅仅是通过数据交换来联系有关出院前及出院后的服务中可能最重要的一些方面，并由此可能带来一些责任诉讼的法律问题。

10.10 目标设置

分析国际的卫生保健系统目标设置，将会引导我们进入一个系统的概念，即由谁来负责确定卫生服务的目标。答案所关注的焦点在于，不同国家在有策略地发展卫生保健系统时，在政府治理、公共及社区，或市场力量方面的倾向与偏好。

在政府层面上进行目标设置的方法是将国家的愿景、发展重点、法律法规、行动预算等方面进行优先排序。

公众及社区的参与意味着授权和鼓励公民为了健康采取含蓄和明确的民主行动，如初级保健战略（阿拉木图会议），或是1986年的《渥太华宣言》，以及后续提出的健康促进战略（阿德莱德1988年第二届全球健康促进大会、松兹瓦尔1991年第三届全球健康促进大会、雅加达1997年第四届全球健康促进大会、墨西哥城2000年第五届全球健康促进大会、曼谷2005年第六届全球健康促进大会、内罗毕2009年第七届全球健康促进大会）。

通过市场途径进行的目标设置与投资者在筹资服务和抢占市场方面的概念是相关的，而这些概念的提出基于客户的经济能力，同时也将决定权留给了市场上的利益相关者，而这些利益相关者有可能是营利性或者非营利性的组织。

所有目标设置的方法都需要策略和计划，但这些计划所依据的法律法规是不同的。政府和公众的活动担负着保证公民健康的责任，而市场在设置目标的过程中担负着使投资者获得市场成功的责任。前者需要衡量人口的健康收益，后者需要衡量在销售量、收入量和增长量上的成功。

要想满足特定区域或人口的需求，就需要在制定战略目标时，设计卫生保健提供的不同形式。造成这些形式的不同的根本原因在于，提供者的关注焦点是评估人们的健康，还是评估人们的"钱包"，或是根据人们对卫生和医疗服务的购买力和意愿对其社会地位进行评判。

一般来讲，卫生保健和医院管理者是通过不同的目标体系为政府或社区及风险共担者进行目标设置的。这样的目标体系需要具备以下特质：①被清晰而明确地设置出来；②可以用成本、工作量、质量期望和时间来评估；③容易被公众或投资者理解；④能够以计划和最终截止日期表示出其优先级别；⑤能够被持续地更新；⑥能够被检查和评估。

目标设置的原则通常用缩写SMART来表示目标的具体性（specific）、可衡量性（measurable）、可实现性（achievable）、现实性（realistic）和有针对性（targeted）。

10.11 医院管理核算

医院管理核算(管制)是一个概念化的内部规定机制,是对医院或其他医疗设施的管理的基本处理工具的指导原则。使用这种工具的人们被称为控制者。"控制"和"监督"的概念极易混淆(甚至有些管理者也不是很清楚),"控制"是通过核算目标去指导医院的最重要的方法。

医院管理核算方法只能在服务提供者设施内设计使用。这是医务人员决策的内部指南的一部分。

医院核算方法通过以下手段来调节医院的目的和目标:预算和进行病例选择;协助做出有关住院时间长度、转诊、临床路径等方面的决策;优化支付方式;基于数据的监管;优化医院的资源使用;协调;资产安全的保障。

医院管理核算和控制能够在预先签订的合同中所设定的预算的前提下,提高效力和效率。经验显示,尤其是诊断相关组的引进,能够有效地促进医院管理核算的实施,并使其成为医院获得经济成功的关键。

管制作为一种医院管理手段应关注以下三个领域:①通过产品设计、产品选择(只是风险选择的另一说法)和签订合约来进行医院的战略管理;②通过监管有效性而进行的绩效管理;③与效率相关的风险管理。

医院的核算管理使医院,尤其是医生与管理者的关系角色发生了改变。管理核算人员处于医生和管理者之间的地位。

相关概念:平衡计分卡;诊断相关组;风险选择

10.12 激励政策

激励政策不仅用于引起医院、服务提供者、服务分包商及医师、护士的兴趣,同样也可以引发保险业从业者或被保险人及患者的关注。

激励工作的焦点在于将激励变为实际的目标选择。这里的基础假设是,如果没有第三方付费者提供激励的话,那么没有人会做到付费方要求做到的事情。围绕着这种激励政策的讨论仅仅侧重于两个方面,第一个方面是医疗的最初动机,第二个方面关注卫生保健在目标设置中的权利和自主性的责任。

第一个方面中提到的动机在一般情况下会导致对医疗专业的自我理解。有效激励政策得到的经验是卫生保健专家需要进行自我反思。但是,如果不依赖于激励政策,又会导致专家丧失反思的自主性。

管理式保健是与激励政策机制紧密联系在一起的,其他任何成本控制政策都可能对发展的动机加以保护,而这些动机对患者和专家来说可能是相互矛盾的。

这是一个很特别的问题，即激励在大多数时候都可能导致专家群体共同利益的分裂。在这里，激励更可能孕育的是竞争，而不是合作和分享。

对于激励的典型期望是增加利润，如增加生产能力，以及更好地提高患者满意度，或提高患者对服务提供方的依从性等。

满足以下前提，就能够通过增加个人收入的方法激励临床医生：①在预付的情况下减少每人的保健服务数量；②超过适宜性地增加诊断和治疗的数量与密度。

通常，问题在于激励显示了许多不必要的、预见不到的结果。这也使激励在管理上变得具有一定风险性。正如国际上提供的一个好的建议，管理者不仅需要在激励政策上谨慎行事，还应对此问题的综合经验的优缺点进行研究。

10.13 医疗管理信息系统

医疗管理信息系统是一个允许付费者、购买者、卫生保健支出及服务提供者、保险商和保险人在利用模式上获得信息的数据系统。这种系统也被称为卫生信息系统、卫生信息管理或是信息系统。

医疗管理信息系统的基本目标是管理并系统性地发现风险及其对服务提供者的卫生保健在提供、绩效和健康结果上的后果。管理需要对组织绩效的全面洞察力，也需要得到所收集数据的机构的同意。

国际上可以找到很多这方面的系统，其中最简单的系统是那些收集和存储数据的系统。其他的系统可能被用于剖析服务提供者所进行的病例选择，还有一些可以被用于审查签订合同的患者和医务人员对资源的消耗状况，或者对专家决策的结果进行监督。非常完善的系统可能会允许内部和外部专家对医生决定或基准管理团队进行预先审批。这些审查手段是决策管理的目标，管理者可能会对特定程序做出通过还是不通过的决定，还有可能将专业人员牵涉进决策过程。在任何情况下，这些系统都是潜在的冲突主体。冲突的根源通常是管理人员对专业人员的决策做出的监督和干预。

10.14 组织、组织发展及组织结构

管理者的责任在于永远拥护组织，而且组织的结构是决定行动是否有效果和有效率的基础。在这种结构的文化方面，尤其关于医疗设施，一些差异很大且有争议性的观点，而这些观点通常和以下三个方面相关，即医疗专家及管理者之间的关系（包括对以下问题的讨论：医疗技术方面的决策者此时也应当被当做管理者，或者他们因为自身资质的原因只能被当做专家来看）、纵向等级制度与横

向等级制度的力量比较、劳动力的共享及责任边界。

建设一个面向未来的卫生保健机构或组织并长期调整其架构和需求（组织发展）是管理的核心挑战之一，这项工作意味着通过完善而富有主动性的结构以获得最佳的效力和效率。但为达到这个目的，需要将所有的职工都包括进来并寻求所有人的共识。因此，组织管理的进化，通常呈现在雇员与医院目标间的彼此连接上。

为实现这个目标，建议管理者注意如下情况：①实体的文化；②在等待预期变化时的关键反应；③邀请有合作关系的不同团队照计划去进行进一步研究所需的特定语言；④领导者和团队成员所考虑采用的替代手段；⑤既存的内部环境及冲突；⑥团队建设的结果及雇员的期望；⑦责任的分布和内部的领导状况；⑧雇员的承诺；⑨管理者和任何具备资质的医疗专家的内在联系；⑩对变革的服从和意愿；⑪对单个员工来讲变革的不同结果。

对组织发展来说，与外界进行合作通常是非常有效的。

10.15 结果管理

卫生保健的组织者逐渐倾向于去学习如何前瞻性地进行保健结果的管理，而不只是管理保健的成本及设施的利用状况。

很显然，结果评估的记录结果及绩效指标能让保健提供者更好地知道哪一种治疗方案能够导致更好的健康产出，而学习到这一点，是一个长期的过程。如果合同鼓励风险选择、按人头付费、组合管理和分析预期利润，这种结果管理是很强大的。患者人数的增加及因此而进行的病例选择是结果管理中非常常见的情况。考虑患者人数则可能会通过改变进行必要的干预规范来增加那些有着良好预后可能性的患者人数。

结果管理的利益诉求来源于一系列的预付费制度、MCO 或者市场营销的目的。同样，第三方付费者对结果管理非常感兴趣，并通过计算患者群体健康结果的可能性，来达到定量配给治疗可及性的目的。

目前已经提出一些绩效指标来进行结果管理。这些指标是用来衡量结果及医院、门诊或其他机构患者、疾病管理项目所设置的一系列目标的绩效的。其中，经常使用的表现指标包括：专业的与临床治疗相关的指标、资源消耗、风险管理程序、对合同及法律条件的依从性、付费和购买的规律性指标、患者的满意度。

一些卫生系统绩效的指标也被用做与绩效相关的支付方式的设计之中。它在实际上需要对所有相关数据进行长期记录。指标设计需要遵循一致性原则，它要求经过所有特定利益相关方的一致认可。若是在竞争利益不透明的情况下，这个目的可能很难达到。

绩效管理是管理方式的一部分，通常用来比较个人间、部门或设施间的绩效，以及任务所期望的绩效。这个过程可能会用到标准化的绩效指标，如一些国家的法律定义、第三方之下的合约、服务提供者组织的内部政策。

基准管理是一种最被看好的方法，也是一种绩效管理方式之一。

10.16 门诊业务管理者

开设门诊或临床机构的任何医生都面临着同时进行医疗服务提供和管理工作的挑战。他们可能会决定雇佣一个管理者，或是与其他人共同进行管理以使业务管理更专业及减少不符合标准的工作所需的时间。

如今，专业化的业务管理是大势所趋。在这个大环境下，我们强烈建议采用其他有资质的商业管理者或卫生保健管理者提供的服务，或者通过投入特定的研究项目，来获得以上提到的资质。

业务管理者可以通过直接雇佣或签订外部合同的方式聘用，或者自身就是医疗服务提供者，但无论如何，他们的工作包括以下内容：管理其他专业保健人员，对投资和支付的财政管理，信息技术管理，医疗文书管理，设施管理，产品管理，供应和服务提供管理，市场营销。

门诊业务管理的成功取决于管理的技能，包括：具备相关的业务概念，由外至内的业务实施，对任何个人的与实践相关的利益诉求都给予支持和妥协，交流、记录、阅读、演示、监管和咨询，谈判，管理人力资源、团队及变革，协调、执行和监管绩效，控制结构、进程和冲突。

最重要的问题在于业务领导者必须考虑自己的角色，从而调整自己充当专业上的医学领导者时的某些个性。

无论岗位设定是否成为现实，问题都会出现。在任何情况下，业务领导如果不被医疗专家接受，则永远不能成功完成任务，但若是仅仅将问题集合起来，他们也同样不会成功。

在这种给定的背景下，业务或临床的所有者必须采用外部竞争力，或雇佣一位管理者来满足他的需要。

如果和一个专业管理公司(如管理服务组织或医师实践管理组织)签订协议，问题可能会变得更难，但这同样也取决于业务或临床任务规模的大小

10.17 人事管理

人事管理包括对所有的人力资源实体的管理，这里所谓的人力资源实体是指服务提供者组织或者卫生保健组织。人事管理的责任通常包括人力资源计划、工

作描述、工资管理和设计、合同设置、设计工作和业务的需要及模式、采用法律要求的人力资源及未来服务提供者组织的市场策略、人力资源认证、进一步的资格规划、人事发展、工作动力、跨文化管理、设施文化的代表、冲突管理。

人事管理具体的责任是不同的，它取决于服务提供者的文化。但是一般来讲，人事管理是长期的人力资源管理的一种策略。从任何意义来讲，它都可以被看做提高医院或其他设施的效力和效率的关键因素。

从国际视野来看，人事管理将会成为高效的卫生保健提供过程中最为重要的事务。在卫生保健产业中，在投入所带来的结果产出和策略焦点等方面，除了人事管理之外几乎没有其他的主题。接受过良好教育及培训的卫生保健人员几乎在世界上的所有地方都是稀缺的，在某些地区甚至还存在对此的激烈竞争。越来越多的卫生保健专家甚至卫生保健管理者决定离开他们的国家并申请跨境工作。

这些发展需要管理者对文凭、执照与证书、文化经验、语言特色及其他更多方面的重视。有些人可能会认为医务人员的竞争是一种导致人才流失的机制，其余人则认为这是全球化的表现。但在任何情况下，以上问题都可能是医疗旅游的一方面相关因素，也必须被相关的规定所约束。

10.18 卫生保健的规划

在卫生保健管理的内容中，规划是认证人们对保护、治疗、康复、护理及看护的需求，以使资源分配符合需要、优先设置、购买服务及结果评估。

10.19 计　划

计划是一个为目标调整资源和投资的过程，同时也是预先计算开支、报销或其他卫生服务提供花费的计算手段。在很多国家，计划是法律规定的管理者的重要任务。计划的总体目标如下：为目标人群提供卫生保健的策略；所需人力的发展；在所有卫生保健活动中决定需要达到的结果；制定与其他服务提供者竞争的策略；计算所服务的患者的特定疾病的患病率或对治疗进行病例选择；与第三方付费者及/或其他服务提供者在目标领域内的合作伙伴关系。

没有目标设置就不会有任何计划，反之亦然。没有人会有目标却没有任何计划或愿景。对这种计划方法来说，国际上可能会有不同的要求，但是需要将这些要求作为常规的必须被接受的计划循环指定的一部分，并逐渐固定在最少的步骤范围内。

任何计划循环都包括如下相似的程序：问题及目标的认证；数据搜集；数据分析；开发和协调行动的目标、目的、资源和优先权；计算投入及人力资源规划；实施计划及设置责任；概述审查程序；管理和控制测量方法。

实际上，计划的出台要求不只这些。通常来讲，它需要医务人员的参与、提供专业知识和承诺。最重要的一点是评估什么能够作为创新举措而被广而告之。创新的计划是具有冒险性和挑战性的，它通常需要医务人员的专业知识及管理者的独立决策。避免供给诱导需求甚至腐败，是国际上公认的计划中极富挑战性的一个部分。国家以监管和规范等手段，为医院及门诊设施创造了应对此情况的机制，以此来评估每一种新的诊断、治疗或科技。一些国家(如大多数欧洲国家)只接受那些新的产品，如已经被科学设计的程序(循证医学、HTA 或者特定关键考核等)方法证明了效果真实性的药品或服务。如果没有被证明，那么这种服务提供将没有机会被保险报销。

当大部分计划都植根于公共卫生与流行病学研究及中心计划时，规划影响着更多的方面，如市场观察及在特殊的本地或社会机制下运行服务。这两个系列的活动都是为了回答一个问题：服务究竟应该提供什么及提供给谁。在任何情况下，二者都是被证据驱动的，却将更多的责任赋予规划方。

计划通常以下列因素为基础：通过流行病学研究衡量现在的疾病或残疾；年龄及具体死亡原因数据；社会人口学分析；对已知活动的评估；审查现有的结果；评估赤字。

除了对消费者生活方式态度的研究和市场策略，规划可能会使用相同的资源。

在这种背景下，规划可以被视为一种备受关注的、涉及更多变量的传统的计划方法的延伸，从而为服务提供者和患者负责。

计划在英国的系统中扮演重要角色，并被英国国家医疗服务体系规划局执行。它开始于 2013 年，是现行政府卫生政策改革的一部分。

10.20 重大事件分析

重大事件分析被称为质量管理临床分析的一种，但同样地，如果其被假设为对患者、雇员或组织及其名誉存在威胁，那么其结果将会导致独立的追溯性行政事件。

重大事件分析需要囊括所有牵涉此次事件的经验。这种事件分析不是基于负罪感，而是基于做出未来怎样预防这种特定事件的结论。而最重要的不是将事件分析与错误和投资责任搅在一起。这种分析起初是用来为质量提升、为员工在遇到意外事件时工作的连续性和可理解性做出支持而澄清主观和客观事实的。重大事件分析必须被明确地阐释及设定架构，以及回答下列问题：①抱怨及困难因素是什么？②什么地方出了错？③责任出在什么事或什么人身上？④有些什么关于供应、组织、支持或资格的工作需要做？⑤对于所有组织来说存在任何可吸取的原则教训吗？⑥怎样的行动最终能够用来补偿患者或其他人？将上述这些分析记录及透明化通常被视为重要的工作。

10.21 服务利用及服务利用研究

卫生保健服务的利用促进了保健服务的提供。在按项目付费的规则下，任何产品被利用都可以看做收入，但是在预付费和人头付费机制下就是损失。据此可知，人们对服务利用的研究和评估的兴趣是不同的。患者、专业服务提供者或他们的组织可能会成为这种研究记录的主体。服务利用研究中可以关注的是参考地区、社会及年龄群组、性别、民族或国家人口或政府的特定公共卫生政策，重点关注的是如下研究话题：对卫生保健的获取；卫生保健的必要性；卫生保健的适宜性；卫生保健的健康结果、成果和质量；资源消耗。

服务利用通常是患者决定的结果，紧急情况及特定法律要求可能是例外的情况。因此，对于保健使用的数量、原因及状态植根于患者关于需求的认知，以及客观和主观上就医的障碍。

通常，有关利用的偏移是由如下因素造成的：个体的特点（年龄、性别、教育、社会地位等）；社会特殊规则；对健康状态及其后果的自我评估；可及性的规则；与服务提供者的距离。

据估计，60%~80%的健康状况可能永远不会被医生知晓，也没有证据说明究竟什么样的比例必须应该被医生看到，以及（在数量上）什么才是自我保健或传统保健者正确的领域。

服务利用通常被定量的方法模型来评估，而这些方法与单人服务实践、医院、临床、家庭护理设施或医疗处方的模式是相关的。对相同的健康方面或有关成本等其他方面的投诉来说，服务利用研究者可能会要求用不同专业的模式来回应这些投诉。

相关研究也同样被用来比较社会群组和阶级之间、服务提供者之间、签订合约的卫生计划之间、地区及国家间的服务利用状况。

对服务利用研究的现实结果能够通过目标进行利用管理。利用管理是第三方付费者和服务提供组织在现行经济状态和合约下关注资源内部调节的手段。利用管理进程包括依据既定标准（合同），记录及采纳必需、合适及高效的卫生保健服务。在健康管理理念之下，利用管理是经济成功及服务提供者得以生存的前提。利用审查是利用管理的前提和其中的一部分。它依据一个普遍接受的程序来审查卫生保健服务提供的适宜性和提供的效率。这种方法可能因为所依据的系统框架不同而有所不同。利用可以被患者或与患者有关的医生做前瞻性或追溯性的审查。利用同样被用来比较服务提供者群体。它可能会由医生和团队在内部共同完成(非委派的利用审查)，但同样也可能由政府或外部审查顾问(被委派的利用率审查)、同行专家审查组或公共机构完成。

通常情况下，利用审查会依据一个规范，利用规则、基准或数据对特定分类的案例进行比较。那些在平均水平之外的案例或数据会被单独审查。关键是通常由谁来制定规则，以及怎样承担监管的责任。

总体来说，对服务利用和提供的审查，尤其是特定的对医疗服务的利用和消耗的审查，是卫生保健管理的基础。利用审查的目标是描述利用的现实状况，而不是描述根据患者和服务提供者的意见或者根据结构条件和进程确定的服务的需求量、合适水平、有效性、效率及质量。

利用审查不仅仅对组织管理来说是重要的，同样也是健康计划调整、评估，资源分配或服务干预，指南的采用及对结果和质量进行审查的基础。如果没有满足管理者设置的利用审查的目标，被管理的保健机构也许不会同意为分包的卫生保健付钱。利用审查植根于对患者的记录和账单的初步审查，但同样也包括对医生和护士的电话访问。预认证、重新认证、回顾性分析和同步审查的实施都是利用审查的方法。

10.22 工作权利

工作权利的合法化在大多数国家是现实的。卫生保健管理者，尤其是从事国际工作的那部分人，有义务为了设备的运行而关注有关工作权利设施的法律条件。工作权利包括：雇佣规则；管理层与员工之间的互动；支付规则和常规假期；健康及其他保险；就业保障；进一步资格；职业发展；工作地方的安全；工作缺勤规则；可接受的宗教规则。

符合所有的工作权利的行为——特别是在从事国际事务时——通常将为服务提供者在市场上的成功或是个人名誉做出基础性的贡献。

第11章

卫生保健服务偿付的相关概念

概　　述

医疗保险报销用以支付和弥补服务提供方服务过程中产生的成本。此外，出于盈利的考虑，还要确保实现预期利润。由于服务成本和价格间存在差异，所以不管是服务成本还是服务定价都必须经由政府规划调控，同时，在卫生保健体系中卫生服务必须由国家卫生服务部门、社会健康保险机构或其他非营利付费方等公共部门支付购买。如果同种同类服务价格是由政府或立法部门规定的，那么营利性医疗机构只能通过降低内部成本这唯一一条途径来获利。

以上简单的陈述可以得出几个显而易见的结论。

(1) 定价或限价政策的主要目标是尽量避免或限制由市场机制引起的价格竞争。

(2) 成本调控主要通过调节原材料、设备、药品的定价或人力成本(如果该国医务人员由政府支付工资)来实现。

(3) 如果规定价格，就不会有任何价格上的竞争，此时竞争将体现在其他方面，如市场营销、风险规避、制定投资组合策略、选择性地扩大或缩小服务规模、收费升级、试图推销不必要或不恰当的额外服务。

(4) 自由市场的激励作用有一定的局限性，如服务提供方会忽略或牺牲患者应该享受的健康权益。

(5) 在过度服务和服务不足之间寻求管理上的平衡成为战略管理的常规问题之一，其结果是相应调控手段和管理方式的不断涌现。

(6) 相比预算制来说，根据服务进行支付将导致私有服务提供者转而寻求内部成本。

(7) 如果预算低于可接受的必要、合理、有效的服务支出水平，那么服务提供者可能会考虑通过分配利益，或通过选择性地收治患者来规避风险，而这就会导致某些患者群体的需求得不到满足。

医保基金支付能力是服务机构准入最重要也是终极要考虑的问题，而在既定的支付量下，不同的补偿机制构成了卫生保健服务体系的不同特征。

医保调控有两种根本性原则：第一，计划原则，主要保障公众平等受益权（如社会保险）；第二，市场原则，主要根据个人议价能力配给（如"钱包活检"现象①）。无论哪种原则下的医保，都必须有定价机制和费用转嫁机制，继而产生相应的补偿机制。以上三种机制一般以政策的形式成为医保支付方的既定准则。

在这样的背景下，不同的补偿方式和具体的运行机制应运而生，然而其结果往往并不简单遵循其设计初衷，而必须在整个体制的法律法则框架和条件下运行。同样的支付方式，运行环境不一样，则产生的结果也不一样。这样的结果有时是令人震惊的：那些打出医疗改革旗号的国家，改革的聚焦点往往在于调整补偿体系而非调整医保及其实现方式的使命本身。但是反过来说，补偿体系的改变一般也会促使改革向医保使命的变革上延伸。

卫生保健服务支付一般采取预算制或按一定服务单元付费的方式，这种服务单元可以是病例，也可以是诊疗过程中的一定步骤或项目。医保首先需要确定制定预算的方法，其次才是"价格"的组成。这两步看似简单，却包含了许多极复杂又精密的计算方式，并且容易在以下几个方面产生争议：①谁有权决定什么样的卫生保健服务是必需、合适且有效的？②什么样的卫生保健产品和服务应该由医保支付或政府统一配给？而什么样的产品和服务不能由医保支付和政府配给？③谁来负责制定、调控和协商价格？④应该采取什么样的方法来计算服务成本？⑤当医疗费用超过预算额度或医保协议规定的水平时，该由谁来承担财务风险？⑥卫生保健服务的准入、计费和支付究竟有没有特殊的规则？

回答以上问题使制定医保补偿政策成为一件非常复杂的事情。同时，服务的人群不同、疾病不同、资源消耗不同，医疗成本和保健成本也不同。此外，某类服务的成本还与特定项目利用频率高低、协议签订的服务质量水平高低、必要设备要求的高低及覆盖区域的大小有关。加上不同的补偿方式中各利益相关者行为的相互影响和作用，整个问题变得更为错综复杂。

正如我们在第 3 章中已经提过的一样，客观需要和主观需求在不同人群中的各自分布都是不均衡的，从市场营销的角度来看，这就导致了选择性收治患者的

---

① 钱包活检（wallet biopsy），也称为财力审查。美国急诊医护人员在接诊危重患者时，一般在救护车上打开患者钱夹，寻找医保卡片。此举本是方便登记医保信息，但有没有医疗卡通常也决定了一个患者是否能得到治疗，有点类似于临床上的组织活检以确定患者是否需要开刀，因此也被形象地比喻为钱包活检——译者注。

行为存在很大的利益空间。人群就医需要的不对称,在一定程度上反映了一个社会中阶层差距的大小,然而卫生保健服务需要与个人对必需适宜服务的可支付能力紧密联系。如果说一国政府的主导价值是以提供平等服务为诉求的,那么由政府制定补偿规则并调控那些可能让贫困者排除在昂贵服务之外的市场性结果就十分有必要。这也正是卫生保健服务支付政策能像镜子一样反映一国卫生总体政策的原因。

医保补偿方式对过度服务和服务不足都可能产生激励作用,这两种行为不仅违反医疗道德,甚至可能对患者造成伤害,而这都是我们不希望看到的。不同的服务补偿方式也可能起到服务提供方用以权衡服务提供偏好的"探查器"作用,造成诊断、治疗及相关服务与患者需求的偏离,以及对某类患者群体的特殊关照或忽视排斥。因此,医保补偿政策规定会造成服务提供方规避风险的利益驱动性,二者之间的相互作用是医保服务补偿制度设计需要考虑的核心问题。

服务补偿方式和补偿政策对卫生保健服务体系和全体利益相关者行为普遍存在影响。大家可能为了利益而争夺同一类患者,也可能因为某项服务没有涵盖在医保支付范围内或是不获利而排斥某类患者。在这种情况下,营利性医疗机构可能"摘到最美味的樱桃",而非营利性机构则只能得到"剩下的"。因此,当政策涉及公共利益时,需要运用有效的监督、调控和干预手段来配合服务补偿机制的运行。所有对目标做出优先排序的政策都会在一方面有利于某些医疗机构而在另一方面不利于其他机构。从这个意义上来说,补偿政策在卫生保健服务领域起着基础调控的作用,并且成为争议最大的政策之一。在非营利性医疗机构中,此类争议相对少很多,但也无法彻底消除。随着体制变革或是人群利益的转移,医保补偿制度在一定程度上是调控力最强的制度,因此,也往往是改革最频繁的制度。

为了帮助管理者加强服务补偿环境因素与补偿的作用、结果(有意的或无意的)的交互作用,以及对不同概念哲学理念起源的理解,下文有选择地收集了一些与服务补偿相关的术语、概念和方法进行阐述。当然,管理者应该理解,所有这些方法都有利有弊,所以不能简单比较其优劣,孰优孰劣均取决于特定利益相关者的利益。所以,当问及某种服务补偿制度的优点和缺点时,必须先明白这个问题是为谁而问的。实际上,这些利益通常也只在一定条件下和一定时期内成立。换句话说,随着环境和政策改变,利益的评价结果也在发生持续变化。评价服务补偿制度是公共卫生和社会医学这两个学科的重要功能,也是传统的功能之一。谈论下文各概念的时候,并不针对特定国家医疗保健体制环境。但是读者应该明白,一个努力适应市场规律的服务体系是会不断开发出不同形式的服务补偿方式及相关管理体系的。然而,与此同时,公共卫生服务体系又十分希望并在努力寻求服务补偿方式的简单同一。

在以计划为主或以多数人意见为主的社会体制中,大多数管理者都无权决定采取何种服务补偿方式。基于此，管理者必须要在适应现存政策与尽可能为更多患者提供服务之间寻找最佳平衡点。

11.1 服务补偿滥用

医疗欺诈是卫生服务偿付中的一个重要问题，它不仅存在于一国卫生保健服务体系内部，也存在于跨境服务中。为了防止服务补偿滥用，各国均出台了以控费为主要目的的规制与政策，其结果不仅影响服务提供者的利益，也可能因服务不足和过度服务而导致患者的健康风险。大多数服务提供者都试图通过拉拢统一战线的"战友"来促成服务补偿制度的出台，因此，一种补偿制度启用和定价过程都可能存在道德风险。由于跨境服务中欺诈和腐败的界定更难，因此，跨境服务的监管难度更高。

管理的责任是根据医保协议提供符合临床规范和伦理标准的服务。所有的诱导需求即使得到患者本人同意也都是违背患者利益的。医生和其他服务提供人员的终极任务和职责是在法律和科学原则下行事，并遵循适宜服务的原则。对以上原则的干扰和篡改的企图，包括修改服务规范指南和操作经济刺激等，都有悖于卫生保健服务的职业操守。虽然趋利原则在某些卫生保健服务领域内看似合理，但是即使它在当下没有对患者个人健康造成伤害，从长期看仍然可能存在极大风险。

趋利问题在药物和诊断的滥用上尤为突出，在现代医学中，手术也同样存在滥用风险。因此，对扮演极度容易产生诱导服务关键角色的专业人员——医疗决策者和治疗方案的具体实施人员来说，更是必须有一套严格的管理标准并不断对不同补偿原则进行实验，最终形成一套合理的服务补偿体系。这就涉及谁来决定数量庞大的资源该如何分配给最需要的人群的问题，这也是现在官僚机构越来越庞大的主要原因之一。

服务补偿滥用不仅容易造成非必要的过度医疗、不适宜的诊断和治疗，同时也容易造成患者角度的过度服务利用。这也就是说，医患双方都可能是滥用者。因此，当前全世界都在思考如何制定规则和采取控制手段，甚至是动用医疗犯罪法律调查来避免此类现象发生。

在假设供方有诱导需方利用非必要、不适宜、不合理服务行为的动因，即存在道德危害的前提下，过度服务成为卫生保健服务管理领域的一个常规问题，这也同时引起了一场有关限制医生或其他服务提供者医疗决策权的长期讨论。此时，MC的出现及其中一些具体的管理方法为解决当前的争议提供了较好的经验。

同理，在服务的可及和利用受限的情况下，患者也可能成为服务滥用的主导方。如果患者认为对自己有益的服务没有被涵盖在保险支付范围内，他们很有可能在签订保险合同时提出更多的要求。这对服务提供者是有利的，特别是在按项目付费的制度环境下。

政策的不合理执行、患者或第三方付费者的不当行为均可能导致服务结果偏离保险协议所规定的服务行为，以至于可能产生违法犯罪或贪污腐败。服务补偿滥用问题在服务供给和服务管理上占据重要地位，其结果不仅影响私人商业保险，也影响着社会健康保险和其他公共保险，从而引起极大的社会关注。

服务补偿滥用有时甚至会导致民事赔偿纠纷、行政管理处罚或相关部门社会公信力降低。就全球范围看，这类恶意犯罪(甚至是有组织的欺诈行为)并不鲜见，只要稍微就此进行调查，就会知道许多国家都有对此做出巨额惩罚的案例。

具体来说，在以下几个领域中服务补偿滥用的问题较大，即实验性疗法、器官移植、非法制药、违规设备采购和临床回扣。

许多国家已设立相关的机构和职能部门来调查这些非法行为，包括那些有组织的国际性犯罪行为[1]。

不幸的是，尽管同样面临严重的服务补偿滥用问题，大多数国家却没有像美国当局一样对此给予足够的关注。特别是在跨境医疗服务当中，服务补偿滥用是管理上最难解决的问题。完善的服务协议、透明度及法律规章制度的缺乏，连同为利益相关者谋取利益的压力，给管理者带来了由服务补偿滥用引起的严重的道德危险。

相关概念：医疗准入；道德危害；过度服务利用

11.2 医保覆盖成本精算

医保覆盖成本精算主要用来计算覆盖的成本，它是由投保人申请医疗保险时进行的风险评估演变而来的。

医保覆盖成本精算采取人群分类法，通常会根据申请参保人的健康状况、职业状况，结合社会学、人口学、地形学等因素，来确定覆盖不同人群可能的服务成本，进而评估保险公司可能的收益和损失。在 MC 中，精算也被用于服务合同(或子合同)签订时的病例评估当中。

保险精算背后的风险调控原则主要由保险经办公司或咨询机构制定，一般不向公众公开。与服务提供方签订协议时，需要先对协议涵盖人群的状况进行评估，精算出人群覆盖的成本，然后再决定(预付或预算)费用的水平。

---

[1] 著名案例见美国联邦调查局 2005 年有关医药公司欺诈的调查，http://www.fbi.gov/publications/financial/fcs_report052005/fcs_report052005.htm#clm，2009-09-15。

管理者必须战略性地把握和决定现实状况可能偏离精算成本的范围和水平，尽管这听上去很像数学家干的事。实际上，以下这种情况更为常见：服务提供方并不懂成本是如何计算出来的，因而无法有针对性地规避风险，也就是说，服务提供者完全是在保险公司给出的既定成本下行事的。

在国际上，保费高低通常取决于投保群体风险的高低，而在如 MC 等一些服务体系中，保险费率一般由保险公司与服务提供者协商决定。即使是在社会健康保险中，只要有一定的市场竞争性，保费的计算就存在盈利的空间，如在内部进行风险调控，或在不同保险基金之间进行风险平衡。

相关概念：人群分类方法；预先补偿制度体系或预付制；风险

11.3 调整门诊-住院服务费用比

调整门诊-住院服务费用比这个指标可以用来衡量同时接受门诊和住院服务的患者的情况，具体计算方法是门诊次数与门诊次均费用率乘积比上住院总费用。这样一来，如果调整就诊率为 1%，说明即使门诊费用可能很高，但也只消耗了一次住院总费用的 1%。对调整门诊-住院服务费用比的研究报道越多，它越可以被用于 MC 签约费用的计算中。

由于以利益为转移，调整门诊-住院服务费用比还可以用于一定覆盖地区内患者、病种和服务提供机构数量不同的情况下的费用水平计算。在战略规划上，调整门诊-住院服务费用比可以用于决策一个地区最有经济效率的门诊-住院服务量比值。

相关概念：调整人头费；MC；预先补偿制度体系或预付制

11.4 调整平均人头费

调整平均人头费(adjusted average per capita costs，AAPCC)是某种保险计划或某个 MC 组织中所有参保人调整人头费的平均值。

AAPCC 可以反映出所有投保人的整体风险水平，它和调整支付率(adjusted payment rate，APR)的差别体现在评估保险预算和支出水平之间的损益上，即保险经办机构或 MCO 的收益和损失。这一估计对保险经办机构或 MCO 的病例选择或风险选择战略起到非常重要的作用。

11.5 调整支付率

APR 是保险公司在与其签约的服务提供者所协议的风险水平下，按人头或其他方式支付的支付率。APR常用于MC服务组织制订众多健康服务计划时的人头费或其他预付费的计算。对一个特定的保险计划来说，APR通常参考一地调整后的费用水平，同时也要受到法规的约束，所以APR需要经常性地调整。

不同病例组合下服务提供方和支付方可以对APR做出修订。这需要对事先有一定标准的病例或产品成本进行预调整，如DRG。

政府健康计划中也可采取APR作为支付的基数，但实际支付中通常会低于该水平。

相关概念：调整后平均人头费；病例分类方法；人群分类方法

11.6 调整人头费

调整人头费是为特定地区和特定时期的一定人群进行成本估算的方法，但表现为个人支付费用形式。费用的调整或标准化一般依据性别、年龄、社会阶层及其他影响成本的特征等指标。

在大多数MC协议中，调整人头费在预估算成本和预付费收益中起到重要作用。

相关概念：人群分类方法

11.7 行政管理成本

行政管理成本是指服务提供者和/或保险机构在行政管理方面相关的成本。以下成本就可认为是典型的行政管理成本：服务利用审核和风险评估的成本；行政人员和管理者的工资成本；保险和服务再补偿的成本；谈判和签约成本；事先获得政策准入的成本；营销成本和竞争成本；医疗承保成本；代理佣金成本；合同处理、质量保证、风险管理和医疗服务提供者个人保险等的成本。

行政管理成本也是与患者临床服务不直接相关的可变成本。换言之，人力成本中很大一部分应归类于行政管理成本，或者归类于非直接的工作成本。这类费用为保险支付机构或服务提供者提供了准确的证据，并且对营利和非营利服务及市场和公共或社会卫生保健体系之间的比较，有重要的分析价值。

行政管理成本很难在国际间进行比较。在一些医疗体系中，允许的行政管理成本总额受到法律的限制，因此，需要对行政管理成本的定义在全球范围内进行统一界定。而在有些体系中，利益相关部门是不允许或几乎不允许进行卫生保健服务市场营销的。

11.8 次均就诊全成本

次均就诊全成本包括了患者就诊所发生的所有固定成本和可变成本，是服务提供方的年成本除以患者就诊次数所得到的比例，涵盖了就诊服务提供涉及的所有成本。

常规来说，对这些数据设定基准值或进行国际比较是很难的，因为不同地区参保人群的服务利用结构和分布是不一样的。不同年龄、性别、地区、民族、文化、医生决策等方面之间的数据存在着很高的偏倚。如果计算没有考虑到这些偏倚，不仅会导致误算，甚至会设计出错误的激励机制。就诊次数这一指标很容易受到影响，甚至被利率、共付比或起付线等政策操控。

11.9 可允许的收费

可允许的收费是指第三方对服务提供方特定服务进行补偿的最高金额。这其中需要额外考虑的因素包括医生就诊次数、诊断检查、治疗或合同中规定的其他方面的收益等。可允许的收费并不一定与合理的、习惯性的、最大的、实际的或现行的收费相同。

作为一种激励机制，可允许的收费可分别用于降低保险支付方的风险和管理型服务组织的预付费。不仅如此，可允许的收费也用于共付激励机制的建立，并且提供了超出允许范围收费的商业机会。

就可允许的收费而言，它对服务提供方的行为和决策有着重要意义，计算可允许的收费的目的也在于此。

11.10 门诊支付分类

门诊支付分类是美国在 2000 年实施的有关美国联邦医疗保险税收支付立法中所规定的针对患者门诊服务的补偿方法。虽然传统医保确实覆盖了医院的住院服务，但是新的保险计划中还允许一些医院门诊服务。为了支付这些服务，门诊支付分类被设计为一种预先支付制度，并被美国联邦医疗保险覆盖。某些情况下可优先考虑这种支付方式，如患者离开急诊转到其他门诊或 MC 服务组织。该机制是一套门诊预先支付体系，但不包括对住院医生的支付，住院服务另有一套支付方法，如按通用医疗过程术语代码集中规定的诊疗服务和手术方式来进行支付。

这种门诊与住院分别支付的结构组合在国际范围内都有一定的重要性，有证据显示,美国境外的其他保险公司也在尝试采用这些方法。经验表明,一国卫生保健服务补偿体系中涌现出来的新情况需要不断融合到原先的机制框架中去。这其中的问题不在于方法的变更,而在于基础理念的更新。

相关概念:美国联邦医疗保险;预先补偿制度体系或预付制

11.11 统一支付方体系

统一支付方体系创造了一种系统中的所有保健服务的价格都相同,且所有支付方的支付方式都一致的模式。例如,在一个统一支付方体系中,联邦或州政府、营利性或非营利性保险公司、员工商业保险计划、社区、个人或其他任何支付方,在享受同样的服务或治疗时支付的比例都相同。

这种统一的收费制度旨在避免医疗服务提供者在支付方之间转移成本,将竞争集中在服务质量上,而非服务定价上。采用这种模式的系统可能会出现一些新情况,如患者掏腰包且直接用现金支付要求的额外费用。一个国家如果想避免这种行为发生,那么需要实施特定的规章制度。值得考虑的是,如果统一支付方体系覆盖了那些被证明是必须且合适的费用,那么,额外费用可能会成为不符合科学标准的收费而危害患者个人健康。

11.12 核准收费

核准收费是指第三方付费者必须支付的已提供服务和诊疗的费用。

核准收费的谈判和签约过程可以在事先或事后完成。核准过程是与支付方签订协议中的一部分,但与其他类似保险产品的合同有所区别。核准的方法应在合同中注明,并需定期由同行专家进行审核。核准收费不可避免地会导致供给方产生诱导需求,或者在诸如 DRG 等支付方式下可能产生的利用更高级标准服务编码替换低一级的服务的现象。德国等一些国家已经通过立法来规范费用核准过程,并且建立了特定的实施核准的机构。

11.13 基础人头费

基础人头费是合同中规定的按人头和时间单位计算的门诊和/或住院服务的费用覆盖。基础人头费可包括或不包括处方费和行政管理费,其可选的覆盖服务有牙齿保健、急诊服务、个人药物成瘾或残疾人员的特殊照护,以及包括或不包括针对合法或非法外籍人士的服务。

在公私服务部门同时存在的政府卫生服务体系中,基础人头费也可以作为所有服务提供者的完税补贴，或选择性地覆盖弱势地区或社会弱势群体。

基础人头费同时还用于等额预付体系，它避免了投保人增加服务利用的不合理要求，但同时提高了服务提供方获得核准收费资格后增加额外特殊服务提供的趋利性。

相关概念：人头费；人群分类方法

11.14 预算制和捆绑支付制

预算制和捆绑支付制是服务补偿中预付制及后付制（回顾性病例预算）的主要机制之一，但与按项目付费或按病例付费有显著的差异。预算的调整可基于特殊产品的费用计算、病例组合付费，或者单纯凭借已有经验。对于 MCO，预算的制定变得越来越重要，并且通常与人群分类法和病例分类法相结合。

周期性预算开支也是内部计划的常用方法，尤其是当管理层决定将预算权给予组织中自治的部门或机构时。

预算主要为服务提供者带来灵活性，从而满足地区内所有卫生保健服务需要，且有助于营利性服务提供者进行战略规划。预算为服务提供者和第三方付费者提供了一个在长期决策时具有稳定性和灵活性的信任基础。

预算的基础是数据的可及性、覆盖地区和覆盖人群的可及性。理论上常采用流行病学数据，同时结合服务利用研究和公共卫生的研究结果。例如，在法国这种类似 DRG 的服务体系中，预算可用于战略预算的制定，但很少用于按病种支付。这种做法可以促进积极成本控制、独立区域战略规划，以及提高应对外部变化时的内部灵活性。

捆绑支付是一种特殊的用于特定服务的预算支付，以统一支付和全面支付为特征，常常用于慢性疾病的综合性、关联性服务，从而避免服务割裂。

结合美国的 DRG 方案，现行的捆绑支付方法有四种不同的模式：①只针对住院急症服务的后付制；②只针对住院急症服务及急诊后康复的后付制；③只针对住院急症服务后康复的后付制；④只针对住院急症服务的预算。

近年来，作为一种成本控制手段，预算支付已经成为国际上现存的医保服务计划中经常使用的方法。

预算支付还可被称为产品相关支付法，或病例相关复杂预算法，或者基于目标的支付法。产品分类方法的设计使得捆绑支付成为一种系统性的服务提供方法,远远超出了有偿服务的范围①。

相关概念:病例分类方法;人群分类方法

11.15 人 头 费

人头费(capitation,cap——上限,capped——封顶,captated——人均)(通常)是根据预先协议的健康服务内容支付特定群组的人头费,可以指个人,也可以指一个特定组群。人头费按照每人每月或者其他约定周期支付一定的金额,对服务提供者或者组织进行支付,反过来也巩固服务按照协议的提供。

合同中规定的服务质量和强度,应该满足特定群体的健康需求,并且完全在人头费覆盖范围内。这种方法将财务风险从 MCO 或保险公司转移到特定的服务提供者或分包商,因此,按人头付费是一种保险计划,不考虑合同的风险。

这种方法防止了第三方付费者遭遇不可预见的风险,以及所谓的高服务利用者带来的不可预见的服务需要或损失。

每个成员计算特定金额的过程如下:首先,按照人群分类方法预估服务利用风险,分别涵盖病例组合。其次,建立防止服务不足的机制、防止逆向选择的机制等。

人头费、买卖各方的风险,或者所有买入或卖出合同的混合风险是 MC 的核心。即使在服务必需或者需要的情况下,服务提供者都不需要补偿那些超过预算量的服务。所有成员的费用率应保持一致,或者按照年龄、性别、基础疾病、会员的社会属性等进行调整,基于可能的服务利用水平进行精算估计。

所有个人的人头费和提供者成本之间的差异形成了提供者的盈利或损失。该支付制度通过削除或限制自由选择医生的权利,或者仅允许在服务提供者网络内部进行选择将患者与 MC 机构捆绑起来。

按人头付费的模型还可用于分包商的医生不属于该 MCO 的情况。然而,MCO 也需要为按服务收费的疾病支付从机构外购买的服务费用。实施人头费将使已知的提供商组织具有高度可变性,因为人头费本身也可能变成提供者或患者的风险。

相关概念:MC

---

① Struijes J N, Naan C. Integrating care through bundled payments — lessons from the Netherlands. New England Journal of Medicine, http://nejm. 990 org, 2011-03-17; Porter M E. A strategy for health care reform — toward a value-based system. New England Journal of Medicine, http://nejm. org, 2009-07-09; McClellan M, Mckethan A N, Lewis J L, et al. A national strategy to put accountable care into practice. Health Affairs, 2010, 29(5): 982~990.

11.16 按病种付费

从慢性疾病的角度来说，按病例调整的收益是每单位时间上支付给预先定义的病例的收益水平。制定这类收益规则是为了以下几点：①优化病例管理；②支持病例相关的风险选择和分析提供商的投资组合；③培养对较低发病率病例的诊疗兴趣；④减少超合理定义的服务；⑤提高医疗文书质量。这种支付仅仅针对该病种而不包含患者个体化差异。例如，在这些规定下，服务提供者可能会支付给所有糖尿病病例固定的总额，但不管这些糖尿病患者的个体特征。

11.17 病例预算

病例预算是按照后付制或者按照预付制支付卫生服务的收益预算。

病例预算所采取的特殊调整法需要服务的各项成本高度透明，还需要明确定义按照医疗产品分类和特殊调整原则应该提供什么服务。在服务补偿机制之外，这些方法有利于以下几个方面：对比服务利用情况；评估服务利用以对照服务基准；建立标准化服务路径；计划和配置资源。

患有不只一种疾病的患者（尤其是老年人）很难进行病例预算。按病例简单累加起来的预算总额对服务提供者来说是存在收益空间的，但同时又很容易增加支付方的成本。

另外，如果实际费用水平超过了预算额度，或者如果管理者没有获批允许对某些服务项目收费，那么病例预算会给患者和服务利用的管理造成严重的问题。

11.18 病例组合和病例组合指数

在卫生保健中，病例组合是指特定机构中采用的病例的组合，如医院采用的诸如 DRG 等产品分类方法或者其他病例分类方法。病例组合指数（case-mix index，CMI）是一种在一定患病率情况下所有病例一起支付给服务提供者的平均权重。CMI 用来测量每个医院或者一个医疗集团治疗相关病例的收益。例如，当 CMI 为 1.05 时，意味着该机构的费用支出比平均水平高 5%。该指数可根据医院列出的病例进行组合，可用来进行预算或回顾性分析，用于制定资源和/或成本的规划，还可用于单个病例的补偿。CMI 催生了组合投资和风险选择行为。将 CMI 作为策略指导，使得该指数的变异体成为处理医药产品组合投资问题的一个重要的指标。

CM 是出于设定基准、补偿服务或是进行诸如为分配资源的目的而评估医院需求及不同病例差异的工具。

病例的组合反映了需求的组合、医院资源利用的组合及每个病例一般入院准入的组合，这些组合均表明了医院的投资组合。每个病例的收益取决于病例事先给定的标准和它们的定价。患者的需求越复杂，服务所需的资源数量通常就越多。

通过计算给定单位时间内服务方接收的不同病例类型的频率，可以确定病例组合。从趋势上说，价格高的病例出现的频率较低，而价格低的病例出现的频率则相对较高。无论如何，这将促使风险选择的发生，而不利于那些需要全面保健服务和治疗的少见病和严重病患者。

相关概念：病例分类方法；患病率；诊断相关疾病分组

11.19　患　病　率

患病率的存在使得医疗保险能对患者治疗形成定额的支付费用。计算患病率需要对病例的定义进行调整。针对这一病例调整后的费用，提供者涵盖了客户在特定时期所需的所有服务、卫生保健产品及合同中规定的其他服务。患病率还可被称为捆绑率，或者病例平均费用，或者产品平均费用。

患病率常常作为制定病例预算或人头费计算之前的一个过渡步骤。在这里，提供者虽然必须承受一些较明显的风险，但可以灵活地满足患者需求。服务补偿体系规定的覆盖内容越少，提供者就越愿意接受按患病率付费这种付费方式。

从提供者的视角来看，这种服务补偿方式的结果取决于两个因素，一是考虑范围内病例的合理界定和合理定价，二是符合以上界定的合格病例数量。

相关概念：捆绑支付；人头费；病例分类方法；按项目付费

11.20　赔偿审核人员及赔偿审核

现今体制内有一种专门对因医疗服务纠纷向医院或医生索赔案例进行审查的职业，从事这种职业的人被称为赔偿审核人员，他们凭借其专业经验为保险支付方提供是否该送交罚单的证据。

关于如何保证赔偿审核人员工作的独立性，以及如何选拔能胜任特定案例审核工作的人员，一直存在着争议。审查的目的是核实服务的种类和数量、医疗必需品的提供及提供数量、所提供服务的合理性，以及是否按照签署的协议提供服务，同时，审查还可以核实服务的成本会不会过高。赔偿审核中使用的方法有一些是标准化的。

实际上，赔偿审核往往充满着利益冲突，也常常会对簿公堂。

11.21 竞 标

竞标是非管制型市场竞争环境下所建立的服务提供体系的一个特征。竞标可以挑选出最优的投标者，并且是服务定价和支付选择最有效的方式，通常出价最低的医疗保险或服务提供者可以在合同期限内获得一定数量的病例。同时，竞标也是一种服务提供方为健康计划提供更低的价格，以期从医保支付方获得专属合同的过程。

那些低价竞标行为会影响服务的质量，或者促使服务提供者和保险公司将市场进行社会阶层性区分，而这些行为很有可能违反国家的反歧视法。因此，仅在对按照支付方不同支付能力来分割市场存在一定利益的情况下，政府才能允许这种行为。另外，政府也可借助竞标行为减少服务提供者和医院的数量。但如果提供者市场已经被大的企业化的供应商链条垄断，那么就不可能再需要任何竞标，而这种结果正是竞标导致的。

相关概念：竞争

11.22 门诊保健服务报酬的概念

以下是对门诊医疗服务提供者提供的服务进行补偿最常使用的方法，在此简要介绍其特征。

(1) 按服务项目付费：容易导致过度服务和诱导需求；关注利益，服务提供方进行服务产品投资组合；在符合科学原则的服务必要性和服务适当性标准的基础上，尽量限制趋利性；增加防御性医疗和风险选择行为的发生；歧视保险覆盖范围外的患者。

(2) 对个体执业人员统一发放薪金：注重患者的个体状况而非经济状况；有刺激缩减接受诊疗患者人数的风险；限制了医生和患者对盈利规则的关注；降低主动提供不适当医疗产生利益的可能。

(3) 公立医疗机构人员的工资支付：医生和护士的聘用不存在经济风险；在风险选择上不存在利益问题；利益更多产生于合作而不是竞争；存在缩减接受治疗患者人数的动机；容易形成雇主依赖和雇主收益依赖。

(4) 人头预付制：通过风险预测和预算测量减少财务风险；迫使服务方采取防御性医疗和风险选择策略；使得签署更多的服务协议成为主要目标；把财务风险防范置于患者利益之上；效率原则下服务效果和服务质量存在限制；限制服务的过度利用，但容易造成服务利用不足；助长官僚主义。

相关概念：防御性医疗；过度利用；风险选择；利用不足

11.23 残疾人员支付系统

残疾人员支付系统(disability payment system,DPS)是一个在美国采用的支付体系,其目的是为美国医疗救助计划下的残疾人士和慢性病患者服务提供者进行医疗补助。这也是另一种服务产品协议签约的方法,通过与服务签约者在服务提供之前商议服务链结构、服务数量和价格,将服务提供的财务风险传递给服务提供方。

针对美国医疗救助计划下的残疾人员支付系统的特定病例,其所覆盖的服务范围可以划分为 43 个级别,但是结合考虑预付制,按照三种不同残疾人员支付系统子群组的成本,又有不同的划分方式。

相关概念:美国医疗救助计划;预付制

11.24 服务费贴现

服务费贴现是服务补偿制度的一部分,服务提供者在接受按项目付费基础上提供保健服务,但服务费仅贴现一定比例,并且需按照医师约定俗成的比率或是官方允许的贴现额贴现。

一般情况下,提供者都可以接受这些规定,因为服务费贴现可以帮助他们增加服务量,并且降低患者流失的风险。这是一个经典的供方竞争需方的方法,因此提供者考虑的是服务的数量而不是价格。

在一个区域内,服务费贴现发挥的作用取决于病例的特定类型和竞争服务提供者的数量。通常,服务提供方的地位低于第三方付费者的地位。第三方付费者可能也会主动要求服务提供方进行贴现。

11.25 按项目付费

按项目付费是医疗救助补偿中非常传统的付费方式,这种支付方式针对不同的服务项目制定不同补偿水平。

按项目付费是一种常见的支付补偿方法,也是一种传统的私人保险,提供特别设计的健康计划覆盖范围,同时投保人需经过大幅筛选。按项目付费只针对确定的特定服务支付特定数量的服务费用,而不支付其他额外安排的服务费用。在按项目付费体系下,服务提供者可以优先诱导需求,使得保健服务的数量大大超过控制范围。如果患者在保险公司得到赔偿,他们就可以承担额外的收费。这也就是很多服务提供者青睐按项目付费,而支付方却努力试图击垮这一支付方式的原因。

当今，在第三方提供的大众所能接受的先进体系中，按项目付费已经或将越来越被其他支付方式替代，如预付制或不同类型的预算制等。按项目付费实际上促成了对一种新的支付方式的长期探索。

按项目付费与按人头付费、预付制、按病种付费或按床日付费，以及所有其他患者和病例分类方案截然不同。

根据按项目付费方式，费用在以下情况下会增加：消耗的服务成本增加；更多的服务项目的投入和使用；更昂贵的服务取代较便宜的服务；不必要和不适当地提供或使用卫生保健；低质量导致多次重复的治疗和看病行为。

按项目付费由营利性私营保险公司定期支付，这是由于保险公司在提供者诱导需求方面存在的问题较少。投保人需要承担所有的经济风险。如果高度专业化的分包医生按照与主要提供者签订的合同中的规定来提供卫生保健，那么按项目付费也是一种常用的支付方式。

另外，对于任何公共支付方的利益，所有支付者都会把利益与控制费用和成本联系起来，这导致了更多抵制按项目收费的政策的产生。

11.26 费 用 表

费用表是指为指定的医疗程序设立的一种费用清单。费用表应用在医疗保健计划中，根据被保险人的索赔，通常代表该保险计划中对指定医疗程序支付的最高金额。费用表是 MCO 制定的，分包医生、护士或设施实施服务时所产生的服务费。

一些政府正在建立收费表的额定程序，特别是针对私营提供者的收费表。制定该政策有利于扩大大众对收费表的可及性，以及对抗公共资金的风险选择。

11.27 平均病例费用

平均病例费用［单病种付费（diagnosis related groups，DRGs）］是在特定的市场环境下管理相互竞争的提供者关系而支付的诊疗费用，根据每个特定病例或某一病例的特定情况，如慢性疾病、个人或地区的社会状况而专门制定的费用。在特定的周期内，平均病例费用覆盖了每个病例的全部服务费用。这种支付方式在当前的 MC 环境中有所发展，并经常被视为第二代 MC 系统。按病种付费不支持一味追求高品质医疗服务，如果不对其进行强有力的规范，那么将等同于选择了风险。

单病种付费支付体系是按病种平均付费的一个实例。一些分析人士认为这也是重新制定按服务项目付费的一项尝试。

相关概念：诊断相关疾病组；MC

11.28 总额预算制

总额预算制是一种卫生保健成本控制的方法，按合同规定，供应商必须接受预付费预算制。总额预算制也是卫生保健中出售或计价支付方承担经济风险的方法。负责总额预算的供应商将负责合同中规定的所有收益。预算可以包括或排除成本部分，如医生和药品的支出等。

总额预算制在全民健康保险制度下往往是优先选择的支付方式，同时也可作为按服务项目付费制的替代。总额预算制需要制定前瞻性的支出和收益计划的机制。其典型的程序如下：一是确定准入、利益和预期质量的规范；二是确定所有供应商、分包商和收益的预算；三是根据特定提供者或提供者组织的认购组合，评估提供者和分包商的组合风险。

总额预算制的制定是一个复杂的过程，需按照特定的需要组合来调整预算。需求必须按照公共卫生科学理论定期进行测量和评估，尤其需要进行流行病学测量和评估。预算调整通常需要考虑所有影响风险组合的变量，如年龄、性别、相关的发病率、利用行为、社会结构、可获得利益及每个群组的人数。

预算相关风险的测量将采用人群分类法或病例分类法，或者用混合法来替代。同时，它也常常采用每个群组的资源消耗数据，如医保精算成本。

为更好地与总额预算制相契合，需要实施系统性的健康记录，以及适应新现实的长久机制。负责机构必须独立于利益相关者，并将透明度最大化。

总额预算制也可用于固定区域的资金分配，但要求提供者通过激励需求去完成相应的部分。在这里，总额预算制是用来降低覆盖成本的。

相关概念：医保覆盖成本精算；病例分类方法；流行病学；人群分类方法；产品型医疗

11.29 总额费用

总额费用是专门制定的一整套服务的费用总额，如包括产前、分娩和产后护理的产科护理，或者残疾人护理。

若不在 DRG 规定下，MCO 往往会选择与医院签订包含总额费用项目的合同，用于支付特定的成套服务。总额费用对门诊服务的重要性日益增加，这是由于对特定服务的选择权在患者手上。在此情况下，总额费用制可以被用做一种鼓励整合性保健的机制。

11.30 激励支付体系

激励支付体系是通过制定目标的优先顺序来进行支付和报销的支付制度，主要根据目标完成情况而不是成本进行支付。如果提供者转包他人，或自己成为分包人，那么该体系可以发挥其特有的作用。同时，激励支付体系可以应用在一些需要对目标进行优先排序的情况，包括某些特定诊疗和预防需要优先使用的情况，或弱势地区和弱势群体。绩效工资制度就是激励支付的一种。

11.31 医疗损失率

医疗损失率是竞标保险成本和保险涵盖福利成本之比。该比率用来评估获得的收益。例如，当医疗损失率为 0.75 时，意味着 75% 的保险费用花费在购买或支付医疗服务上。为防破产，该比率需要保持在 1 以下。

成功的 HMO 和保险公司通常将医疗损失率控制在 0.70~0.80，但也有最低比率少于 50% 或更低比率的报道。

11.32 个人自付制及个人自付费用

个人自付费用是直接向患者收取的费用。这些费用是个人费用，包括预期的诊疗费、护理费、其他结算费用、共付或自付费用、卫生保健服务和相关服务费，以及预防的费用等。这也可能是非法的服务收费，即那些完全由患者资金支付，却不被患者理解的费用。

有争议认为，个人自付制能预防患者道德风险问题，但缺乏有力的实证。也有人认为，比起避免患者的道德风险，医生更愿意患者使用现金支付。在这种情况下，一些分析人士认为，对患者道德风险的关注模糊了提供者的道德风险问题。

个人自付费用不属于保险或是国家健康计划覆盖的范围，未覆盖的费用项目主要包含牙医、验光师、药品、某些康复工具及辅助设备。

在 MC 的时代，个人自付费用也可以指在健康计划覆盖下的未经补偿批准的服务费用。

在国际上较先进的服务体系中，个人自付制更多处于次要地位，但也是私人健康保险或共付保险中比较典型的付费方式。

相关概念：道德危害

11.33 按绩效支付

这部分主要讨论一个经常引起争议的话题，即特定的支付方式对卫生保健服务的改进到底有没有激励作用。这个想法来自于对1999年美国医学研究所出版的《犯错是人性：怎样建立一个更安全的卫生保健体系》一书的思考。

类似的争议在其他研究项目中也有报道。例如，达特茅斯学院和兰德公司进行的长期绩效研究，这些研究同时且持续地显示，美国人不仅仅面对着"错误"，且接受到的卫生保健服务水平低于医学证据表明的必要且适当的人群平均水平。此外，相关研究表明，美国卫生服务质量的差异较大，差异取决于人们所在地区及社会地位。为了克服这些根本性的问题，我们建议采用按绩效补偿的方法，这种方法已经在不同种类的推荐支付系统中有所描述。绩效工资被认为将成为一种结合已规范的且签约的目标与附加的额外支付的方法，并且额外支付是完成医学上必需的卫生服务的激励机制。

在给予额外奖励的情况下，医生和医院需要坚守的基本信念是只做那些专业上必须做的事。因为卫生保健服务可以成为市场行为而非以患者为中心的传统行为。我们认为，如果由第三方来控制服务提供者的决策和行为，那么患者将获得更好的照护。预期上，按绩效支付(pay for performance，PFP)将是通往竞争道路的黄金选择，如果客户有机会选择与卫生保健服务提供者接触，从而了解卫生保健过程中必需且适宜的服务，竞争将提高服务质量。按绩效支付与任何其他全国实施的制定规范机制相竞争，尤其与实施的服务提供者自治观念相竞争，一些欧洲国家即是这种情况。例如，假设支付方想要减少过量使用抗生素或其他药物的弊端，或者希望提高社会弱势群体和地区的一些预先设定的卫生保健的质量，或者改善最佳实践方案的依从性，以及合同中其他的改进内容，如果改进成功，那么实施将获得补偿。参考国际上的经验，(例如)医生或医院除了收取特定的签约服务或治疗的标准费用外，会得到3%的额外费用。按绩效支付使得卫生服务提供者的绩效与基准工作量相关，基准工作量由医务人员管理者内部设定，或者由签约的第三方付费者设定。

除了需要签订合同，PFP需要准确的目标、调查和监测，并由独立机构进行长期的数据和绩效评估及认证。

在竞争性市场的规则下，按绩效付费体系不能通过购买所需服务的方式轻易地适应服务质量的差异性。相反，有证据表明，竞争将是一种自有的"人类错误"的来源。以下一些评估给美国的竞争观念提出了根本性的教训。

(1)不解决系统根本的实际赤字，仅靠财政激励难以克服上述问题。最重要的是，相当比例的群体获得的卫生保健服务有限，而医生的收入又依赖于服务的数量。还有一个特殊的问题是,大量患者在等候就诊,有些甚至等到疾病发展为紧急病例。改善卫生保健服务质量关键在于避免对过度使用和风险选择的激励。

(2)如果质量测量仅仅集中在高使用率的疾病,那么服务的平均质量仅仅取决于少数经过挑选的发病率高的疾病。然而,数量的补偿很容易与质量相混淆,如果忽略PFP中未签约的诊疗和护理,则很容易发生不当行为。服务提供者会通过积极寻求患者,并给予患者积极的检查和治疗,作为专业上的宣传。如果医院和医院部门以营利为目的,这种专业宣传尤其会造成问题。例如,它很容易导致高发病率疾病的过度使用,而大量发病率低的病例则治疗不足。

(3)PFP是一种强有力的规避卫生保健服务提供者的风险和进行财务组合选择的激励机制,也是第三方选择性签订合同的激励机制。在治疗严重病和罕见病(治疗并不昂贵)时,这种策略很容易导致不良的获益。绩效工资很可能使卫生保健服务提供者优先采取防御性医疗和风险选择等策略,从而竞争并抢夺那些卫生保健服务使用率高的病例。

(4)尽量减少对处于疾病早期或患单纯健康疾病的患者的干预措施是合理的。为改善卫生保健质量,PFP模型很可能会忽略这些人群。

(5)在人口数量方面,只有发病率在5%或10%的疾病才足以进行治疗结果的对比研究。如果缺少疾病相关的结果测量指标,PFP可能导致治疗路径完全标准化。路径标准化有助于提高诊疗效率,但不会自动改善医疗质量。这就是为什么只有在通过选择性分配设施、研究和教育投资带来显著结果的情况下才能实施PFP。

PFP也是服务提供者的一种薪酬支付的管理方式,其目的在于差异性支付能增加医生或医疗团队的竞争意识,并可以培养提供者对效率和收入的兴趣。

一些分析人士认为,绩效工资会违反道德规范和合作需求。有证据显示,绩效工资可能会影响积极性,导致不公平,而且破坏企业形象。证据显示,内部PFP制度是一种扩大工作量、避免复杂病例的方法。争议更大的是工资与工作量绑定的合同。据报道,当医生的专业领域内可供选择的医疗程序很少时会发生这种情况。此时,很可能会产生机制或刺激,要求对签约的或预计的病例数只能采用必须且合适的诊断标准。德国等一些国家正试图采取按绩效支付来避免以上不良行为,至少是主观上刻意的不良行为。

如果对专业标准和义务所规定的行为有额外的奖励,那么医生和服务提供者将仅仅被系统性地培训如何对正确的患者做正确的事,这种长期策略的结果是什么,留待人们进行考察。

11.34　按结果付费

按结果付费是针对英国医院护理而建立的偿付制度。该制度于2002年开始实施，且与DRG系统具有相似的构造。

在整个国家范围内，按结果付费系统计算了所有医院中的诊疗费用理应相同的类似病例的费用（通过固定报酬的国家税率）。根据在医院进行的所有种类的诊断和程序来设计价格，且定期进行更新，这种方法被称为医疗资源分类法。各类疾病的每个病例预计消耗的资源级别都相同，且各类医疗程序的价格是全国统一的。

如果是由不同的服务提供者进行治疗，该款项将会被拆分。如果将传统上合作的服务提供者分裂成为竞争对手，将有望允许竞争的发生。在这种情况下，竞争被认为比合作更能提高质量[1]。

相关概念：捆绑付费制；病例分类方法；国家卫生保健服务；诊断相关疾病分组；医学疗程的国际分类

11.35　预　付　制

预付制是一种有趣的预付服务，随着卫生服务供给史的演进而逐渐出现，特别是在人口稀少的地区。例如，美国的预付费制产生于建国早期，而许多其他地区的时间则更早。医生通过签订有限数量或疾病的合同，来收取正常的单位时间的预付费用，在这种情况下，医生同时担任服务提供者和保险人的角色。

预付制是时下卫生保健服务中采用的一种支付手段，这种方法可以将第三方付费者的经济风险转移到服务提供者那里或将经济风险从最初签约的分包商那里转移出来。使用该方法主要有三个原因：①确保长期的现金流；②根据MC的规则和一些第三方付费者的政策规定选择性地预先确定服务产品；③使服务提供者和受保人形成战略联盟，以防止预付费机制的竞争风险。

人们一直关心在收到预付款后那些会减少福利的可能诱因。在破产的情况下，任何预付的费用都可能丢失。

相关概念：预付制体系（prospective payment system，PPS）

---

[1] http://www.dh.gov.uk/en/managingyourorganisation/financeandplanning/nhsfinancialreforms/index.htm，2009-12-22.

11.36 预付制体系

PPS 通过为专门签约的服务或患者群体制定费率、价格或预算，从而进行预付费。特别的是，PPS 与按人头付费的结合确保了服务质量，并且预付制的常规批准是卫生政策和利益相关者的最高议程。PPS 不同于其他按服务付费。

预算或多或少地遵循了复杂的风险评估的相关概念，涉及人群分类法或诸如 DRG 之类的按病例分类法。

预付款和服务提供者费用之间的差距决定了收益的多少，以及竞争的成败。由于现存的原因，PPS 将不可避免地为由预算和合约计划决定的质量保证带来问题。

因为 PPS 确保了服务提供者的契约补偿，使得保险公司能预见相关费用，PPS 可能会得到卫生保健管理者的支持。依据具体设计情况，PPS 也可以作为一种预算。

相关概念：人头付费制；病例分类方法；人群分类方法；卫生保健服务质量

11.37 按目标支付

按目标支付最初是一种用来激励员工，以达到管理者或设施所有者设定目标的员工支付机制，对已调整的付款，将会支付额外的奖励。但是，按目标支付制度也可能成为卫生保健偿付的一种独有方法，如果是这样的话，它将是针对大多数顶尖专家的方法。

通过避免传统契约，按目标支付也降低了费用，或者，如果管理层因为竞争利益的驱使不愿意达成合作和协调的目标，那么按目标支付可能会引起团队或团队成员之间的竞争。

如果有指定的目标要完成，那么按目标支付是有益的，但也可能有一些非预期的副作用，如挫伤团队的积极性或者瓦解一个团队。避免或者减少这些不利结果的方法是，在确定目标时将员工纳入该体系并且评估团队成员在目标完成中的不同贡献。

如果第三方付费者与联合的服务提供者或服务提供者组织希望达成指定的目标（如成本控制或全套质量标准），按目标支付也是一种可行方案。对于有利的选择激励，按目标支付制也可能发挥作用。

相关概念：整合服务提供体系；绩效工资制；风险选择

11.38 治疗费用

治疗费用包括治疗所涵盖的所有费用。出于补偿或基准分析的目的，必须考虑到不同的成本分类的方法，即团队工作人员每阶段所提供的诊疗成本、各服务提供者或医院每阶段的诊疗成本、患者或病例所需的诊疗成本、终身的诊疗成本、各地区的诊疗成本。

成本从来不会和价格混淆，但价格会包括成本。因此，重要的是要注意到控制和减少成本、控制和减少价格分别在方法和结果中有着极大差异。每个概念都关联不同的利益。

11.39 加权人头费用

加权人头费是每个区域或服务提供组织分配和调整资源的方法，但也可用于单一部门或员工的人头支付的内部调整。

根据服务提供者的投资组合情况，加权人头费使用了混合加权人均开支。在非营利性或者营利性规则下，加权人头费都是在人均需求的基础上进行资源分配，但两种规则下都需支付相同的加权人头费用。

营利性组织和非营利性组织的结构设置不同，且都面临着压力。除了利润率之外，两者的成本结构相同。这给营利性服务提供者带来了减少成本的压力，即将成本降低到相当于预期收益率的水平。该机制使得私营公司通过积极主动地管理医疗过程，更深入地寻求减少固定和/或可变成本的措施。其带来的一个简单的结果是，相比非营利性组织，私营服务提供者如果想达到同样的效果，需要更高的效率。

相关概念：人头付费制；竞争

11.40 预扣性支付

预扣性支付作为一种激励机制，通过将服务提供者纳入风险分担而激励服务提供者降低服务的利用率。服务提供者或协议第三方付费者的管理者为服务提供者扣留部分金额，直到有盈余或完成其他给定目标。出于这个目的，在合约期内，一定比例的服务提供者的费用将不会被支付。预扣性支付是按人头付费中的常见部分。如果目标达成，这笔款项将在合约期结束时支付。

预扣性支付机制给扣缴义务人带来了一些明显的激励，使他们可以用这笔款项进行短期股票投机。考虑到通常系统实施这种支付方式时将聚集大量资金，这一不当行为对服务提供者的存亡起到至关重要的作用，并可能危及卫生保健服务的可及性。

第12章

药物和处方

概　述

自医学诞生以来，药物就在治疗概念里占据最重要的位置。如今，它以庞大且全球化的活跃行业为基础，综合了研究、开发、测试、生产及药物贸易。它巨大的市场渗透力和影响力使国际积极信托在游说、市场规则及定价方面有了独特的地位。卫生保健供给者被看做药物市场的关键，在市场覆盖、新药测试、引进药物的评价及销售方面扮演着重要角色。

尽管国际制药行业的监管较少并且大部分是市场驱动的，但是药物提供，尤其是由第三方支付的药物供给却经常受到严格监督。但是也有一些显著的总体差异，具体如经济合作与发展组织的官网中的图表和报告所示。在此，我们总结如下：①一个国家的经济越是低迷，医疗保健和自我医疗的个人付费比例就越高。②一个国家的经济越发达，医疗保健和药品的公共支付或税收支付比例就越高。

基于上述两点原因，在贫困国家，药物消费很难监管，但是在卫生服务比较发达的国家就很容易监管。这些结论很重要，应该引起管理者的注意，因为它们的影响不仅在国家范围内，在某些国家甚至影响到境外的卫生保健利用。

药物领域及其政策尽管非常重要却仍然总是被批判，这些批判主要包括：与患者的实际需要相关的药物的适当与不适当使用；新开发药物的使用及其在贫困、未受教育人群、较少报告结果的人群中的检测；副作用责任和法律责任缺乏透明度；药物成本及其对那些更依靠补贴的人群的可用性；系统地寻找机会来逃避国家对药物检测和药品交易的管制；使药物研究成为国际事务，尤其是在那些法律标准较宽松的国家。

但是一些发达的卫生保健体系已经依据科学证据制定出规则来调控上市途径

和药物使用，虽然这些规则的应用大多是国际性的，但是也需要考虑一些特定研究。卫生保健管理者应该了解荟萃分析的作用、提供新药评价准则和透明度的机构。此外，他们还应该了解的有循证医学、HTA、比较效果研究（comparative effectiveness research，CER）、关于估价卫生保健链的讨论、国际上对药物可及性管制的多样性。

尽管覆盖所有药物供给相关管理问题并不是本书的目的，但是接下来的章节将设法详细介绍一小部分国际上常用的一些控制成本和保证治疗可及性的工具。

药物利用已经有一些自己的术语，下面章节里的一些基本术语虽然远没有包括所有问题，但有助于读者对它的了解。

12.1 重大伤病险

重大伤病险涉及一旦药物费用超过个人支付能力时一些国家的政策，包括那些被证明在特定情况下必需的药物，且这些药物的费用超过了患者或其家庭的支付能力。这样的需要很容易在严重疾病和损伤或是自然/人为灾难时产生。

依据某些国家法规，重大伤病险必须由政府担保，以保证在出现其他负债时可以将费用收回。

12.2 回　　拨

在一些全球性的卫生保健系统中，回拨是政府削去制药公司的超额利润以补贴税收支付的卫生保健或灾难保险，这类政策需要法律标准来定义什么叫做超额，以及回拨是用于什么目的。

回拨在英国的国家医疗服务体系中扮演着不可或缺的角色，英国政府系统地削除利润来补贴包括药物在内的初级保健，支持医生预算[①]。

12.3 封闭处方集

封闭处方集指的是由政府或者第三方付费者确定的只用于健康计划或者医疗保险覆盖报销的药物目录。

仅仅根据化学物质名设立封闭处方集是非常重要的，因为以产品名和生产者命名通常会违反竞争政策。在某些国家，如德国，医生的处方只能写化学物质

---

① Office of Fair Trading. Medicines distribution. http://www.oft.gov.uk/shared_oft/reports/comp_policy/oft967.pdf，2009-08-11.

名，而药剂师则必须选择社会医疗保险药品报销目录中的药物。

付费方也可以直接和制药企业签订其品牌药品或通用名药品合同以获得目录药品的削价或者折扣。

相关概念：处方集

12.4 比较效果研究

CER 的提出是为了支持卫生保健供给的决策，该概念提供了比较研究的相关信息，涉及效果、可能的副作用，以及为应用药物、医疗器械、诊断性检测、外科手术或者供给卫生保健的其他方式选择不同的治疗方案。

CER 可以有两种方式，一是研究实施者通过系统综述搜寻已有的关于患有同种疾病的不同人群的治疗方案的效益与风险的研究；二是科学家设计并进行研究，以发现相比已有服务方案而言新的效果证据。

CER 利用各种可用的数据来源和方法进行研究来告知在 MCO 或第三方付费者机构里的医生、患者及决策者。

CER 标志着从病例医学向个性化医学的一个转变，部分理念来自于以病例为中心的医疗或产品型医疗的有限经验。

部分 CER 推广日渐受到来自循证医学临床实践中随机临床试验的批判性争论[1]。

基于《2009 美国复苏与再投资法案》，CER 的部分推广已成为美国国会和美国总统奥巴马的愿景。为了达到目标，美国医学研究所发布了《关于推荐 100 个涉及疾病、研究方法和护理模式的对美国民众健康很重要的系列研究议题的报告》，2009 年 6 月 30 日发布的美国医学研究所报告也提出了关于罕见疾病的研究建议，这些罕见疾病会不成比例地影响特定人群，如妇女、少数种族或者少数民族及特殊年龄组。专家小组总结，最重要的是建立广泛支持的基础设施以实施可持续的国家 CER 战略。而且美国国会和健康与人类服务部秘书长必须协调一致，来建立一个充满活力的 CER 事业[2]。

相关概念：选择；消费者；知情同意；医学研究所；MC；个性化医学；PBM；产品型医疗；系统综述

---

[1] Luce B R, Kramer J M, Goodman S N, et al. Rethinking randomized clinical trials for comparative effectiveness research: the need for transformational change. Annals of Internal Medicine, 2009, 151(3): 206~209.

[2] Iglehart J K. Prioritizing comparative-effectiveness research — IOM recommendations. New England Journal of Medicine, 2009, 361(4): 325~328.

12.5 体恤性药物使用

医学专家用术语体恤使用来表示重症患者在无其他可行的治疗时使用新的未经批准的药物进行治疗。经过科学测试的但是还未被美国食品药品监督管理局(Food and Drug Administration，FDA)批准的药物称为试验药，在非临床试验中使用这些药物有很多称谓，但是最常用的称谓是体恤使用[①]。

尽管关于体恤性药物使用的国际规定不尽相同，但是如果存在合理原因，使用或者测试未经批准的新药并不算违法。

特别是医疗旅游可能会登广告征求使用这类体恤性药物，征求提供者是为了避免国家对体恤性药物使用合格原因法律界定的管制。

管理者必须意识到有时会有两方面的冲突：一个是体恤性药物使用津贴的必要性；另一个是在法律和供方利益边缘的轻度管制。

相关概念：药品标签核准外使用；医疗旅游

12.6 关键性评价

关键性评价是对临床研究证据进行批判性评估的关键方法，是循证医学、CER 及 HTA 的核心方法。

关键性评价系统地调查评估临床研究结果的有效性、可靠性及相关性，目的是通过反复试验，使得供方和患者不依赖市场营销、个人意见、不合理的期望或是治疗性实验。其最终目的是缩小研究和医学实践之间的差距。如果与应用于患者的最佳医疗实践相关性最强，最佳证据将被关键性评价接受。

国际上越来越多的第三方付费者只对那些卫生技术与治疗方案通过关键性评价程序的治疗进行合同支付，对卫生保健管理者来说，这是很重要的。

相关概念：循证医学；实验疗法；HTA；可靠性；有效性

12.7 药物滥用

这里的药物滥用包括被批准药物的不正当使用及国家法律所认定的非法药物的使用。上述两种做法均可严重干预个体及其家庭生活，对其在生理、心理及社会方面产生影响，并引来大量的治疗、支持及帮助，尤其是合法药物的滥用。合法药物一般都需要医生处方或是被药房无补贴销售，在这种情况下，供应者可能

---

① http://www.cancer.org/treatment/treatmentsandsideeffects/clinicaltrials/compassionate-drug-use.

会由于违反法律和职业责任而被指控，这就会引起医生、供应者和保险公司之间的冲突。

国际间和通过互联网进行的网络药物销售量的增加是一个严重的问题，如果经专业治疗的患者为了控制费用而使用这类新型供应者提供的药物，就有可能引起一些特殊问题。虽然费用降低了，但是患者却会从这些药物的购买中受到伤害。有些药剂师、医生或者医院也可能为了利益（也是由于患者的劣势地位）而参与这种新型的药物销售系统。这种情况会造成很多诉讼审判困难，很多国家试图管制这个新市场，但是结果还不明朗。

12.8 处方药物目录

处方药物目录是一个能被第三方付费者保险覆盖的药物目录。

"阳性"处方药物目录列出的是可以报销的药品，"阴性"处方药物目录列出的是不能报销的药品。保险公司一般不会报销不在目录里的处方药，但是也有例外，如果是假定有效的非目录药物，仅仅因为其适应证过于稀少导致检测成本太高而未经监测，也被认为是可以报销的。法律或者与第三方付费者的合同会允许药品的标签核准外使用，这种情况经常发生在儿童肿瘤学中。

相关概念：封闭药方集；药物目录；药品标准标示外使用

12.9 药物目录

药物目录指的是医疗保险覆盖的药物列表，它也可以被称为药物集或者符合条件药物列表。

不同的保险公司通常会在不同的健康计划中选取不同的目录，这样的纳入和排除可以用于分析成本和利润及便于进行市场营销。这种策略对效果的评估没有作用，它是为了吸引或者转移个体（尤其是慢性病患者）的保险申请。这种策略是简单医学的一部分，是一种前置风险选择的方法。

相关概念：卫生保健市场营销；风险选择；简单医学

12.10 药物计划

一些保险公司和第三方付费者不报销药物，其他一些则报销，或者国家卫生保健体系会提供机会让人们参与特定的或者补充的处方药计划。为开发这样的药物计划，找到合理的途径非常重要，尤其是搞清什么是必需的、正确的及如何创新这些计划。如果计划覆盖不同的风险组，药物也可用于那些交叉计划，一个药物计划的出台就会特别困难。

大多药物计划有可能会给个体一个计划成员卡，这样就可以在药房里寻求药物获得处方。在这种情况下，计划成员卡可以证明成员身份的真实性，保证保险公司对药剂师或者消费者的全额报销，或者获得处方药价格的一定折扣甚至免费。

目录制定者通过折扣或回扣给保险公司或处方者酬金的事也可能发生。因为存在供应者诱导需求、过度处方或处方不足的风险，任何利润分享机制，即使是折扣，都可能有问题，并有可能违反国家的法律法规。

制药产业有时会对这样的药物计划产生兴趣，它们可能乐于推动消费，或者说倾向于通过自我药疗来销售药品，这完全取决于市场利益。国际活跃的制药产业在不同的国家的不同获利，仅仅取决于那些国家的规章制度。

相关概念：罗默法则

12.11 药品风险分担计划

卫生保健提供机构应当负担药物成本的全部风险、部分风险还是不承担风险取决于国家规章，或者在一些 MC 中取决于服务合同。关于药品风险分担计划举例如下：①提供者可能根据合同约定的对节约或超额的费用分担一定比例风险；②提供者接受（或者不得不接受）通过准预算来承担药物处方的全部财务风险，可以实现全部节约或是承担所有损失；③提供者不承担处方的任何风险，自然也不会拿到任何利润，承担任何损失。

由某些 MCO 或者分包合约提供者（包括医生和医院）签订合同的目的在于阻止合同双方过度使用处方，以防止按人头付费原则下 MCO 的利润损失。这些风险分担合同使 MCO 及它们的合作供应者共同负担损失和利润，也可以促进防御性医疗。

相关概念：按人头付费；预付费体系

12.12 药物利用评估

药物利用评估（drug use evaluation，DUE）总结了用于评价不同医生或者团队处方模式的一些方法，也特别指出了治疗的必要性、适宜性和有效性。

因为必须系统而持续地管理 DUE，并且基于通常所接受的标准和目的来确保单个患者药物的恰当使用，所以，如果治疗被评估为不恰当，DUE 就应当通过干预医务人员、供给者规章或患者行为来改善治疗的基础。DUE 可以进行药品或疾病的特异性评估，也可成为系统药物利用评价的机制。

DUE 的基本原理经常被应用于药物临床应用评价的研究，根据一定的合同条款，DUE 还可以用于监督合约分包者遵循保险计划的一些特殊规则。

已报道的 DUE 有三种，即预期 DUE(药剂调配之前或当时)、同期 DUE(药物治疗期间)、回顾 DUE(药物治疗结束后)。

DUE 是供方为预付或者按人头预付终止合同时所用评价工具的必要部分，保险公司和其他第三方付费者当然也对 DUE 表现出很大的兴趣，而保险签约医生和医院则通常不会有太大兴趣。DUE 是一个存在争议的永久话题。制药公司或者药物利润管理组织也会将 DUE 用于广告进而与其他公司竞争。

相关概念：药物利用评价；药物使用评估；PBM

12.13 处方集

处方集指的是由特定的保险计划所覆盖的药品目录，也可以称之为优选药品目录。

市场体系和税付体系中的机构通常会在药房和治疗委员会的支持下开发一个处方集，这个委员会是一个常设机构或者至少由一个联邦机构所监管。当用于医院或诊所时，处方集只是被推荐使用而不是被强制使用。但是，当用于一些 MCO 或者处方药物计划时，医生就必须从处方集中开药。如果医师开出的药物不在处方集中，那么患者的预付费用将不能得到任何报销。

处方集一般基于药物有效性、安全性和成本效果的评价，但是越来越多地基于成本和费用因素。

处方集在不同的药物计划中是不同的，其支付比例也是不同的，大多数处方集通过排除或使用特定的激励措施鼓励通用名替代药物的使用。

相关概念：药物目录；处方集

12.14 通用名药或通用替代药物

通用名药是一种与原厂品牌药相同的药物，当原厂品牌药专利到期时(一般是授权后 9～10 年的时间)就可以提供生产。通用名药与原厂品牌药在疗效、安全性、可能的副作用及剂量上都是相同的，但是通用名药费用要远低于原厂品牌药。

一些大的制药企业很希望自己的通用名药可以竞争过原厂品牌药从而能够覆盖市场。

一些保险公司尽可能只报销通用名药。通用名药的替代降低了疾病基金和患者的药物费用(根据系统的特点)。

原厂品牌药要经过很长时间才能被通用名药取代,这对那些缺乏卫生保健资源的国家而言是一个问题。它们要想获得仿制药价格的有效药物就不得不等待约十年的时间。例如,对于肺结核或艾滋病,这就是一个严肃的、有国际争端的话题。

12.15 卫生技术评估

HTA涉及预防、诊断、治疗和康复过程中的相关方法和技术评估,评估内容包括有效性、针对特定适应证的恰当性、效率。

HTA不仅对管理者、投资者和支付方至关重要,对开发者、生产者及某些国家如德国或者美国也是法律所需要的。

HTA必须要回答以下的问题:①这个方法是否安全,是否已准备用于实践?②评估效果和效率,哪些数据是可以获得的?③对相关指征和目的而言,可能对患者造成的风险可以接受吗?综合考虑一般伦理、特定的社会心理或责任,在什么样的情况下发生的风险是可接受的?④不同疾病的哪些患者群体及同种疾病的哪些患者亚群可以从新技术中受益,哪些不能受益?⑤新方法的应用需要具备什么样的前提条件(设备、资格、组织架构、时间、用于计算的患者数量)?⑥是否有证据证明新方法比已有方法有优势?⑦新方法是否可以取代现有方法,还是仅仅只是现有方法的扩展?

HTA程序遵循荟萃分析的理念,作为一个标准,包括:相关文献的完全综述;考克兰协作组织的专家意见;关键性评价标准的控制和良好的流行病学实践;成本效果分析和成本效用分析;考虑偏倚和混杂因素的文献系统评价;决策分析技术的使用。

任何的HTA都会以报告结束并得出结论、给出建议,这个报告在发表前必须经过外部评议。

现有的程序和关注使得HTA成为通用标准,解释了为什么HTA越来越成为国家管制医疗服务政策的基础,为什么个体和法律约束机构必须要做这些评估。有争论假设,对HTA的需求可以帮助开发者寻求不受这类政策控制的市场,也解释了一些供给的全球化。

有些国家,如德国,就有一个中央数据库收集所有HTA报告并把它们提供给医生和科学家[①]。

相关概念:考克兰协作组织;成本效果分析;成本效用分析;关键性评价;决策分析;卫生经济学分析

---

① http://www.dimdi.de/static/de/hta/dahta/index.htm.

12.16 处方药

处方药是指法律规定的只能通过开处方才能获得的药品，一个处方药的决定需要经过机构的评估，特别是经过联邦法定机构，或者是联邦机构本身进行评估。

有很多小国家不需要这样的机构，它们只需要从那些统治国际市场的大国那里拿到目录即可。这样的目录对于生产者来说就是一个优势，但是如果标准过高而减少了成功进入市场的机会，就会是一个劣势。

国际上最重要的处方药评估机构是美国食品药品监督管理局，不根据它的标准进行开发、检测和生产，很难有机会或者没有机会将一个新开发的品牌药带入市场。

在很多国家，为了避免药物的不正当使用和保护公民健康，相关政策限制了很多药品的可及性(有一个粗略估计是每 100 000 人中有 25~60 人的死亡是由于没有正确使用药物，包括那些卫生保健体系发达的国家)。

12.17 药品使用评价

药品使用评价的建立是为了长期改善与患者的恰当需要有关的药物的应用过程。

为了评估，验证方可能会挑选一些特定组别的药物，如抗生素或抗心率失常药物，也有可能主要挑选如治疗糖尿病、慢性疼痛等靶向疾病或健康状况的药物，或者检验不同年龄、性别、受教育程度、社会属性患者群体的用药过程。

药物使用评价研究组必须独立于任何利益集团，尤其是制药企业、医疗服务供方、第三方付费者、个体营利者和其他利益集团，并且需要专门的法律法规进行监管。

12.18 药物治疗管理

对那些有多个处方、有慢性疾病及药物使用较多的患者，药物治疗管理给予他们额外帮助，可以管理他们所有的药物。

药物治疗管理尤其适用于缺乏个人能力的情况，可以确保一个患者的所有药物的摄取和使用都是正确的，包括帮助患者理解用药的过程及明白如何处理潜在的副作用。

相关概念：自我药疗

12.19 仿制药品

仿制药品指的是与现存已知药物特别相似,只在分子结构上有很小差异的药物。

有些专家认为仿制药品是已有药品潜在的价格竞争者,也可能仅仅是为了逃避通用名药物政策(通用名药物价格要低于新药价格)。

12.20 国家药品代码

国家药品代码是国家已审批药品的识别分类系统,它与通用产品代码相似。

12.21 需治疗例数

需治疗例数(numbers needed to,NNT)是指用来评估药物或者过程的效益,支持医生和管理者在新治疗和新技术方面决策的一个专门的测量数据。

NNT 是指能平均计算获得一个有利结果必需的治疗例数,这个测算体现了诊断或医疗干预的安全性和有效性。

总之,NNT 经常会根据 A 和 B 两种治疗来计算,一种是(例如)药物,另一种是无害的安慰剂,界定的终点作为结果测量值是指定的。如果考虑到治疗的特定终点,则 A 的结果和 B 的结果要计算在内,然后用 B 的概率减去 A 的概率,NNT 则为 1。

此外,结果还取决于需预防的例数、需筛查的例数、需诊断的例数。

按照惯例,20~40 个 NNT(或者是 20~40 个试验中的一个有利结果)就可以认为是临床有效。显然,如果有 39 个个体接受治疗或检测而没有得到想要的结果但是却遭受到副作用,则认为是有问题的。

在预防性治疗中,由于无法将预防措施与可测量的个体结果联系起来,因此对于可接受的需预防例数尚无一致意见。

对经济、法律责任和市场营销的管理人员而言,计算 NNT 是非常值得关注的。

相关概念:累计发生率;卫生经济学;预防;筛查;治疗

12.22 药品核准标示外使用

药品核准标示外使用是指那些经批准用于某些治疗而不用于某个特定适应证

或年龄组的药物的使用。对于罕见病或者某个年龄组人群的罕见病，药品核准标示外使用是很常见的。

在大多数国家，医生使用未经批准的药品是被允许的、合法的。如果一个国家的健康计划中的合同医生不允许或仅在特殊规定下允许药品的核准标示外使用，就会受到争论。

12.23　罕　用　药

罕用药是用来治疗罕见病的一种药物。

很多已知疾病被归类为罕见疾病，流行病学和经济的原因，使得治疗这些疾病的药物很难得到许可。而且，这类药物在人口少的国家是不可能进行试验的。因此，这些治疗罕见病的药物被形象地称为孤儿药。

为了提供治疗此类疾病的药物，一些国家的法律法规通过实施一些特定的规章来激励药品研发者将这些药物推向市场，如药品准入政策、评估规则、报销规定、关于标示外使用和体恤性使用的规定。在这种情况下，为了保证治疗的可及性，这些激励措施是绝对必要的。

最关键的一点是要评估什么是罕见病。从技术上讲，罕见病是根据累积发病率或患病率来定义的，也有可能是依据年龄或社会团体定义的。

患病率是根据处于疾病时期，特别是处于治疗时期的病例数计算出来的。罕见病尤其多见于儿童时期及那些并没有真正痊愈的长期健康问题中。因此，如果治疗成功，延长了长期疾病患者的生命，那么就可能会超出罕见病的范围。与此同时，法律规章可能鼓励重新考虑疾病的界定，以使在该界定中，患病率下滑到法律界定的罕见病的范围内。

相关概念：累积发病率；患病率；药品核准标示外使用；体恤性使用

12.24　非处方药

非处方药不需要处方。关于非处方药的讨论主要涉及市场利益、保险公司的成本控制、患者的安全和承担副作用的责任。但讨论非处方药的先决条件是国家的法定药物政策。

如果一个产品是一种未被批准或未经检测但是能作为药物，并已经作为一种药物在使用，当其存在副作用时，问题可能变得更加困难。因此，一些营养添加剂(如维生素)可能不是非处方药，但它们的销售和宣传都是将其作为非处方药来进行的。

12.25　个性化医学及个体化医学

个性化医学是一个概念，而不是一类实践。它的目的是，如果与单独一个人的健康状况有关，那么就可以通过个性化的信息，如遗传或其他信息，为患者制定具体的治疗方法。

根据这个概念，治疗方案的制订不应该根据临床症状和体征、回忆资料或诊断检测的描述，而应该根据遗传信息的特征及其位置、个体间的差异。分析和描述所有能控制细胞功能的外延基因和蛋白质活动能够在个体水平上解释疾病及其发病机制，如果疾病是由基因组故障引起的，就能够通过个体化药物来调节。制药企业希望洞察一些广泛流行疾病的遗传病因，如癌症或代谢综合征，希望能够产生新一代能个体化干预发病机理的药物。

个体化医学的讨论涉及一个事实，即70岁以上的患者往往不止患有一种疾病。如果患有一种以上的疾病，传统观念是分别单独治疗每一种疾病，使一个患者成为几个不同的病例。在这里，个体化治疗可能意味着了解个人健康状况和所使用药物相互作用效果之间的互动。

个体化治疗的前景尚不清楚，但即便如此，由于所有的传统管理要求，它会伴随着严重的后果，这也是目前广泛讨论其优缺点的原因。

有些人担心个性化医疗可能需要对个人的未来进行早期预测，进而可能使一些人遭到歧视。此外，随着全球对数据可及性的扩大，个性化医疗的所有权和它对国际市场的影响都将是无法控制的。由于个性化医疗有可能独立于一些制药产业，因此会对健康保险和国家卫生服务体系产生影响。

目前，我们并不清楚个性化医学将会如何发展，但如果个体化医学取得成功，那么它就会继续发展下去，只是还需要一种目前不可预见的国际监管政策。

12.26　药物效益管理

PBM是提供给医生、供方机构、第三方付费者及公众的一项专业服务，其最初是为美国市场设计的。PBM的作用是管理药物保险计划、封闭处方集的报销、开发和维护药物计划、与药房签订合同及与制药企业或卖家谈判折扣。药物效益管理公司覆盖了70%的美国市场，包括雇主保险及税付保险。PBM还提供临床专家意见来限制不必要和不适当处方。

我们估计超过210万个美国公民（共300万人）的药物目录接受PBM的管理。大多数工人、退休人员和贫困者（医疗补助、医疗保险和其他政府经营的保险计划）只有通过 PBM 才能获得药品。这种特殊的管理办法似乎吸引了全球的利益相关者。在一些国家，它就是市场标准。

我们有必要对公共或联邦机构与提供相同管理的私人营利性机构进行区分。对医生和提供药品的制药企业而言，国际上许多健康保险不报销药物或者只报销部分药物是一个问题，这就需要一个管理解决方案——无论是利用传统的药房，还是建立一种特殊的服务。PBM 包括了对服务评价药品的综合获利，尤其是医疗效益、市场份额和产品定价的获利。然而，PBM 对制药产业的广告机制和供给渠道也很有兴趣。

PBM 所提供的产品不仅仅是上述的传统贸易和贴现，还包括产品信息和通信、产品评估信息、药物利用评价、供给机构的基准药物处方、疾病管理方案、药物使用指南、成本-效用和成本-效益评价、副作用数据库[①]。

相关概念：药物效益管理公司

12.27 药物效益管理公司

药物效益管理公司旨在提升 PBM 作为一个独立的产业及其对卫生保健管理、市场份额的巨大国际影响力。有关 PBM 产业与制药业在独立性、产品游说和反垄断机构的产品布局方面的联系也是很受关注的。

在美国，药物效益管理产业拥有可以抗衡国家反垄断法的几乎无限、不受控制的市场力量和强大的国际力量。

美国药物效益管理公司在最大、最有影响力的全球市场上运作，尽管药物效益管理公司成立的最初目的是美国制药产业在国际的延伸，但它依然在全球扮演着重要角色。分析人士认为，在 MC 的规则下，一些大的制药企业都获得了自己的 PBM 进货渠道和市场份额，一些大型的 MCO、大型连锁药店和医疗设备供应商也是如此。

如今，药物效益管理公司几乎使用任何可利用的工具，为了市场份额而展开大规模竞争。药物效益管理公司的一套核心服务是提供成本和药物处方利用管理，提高药物获益，同时降低责任诉讼的数量，并提供符合公司消费者利益的疾病管理计划。

---

① Government Accountability Office. Federal employee's health benefits: effects of using pharmacy benefit managers on health plans, enrollees and pharmacies, GAO-03-196. http://www.gao.gov/new.items/d03196.pdf, 2009; US Federal Trade Commission &. US Department of Justice Antitrust Division. Improving health care: a dose of competition, 2004; United States. US pharmacy benefit management (PBM) industry report: 2011 Edition. http://www.researchandmarkets.com/research/db390e/us _ pharmacy _ benefi, 2011-11; http://www.ftc.gov/news-events/press-releases/2009/06/ftc-testifies-competition-issues-and-follow-biologic-drugs, 2009-06-11.

PBM产业特别提供药房网络(提供以折扣价格获得处方药的零售药店网络)、处方监测工具(关于处方安全或副作用及多个药物的相互作用)、邮件服务药房(邮件服务提供送货上门的处方药,为第三方付费者和私人支付者节省大量开支)、药物计划设计和药物风险分担安排(由PBM开发与建议,特别指导客户设计有效的药物保险计划和药物目录)、电子处方(PBM率先使用电子处方技术,提供HMO和支付方的临床和费用信息,这方面的知识使它们能够控制处方医生和MC合同的投保者,也可以计算按人头付费合同的预付费用)、制药企业折扣(PBM的购买力能从制药企业那里获得可观的折扣及利用工具获得和制药集团竞争的利益)、临床管理(PBM掌握药物利用评价过程和疾病管理的先进工具)。

药物效益管理公司是强大的市场参与者,据估计,约60家药物效益管理公司支配大部分由保险提供的处方药效益支出。药物效益管理公司的所有权有多种形式,包括独立的公司、部分政府MC产业,或者与其他主要市场参与者合资。

PBM最常见的工具有零售药店网络、提供网上药店、开发处方集、设计药物保险计划、提供电子处方、折扣谈判、效用和结果管理①。

相关概念:疾病管理计划;处方集;PBM

12.28 处方协议

处方协议是指通过签约医生和医院收集关于处方药风险的信息,使处方药在数量、质量和成本较低的通用名替代药品上实现合理化。如果订立协议,这些协议将通过专家评议,并与处方医生展开公开、自由的讨论。

处方协议将代替药物效益管理公司,(如果协议成立的话)加强药剂师、医生和行政管理部门之间的密切合作。

相关概念:PBM

12.29 潜在不适当药物

潜在不适当药物(potentially inappropriate medication,PIM)是指由于年龄(与通常参与研究或测试人群特别是儿童和老人的药代动力学可能不同)或者合并症等原因可能危害部分患者群的一些药物。有临床试验对所谓的PIM目录里的药物进行了分类。

强烈建议在没有通过法律管制PIM目录的国家,或者在科学界和卫生保健

---

① Federal Trade Commission. Pharmacy benefit managers: ownership of mail-order pharmacies. http://ftc.gov/reports/index.htm#2005,2005-09-06.

管理者之间没有达成一致意见的国家，制定 PIM 目录作为供方政策并实施，以尽可能地提高科学标准。尤其是国际医疗旅游，为了防止患者受到伤害，使供方免受责任诉讼，并使第三方付费者减少财政资源的浪费，应该对 PIM 进行分类。

有实例证明，有些供方试图通过重命名不恰当药物作为实验性疗法及在全球范围内广告宣传这些药物来逃避 PIM 目录的管制[1]。

相关概念：CER；实验性疗法；医疗旅游；药品标准标示外使用；个性化医学

12.30 自我药疗

一般来讲，如果以治疗为目的，自主应用任何种类和来源的物质时，人们就会谈到自我药疗。我们可以根据购买自主使用药物是消费者的个人决定，或者是医药产品广告的推荐，或者是药物虽然没有被列入非处方药但是符合规定的，将其进行分类。消费者也可能根据早期的经验、信仰、听闻、文化态度等进行决定。最终，它也可能是对儿童或是依赖人群进行治疗的一个个体决定。

一些团体讨论将自我诊断作为定义自我药疗的前提条件，但是自我药疗在现实生活中是怎样的可能在国际上还不清楚且有差异，需要考虑不同国家的情况。有些人将适应证看做关键问题，而另一些人则将维生素和矿物质的应用看做自我药疗。自我药疗常常标榜提倡个人用药的独立性。在专家试图尽量保持高壁垒的同时，强大的产业游说则在为非处方药进行争辩，许多国家也都有自己的游说团体。WHO 试图用指南来指引这一问题的发展[2]。

一个现实例子是，定期服用避孕药需要个体的决策，即使相关的药品是由医生开处方的，但大多数情况下采取的补救措施是一种自我药疗。

对个人身体和功能的任何用药干预都可能有风险。有一些法律标准规定只有专业人员对特殊情况的干预是合法的，这种情况下用药需要继续观察其效果和副作用。

一般来说，除安慰剂以外的任何药物，只要有身体干预的特点，就可能有副作用的危害。没有人知道这些自我使用的药物会如何发生相互作用，甚至是如何与其他处方药发生相互作用。

---

[1] Beers M H. Explicit criteria for determining potentially inappropriate medication use by the elderly. Archives Internal Medicine, 1997, 157：1531~1536；Fick D M, Cooper J W, Wade W E, et al. Updating the beers criteria for potentially inappropriate medication use in older adults：results of a US consensus panel of experts. Archives Internal Medicine, 2003, 163(22)：2716~2724.

[2] World Health Organization. Guidelines for the regulatory assessment of medical products for the use in self-medication. http://apps.who.int/iris/handle/10665/66154，2012-06-17.

国际上，针对不同原因，自我药疗发挥了重要的作用，并得到生产和销售产业的巨大支持，花费巨资进行广告宣传。在欧洲，自我药疗销售商已经设立了专门的游说机构——欧洲自我药疗产业协会，我们还在世界其他地区发现了类似的游说机构[1]。

在欧洲，自我药疗是很常见的，但消费模式是不同的。在俄罗斯、德国、意大利和英国，抗感冒和抗咳嗽的药物占有最大的市场份额，而波兰人更偏爱维生素和矿物质。人口规模和保险覆盖面可能会给制药产业的市场策略以启发性的见解[2]。据研究，在非洲和亚洲，抗生素是最受欢迎和销售最好的药物。

自我保健越来越被标榜能承诺福祉、抗老化或防止以后的疾病。激进的广告试图使药品使用成为一种生活方式的选择，甚至一些非法药物可能被用来作为自我药疗的药物。

人们的关注点也随着卫生保健管理而广泛变动，如果一个国家缺乏必要的卫生保健，自我药疗就是一种替代选择。但除了上述情况，自我药疗法就可能是一个有利可图却存在危害的问题[3]。

市场的扩张及日益严重的管制困难与全球范围内不道德的网络药店和销售商的扩张密切相关[4]。

相关概念：PBM

12.31 替代疗法

替代疗法是指取代其他疗法，如药物治疗或其他方法，而达到与标准相同的效果，但其风险较小或花费较少。在药物治疗中，这可能是一种替代剂量或替代品牌的药物。

替代疗法通常是最被看好的削减成本的方法之一，但其他原因可能也很重要。例如，为了临床推断或降低副作用而使用替代疗法。有些患者的病情可能不可避免地要寻求等效治疗，如在有过敏性反应或缺乏资源的情况下就需要使用替代疗法。

相关概念：CAM

---

[1] http://www.jsmi.jp/english/；http://www.nzsmi.org.nz/home；http://www.wsmi.org/member_europe.htm.

[2] http://www.aesgp.eu/.

[3] World Health Organization. Guidelines for the regulatory assessment of medical products for the Use in self-medication. http://apps.who.int/iris/handle/10665/66154，2012-06-17.

[4] Salmon J W, Jiang R X. E-prescribing: history, issues, and potentials. Online Journal of Public Health Informatics, 2012, 4(3).

第13章

管理者适用的卫生科学

概 述

本章主要介绍与卫生科学相关的常用知识点,用于辅助管理者更好地理解卫生行业并进行决策。

在预防、治疗、康复、护理、长期保健和其他同卫生保健相关的服务中,卫生科学为科学的方式提供依据。它涵盖了医学的范畴,又不仅限于此。

我们认为卫生管理主要是从患者利益出发的管理,而不是管理某些设施或资产。到目前为止,卫生管理是以实证为基础的人类知识。如果那些卫生服务提供机构的领导者不熟悉卫生管理知识,就势必会出现某些问题。因此,他们应该对这方面知识有所涉猎,这也是本书作者的观点。

从实际出发,对于哪些是疾、病、损伤、损害、残疾或障碍显然必须有清楚的国际标准。上述概念由WHO认可并在全球范围内广泛实行,但是对卫生的概念则莫衷一是,理由很简单,对卫生的理解与个人、群体及他们的生活条件和日常用品相关。生活条件或对生活看法的改变同样会改变人们对卫生的看法和期望。同时,卫生是一种文化习俗,可能反映人们自身的预期,这种预期可能属于商业范畴,但绝不可能是科学。

只有患者才需要医疗保健,健康者不需要。对于预防和健康保障,患者和非患者之间是不同的,对于支持生理缺陷者在日常生活中独立地活动也是不同的。但不可否认的是,预防疾病、帮助患者和生理缺陷者所需要的专业知识植根于卫生科学。

健康目标将作用于管理方式、法规、专业要求、财政策略或者说是国家的社会、经济、环境政策。

当然，预测疾病并对可能患病的因素进行研究也是很有意义的，这也从侧面解释了特定人群中发病率的不均匀分布。不同人群和社会阶层"发病力"的不同也解释了为什么需要把卫生服务（管理）同其他服务区分开来。正如在健康保险领域中，出于预防和预测的目的，这些知识是很重要的。预防政策和保险领域虽然在初衷上可能有所分歧，但是某些科学依据是相通的。

从管理的观点来看，卫生管理和其相关科学同属卫生科学（生命科学）。这种理论问题不是本章讨论的目的。后文将针对卫生科学的理解给出一些基本的例子，可能会涉及一些不属于卫生科学管理者日常工作中的简单术语，旨在帮助管理者理解管理对象。根据我们的经验，无论是医学博士还是其他领域的管理者都不太熟悉术语、概念和个中问题。我们希望帮助读者理解个人服务之于宏观上分类定量的公共卫生研究之间的差异。

在公共和大众传媒眼中，这些问题正迅速展开和变化，我们甚至能在相关的领域和概念范围内看到这些变化，这使得卫生管理的目标受到极大影响。但是这些变化是需要管理者留意的，因为它们会影响并最终决定整个卫生医疗的走向。

在卫生科学中的任何进步都伴随着卫生管理中或大或小的结果，它们势必会挑战必要的组织架构，从而探索发展成为实践，最终以健全的处理手段服务于患者的利益。

13.1 年龄和衰老

对卫生保健管理和机构的服务提供来说，患者的年龄是非常重要的基础因素。从预期的健康风险、病情发生到服务的需求和后果的预测，这些都与年龄密切相关。在卫生经济领域中，这个问题与利益的范畴挂钩。很多疾病和生理缺陷的出现被认为是时间的功能。就生命而论，时间可以从年龄和衰老两方面来衡量。年龄指代两点之间的区间，衰老则描述一个由许多内部和外部因素共同影响的生理过程，用强度和力度来衡量。个人对于风险的敏感度取决于很多因素，最主要的一个因素就是年龄，预防措施或者治疗和修复的结果也是重要的因素，这种结果通常被描述成年龄增长，但是患者可能会要求卫生保健给予他们更高的生命质量。

我们通常根据日历计算年龄并且认定它是对生理年龄和衰老的合适计量，但是实际上我们没有理由相信日历可以精准地估量生理年龄。在日历上，年龄相当的人们可能在生理年龄上相差甚远。历法年龄和生理年龄的差异对于任何卫生保健的效用都十分有参考意义，正如用衡量出的结果和策略去配置保险金一样。

因此，在卫生保健的实际操作中，历法年龄和生理年龄的差异是一个重要的方面。任何有关年龄的调整可能与相同历法年龄相关，但在生理年龄这个层面，结果仍然不尽相同。下面有几个基本现象：①相同历法年龄的人很可能在生理年龄上相差甚远。②实际生理年龄的分布取决于社会阶层，即平均生活条件水平越低下的人群，其平均衰老速度越快，反之亦然。③任何取决于年龄的衡量方法可能使生理标准和风险调整产生偏差，如用于人头支付或处于边际成本的定量配给的年龄标准。

上述现象由人类的生物基础决定，在基因起作用的同时，也因为生活条件而调整。例如，不考虑地区的社会实际，把某个地区税收的概念生搬硬套到另一个地区是不可能做到的。同理，对于评估效用和结果研究，乃至世界性疾病发生的比较，都是一个基础性问题。

衰老是每个人都要经历的一个随时间变化的基础性过程。衡量自然衰老过程的变化参数，无异于从生理、心理、情感上塑造人类的参数。但是衰老不是连续性的、单位时间的变化。衰老和不连续的规律因人而异。个人衰老的差异有生理和社会的原因，也取决于生活条件和方式。同时，衰老的结果在不同社会阶层差异很大。

如果一个社会群体或者整体人群从出生开始就系统地改善平均生活条件，研究者将会发现这个群体的平均衰老速度在减慢。不少研究和数据表明，目前生活在欧洲和北美的观察对象比没有改善生活条件的同龄人生理上要年轻 10～20 岁甚至更多。这证明了生活条件因素给衰老带来的巨大的差异性。由此可见，更好的、更健康的生活条件将延缓衰老的过程。这在其他许多国家也得到了验证，即使意外性短期的灾难（如严重的流行病、自然和生态灾害、战争）会给试验选择的群组造成很大影响，但都不会改变这种趋势。衰老的延缓无疑伴随着期望寿命的加长，但并不一定是同时的。

综上，平均来说，年龄的增长和寿命的加长是相关联的。老年人随着年龄的增长，生理上特定年龄的健康负担也随之而来，这个过程也被称作"矩形化"，它指出衰老会压缩老年人的健康负担。

在这种背景下，衰老及与之对应的抗衰老在未来健康相关服务产业将会十分有前景。

相关概念：按人头计算；疾病压缩理论；疾病或功能缺损压缩理论；动态平衡；疾病或功能缺损；扩张理论；疾病扩张理论；定量供应；风险调整

13.2 可避免的死亡

我们利用可避免的死亡估量和测评可避免的死亡案例，在可避免的情况下去量化可能获得的期望寿命，反之，计算其损失的寿命。这个评估采用寿命表方法模型。

关于公共健康框架，下面几个问题需要注意：①只有相对较少的死亡（无论年龄和性别）是可以完全避免的。②所有发生的死亡中只有一部分是可以避免的。③一部分死亡在特定年龄范围内是可以避免的，同样，在该年龄范围外只能部分或者彻底无法避免。④有些死亡是不可避免的，只能阻止，预防和医疗干预可以将之延缓至更高年龄，称为特定年龄的死亡。

公共卫生和卫生经济尝试估量可避免死亡这一指标，以此来计算在选定的年龄通过避免选定的死亡而平均增加的寿命。估量得出的收益越高，对于公共卫生问题决策制定的参考价值就越高。基于这个理论，这个估量的过程会优先做出决定。但是这样的估量同样会影响保险的风险池计算，所以是与利益挂钩的而非科学证据。这种计算应用到人群中时至关重要，因此，我们还需要在这里引入生理年龄和衰老度测量等问题。

可避免的死亡经常用于地区性和全球性的比较，同时也作为一种基准工具。很明显，对可避免的死亡的估计取决于死亡案例的计数和死亡原因记录的质量。很多国家所记录的特定年龄的死亡案例数量十分精确，核准死亡原因的质量却不敢恭维，其中一个原因就是那些年龄组的人群非常容易死亡。进一步考虑，死亡在原则上不可避免，因为对于全球公认的疾病，任何垂死的人都将面临死亡。如果可避免的死亡假设任何死亡都是可以避免的，那么我们所要面对的就只剩下由于不可避免的死亡而死去的人们。因此，这个实用的概念应该限制在低年龄人群和特定的死亡原因。

读者可能会问，如果一种疾病理论上可以根除（不管是部分还是彻底），如因吸烟和石棉导致的肺癌，平均期望寿命会是怎样的情况。的确，研究者发现避免这些死亡诱因的人群还是会因为其他的诱因而面临死亡，但是确实会有寿命的增长。这种增长不会也仅取决于是否避免了肺癌，还取决于其他威胁生命的因素。所以，这些研究结果只能在特定调研人群的条件下解读。然而在这种假设情况下，可以得出吸食烟草比石棉的影响更大的结论。

关于这些结果的讨论会因为以下两方面变得十分困难：如果根除某种诱因，必须设定受验者还是会暴露在任何其他可能导致死亡的诱因之下；由于死亡的可能性随衰老而增大，回避特定的死亡风险的作用将会随着年龄增长而递减，并且会导致额外增加的期望寿命随着人口平均期望寿命的增加而减少。

上述例子的另一个问题涉及伦理层面。由于吸食烟草致癌的人数比例超过因石棉致癌的人数比例，我们可以总结出禁食烟草应该优先于回避石棉。政治家可能会就戒烟的自我责任应该优先于工作环境的改善提出反驳意见，这很明显是一个两难的困境。这个例子很典型，因为结果的评估需要比较其他的因素，但是他们的选择并不依据科学概念，而完完全全依赖于主观考量和利益。

可避免的死亡的概念在某些方面会有所帮助，但作为一个更广泛的政治问题，它不能取代决策制定的责任。如果可避免的死亡被用于评估临床疗法，那么这样的讨论也很有必要。

相关概念：年龄和衰老；HTA；期望寿命

13.3 卫生保健管理者需掌握的流行病学基础概念

卫生保健管理者需要对流行病学有一个基本的认识，流行病学是有关风险和疾病的发生及其在群体和诱因中的分布，以及对人群疾病和生理缺陷进行时间相关变化的定量研究模式所得的机制和结果的一门学科。下面几个简化模型将有助于读者的基本了解。

在一定的时间内，需要健康保健的潜在人数（$P=$现患病例）约等于在这段时间内患病的人数（$I=$新发病例），这之中的平均时间区间取决于医疗服务（d）：

$$P \sim I \times d$$

这并不是说，只有在定向疾病不可重复的情况下，案例的数量和人数才会一致。

患病的可能性和单位时间内的曝光人群决定新发病例 I 的数量，I 的标准数量取决于定义和诊断行为，d 则取决于特定疾病的性质和诊治的质量，只需要测量掌握 I 和 d 在单位时间区间的动态，便可以推导出 P 的力度。

这些测量必须掌握方向（增大或减小）和强度（单位时间内变化量）。在给这些变量建模的时候，需要记住的是，发病率（i）记录特定时间内新发生的案例，d 取决于 I 开始诊断和治疗结束的时间区间。

同时，我们提出以下观点：发病的时间和诊断的时间有明显的不同，这其中的时间差我们称作诊断区间，而开始诊断和疗程结束的时间区间称为治疗区间，疗程结束指的是患者康复或死亡的时间点。这些区间和数字在每一个时间点都是可变的。

新生案例（新发病例）的数量随着以下情况而改变：患病的概率增大直至稳定到更高的程度；患病的概率减小直至稳定到更低的程度；确诊为患病的概率增大；确诊为患病的概率减小；诊断较早导致诊断间隔增大；诊断较晚导致诊断间隔减小；治疗时间较长导致治疗区间增大；治疗时间较短导致治疗区间减小。

上述情况表明了变化原因的复杂性，表现在以下方面。

（1）新发病例增多。可能的原因包括：健康风险增大导致更多人患病；医疗服务可及性提高使更多疾病被发现；系统性筛选；诊断和标准的改变使病情发现更早，从而（最终或暂时）增大被诊断的概率。

（2）新发病例减少。可能的原因包括：健康风险降低导致较少患病人数（预防的作用）；医疗服务可及性降低制约诊断的可能（有限服务）；诊断和标准的改变导致诊断较晚，使得确诊病例数量（暂时）下降（治疗原则的改变）。

（3）治疗区间延长。可能的原因包括：疗程开始较早；疗程结束较晚。

（4）治疗区间缩短。可能的原因包括：疗程开始较晚；疗程结束较早。

我们定义，现患病例的增加称为流行，反之称为衰退。

下面的几个例子可以证明这种动态的多样性和意义。

第一，患病概率增大导致新发病例增加。例如，传染病菌扩散使得生存、环境和工作条件变差，人们的生活方式威胁到健康。这种情况在人群中的扩散，我们称之为流行病的实际扩散。

第二，提高可及性、早期诊断、革新诊断手段、改变治疗方案、实行筛选机制、掌握医疗政策等因素使得更多患者确诊治疗，从而增加确诊的数量。这种情况我们称之为诊断性流行病。

第三，治疗区间的延长导致现患病例增加。例如，某种新疗法延长患者生命，同样地，如果疗法质量低下且毫无效用也可能会导致这种情况。我们称之为疗法性流行病。

第四，由于感染病菌得到控制，生活、环境和工作条件得到改善，人们的生活方式更加健康等，患病风险降低，新发病例数量随之下降。这种情况称作实际性衰退。

第五，降低可及性、延误诊断、提高患病敏感度、细化诊断手段、革新标准设置等因素使得接受治疗的患者数量减少，从而减少新发病例的数量。这种情况我们称之为诊断性衰退。

第六，治疗区间的缩短导致现患病例的减少。例如，某种治疗手段降低了生存的可能性，或者某种新疗法更有效地提高治愈概率，我们称之为疗法性衰退。

必须认识到，如果缺乏对多变的新发病例及治疗区间的审视和评估，我们将无法解释现患病例的变化。这种动态变化复杂的原因可以分成以下方面，即人口因素、流行性因素、预防因素、诊断因素、治疗因素。

上述因素可概括为社会因素，因为大部分是人为的。随着时间的推移，如果系统地观察整个过程，所有的结果机制都可以称作流行病转变。

相关概念：流行病；流行病转变；流行病中发生率的测量；衰退

13.4 偏　　倚

偏倚是在研究中产生的问题，也同样会出现在管理环境中。偏倚是在研究中产生，也是在管理环境中产生的。

在流行病和临床研究中，偏倚造成测量结果和实际情况之间的系统的差异，可能导致系统的误导性结论。在这种情况下，我们应该对结果进行评估。

偏倚可能由以下因素产生：数据收集过程失误；研究设计的失误；数据分析失误；解读失误；出版引用失误。

偏倚并不罕见，因此，分析、评估并报告偏倚是完成一项高质量流行病学研究的前提条件和预处理。

许多不同的偏倚还可能出现在管理者的评估阶段，并导致比较基准、激励、质量分析等方面的误差。这种误差频繁出现，归因于管理者缺乏公共卫生领域的基础知识和经验。

相关概念：评价；基准；评估；激励

13.5 案例、流行病、应用案例

案例是指流行病和效用研究中计数单位的概念。根据定义案例的参数所得出的病情或者疗程的长度是案例的主要特征。在医疗护理中，案例的概念将一个普通人和患者区分开来。案例代表了一种或一群分类的特征，并用于概括某种人群。

相关概念：案例分类表；流行病学；发生率测量；应用研究

13.6 因　果　性

因果性是特定诱因所产生结果的联系依据。如果缺乏对结果的定义，原因无法称其为原因，同时，如果不推测原因，结果也就难以理解。诱因和结果原则上相互联系。我们所寻求的诱因导致的结果越复杂，对于诱因的评估也就越模糊。这种不确定性导致健康风险量化，称为可归因性风险。

在医疗保健管理的大环境中，我们注意到医疗保险从疾病、损伤或生理缺陷的特定因果性中得到和获取利润。它为保险计划是否覆盖某项医疗服务提供必要参考，这些医疗保险在赔付之前会在因果性上做文章。

当医疗保险受限于特定的风险，如职业病、意外保险、债务诉讼时，这种情况经常发生。对于医生和管理者来说，认清假定的诱因和上述问题之间的确切联系至关重要，特定诱因与特定的结果有关。

根据风险选择策略，保险不涉及那些自发导致患病的人群的利益，如因生活方式不当所导致的疾病。但这实际上并不是一种真正的因果性许可，只是保险合同上列出的许可条款。

如果导致某种结果的显性条件持续发挥作用，那么这种结果也会持续下去。这些潜在的诱因和条件分别通过某种指标将其可能性量化，这种指标一般被称作风险或风险因素。由于难以衡量，这种可能性通常只是一种估量，得出的结论用来计算特定情况下人群中疾病发生的概率。

这种计算尽管能单纯地估计被观察群组中可能发生的案例,却不能精确地预见或者解释个体案例的诱因。如果个体由于某种特定的风险因素患病,而这种因素也同时能在其他不是由于这种风险因素而患病的患者身上发现,我们就不可能得出结论。可能性的差异会预报群体中额外疾病的发生,并通过比值量化。这种预报不仅在公共卫生领域得以运用,还在计算保险的经济损失和利益相关者的经济利益中得以利用。常用的比值包括相对危险度、比值比、归因危险度比值。

读者应该对当以特定的方法背景解读数据及评价方法从该人群向外迁移转化时可能出现的困难有所了解。

相关概念:责任;风险;风险因素;风险选择;社会流行病学

13.7 死亡诱因

死亡诱因指的是那些最终导致死亡的一系列事件或疾病之前的事件。

科学界认为诱因必须由国际疾病分类来定义,将死亡诱因归为年龄上的缺陷或其他未被定义的情况是绝对不允许的。

基于以下两点原因,我们查看导致死亡的所有诱因并证明它们的历史渊源:一是预防危险的流行病;二是区分自然和非自然诱因,分别弄清楚其是否导致死亡。

因此,死亡诱因可以被看做一种早期检测机制,用来预防流行病、致命事故、故意杀人、虐待等事件的发生。它同样是一种医疗服务质量评估方法,并可应用于可避免的死亡的计算中。

一般来说,治疗医生提出的死因与尸检结果可能相差甚远。这些差异使得应用和解读相关死亡原因和可避免的死亡原因(尤其是那些没有经过医生和病理学家检验验证的死亡诱因)时需十分谨慎。在很多国家,必须出具一份证书形式的死因声明才可以举行葬礼。

相关概念:可避免的死亡;国际疾病分类

13.8 疾病压缩理论或功能缺损压缩理论

疾病压缩理论是20世纪80年代由Fries命名的定理,它来自于对人均期望寿命增长所导致后果的观察。定理代表了如下观点:人均期望寿命增长会带来平均疾病负担下降,因为负担将被"压缩"至高龄寿命的延长部分。在该定理出现之前,基于记录在案的关于人口和流行病学过渡的观点,会在下文提出。

关于在新生群组内部出现的衰老延缓和寿命延长之类的现象,普遍的看法是那些与年龄相关的卫生负担被延迟到更高龄阶段。只有在承认平均生理衰老过程延缓的前提下，这些事实才能被理解。换句话说，人均期望寿命延长导致了衰老过程延缓。这种形式的延缓把年龄相关的疾病和生理缺陷负担转入更高年龄阶段，即压缩至增长的寿命中去。

基于这个原因，期望寿命增长并不一定使医疗保健的成本呈螺旋式上升。同时，大量研究表明，期望寿命增长是与健康改善相伴存在的。这种过程被称为"矩形化生存曲线"，模型中将与年龄相关的健康条件"压缩"到曲线末端，结果不仅预期寿命延长，而且生命质量也得到提高。

与疾病压缩理论对立的观点是疾病扩张理论，它们之间的分歧十分有意义。这影响到未来的医疗保健成本及某个国家个人和社会群体内与"负担"分配相关的预后。

对于疾病压缩理论和疾病扩张理论的讨论，专家认为计算未来的结果显而易见。值得一提的是，延长期望寿命所带来的额外成本计算中的大部分灾难性情况与疾病扩张理论观点相关。而同样的情况若基于疾病压缩理论，那么在估计成本和计算额外的边际成本时将表现出极大的差异。

相关概念：年龄和衰老；人口学转变；流行病转变；疾病扩张理论；动态平衡；边际成本

13.9　混淆特征

在流行病研究中，有一种人群特征会影响研究的目标和结果。如果这种特征直接或间接地在发挥作用而没有被研究，那么我们称之为混淆特征。

如果不受控，混淆特征会产生估量之外的作用，可能导致预定因果之间关系调查的隐性失败。在这种情况下，即使测量结果正确，也可能造成归因和解读的错误。因此，要注意将混淆特征和偏差区分开来。

相关概念：偏差；有效性；效力

13.10　决策分析

决策分析是运用分析和定量的方法协助制定决策的过程。对于科学的决策制定来说，不管是在个体医疗、医疗保健提供者还是卫生政策层面，这个过程都是必不可少的。这个过程可以追溯到决策树分析，并植根于所谓的马尔科夫模型。决策树分析可以用来帮助短期决策的制定，而马尔科夫模型则针对长期复杂的问题（如慢性病和生理缺陷），并会受到新变化风险的影响。

为保证结果正确，敏感性分析不可或缺。

决策分析不仅是有关临床决策和循证医学的过程，还是任何管理层决策文化的一部分。

相关概念：循证医学；决策树分析；马尔科夫模型；敏感性

13.11 决策树分析

决策树分析是决策分析的基础，是展现临床决策问题过程顺序的手段，基本上由以下三个部分构成：①为决策制定者提供的多种选项的表述；②可能出现的影响计划行为的因素，如测量出的临床参数及随后发布的临床结果；③由于医疗干预的多样化而产生的患者结果差异的表述。

决策树分析在考克兰循证医学理论中举足轻重。

相关概念：考克兰图书馆；决策分析；循证医学

13.12 德尔菲法

德尔菲法是与专家咨询反馈、互动的机制。其最终目标是使专家对于多样性的问题得出准确的定位。这个流程可能持续多轮，直到整体得出可接受的定位。

德尔菲法对于医疗干预和康复过程中准备指导方针、路径、预后等有所帮助。如果定量数据不足以支持决策树分析，该方法可帮助弥补缺失。

作为管理技术，德尔菲法还被用来聚合分歧终端或者协调制定出未来决策。到目前为止，该方法更多被应用于缓解利益和观点冲突，而非解答科学问题。

相关概念：决策树分析；循证医学

13.13 人 口 学

人口学是研究人口转变的特征、机制、原因和后果的科学，基于合理调节和表现出的文化，涉及出生、死亡、人群生理特征和社会特征、迁移等。

基本的人口学知识是判断卫生保健管理者教育程度的标准之一，也同样适用于那些公共卫生科学和卫生保健研究的专家。

由于发病率、死亡率、生理缺陷在群体中分布不均，有关人群的变化会导致医疗保健和应用方式需求在结构和数量上的改变。

因此，人口学是理解流行病、公共卫生相关问题或者供需服务应用情况的基础。从目前的情况来看，人口学与卫生经济、资源分配和人口方面的结果判定密切相关。

相关概念：流行病学

13.14 动态平衡

动态平衡是指期望寿命的增长不会影响人群的疾病负担，它是疾病压缩理论和疾病扩张理论的产物。

相关概念：疾病压缩理论或功能缺损压缩理论；疾病或功能缺损扩张理论或疾病扩张理论

13.15 随访和随访研究

为了判定与时间相关的影响，随访会对研究组进行后续的追踪，亦称队列研究或纵向研究。

在应用研究的背景下，随访研究就患者的治疗、指导方针和临床路径的结果进行后续跟进。这种研究对于评估一定疗程（包括门诊和住院治疗、康复、医疗协作）中的服务质量尤为关键。

随访研究对于整合医疗效果的评估具有十分关键的意义。

相关概念：整合医疗；患者就医过程；兰德健康保险实验

13.16 流行病学

流行病学是研究在一定群体中卫生模式的发生、分布、变化情况的科学。它就卫生推广与预防、卫生保健需求及合理分配相关资源等方面提出建议。

医疗保健制度旨在提供均等的服务机会。其中，流行病学是平衡资源供需和评估人群研究成果的基础。这里，流行病学是计划和预期决策制定的基本来源。

在医疗保健制度中，当保险原则被用来有选择地计算和评估风险组保险金时，流行病学为投保群组的卫生医疗条件提供证据。在这种特定的利益框架下，流行病学为风险选择提供基础。

有观点认为流行病学为医学研究提供应用数据，另有观点指出，它为公共卫生、卫生经济、应用研究、医疗社会学及医疗保健管理提供科学依据。

系统地来看，流行病学研究领域包括：①通过应用相关参数和指标量化表现出健康风险、疾病、生理缺陷在定义人群中的形态和分布；②研究与性别、年龄、衰老、生活和工作条件相关健康问题的变化；③研究人口中不同群体之间健康问题诱因的不均性；④为预防及促进必要的医疗保健服务的提供而给出建议结论，在人口层面对结果进行评估。

流行病学涉及以下科学领域：流行病转变；社会性流行病现象；健康风险评

估；划分公共卫生问题优先级；应用研究；评价研究。

一个国家的流行病学的发展和壮大同卫生服务体系的性质紧密相关。那些致力于私人医疗保险的国家倾向于风险分化，并将具有类似风险和应用行为的人群聚集起来。这种利用资源分配规划和委任手段的体系将促进与公共卫生相关的流行病学的发展。

相关概念：委任手段；流行病转变；评估研究；医疗保健管理；卫生经济；医疗保险；国际卫生服务体系；发生率测量；公共卫生；风险评价；风险选择；社会流行病学；应用研究

13.17 病 原 学

病原学是关于疾病和生理缺陷诱因的理论的研究，它并不等同于病原体研究。病原学研究是预防行为的依据来源，而病原体研究为治疗和恢复提供帮助。

在医疗保健管理中，当保险涉及特定的疾病诱因和承保责任时，病原学将发挥作用。

相关概念：流行病学；发病原；预防

13.18 疾病扩张理论和疾病或功能缺损扩张理论

疾病扩张理论背后的理论是，平均期望寿命的增加会很大程度上扩张疾病负担，并且将导致慢性病患者和生理缺陷者生存的失败。一个国家如果将健康保健覆盖至全体人口，这种机制很容易导致"经济黑洞"[①]。

疾病扩张理论、道德危机理论和上述引用的 Friedman 的观点，是当今反驳社会医疗保险和公共医疗保健的第三方支付最有影响的论点。

Kramer(1980)、Olshansky(1985)和 Verbruhhe(1994)分别提出，疾病扩张理论指出期望寿命的增加会在经济上和国家平均健康水平上危害人类的前景。期望寿命增加经常会导致负担在健康经济中扩展开来，他们认为这是一个结果上的失败。

这个问题可以追溯到较早以前，根据优生学的做法，它被认为是对达尔文进化原则的误读。这个论点忽视了经济发展同期望寿命增加是紧密交织在一起的，一个国家如果不改善期望寿命和人口平均健康水平，是绝不可能改善经济的。

相关概念：疾病压缩理论；人口学转变；动态平衡；流行病转变；健康保险的责任

---

① Friedman M. How to cure healthcare? Public Interest, 2001, 3~30.

13.19 健康影响评估

健康影响评估指的是"用来判定某项政策、方案、计划对人口健康的影响以及这些影响分布状况的一系列程序、方法和手段"。(WHO,1999)

健康影响评估提供如下信息:政策决策制定导致的健康结果和风险、对于人口生命造成的预期或非预期的影响。健康影响评估作为健康推广政策的手段之一,需要可以作为证据的信息来改进公共卫生等相关方案。WHO之所以提出这个概念,是为了通过改善可能对健康造成影响的行为基础来改善个体的健康状况[①]。

相关概念:卫生推广;预防

13.20 健康报告

健康报告通过抽样呈现数据(多为次级资料)以告知政界、当局和公众在特定时间、区域、人群中产生的健康问题。这些报告是卫生保健管理和卫生推广的基础,尤其是那些涉及人群关注焦点的报告。

同收集目标人群卫生状况的数据一样,卫生报告通常面临很大的困难。其中的问题包括相关主题的选择、数据的解读、关于变化得出的结论、受影响人群的参与程度。

健康报告通常采用调查、专家咨询、人口统计、疾病基金数据、各种调查报告(如灾难、事故、职业健康、环境问题等),以及居民、专家调查问卷等研究工具。

健康报告一般获取的数据包括:幼儿死亡率;儿童生理、心理和教育成长的数据;期望寿命;传染病新发病例;职业病;环境条件;预防方案、医疗服务、康复、护理和社会保障的可及程度;社会健康负担的不均;食物、水、空气、居住环境、教育/医疗卫生条件等基本生活资源可及程度;生理缺陷者;个体日常生活满意程度;妇女和儿童的社会地位;高龄人的生活状况。

健康报告使用的一系列调查方法包括从现有文献收集数据、数据池、调查问卷、观察、自我评估、专家意见。

---

① Health Canada. The Canadian handbook on health impact assessment. http://www.hc-sc.gc.ca/ewh-semt/pubs/eval/handbook-guide/,2010-03-17.

13.21 高风险策略

高风险策略是指以高风险携带者群体为对象的预防方案的管理策略。

高风险策略通常在计算适用性和效率上存在问题。这是因为根据以往经验，患病的不仅仅是那些高风险的人群，任何具有低风险特征的人都可能患病。若高风险人群的现患病例少于低风险人群，那么很有可能是因为大部分的新生病例出现在低风险群组而非高风险群组。在这种情况下，高风险策略对于整体人群的作用可能被边缘化。更尴尬的是，与其他策略相比，高风险策略往往代价更高（Rose，1992）。

但是在某些传染病的案例中，高风险策略是绝对首选和必要的关注点。一种传染病向那些不太可能患病的群体传播，携带高风险的个别群体通常是其开端。由于低风险携带群体的发病率高，该群体中很可能出现多发新发病例。

相关概念：超额风险；流行病的测量；预防悖论

13.22 服务逆向分配法则

服务逆向分配法则是指依据实验结果，揭示社会阶层和适当的卫生服务之间的逆向互动关系。它促使先进的卫生服务系统制定法规，通过提高社会弱势群体的认知来克服这种逆向状况。

相关概念：社会流行病学

13.23 期望寿命及寿命长度

对寿命长短的衡量是衡量生活条件、社会安全、预防和医疗服务可及性质量的基础之一，也是衡量一个国家及其人口经济发展的维度之一。计算个体寿命的长短只需要掌握出生和死亡日期，而测量一个群体的寿命则复杂到需要应用生命表的方法，其结果只能通过群体或者特定出生寿命长短的分布来表现。个体寿命的分布可以被一些参数来描述，最常见的是平均期望寿命。

13.23.1 测量的概念

通常测量某个国家人群或其子群寿命长度的方法是期望寿命测量，它被用来描述发生在同一时间出生组中的死亡案例的年龄分布。

由于重新组织起100年或以上完整的群组的寿命分布情况几乎是不可能的任务，数学家们发明了生命表方法，该方法通过抽取某年份的死亡案例作为整个群组的估量来计算分布情况。

如此一来,在当年观察到的死亡可能性会被作为群组寿命分布的估量。目前,该方法及其实践被广泛应用于比较不同人群的死亡风险和风险随时间的变化情况。原理很简单,因为每个人都会面临死亡,能衡量风险的不是死亡人数,而是寿命长度。这就是生命表方法能够为任何人群的死亡率提供准确的描述的原因。

构建这样的表格所需要输入的数据是特定年龄的死亡概率。遗憾的是,由于在大部分国家存在数据不完整或报告严重错误,这些基本数据要么不存在,要么难以使用。所以大部分期望寿命的数据(有时非常复杂)是估算出来的。读者需要仔细注意其中的偏差并谨慎解读。

期望寿命最常用的估算方法包括联合国(UN)模型生命表、科尔-德梅尼(Coale-Demeny)模型生命表、发展中国家 UN 模型生命表、莱德曼(Ledermann)系统模型生命表、布莱斯逻辑系统生命表。我们可以认定,大部分人口行政管理水平低下的国家会低估婴儿和孩童的死亡概率,低社会阶层和生活在农村和贫民区的人提供的数据很好地证明了这一点。同时,这些国家过高估计了老年群体的实际年龄。我们能够预想到在某些国家,数据的精确性因性别、社会阶层、种族、文化和宗教而有所差距。结果就是,在很多国家,尤其是那些经济相对不发达的国家,估算出来的期望寿命数据同现实区别很大或者带有偏差。

为了获得适用的期望寿命数据,以下前提条件必须得到满足:①给出特定数据的人群和地域特征及观察研究的时间必须得到定义;②人群确切年龄及其相对的寿命长度必须精确定义;③每个死亡案例都必须以相同方式计算(由于婴儿死亡率在实际操作中较难定义,这一点可能会很困难);④所观察的人群数量、地区及时间必须清晰;⑤移民的因素必须被考虑进去。

按上述做法,生命表方法可以根据年龄构建出死亡案例的分布,却会缺少在这些年份中出生数字对于出生组不同的影响。按上述步骤,我们能够推测在一个两年时间的区间中,任何年龄段的濒死的个体都属于一个虚构的濒死群组。这可能持续一百年左右。

构建出的分布情况通常如下所述:婴儿的死亡概率很高,随着年龄增大,死亡的可能性会降低,之后会在青少年和成人的临界点稍微增大,随后又开始下降。年近 50 岁的群体,死亡可能性又开始增大。

在上述背景之下,关于个体寿命长度的分布情况,有以下三个不同层面可供理解:①根据算术的方法分组,被称为平均期望寿命(不管是真实具有代表性的,还是想象虚构的);②群组 50% 还健在的年龄点,或另 50% 死亡的年龄点,都可称为可能寿命长度;③死亡人数最多的年龄点被称为标准或典型寿命长度。

在三个数字之间,平均期望寿命是最低的估量,较高的是可能寿命长度,最高的是标准寿命长度。

以德国人的数据为例，2007～2009年，男性的期望寿命是77.3岁，可能寿命长度是79.2岁，而标准寿命长度为84.0岁；女性的期望寿命为82.0岁，可能寿命长度是84.2岁，标准寿命长度为87.0岁。

由于死亡案例的分类群组很大程度上依赖婴儿死亡率，标准寿命长度在历史上只有些许变化，而期望寿命则在几十年的时间内翻倍或更大。

因此，平均期望寿命和可能寿命长度的增加一开始并不被认为是人类生命的延长过程，而更多地被认为是将大多数人的寿命长度从生理可能长度变为现实长度的方法。平均期望寿命的增长是缩小生理生命长度与真实生命长度差距的结果，它为大多数人提供长寿群体的经验，因此也可以看做推动社会平等的过程。

从卫生保健管理者的观点来看，至少有以下三个方面可供讨论。

(1)期望寿命增加的原因众说纷纭。争议在于，究竟是平常生活条件(营养、居住、教育、职业和环境条件、卫生标准等)的改善阻止了早期死亡，还是新兴药物的助力。这样的争论可能影响到分配投入的决策制定，即是卫生保健设施优先于生活条件的改善还是反之。不管怎样，任何卫生保健可及性投入都是一种社会进步。

(2)期望寿命增加导致的后果受到很多关注，通常就疾病扩张理论、疾病压缩理论、动态平衡及疾病负担扩展至一个国家的经济引发讨论。对于健康保险、医疗改革、健康保险共同筹资方之间的冲突，以及财政支撑的卫生计划之间的冲突，讨论都十分重要。

(3)管理者另一个关注的问题来源于被许多科学家和政治家强调过的假设，这些假设与生命表方法中的很多应用相契合，那就是期望寿命的测量结果可以作为评估新兴药物和卫生技术的基础，帮助关于效力和效率的基本原理的决策，或指导循证决策。

13.23.2 期望寿命增加的原因

Maknow在1976年出版的《医学的使命》一书中提出了这样的观点：欧洲大多数危险的传染病在主动的预防或者治疗行为之前已经得到缓解。同样地，远在当今标准的药物干预之前，婴儿死亡率已经下降。他的结论是，对人们的生命来说，日常生活和教育条件的改善比医学更重要。

那些影响儿童、青少年、年轻人的小部分死亡诱因被根除，在部分发达国家中，肺结核、饥荒、缺水等问题得以克服，最终导致期望寿命的增长。

我们还可以认为期望寿命增加的机制是影响低年龄段的死亡诱因同高年龄段死亡诱因的交换。一种解释是，有些死亡诱因是无法避免的，它们只可能延缓到高年龄段中去，而这一过程至少有一部分是由于医学进步造成的。

在期望寿命很高的国家，医学还是有所贡献的，保持这种高期望寿命是很重要的。现代医学只有在人们可及的程度才能够提高期望寿命，只有在大多数人能够接触到的时候，现代医学才能够影响人口的寿命长度。这当然是一种了不起的社会进步，医疗保健的可及程度是社会进步的一部分，也是其重要指标之一。

13.23.3 期望寿命增长的后果

无论期望寿命是增长还是减少都会对一个国家的发展产生巨大影响。这种影响特指两个方面，即国家的社会经济发展和医疗保健应用的变化。

13.23.4 评估期望寿命变化的概念

基于生命表方法，包括生命表方法中的定性参数，有很多模型被用来评估期望寿命及其变化。

期望寿命变化评估的原理是任何年龄组中的生还者的生活质量有所差异。这样做可以估算出质量的提高并量化损失。质量的提高可用来描述健康的改善，而损失则用于描述负担或者将来潜在的、人口层面的、改善健康的行为。

常运用的寿命变化评估的指标如下：活跃度（活跃期望寿命，active life expectancy，ALE）、幸福感（幸福期望寿命，happy life expectancy，HLE）、缺陷度（失能调整期望寿命，disability adjusted life expectancy，DALE；失能调整生命年，disability adjusted life years，DALY；免失能期望寿命，disability free life expectancy，DFLE；无失能期望寿命，expectancy free from disability，LEFD）、健康（健康期望寿命，healthy and active life expectancy，HALE）、独立性（独立期望寿命，independent life expectancy，ILE）、生活质量（质量调整寿命年）、潜在寿命的损失（潜在寿命损失年数，potential years of life lost，PYLL；潜在寿命损失年，years of potential life lost，YPLL；潜在寿命损失累计率、期望寿命下滑指数近似值）、死亡诱因（导致特定期望寿命的死亡、导致特定期望寿命损失的死亡）。

上述所有的指标对于管理者的循证决策和循证政策来说有实质效用，尤其在卫生经济问题中，被用得最多的是质量调整寿命年。

期望寿命评估通常的目标是决定优先级、定量、效力、效率和质量的问题。时常出现的问题是实验数据的缺陷及根据可能的实质性结果过度解读这些数字的倾向。

除了部分国家具备合适的实验基础来支持期望寿命变化评估的研究，大部分国家尚不具备。但是即使是有研究可能性的国家也明显没有深入涉及关于循证决策的方法。结果就是，政治家只能依赖专家给出的信息和解读。

精心构建的方法与实验基础之间存在很明显的差距，所有的这些测量手段通常不能符合解读和处理这些数据所需的实验精度和知识。

13.24　马尔科夫模型

在循证医学的背景下，马尔科夫模型在以下情况发挥作用，即决策问题包含随时间持续的风险、事件的时机至关重要、观察的现象可能不止一次发生。

通过决策树代表的临床参数可能需要简化和假设。相比之下，"马尔科夫模型假设患者总是处于某个有限的离散的健康状态，即马尔科夫状态。所有的事件都代表着从一种状态向另一种状态的过渡"[①]。

一种马尔科夫模型可以作为模拟组或称为蒙特卡洛模拟，用矩阵代数来估值；另一种较新颖的马尔科夫模型代表是马尔科夫周期树，它运用树状的方式代表临床事件，可以作为模拟组或者蒙特卡洛模拟。由于马尔科夫模型能够代表重复发生的事件及概率和效用的时间依据，可以更精确地表现出包括这些问题在内的临床设置。

对于管理者来说，马尔科夫模型为分析卫生服务机构的未来要求及相关投入等复杂问题提供帮助，可能与一种平衡的积分卡合并。

根据 Sonnenberg 和 Beck[①] 的观点，关于马尔科夫模型效用的假设如下："根据现实情况，系统的未来发展与历史无关。当指数分布持续出错或被修正，从而得出过渡可能性，马尔科夫特性将得到保证。这样一来，我们得到了固定的，与时间同步的马尔科夫过程。任何将马尔科夫模型适用到决策问题的尝试，必须充分证明这个假设能够适合所涉及的病例。"这个假设也适用于卫生保健管理的许多问题。

可能有人认为假设不能解决任何临床问题，但是却更易于符合管理层的决策制定。

相关概念：决策树

13.25　大众策略

大众策略是指针对那些被定义为低风险组人群的预防方案中的管理策略。低患病概率会随着特定风险人群递增，从而产生较多病例。为了防止这些病例出现，必须将预防手段指向"几乎不可能会患病的大众"(Rose，1992)。

---

① Sonnenberg F A, Beck J R. Markov models in medical decision making: a practical guide. Medicine Decision Making, 1993, 13(4): 3222~3281.

大众策略容易出现的问题是，预防手段产生的风险可能会危害健康人群并使他们长期处于医疗控制之下。

相关概念：防范性治疗；流行病学中发生率的测量；预防悖论

13.26　流行病学中发生率的测量

流行病学中发生率的测量属于如何量化健康相关数据的方法尝试。下面将给出一些术语和定义的简介，卫生保健管理者需要有所注意。

13.26.1　患病率

患病率指的是在特定时间点，群体中患有特定疾病的患者的绝对数字，或者是在这段时间中的平均数字。例如，在某个特定时间特定区域中，患有糖尿病的人数是150 000人。

13.26.2　平均患病率

平均患病率指的是在特定时间中患有特定疾病患者的平均数与这段时间中的平均人口数的比值。例如，在某个特定的年份中，该区域糖尿病患者的平均患病率是6.5%。

13.26.3　时点患病率

时点患病率指的是特定时间点患病人数占总人数的比例。例如，在某个特定时间点中，该区域糖尿病患者的发病率为6.0%。

13.26.4　发病例数

发病例数指的是在特定时间段，特定人群中新生病例的数量。新生病例的数量评估的是那段时间内患病的人数。例如，在某个特定时间段中，该区域新发现的女性乳腺癌患者数为5 000。

13.26.5　累计发病率

累计发病率，亦称罹患率，指代积累的新生病例变化情况，是在特定人群的终生周期中总的发病人数与观察开始时的人数的比值。这个数值是计算特定疾病风险概率的唯一估量。例如，在1 000名健康的40岁男性中，未来10年将患心肌梗死的人数为5。

13.26.6 发病率

发病率指的是在特定时间段特定区域中新发现的病例占该人口的比例。例如，在特定时间段，某区域新确诊为肺癌的例数为每 100 000 人中有 30 例。

13.26.7 即时发病密度

即时发病密度，即发病率或风险比率，指的是在特定"时刻"、特定区域、特定人群中特定疾病的发病例数量与同时期具有发病风险人数的比值。这个指标专门用来决定所谓的"发病力"，即某种风险的力量。它可以理解为对特定风险密度的估量或指示物。例如，接触有害物质 50 小时之后，100 名接触者中有 10 名患病。

13.26.8 平均发病密度

平均发病密度，即人-时发病率，指的是在特定时间段，特定人群中特定疾病在风险出现后发作的数量与人-时量的比值。人-时量是指在该时间段具有患病风险的人直至发病的时间点的总时长。例如，在 100 名与有害物质接触的人群中，直到接触的 50 小时后，有 50 例患病。

13.26.9 可归因风险、可归因分数

可归因风险是与特定风险因素相关的疾病新发病例比例，可用来预测可避免病例数，还可用来计算平均组风险并基于此调整保险金额。例如，在 1000 例肺癌病例中吸烟因素的可归因风险为 800 例。

13.26.10 死亡率

死亡率，或粗略死亡率、死亡比率，指的是特定时间段中，特定群体的死亡数量与平均群体数（或年中群体数）的比值，它可以根据年龄、性别、死亡诱因等因素整理成表。

死亡率可以用来比较和权衡在特定时间段的出生和死亡数，从而计算人口的变化（增长或衰减）。当它通过标准化调整为人口的不同年龄结构时，可用来比较群组死亡发生率。例如，在特定时间段中，该区域每 1 000 人中平均有 8.2 人死亡。它不是一个计算风险的数据。

13.26.11 婴儿死亡率

婴儿死亡率，亦称婴儿死亡比率，它是衡量特定人群中社会经济条件、公共卫生行为、医疗服务质量和可及性的重要指标。例如，在特定时间内，该区域1 000例新生儿中10例于出生的第一年死去。这个数据对于定义区分死产和活胎有重要意义。

13.26.12 病死率

病死率指的是在患同一疾病的群体中，与观察期开始时的新发病例相关的死亡数。例如，在被转送到医院并经过特定时间的治疗后，100名急性心肌梗死的新发病例中有20例死亡。病死率实质是一种可能性，可作为评价医疗设施中医疗服务质量的指标，也被误传为死亡率。

13.26.13 致死率

致死率指的是患同一疾病的群体中，死亡数与那段时间内患病总人数的比值。例如，在特定时间段，该区域10 000例慢性阻塞性肺病现患病例中有40例死亡。致死率可作为病死率的估量，并用于类似的目的。它也被误传为死亡率。

13.26.14 优势比

优势比，即优势比较，不仅属于流行病学范畴，还被应用于研究管理者的环境，指的是在某种诊断测试、治疗过程影响下，积极预期出现的病例、作用或发病例的数量比例，以及非上述因素影响下，非积极预期的结果的数量比例。优势比不等同于新发病例发生的机率，但是被广泛运用于该机率的估量。例如，在100名诊断患者中，积极结果出现60例，对立面为40例，优势比为1.5；在100名肺癌患者中，80例为烟民，20例为非吸烟者，优势比为4。

优势比的例子如下：100名吸烟者中，5例最终患上肺癌，其余95名没有。而在100名非吸烟者中，有1例患上肺癌，99例没有。吸烟者的优势比计算为0.05，非吸烟者的优势比为0.01。吸烟者和非吸烟者的优势比为5，或者说吸烟者患上肺癌的机率超过非吸烟者的机率并达到5倍之高。

13.26.15 存活率

存活率指的是从治疗开始到某个时间点，个体患者在特定疾病中存活与非存活者的比例。这个结果通常用来同未采取治疗或采取不同治疗方法的组别比较。

13.26.16 存活时间

存活时间用于计算某观察组，如治疗结果观察组的平均存活时间。

计算存活时间要用到生命表工具。困难在于存活时间不仅仅取决于治疗，还在于其他因素，如疗程开始时的年龄、疾病的阶段、患者的积极性和配合程度等。数据的解读总是需要引起一个控制组的高度关注和限制。

13.26.17 发病率

发病率指的是特定群体中患病者的定性比例。

没有方法可以定量地估量这样的比例，原因有很多，包括预后、治疗需求、潜在严重性、健康条件的个体与社会解读的持续时间等的差异。

13.27 职业卫生

职业卫生研究与工作场所卫生和安全相关的问题、监控和预防与职业相关的问题，还研究如何将工作条件和场所进行改制以迎合职业人群（包括生理缺陷者、慢性病患者）特定需求的提案和发展方式。这个主题是公共卫生和相关科学关注的要点之一。大多数国家具有与职业卫生相关的法律规定的标准，但是其监控和必要的违法惩罚措施的机制不同。

国际范围内，卫生和人体工程学问题是发展和建立职业和科技领域的实质要求。这些要求迎合国家的有关预防、将丧失劳动能力者纳入劳工范畴，以及有关职业病和损伤病例的责任的法规。上述议题同国家经济发展、劳工合法权益、工会的权利程度紧密相关。尽管国家一直在完善这部分人群的法律保护，但妇女和儿童仍然是职业卫生的重点受害群体。

职业卫生命题涉及雇主保护及雇员卫生和安全的行为推广，包括如何尽量避免工作场所物理、化学、生物方面的有害条件。精神压力和紧张感是目前工作中日益受到关注的问题，也是关注员工健康权利的主题。超时工作、高工作密度、聚众闹事、酗酒、性暴力及违反常规的工作条件，包括不健全的疾病预防和员工利益保护标准，是职业领域出现的显著问题。

目前，有一部分雇主提供职业健康咨询、检查、治疗和病案管理，还有一些雇主用这些方法建立健康的工作环境，提高雇员的积极性和生产力。工业化的历史深刻地表明，关注职业卫生的雇主会在竞争中占据优势。

尽管雇主通过改善工作条件、运用病例管理等在某些国家作为法律强制和严格规定的手段使大多数传统的职业卫生问题得以根除或减轻，但仍会面临诸如心理压力、工作密度增大和情绪冲突等显著的新问题。

欧盟建立了一个多学科参与的职业安全与卫生项目,旨在改善每一个雇主及其家庭的安全和健康状况。在欧盟内部,一些国家的政府决定提高退休之前的强制工作年限,还有一些国家因人口变化而减少了潜在工作力,这些国家需要特别关注职业卫生问题。

相关概念:卫生推广;预防;康复;社会流行病学

13.28 预防悖论

预防干预项目的结果经常不符合预期,这在很大程度上是预防悖论造成的。其背后的机制如下:新发病例的数量=疾病发生率×风险人群,如果疾病发生率非常高,相关的风险人群通常会比较小;反之,疾病发生率低,风险人群可能会相当大。低风险人群的新发病例的绝对数字会极大地超过高风险人群。

如果预防措施是针对高风险人群的,那么即使付出很高的代价,预防的效果也可能非常小。由于很难调动低风险人群参与预防行为的积极性,有的时候也没有更好的办法。尤其是有的预防措施可能伴随着难以预期的副作用——这种情况非常可能发生——尽管概率不高,但由于预防而遭受风险的人数可能难以被公众接受。

通过测试和检查,医学预防行为伴随着药物、活组织检查、外科手术等预防干预措施,预防悖论随之出现,常用的例子有为抗胆固醇及临界血压的药物处理、为预防心肌梗死而使用乙酰水杨酸。

相关概念:防范性治疗;高风险策略;大众策略

13.29 发病机制

发病是疾病发生到结束的过程,可以从解剖学、形态学、控制学和功能的角度描述和估量,用以甄别疾病和失能的原因。

发病机制的研究为治疗、康复及医学方式的预防提供依据,而病原学研究则为预防和卫生推广的公共卫生策略提供基础知识。

相关概念:病原学

13.30 人口

人口是指具有国家、区域、国籍、年龄、性别、社会特征、种族特性等方面共同点的人群。

人口通过出生、死亡、迁移的方式改变数量和结构。对理解一个国家人口的变化来说，期望寿命及其增长和减少是重要的因素。

从卫生层面来看，具有类似风险、疾病，或相同医疗保险覆盖的，没有第三方付费者的人群，也被称为人口，或人口子群。

定义某类人群为研究群组需要给出其人口学结构特征、特定发病时间，甚至区域等相关参数。

由于疾病的发生存在健康风险，卫生服务的效力和效率取决于人口特征。管理者需要理解的是，人口变化同时也意味着需求及预期结果的变化。为了进行医疗保健管理，必须理解目标人群的特点。这可能需要制定如何设置服务提供或进行投资组合分析的策略并因此产生新的需求。

相关概念：人口学；流行病学；期望寿命

13.31 公共卫生

公共卫生较早的定义是"通过社会、机构、大众和个体、社区和个人的选择和有组织的努力，来预防疾病、延长生命、推广卫生的科学和艺术"[①]。

公共卫生的评估、评价、报告和制定的课题与一个国家、民族或其他形式人口及其卫生状况相关。它典型地概括了许多贡献于人类卫生知识的人类科学，如流行病学和社会流行病学、卫生服务和应用研究、医学社会学、心理学、职业卫生、环境卫生、生命科学、人类学、卫生政策研究等。

公共卫生至少具有下面两点基本特征：一是它致力于卫生问题的预防而非治愈，不涉及医疗护理、失能、康复的可及性；二是它解释并实践于人口层面的问题。

公共卫生关注生活条件的变化，鼓励人群、组织、产业、机构，最终延及政府和国际机构，促使其尽力适当地为人口卫生做出努力。

关于公共卫生的重要经验可以概括如下。

（1）人口中健康负担的分布是不均等的，这种不均等性源自劳动力条件、社会不平等和基因决定作用。

（2）如果改善教育可及程度、社会凝聚力，改变社会不平等，规范工作条件、社会公正，反对歧视政府政策等基础性要求得到满足，经济的进步将改善卫生状况。

（3）人口的健康得益于对影响公众健康的主要因素的监测和评价。最主要的负面影响有贫穷、恶劣的工作环境带来的风险或社会排斥；最主要的积极影响则

---

① Winslow C E A. The untilled fields of public health. Science，1920，51：23.

包括教育、民族自觉性、包容和主动为需求群体提供公共服务。

（4）对最弱势群体和保持健康的生活条件来说，实行卫生推广政策是实质重要的因素。

（5）为人群提供必需、适当的医疗保健服务至关重要。

相关概念：卫生推广；社会流行病学；社会医学

13.32　生命质量测量

生命质量测量用来评估人群对于生命质量的看法，以及干预手段在处理疾病、失能或日常生命活动时的有效程度。生命质量测量采用标准科学的手段，如生命质量测量法或其衍生出的概念。它测量生命质量在生理、精神或社会方面的不同维度。当质量问题涉及心理-情绪方面的分析时，研究者建议使用诺丁汉健康量表。

生命质量测量不是结果的先决表现参数，而是测量人群的情况、管理资源、动机和对减少不利因素并积极主动参与日常生活的理解程度。它还被应用于评估、比较用药及预防的方案和策略。

13.33　随机对照临床试验

随机对照临床试验类似于试验的临床研究，患者被随机分配到干预组和控制组，并跟踪研究两组患者，分别测量该研究组的结果。通常两组患者都不清楚被研究群体和研究者是谁。由于这种特定的复杂方法，随机对照临床研究在循证医学中占据很高地位。

研究者要考虑清楚下面的问题：试验结果最终作用于那些同试验组具有相同特征的患者。尽管研究者可以通过聚合类似病例并对它们进行系统评价的方式找到具有代表性的试验对象，该试验对象也很可能与实际日常医疗情况有所差异，尤其是门诊患者。

对管理者来说，必须注意到的是，随机对照临床试验提供了目前可能的治疗方式中最好的证据，同时也为有效性方面提供了最佳标准，但是效力问题并不被考虑在有效性选择之中。如果以该试验为标准来制定与协议有关的按绩效付酬的规则，可能会有问题出现。

相关概念：有效性；效力；循证医学；个人化医疗

13.34 相关性

当有关某个现象的统计数据或观察将被用来参考决策制定时,它必须经过相关性的数据测试。决策制定者必须回答该数据是否与特定的行为或其周边条件相关。

数据决定其显著性的过程取决于测量的病例数量,而对管理者来说,相关性通常取决于比数据上的考量更重要的因素。因此,相关性是一个很严肃的课题。

在科学与患者和服务提供者的做法之间,数据的显著性和相关性的差别可能会产生沟通的混乱。显著性和相关性需要根据不同的情况和结果进行考量。

相关概念:显著性

13.35 风险沟通

估计、测量和评价风险通常是专家们的任务,然而有关风险的信息深刻地影响着公众和患者的日常生活。评估和交流风险的能力就像硬币的两面,通常处于对立状态。许多将风险传达给患者和公众的负责人从来没有涉及过复杂的风险测量、解读和评估过程。

专家之间讨论的风险问题是复杂又具有争议的,然而更困难的是将风险传达给公众。不同的言论背后代表着不同的利益、期望、愿景、偏好和关注,医疗服务也是如此。这就是为什么风险沟通不仅是胜任度而且还是与研究和特定责任相关的问题,我们必须澄清不同评价背后的动机。

相关概念:交流;风险

13.36 风险因素

风险因素用来描述群组发病的可能性和卫生条件形式上的特征。当谈到风险因素时,需要与另一个具有不同特征的群组进行比较。如果某种疾病完全随机分布在人群中,就无法确认与该疾病相关的因素。

风险因素的研究属于流行病学研究范畴。风险因素很可能直接导致某种疾病或者仅仅表现人口或群组的差异。这种因素通过决定不同子群组中平均水平的变量,来影响人群中相关病例的平均概率(Niehoff and Schneider, 1993)。

风险因素用来描述不同群组中,由特定的社会、环境、生物、生理、心理条件或行为模式影响的,事件发生的可能性差异。风险因素可以描述这种差异,却不一定会产生差异,尽管它们有产生差异的可能。同样,在人群相关病例中,差异的原因可能不同于个体或群组产生特定疾病的原因。吸烟组中的个体患上肺癌不一定是由吸烟导致的,也可能是由于长期与石棉等物质接触。

风险因素广泛用于预测诸多目标的收益和损失。风险的评估运用不同的概念,并被不同的内在利益所驱使。当通过减少群组中差异的特征的方式来消弭群组差异时,这些因素可以被当做基准。

从医疗服务和医疗保健管理的角度来看,风险因素用于健康计划的保险合同。它还被用来描述群组预防行为、分诊步骤、风险选择政策等的高优先等级。

如果群组之间新发病例的数据方差为 0,尽管存在新发病例及相关原因,也无法确定风险因素。在其他方面,只要人群及其生活条件、个体偏好有所差异,就存在待确定的风险因素。

风险因素的定性评估取决于特定的目标,同样的因素可能与其他关注的目标相关。例如,总人群疾病(新发病例)的平均发生率是每 100 000 名风险人群中有 40 例。我们将其拆成不同比例结构,即每 100 000 例中的 20 例及每 100 000 例中有 80 例。两个分组与平均水平的差异或者两分组之间的差异的特征被称为专用因素。如果这种差异不遂人意,该因素被称为风险;如果差异顺遂人意,则被称为机会。换句话说,在不同的框架下,同样的因素可以是风险也可以是机会。

在确定了专用因素以后,人群可以分类划分进不同的人群组,也就是风险组。分类分组方法的一个目的是为预防方式和标准疗法提供合理性;另一个目的是筹划健康计划,用来评估保险风险即保险金,为风险携带群组承保较高保金会给保险公司带来损失,相应地,为无风险因素群组承保较低的保金会带来收益。

超额风险用来定义那些超过平均或理想的可接受水平的风险。"超额"的定义无疑取决于被用来作为标准的东西。正是由于没有一个真实的标准,差额风险的量可以因任何利益而被轻易操纵。关键不在于对风险的定义做出理解和让步,而是理解为了评估某个群组风险是否超过了其他组供参考的底线。

相关概念:风险;流行病学;医疗保险;发生率测量;预防悖论;预防;风险;风险选择;分诊

13.37 显 著 性

显著性是指非偶然情况下两次有差异的数据测量值之间的差异程度,显著性差异的结果可以用来查证造成差异的原因。

在某种差异被证明数据真实(即显著)的情况下,这个结果还需要依据信赖性,即置信区间计算其可能性,才能符合要求。信赖性为将来的研究提供原理论据。

信赖性要区别于相关性,后者是管理者制定决策的重要术语。

相关概念：相关性

13.38　社会流行病学

社会流行病学是流行病学的主干，同时也是其来源之一。它与公共卫生科学紧密相关。社会流行病学领域的研究者研究如下内容：人口卫生转变的原因、机制及动态；国家人口中卫生相关的社会不平等。

社会流行病学的研究结果为循证卫生政策提供基础，循证卫生政策的总目标是管理卫生风险治疗的可及程度和提供情况及失能人群的社会支持。

卫生服务管理者可以从社会流行病学中学到的经验总结如下。

(1)人群的社会地位越低，健康的负担、寻求支持和医疗等问题就越会像滚雪球一样难以解决。

(2)恶劣的工作条件和贫穷是人群健康水平低下的重要原因。

(3)健康水平低下可能是社会地位低下的结果，也可能是社会地位的失去或下降导致的。

(4)健康程度不平等的扩大不仅代表了一个国家人口健康程度的恶化，还表明社会凝聚力的下降。

(5)改善的健康模式表明了由于经济发展和人口整合带来的社会条件的变化。

上述经验的实践真实性已经被大量关于国家过去和现在的情况的研究所证明，它们是全球范围内医疗保健政策的基础。行之有效的医疗服务需要这样一种整体的社会经济和政治气候，即医疗服务将人口的健康作为社会、政治目标及责任而非劳民伤财的负担[①]。

相关概念：公共卫生

13.39　社会群体、社会阶层、社会阶级

通过社会特征将人群分类会导致基本的争论，这些争论关乎造成人与人差异的原因及该原因能解释何种问题的理解。争论背后所持的立场大相径庭。当健康

---

① Marmot M. Social determinants of health inequalities. Lancet, 2005, 365: 1099~2104; Wilkinson R G. Health, redistribution and growth. In: Glyn A, Miliband D. Paying for Inequality: The Economic Cost of Social Injustice. London: Rivers Oram Press, 1994; Niehoff J-U, Schneider F, Wetzstein E. Reflections on the health policy of the former German democratic republic. International Journal of Health Sciences, 1992, 3(3/4): 205~214; Wilkinson R G. The Impact of Inequality: How to Make Sick Societies Healthier. London: Routledge, 2005; Olshansky S J, et al. Differences in life expectancy due to race and educational differences are widening, and many may not catch up. Health Affairs, 2012, 31(8): 1803~1813.

风险、医疗服务可及程度、解决失能负担的机会的不平等需要得到解释和切实的改善时，它们就与公共卫生和社会流行病学的问题紧密相关。

有一个被普遍接受的观点是社会群体是具有相近特征或态度的人群，这就是为什么每个人都会属于许多无关社会分层和地位的社会群体，并在一生的时间里改变很多次群组身份。群体中的成员不一定存在互动。从公共卫生的角度来看，风险人群或具有同样生理缺陷的人群，抑或享有社会医疗保险的成员，都可以被定义为社会群体。当医疗干预侧重于某个特定的社会群体时，根据该群体的特定模式采取预防策略和提供积极的医疗服务将会很有效。如果计划的医疗服务的预期结果取决于群体特征及其相互作用，那么这么做很有必要。

社会阶层在很多国家的社会科学和社会政治的实践中得到定义和应用，它根据诸如教育、职业、劳动力、收入等社会经济特征来定义人群。社会阶层可以帮助定位具有相同教育、劳动、医疗服务、居住等潜在或可及机会的人群，常用的参数有收入或者教育和职业程度。

在社会学中，社会阶层被用来描述不平等程度或社会等级。在社会流行病学中，社会阶层则被用来描述卫生相关问题在垂直方向的不平等性。正如社会流行病学和公共卫生显示的，社会阶层与人群的健康紧密相关，并将人群的健康程度划分开来[1]。

社会阶层还是社会流动性的重要背景，因为健康对风险和改变社会阶层的可能性具有十分重要的意义。健康与社会阶层之间有重要的关系，科学家运用这些关系对社会变化做出长期报告，并将健康程度当做社会变化的指示物。

一些国家应用社会阶层的概念来决定人群获得社会附属品（如医疗覆盖）的权利。例如，英国采用如下的分组方法：专业性职业；中级职业；非手工技术性职业；手工技艺性职业；部分技术性职业；非技术性职业。

社会阶层同样可以定义社会阶级。不同的是，社会阶级根据人群在生产领域和金融业的地位、结果的分布呈现出来。它将拥有生产力和拥有出卖生产力的个体能力的人区分开来。

美国有一个社会阶级的年度报告，并根据这个概念决定 FPL，从而得出医疗补助计划的覆盖。因此，根据家庭大小-收入年度分布曲线，个人和家庭的平均收入被定期报告出来。根据财税当局报告的平均收入，美国人群被分为上等阶级、中上阶级、中中阶级、中下阶级、下等阶级，不同阶级随家庭数量不同而呈现差异。

为了迎合贫困者的社会立法和医疗覆盖的要求，其他国家采用了不同的标准。

---

[1] Olshansky S J, et al. Differences in life expectancy due to race and educational differences are widening, and many may not catch up. Health Affairs, 2012, 31(8): 1803~1813.

相关概念：流行病转变；社会流行病学；风险组

13.40　灵敏度和特异度

灵敏度和特异度是通过计算患者被正确诊断患病与否的比例，来描述诊断质量的估量。

灵敏度量化诸多患者中患有特定疾病的人数。需要理解的是，灵敏度不仅仅取决于试验参数，还取决于所有被试验人群中相关的病例数量。由于未加选择的人群通常只有一小部分人通过医疗筛查而被锁定，因此，敏感度会低于临床条件下选择的样本。这就是为什么在缺乏特定敏感度论证的公共卫生设置下，运用临床精确筛查试验是错误的。例如，测量出的在临床条件下90%的灵敏度，指的是100名患者中有90名被测出确实患病。但是在筛查条件下，同样的测试可能只能得到50%或更低的灵敏度。

特异度量化那些在未患有特定疾病的人群中被正确地定位为健康（即未患病）的人数。同样地，特异度不仅仅取决于试验参数，还取决于试验人群中健康的人数。由于未选择的人群中通常有很大比例的人数没有通过筛查而被锁定，特异度可能比灵敏度更好，但是却可能产生假阴性病例的问题。例如，测量出的80%的特异度指的是100名健康人群中试验正确标识出了80名，而遗漏了剩下的20名。

相关概念：防范性治疗；筛选

13.41　标　准　化

标准化在统计学和生产管理中含义不同。对卫生保健管理者来说，两层含义都有其意义。

第一层含义涉及数字的比较。从不同结构的两个人群中提取数据，如接受医院治疗的病人。要比较这两个群体很可能会比较困难，因为初始结构（如年龄）的不同会导致结果的不可比。如果管理者想建立某种基准，那么不一致问题又会产生干扰。为了避免这种困难，经常需要标准化（直接或间接）这样一个统计步骤。

第二层含义涉及目前医疗保健服务的主流，即疗法、疗程和路径的标准化，它能提高服务质量，将医疗服务调整为微观经济考量，如产品医学或市场竞争。

疗法和疗程的标准化在大多数情况下是卫生保健专业人士的工作，路径的标准化及提供机构的内在流程主要是卫生保健管理者的任务。

相关概念：临床路径；临床指南；产品医学；质量提高

13.42 人口学转变

人口学转变指的是由出生率、期望寿命和迁移带来的人口模式变化的机制、步骤和结果。

由于患病或生理缺陷的人数取决于人口学特征，人口在数量和结构上的任何变化都会影响医疗服务的需求和资源的分布。

掌握人口学转变是制定有关供求、投入、第三方付费者的覆盖范围的战略规划的关键。

相关概念：年龄和衰老；人口学；流行病学；期望寿命

13.43 流行病学转变

与人口学转变类似，流行病学转变明确地研究特定人群随时间变化的健康风险分布、疾病和失能的发生情况，这些变化通常由时间趋势或队列分析来表现。

流行病学转变的概念是理解特定人群中卫生模式变化的原因和后果的基础。这个过程与两方面紧密相关，即人口学转变及由社会群体和社会阶层的模式描述的社会结构改变(Niehoff and Braun, 2010)。

相关概念：疾病压缩理论；人口学转变；疾病扩张理论

13.44 正 确 性

正确性用来定义某种测量方法的准确度。它表示某种观察现象不是偶然出现的，或至少没有偏倚或混淆因素导致可能性差异。

正确性在任何研究中都是一个被关注的问题，如流行病学和临床研究，以及应用研究。卫生保健管理也需要考虑这个因素。

实践的监测需要数据，这些数据需要远离专家的"感觉"和"印象"，需要基于"硬"事实。正确性与否的问题需要尽可能翔实的回答。

如果管理团队缺乏研究手段的知识，或者缺乏熟悉测量问题的专家，会出现严重的问题。

使用实践数据的管理者至少应该搞清楚小规模的数据和比较（如为了建立基准）能否被理解。很可能发生的情况是，缺乏精度的测量已经完全偏离结果，在这种情况下，没有必要继续进行解读和行动。

相关概念：偏倚；混淆特征

13.45　变异性

不管是全球的人口还是特定人群，它们的变异性都是人类及其真实财富的基本特征之一。

从人类进化及其历史和未来的角度来看，变异性一直存在。变异性由很多因素造成，如生物、社会和文化原因。变异使人千差万别、独一无二。

对卫生保健管理者来说，对变异性的理解和尊敬是独立管理卫生服务的基础。变异性迎合了两个管理方面：①循证医学的先驱们总是强调，治疗和服务的指导方针必须采取基于群体文化和社会背景的原则。提供者单纯提供之前定义的产品，而没有检验其在文化上是否被接纳，势必会成为一个问题。②理想化躯体功能的标准作为预防项目的预期结果。

相关概念：个人化医疗；预防；产品医学；应用研究

13.46　威尔金森定理

威尔金森定理指出，社会结构和社会关系将共同决定人口的健康状态。它由社会流行病学和社会学研究得出，并支持"社会的不平等程度（如教育或收入不一致）越大，健康状况（如期望寿命）越差"的结论。威尔金森给出了大量实验性证据和解决问题的可能方法。

威尔金森特别研究了不平等为何及怎样影响人群和社会阶层的问题，并总结说："不平等差异虽然就像不同市场民主国家或美国各州之间的差异一样并不明显，但是其社会和卫生体系的差异却是巨大的。"[①]

威尔金森定理指出，实验性证据有力地证明了一个社会越不平等，其健康状况越差。"从社会不平等开始，社会不平等将一步步影响社会关系、社会地位、家庭运作直至健康。"

威尔金森的研究和结论侧重于暴力、死亡率等方面，并强调社会压力、社会福利、营养、肥胖等社会问题及其与社会阶层通过流行病学转变的方式产生的相关性。

威尔金森定理对目前社会流行病学和公共卫生有巨大的影响。尤其在西方国家，各州的公共卫生是目前社会发展的基础社会问题。

---

① Wilkinson R G. Unhealthy Societies：The Afflictions of Inequality. New York：Routledge，2002.

13.47 职业病

职业病是指与职业及职业条件相关或由其产生的风险和疾病，该术语由WHO定义。有些国家的法律明文定义何为职业病或"一种由职业引起的疾病"。

职业病包含如下问题，即预防、职业相关治疗方案、雇员职业病的补偿。

在有些国家，其雇主单位已经形成了一套特别的与职业相关的卫生服务体系，其目的如下：诊断和治疗职业病和突发状况；预防职业病；帮助雇员康复，避免其因未能满足工作要求而失去工作；减轻雇员由工作条件引起的疾病或失能所带来的债务负担。

一些国家的雇主及其单位已经建立了专门医院来诊断和治疗职业病。

职业病问题包含了很多方面，包括减少接触和风险的标准。澄清风险是由职业还是由个体生活造成的，也是研究的一个关注点。

相关概念：病原学；职业健康

第 14 章

卫生保健服务管理的分类

概　　述

　　任何系统的思维和行动方式都要把对主要问题的分类作为先决条件。我们不能盲目地去想或者去做，而不去考虑到底为什么要这样想或者这样做。这也是分类对医疗保健和管理来说是非常重要的基础性问题的原因。

　　医疗保健领域内的分类构成了一个国家或全球范围内涉及医药的供方组织专业人员的通用语言，但任何一类语言都有其自己的"词汇"和"语法"，使用者必须首先学会这两样东西。另外，还必须认识到，这里的分类也是基于对分类学科在科学上的理解而做出的，仍然离不开人为构造的语言框架。不同服务利用者的见解和目的不同，而且会随着时间的推移而改变。例如，对社区的卫生保健医生来说，如果不熟悉他们的专业术语，那么这个人将不具备留在他所属社区工作的资格。

　　通过使用大众接受的医学分类进行的医学编码，是体现专业化医疗保健及其管理的重要工具之一。

　　卫生保健的分类是用来进行归类的系统集合，而归类的内容包括各种与健康相关的知识、行为和实践。这种广泛的分类范围反映了当前人类对于健康和医学问题的理解和认识，同时也反映了那些对已确定的卫生问题进行干预的行为。其结果是，掌握了这种分类系统的人可以将其作为一种语言工具，来和患者及医疗专家进行信息的交流。

　　主体的认识角度不同，分类的方法也不同。分类即是按照所需要的目的，将多样化的主体分成尽量小的单位，再冠以不同的名字。任何分类中的种类都会被冠以一个名称来相互区别。在进行编码的过程中，常常会用到一些分类方法，即用名字和数字,将诊断、身体功能状态、治疗程序、保健服务、相关产品及成本等因素转化成大众都认同的、能够理解的编码系统。编码者可能是最初的观察者和具体事件的执行者,但也可能是利用初级文献进行分类的人或技术系统。因此,如果在观察、文件收集及分组这几个环节的工作质量比较差的话,那么最后的分类质量就一定是相对较差的。

对卫生保健进行编码有很多目的,主要有以下方面:①以卫生保健研究和教学为目的,来确定疾病和健康相关问题;②可以重复描述卫生保健中涉及健康状况的需要;③将已分类的健康问题与合适的治疗、药物疗法及标准化的治疗联系起来;④按结构化和程序化的要求提供适宜的卫生服务;⑤评估服务的可及性、利用情况、治疗行为及健康产出;⑥签订合同及报销服务费用;⑦以知识为基础的决策;⑧组织员工合作;⑨预防服务和疾病控制,或是传染病控制。

分类工作是数据收集的前期处理工作,是将数据进行归档,以便在数据存储库中重新检索它们。

我们必须将国际化的分类方式和那些为了符合特定服务提供者、保险方或者生产方的利益诉求而进行的分类区别开来。这种分类系统(国际化的)是用来为以下目的服务的:①分析目前已界定的健康状态及卫生保健行为的发生概率;②对卫生保健的资源消耗的分组及预期资源的分配,或对治疗和服务的定价;③基于证据支持的决策;④监管动态的风险、疾病的发生或者服务和相关产出的消耗。最常见的分类包括以下几方面。

(1)对于疾病、健康状态及它们的结果的分类,包括:疾病和相关健康问题的统计分类(Statistical Classification of Diseases and Related Health Problems,ICD);肿瘤学的国际疾病分类;ICD-10 程序编码系统(ICD-10 Procedure Coding System,ICD-10-PCS);国际功能、残疾和健康分类;国际头痛疾病分类(International Classification of Headache Disorders,ICHD-Ⅱ);睡眠障碍的国际分类(International Classification of Sleep Disorders,ICSD);精神障碍诊断与统计手册(Diagnostic and Statistical Manual of Mental Disorders,DSM);ICD在牙科和口腔医学中的应用(Application of the ICD to Dentistry and Stomatology,ICD-DA);儿童和青年的功能、残疾和健康国际分类(International Classification of Functioning,Disability and Healty for Children and Youth,ICF-CY);精神障碍的国际分类;外部原因导致的损伤的国际分类(International Classification of External Causes of Injury,ICECI);人类在线 Medilian 遗传,基因编码数据库;医学的系统化命名法——临床术语(Systematized Nomenclature of Medicine-Clinical Terms,SNoMed-CT)。

(2)医疗程序和产品的分类,包括:医学程序的国际分类(International Classification of Procedures in Medicine,ICPM)[在未来,ICPM 将会被健康干

预的国际分类（International Classification of Health Interventions，ICHI）所取代]；健康干预的国际分类（正在设计）；护理实践的国际分类（International Classification for Nursing Practice，ICNP）；解剖-治疗-化学分类系统（ATC 系统）；当前诊治专用码（Current Procedural Terminology，CPT-4）；医疗保健常见程序编码系统（Healthcare Common Procedure Coding System，HCPCS）；基于逻辑性的观察标识符名称和代码，确定医学实验观察的标准（Logical Observation Identifiers Names and Codes，Standard for Identifying Medical Laboratory Observations，LOINC）；通用医疗设备命名系统（Universal Medical Device Nomenclature System，UMDNS）；临床风险组（clinical risk group，CRG）；诊断相关组；规范管理活动的医学词典（Medical Dictionary for Regulatory Activities，MedDRA）；风险调整模型（Risk Adjustment Models，RAM）；风险调整类别（Risk Adjusted Categories，RAC）；调整临床组（adjusted clinical groups，ACG）；诊断成本组（Diagnostic Cost Groups，DCG）；基于药品的成本组（pharmacy based Cost Groups，PCG）；系列风险组（Episode Risk Groups，ERG）；DPS；药物-治疗转诊的分类（Classification of Pharmaco-Therapeutic Referrals，CPR）；护理干预措施分类（Nursing Interventions Classification，NIC）；护理结果分类（Nursing Outcome Classification，NOC）。

(3)服务利用的分类包括：ICPC；初级保健中的有关健康问题的国际分类（International Classification of Health Problems in Primary Care，ICHPPC）；初级保健服务过程的国际分类（International Classification of Processes in Primary Care，ICPPC）；保健过程中的就诊原因的分类（Reason for Visit Classification of Care，RVC）；残疾人士的技术援助、分类和术语（Technical Aids for Persons with Disabilities、Classification and Terminology，ISO 9999）。

有关分类的构建与卫生保健利用实践的改革密切相关。原因非常简单，主流观点即我们所说的产品型医疗——是人们最基本的需要——激发了一个概念，即所有的卫生保健产品都要被利用。但是，这里的产品其实是指不同的治疗、护理和额外服务的集群，这些集群被一个简单的机制进行分类，来满足患者、服务提供者和购买者的最大期望。

从原则上来说，以上卫生保健产品分类的协定就是与需求所引发、先前界定的产品内容及目标相关的协定。这些产品的分类将会成为商议和计算产品的接受方式及价格的基础。另外，任何已经给出的产品分类都会如同指导手册一样，对不同的医学概念进行协调而使其保持一致，如循证医学。管理者需要注意以下三个可能会引发问题的争议：服务提供方的管理者可能会利用这些产品来监督专业工作人员的绩效；将这些产品用于不同的买方市场、供方利益市场及保险市场的机会；长期性的管理、控制、监督、专业化、评估及采用任何特定产品的需求。

认为此类卫生保健的产品分类法将会降低成本的推测是不太可能实现的，但它却会极大地提高利益相关群体在卫生保健中的透明度。在卫生保健中，产品分类的概念将会发挥其潜在作用，从根本上对患者、医疗工作者、管理者和买方之间的力量进行重新洗牌。值得提出的是，风险永远不会透明，风险常常难以被一个或者一些利益相关者从数据中获得。这个事实将会让服务购买者而非服务提供者产生恐惧，进而重新拾起权利之棒来对卫生保健的提供做决策。现在看来，卫生保健服务提供的分类向着某种产品的预分类进行转变的趋势是不可阻挡的，但是，其中所涉及的人都需要承认至少一个原则，即一定要保证产品分类的工作独立性、透明化和科学性。

有一种特定的分类是列出医疗目录进行排序，并衡量项目与所需卫生保健和护理服务之间的相关性。它可以在医疗保健实践中用来制定规范，并作为服务利用必要性和适宜性的指征，同时对在治疗类选法（即根据紧迫性和救活的可能性等在战场上决定对哪些人进行优先治疗的方法）治疗的过程中进行生理、精神及心理状况的评估，或者可能用来对绩效进行排序、进行住院观察等。这个方法在卫生保健管理评估、衡量患者的需要和干预的产出过程中发挥了特别关键的作用。特定指标的使用在卫生保健领域的推广相当广泛，这对于慢性病、长期保健及处在康复前或康复中的患者状态的衡量有着特别重要的现实意义。该指标更多地遵循从实践中产出的原则，而非通过系统研究得来。这样的理论基础通常很脆弱并且很难与科学理论相容，也导致了在新的目标和环境中运用该指标时会增加理念和结果比较的难度。

尽管如此，特定指标的存在也标志着在医疗保健管理中存在着运用列表和指标来协助服务提供者和管理者完成任务的现实需求。例如，对服务和提供人员进行配置和描述；通过列举需要的服务，来签订卫生保健服务的协议并进行奖励；对第三方付费的覆盖面进行预评估和认定，以及进行选择性服务；对内外部的产出进行评估。这就是在医疗服务和护理中采用的指标在服务的产品界定中能够起到非常重要的作用的原因。管理者应当为能够熟悉这种思维概念和能够评估这些概念如何应用到现有的契约环境下而充满自信。

下文所述的分类和指标作为实例在一些产品分组中被使用过。

14.1 调整临床组

调整临床组，亦称急诊服务组（ambulatory care groups），即为卫生保健提供者、购买者及第三方付费者提供的一种个人-分类机制，用以对以上各方在卫生保健中所能获得的好处进行假设分析。它将作为一种预估型的风险调整方法，用于管理型医疗的框架，进行付费计算的预估及风险选择。这个系统以健康状态、年龄和性别来分类，预测不同群组对急诊服务的需求。

此系统在美国得到广泛使用，无论是基于税收还是基于个人缴费的偿付。很明显，这个系统在国际上也非常具有吸引力，特别是当利益相关者都想对本国内的现有卫生保健体系做出一些改变的时候。

调整临床组方法可以用来预测高风险的服务利用、预测健康计划服务提供者的付费预算、在卫生保健项目框架下配置资源、计算服务提供群体中的按人头付费的费用、评价服务提供实践的效率，以及监管产出，尤其是与服务提供者相关的产出，并可以通过资源和成本消耗来评价医生和服务提供者。

对在相同疾病状态下的患者进行分组可能会比其他任何方法都能更好地预测成本。年调整诊断组被用来对被选定的每个人进行分类，并根据分组状况预测成本。

年调整诊断组机制也可以被看做案例和个人分类方法的结合，并运用年龄及性别特征，将治疗方案、严重性、诊断、病因和在单位时间内治疗患者所产生的必需消耗等因素关联起来。在这个机制里，任何诊断治疗都被分到 32 个组群中，并被分化成 5 个层级。用这个方法，93 个风险组被聚合起来，如被用于按人头付费等相关问题[①]。

相关概念：调整诊断组；人头平均化；病例分类计划；管理型医疗；人群分类计划；风险调整；风险选择

14.2 解剖-治疗-化学分类系统

解剖-治疗-化学（anatomical-therapeutic-chemical）分类系统，即 ATC 系统，被用来进行药物学方面的分类。它由 Nordic 医学委员会于 1976 年最先开发出来并公开发表。此后，奥斯陆的 WHO 药物统计方法学合作中心也对其进行了更深入的发展。这个系统是一个层次化分类的机制。根据治疗和药物学的规范和标准，它被用来对药物的使用进行研究，将药物分类到 5 个层次的组群中。

第一个层次包含了 14 个组群，根据解剖学的系统划分，如 C 系统（即心血管系统）。第二个层次按治疗方式来分组，表现形式为在字母后面加两个数字，如 C03（即利尿剂组）。第三个层次是治疗/药物学子分组，表现形式是在第二个层次分组方式后再加上一个字母，如 C03C（即高强度利尿剂）。第四个层次是化学/治疗/药物分组，表现形式是在第三个层次后再加一个字母，如 C03CA（即磺胺类药物）。第五个层次指示化学物质，由两位数字组成，如 C03CA01（速尿）[②]。

---

① http://www.acg.jhsph.org/.
② http://www.who.int/classificatons/atcddd.

14.3 病例-分类机制

病例-分类机制适用于关注疾病和治疗程序的产品分类组群，也适用于疾病严重程度的分类。

此外，病例-分类机制也被用来对医疗产品进行预先界定，以达到资源配置、报销或对花费进行预算等目的。它也可以用以界定很多更狭小范围内的"利益"，或者计算在不同案例混合在一起的情况下的平均产品成本及获得的收入。

病例-分类机制用不同机制来对病例进行分类的方法之间有着广泛的不同，但关键点是一样的，即在界定病例以确定究竟何为"产品"方面是类似的。其主要的目标是在编码之前和之后都尽量减少病例的变化。

比较常见的评判标准关注的是患者个性以外的部分，以及他们的生物-社会-心理状态。有一种观点认为，这些机制可能会很轻易地忽视患者作为健康产出的"合作者"的角色。

无论如何，在医疗保健产业化、医疗保健面临竞争压力的主流趋势下对产品进行界定是不可避免的，同时，这也是这些机制被建立起来的原因，即竞争失灵。病例-分类机制是将传统的卫生保健系统向市场化进行转化的有力工具，同时，也比任何政治承诺都要有效。个人-分类机制概念中也体现了这一点。

相关概念：利益；CRG；诊断相关组；诊断和治疗集合（diagnosis and treatment combinations，DTC）；残疾人付费系统；失败的竞争；个人分类计划；有关服务利用的研究

14.4 临床风险组

CRG 在管理和风险预期评估方面的作用基于对案例的分类，这也成为产品-分类系统的一个标志性特点。

CRG 是由 3M[①] 信托公司开发的，它主要用来计算诊断、严重程度、成本描述、案例管理的必要性。

该模式遵循一种广泛且多功能的理念，可以在治疗、管理和报销中发挥作用，但其主要作用在于防止激励的逆选择、提高临床效率、设定基准、描述风险和进行服务利用研究[②]。

---

① 3M 公司，全称为明尼苏达矿务及制造公司(Minnesota Mining and Manufacturing)。
② http://solutions.3m.com/wps/portal/3M/en _ US/3M _ Health _ Information _ Systems/HIS/Products/CRG/，2012-01-08。

相关概念：流行病学；服务利用；DRG

14.5 当前诊治专用码

当前诊治专用码（current procedural terminology，CPT）是一个用来进行医疗编码、手术及医生诊断的分类。因为诊断相关组和其他支付方式没有覆盖有些医生的支付方式，所以这个概念应运而生。这个编码用来提供以下方面的信息，如与医生、编码者、患者、授权机构和付费方相关的医疗服务和程序。

当前诊治专用码可以分类的相关服务如下：评估和管理；麻醉；手术；放射学、病理学和实验室；医学[1]。

14.6 诊断成本组

诊断成本组（diagnostic cost groups，DCG），也称为分层共存条件，作为一种分类机制，属于管理型医疗技术体系。它给每个人都界定一个风险分数，用于医疗保险的合同签订。DCG 也用来在按人头签订的合同中计算所有在册人群的混合风险。

这种分类机制起源于 1980 年，它最初用来开发一种能够为医院医疗进行需求预测的测量分数[主要住院患者诊断成本组（principal inpatient diagnostic cost groups，PIP-DCG）]。

这个机制发展到今天的版本，包含了由付费方单独利用的所有服务利用风险。DCG 在结果上完全依赖于个人化的参数，从医疗服务消耗中完全独立出来是为了避免任何触发编码的风险存在的可能性，而这个问题在诊断相关组和急诊服务组中是非常严重的。从另一层面来说，在服务利用方面，这个概念也给服务利用的完善方法提供动力。DCG 的开发者强调这个分类的五个方面的目的[2]：①通过定义在风险下的群体中被挑选出来的部分来界定什么是市场（目的在于风险选择）。②为医疗产品和业务进行风险预测（目的在于描述风险预测）。③对医生决策行为的长期控制（目的在于节约成本）。④对有效性和效率的测量（目的在于产出）。⑤资源的重新分配。

相关概念：急诊服务组；诊断相关组；有效性；功效；效率

---

[1] Abraham M, Ahlman J T, Boudreau A J, et al. CPT 2012 Professionals Edition. Contexo Media, 2011: 760.

[2] Ellis R P. Ash a refinements to the diagnostic cost group (DCG) model. Inquiry, 1995, 32(4): 418~429.

14.7 诊断相关组

诊断相关组是一种针对住院的案例分组系统，用来奖励，或者说是用来预见性地为医院开展治疗服务、配置经费等资源。这个机制根据诊断、疾病的严重程度和采用的医疗程序来对住院患者的健康状况进行分类。

最值得我们注意的是，这个概念标志着一次转变的发生，即医疗保健的利用向预先分类的医疗产品系统的改变，再分别转化为类似于一种医疗服务产品的产业模式。

其中的关键在于如何通过排除除了诊断、程序和严重程度之外的个体特点来减少在治疗中出现的多样性差别，将诊断的不同类别进行分组，同时基于以下内容用医疗程序对其进行修正：国际健康干预分类、患者的年龄、是否有共存病症和并发症，以及其他被用来界定 DRG 产品的相关标准。

根据诊断相关组，任何种类的 DRG 机制都有一个与其密切相关的相对价格，这个价格高于或者低于一个标准的 DRG 值，这个值为 1。此外，各协议方（尤其是第三方付费者以及地区服务提供组织，或单个医院）会一起来商议一个基本的比率（有时也会由法律来确定），这个比率对任何案例来说都是一致的。单个治疗案例的价格即是其成本权重与基本比率的乘积。这个基本比率也可以被用来通过将所有的基准比率相加来确定预算，这个算法将所有治疗案例的不同成本权重平均化，同时也反映一家医院案例的混合程度。

在预付制下，DRG 系统机制被用来偿付医院的费用，而不考虑服务提供者提供医疗服务的成本。在这个方式（预付费方式）的指导下，DRG 预先确定一个案例可能会发生的成本，而这样则给了风险选择以明确的动机。为了避免因按服务项目付费机制而导致的已知的诱导服务的结果，第三方付费者在世界范围内制定了大量的规则和编码认证系统。

利用 DRG 来进行预算的目的是避免风险选择及让医院为地区所有人群的健康承担相应的责任。这个系统在国际上被广泛传播和使用，且在国家层面上的采用也同样广泛。因为这个原因，它对医院的影响也是非常不同的。

不同的 DRG 分类，也称 DRG 体系，在世界范围内都有所应用。但是，它们也根据每个国家的不同特点做了调整。DRG 分类的应用是多种多样的。例如，确定人群的需求；规定服务提供的能力，以及资源的配置；对于医院的业务量做出一定规定；预见性地规定工作总量和价格；预见性地调整预算；对设备和仪器进行规划；设定基准；按病种付费，或者进行混合案例预算分析。

其应用的具体事例如下：2009 年，德国的卫生体系使用了由 1 192 个不同 DRG 案例组成的基本模型。根据 ICD 疾病编码，这个模型在 1 687 种不同的疾病治疗中得以使用。在全德国范围内的医院的治疗中,每年大概有60%的病种的发病人数小于1 000。在德国8 000万人口中,只有228个病种(代表了全部的1 192个DRG分类中的282个DRG分类)有超过10 000个的案例。这种每个分类中的不均衡的案例分布对质量、经济和政策的关注点都有显著的影响。原因之一是那些疾病很少在医疗治疗。但常规来说,相比那些疾病发生率很低的疾病,发生率高的疾病更受医院欢迎(Niehoff,2011)。

诊断相关组信息很早就出现了,让我们回到1965年的美国,在美国联邦医疗保险和美国医疗援助计划刚刚开始建立时,传统的按服务项目付费模式还存在于罗默法则中。这个法则被认为损害了第三方的利益。为了避免出现供给诱导需求的危险发生,预付费制度被认为是一个好的选择。第一个概念被Fetter和Thompson在1972年提出,之后的相关理论也陆续被3M信托公司提出。

与此同时,在欧洲、北美和大洋洲,越来越多的国家都开始应用诊断相关组,但是目的和机制却多有不同。

相关概念:案例分类机制;按服务付费;罗默法则

14.8 诊断和治疗集合

诊断和治疗集合类似于一种管理型竞争政策工具在荷兰被使用,其原理在于,如果政策想要在卫生保健过程中被实施,先决条件在于产品信息的透明化和分类。也就是说,如果不事先界定好产品的话,竞争和透明化都是不可能实现的。这些诊断和治疗集合分类的目的则是在付费方和提供方之间建立起一个商议的平台,来协商讨论如价格、业务量和产品的质量特点等方面的内容。

特定产品的分类机制和DRG的分类机制是类似的,不同点在于有关临床治疗方面及病患在治疗过程中的一些日常照料情况。

本书作者认为,这种分类方式非常具有创新性,对荷兰的卫生服务体系有着极其基础性的影响,但是它却过分依赖立法来设定框架。而且,本书作者也承认这个模式在实施起来是极具争议的。

服务提供者首先是站在分类的对立方的。提供者所担心的是,有非常清楚的且已被报道的证据证明,增加竞争性会在极大地提高质量的同时极大地提高成本。然而,保险方却青睐这种模式,因为这种模式通过赋予他们全权进行成本计算的责任,进而提供给他们更主动地、更加有选择性地及更加有预见性地购买卫生保健服务的手段。但是,保险方也同样在讨论这种模式会不可避免地加剧付费方之间的竞争。

相关概念:诊断相关组;国际医疗保健系统—荷兰部分;管理型竞争

14.9 总体风险评估模型

凯撒医疗集团(一个位于美国的非营利性健康计划的提供机构)开发了总体风险评估模型,目的在于通过利用个人分类机制来预测服务的成本。这个机制评估的方面包括:年龄和性别;先前所患疾病,也包括先前身体状况;曾经出现的疾病、健康问题和生理缺陷;个体的服务利用行为;对那些可能会增加服务利用风险的生活习惯的态度(Meenan et al.,1999)。

14.10 指标及选择性列举

14.10.1 日常生活活动水平

日常生活活动(activities of daily living)水平是一种衡量个人日常活动的量表,日常生活活动是一个独立的个体部分必要的生活习惯,如身体的活动能力、洗澡、穿衣、如厕、饮食及在家庭中的自我保健。

这个量表可以作为对生理缺陷的人们的独立性程度进行测量的工具,并可以用来评估给予他们必要和合适的帮助与协助的程度。

最初,这个量表被设计应用于慢性患群治疗和恢复干预活动的结果产出的评价。如今,这个量表在评价永久性医疗服务的提供及医疗保险机构的经济补偿的必要性的方面扮演了重要的角色。

这个量表最初是由 Katz 首先发表的,目的在于衡量疾病恢复的结果[1]。

14.10.2 活动功能的缦氏量表(Tinetti 评价)

活动功能的缦氏量表(Tinetti 评价)用来测量患者的流动性,以及主动流动性和物质平衡,还用来评估流动性下降的风险,以及决定在日常生活中给予何种支持。Tinetti 评价应该只能被专业的受过训练的工作人员执行,也被证实可能会在第三方付费机构检查中为提供支持而发挥重要作用[2]。

相关概念:长期护理;康复

---

[1] Katz S, et al. Studies of illness in the aged. The index of ADL: a standardized measure of biological and psychosocial functions. Journal of American Medical Association,1963,185(12):914~919.

[2] Tinetti M E. Performance-oriented assessment of mobility problems in elderly patients. Journal of American Geriatrics Society,1986,34(2):119~126.

14.10.3 DMF-指数

DMF-指数是一个衡量口腔健康的工具,其中,D代表衰老的牙齿;M代表缺失的牙齿;F代表填补的牙齿。

服务利用者必须了解这个指数,因为看起来完全一样的图表可能会展示完全不同的牙齿健康程度。

14.10.4 功能独立性测量

功能独立性测量是一个被广泛应用的指数机制,用以衡量在援助和护理条件下的残疾者的独立程度和自主程度。这个工具是由 Granger 开发的。它包括 14 个不同的项目,主要关注的问题是身体机能的独立性。这个工具的不足点在于,有些精神症状如痴呆不能用它来有效评价,仍然需要其他工具的帮助和支持[1]。

14.10.5 总体健康状况

总体健康状况用来表示一个个体在依赖帮助和支持的时候所表现出的一般状态。这里有很多不同的模型来衡量这种状态。WHO 支持如下的项目:0=无限制的身体活动;1=有部分限制的身体活动且有工作能力;2=不能工作,但是可以独立生活;3=不能照顾自己,如果没有其他选择的话,那么需要在提供照顾的机构中生活(如家庭等);4=100%依赖最基本的生命运作。

14.10.6 老年人抑郁量表

老年人抑郁量表是一个测量和评估老年人抑郁程度的工具。被测试者会被问到一些能反映诸如对生活的满意度、活动积极性的改变和参与日常生活的自我心情评价等其他方面的内容的问题。每一个答案选项(是或者否)都赋有分数值或者为 0。分数越高,抑郁的程度越严重[2]。

14.10.7 小型精神状态测试

小型精神状态测试,也叫福斯坦测试,是一个用于诊断痴呆病症或认知障碍

---

[1] Granger C V, Deutsch A, Russell C, et al. Modifications of the FIM instrument under the inpatient rehabilitation facility prospective payment system. American Journal of Physical Medicine & Rehabilitation, 2007, 86(11): 883~892; Granger C V. Quality and Outcome Measures for Rehabilitation. Physical Medicine & Rehabilitation. Philadelphia: WB Saunders Company, 1996: 239~253.

[2] Yesavage J A, Brinck T L, Rose T L, et al. Development and validation of a geriatric depression screening scale: a preliminary report. Journal of Psychiatric Research, 1983, 17(1): 37~49.

程度的测试。随着时间的推移，这两个作用也在不断变化。这个测试也用来描述和衡量治疗的结果。该测试要求患者在一定的时间和地点注意某样东西并做一些计算，随后评估患者的语言，通过一些重新生成的数据来完成一些复杂的命令。最后的得分越低，则可以估计某种特定缺陷的严重程度越大[1]。

14.10.8 健康效用指数

健康效用指数是一个通过干预手段来评估患者健康状态的指标，也可以通过个人偏好的评分来衡量生命的质量。这个指数可以在临床试验中衡量效用分数、健康状态及和健康相关的生命质量。也有人用健康效用指数来研究定量配给。

健康效用指数分类有7个维度，即知觉、活动性、感情、理解力、自我保健、疼痛感及生殖能力，划分为3~5个，从"正常"到"极度残疾"的级别。

为了实用性，有3个不同的版本可以参考，每一个版本都根据健康状况分类对效用进行评分。

健康效用组和健康效用指数及生命质量量表可以在线获得。

相关概念：服务效用权重；定量分配；权重

14.10.9 服务效用权重

根据直观模拟标度尺，服务数用权重指数可以测量从"完美的健康状态"(1)到"死亡"(0)的范围内的生命质量。它被用来量化和周遭环境密切相关的与健康状态相联系的生命质量。而此处的周遭环境包括社会环境、医疗保健的干预、康复、社会支持、在日常生活中的参与等。

同时，研究者也计划寻求服务效用权重方法和质量调整寿命年的内在联系。

相关概念：健康服务效用指数；质量调整寿命年

14.11 诺丁汉健康管理模式

开发诺丁汉健康管理模式的目的在于提供初级卫生保健、康复及对在慢性病治疗中确定身体、社会心理及情感问题的概率进行测量和健康促进。此工具使用了45个条目，这45个条目已经过全面的信度效度检验[2]。

---

[1] Folstein M F, Folstein S E, McHugh P R. Mini-mental state: a practical method for grading the cognitive state of patients for the clinician. Journal of Psychiatric Research, 1975, 12 (3): 189~198.

[2] http://cj/algoritmo/Nothingham Health Profile/htm (3di3), 2001-04-30.

14.12 国际健康账户分类

为了解决和健康相关的问题，欧盟委员会于 2000 年开发了国际健康账户分类。这个分类按照国家账户系统来定义健康，主要回答三个问题，即谁付费、为什么付费、谁来提供服务。

为了回答上述三个问题，国际健康账户分类包含了以下的分类机制：卫生保健提供分类(classification of healthcare，HP)、功能性分类(functional classification，HC)、健康相关功能(health related functions，HCR)、卫生保健筹资分类(classification of healthcare financing，HF)[1]。

国际健康账户分类是欧洲一体化进程的产物，要求各个政府间对一些基本的功能有一个普遍性的认识。这些功能包括：综合性的公共服务；国防；公共秩序和安全；经济事务；环境保护；住房和社区环境；卫生；娱乐、文化和宗教；教育；社会保障。

14.13 国际功能、残疾和健康分类

《国际功能、残疾和健康分类》是 ICIDH 的后续分类，于 2001 年公开发表，旨在对卫生和卫生相关领域进行分类。

WHO 定义："这些领域的分类是根据身体、个体和社会期望等因素进行的，分类的过程凭借两个条目，第一个是身体的功能和结构，第二个是活动和参与。由于个体的运作和残疾在发生的时候有特定的条件，《国际功能、残疾和健康分类》也包含了诸多和环境有关的要素。"

《国际功能、残疾和健康分类》的目标是通过描述健康和残疾来确定支持的需要，它通过群体指标来测量残疾的程度，最终的目标在于采用支持系统并进行国际比较。

《国际功能、残疾和健康分类》的原则和心理一致感的概念是相关的，同时也将健康和残疾的概念带入了一个新的层面。这个分类认为，每一个人都可能会经历一个健康削减的过程，也就意味着这个人经历了一定程度的残疾。残疾并不是只发生在少数人身上的事件。《国际功能、残疾和健康分类》将残疾的体验"主流化"了，同时认为这是大多数人的普遍性体验。为了将人们关注的焦点从研究残疾的原因移到残疾可能会带来的影响，《国际功能、残疾和健康分类》将所有的健康状态调整到同一水平的基础上来。这就让它们可以用同一个尺度来比较，即健

---

[1] http://www.oecd.org/health/health-systems/1841456.pdf，2013.

康和残疾的尺度。

此外,《国际功能、残疾和健康分类》也将残疾的社会方面的因素纳入评价范围,而不只是在医学和生物学的层面讨论身体的功能缺失或功能异常。这其中也包含了其他的因素,如环境因素。《国际功能、残疾和健康分类》允许因为环境的因素而影响到人体功能的情况被记录下来[1]。

相关概念:心理一致感

14.14 国际初级卫生保健分类

ICPC 是对初级卫生保健活动的一种效用分类。它的目标是明确患者对于自身遭遇的诉求以及工作人员管理上存在的问题,并且根据保健过程中的经历绘制一个结构图。

ICPC 最先发表于 1987 年,然后在 1998 年进行了一次再版(ICPC-2-E)。这个分类被结构性地分为有关患者主诉的 17 个章节,涉及人体系统和一些社会问题。每一个章节都会对患者的主诉(1)、初级卫生保健的过程(2)及初级保健中的健康问题(3)进行归纳。

以上三个方面都来源于它们的某一分类,即患者主诉的分类(出版于 1981 年)、初级卫生保健的过程之国际分类(出版于 1985 年)、初级卫生保健中的健康问题之国际分类(出版于 1983 年)[2]。

相关概念:初级卫生保健;次级卫生保健;三级卫生保健

14.15 疾病和相关健康问题的国际统计学分类

疾病和相关健康问题的国际统计学分类是专业化的医学语言,同时为疾病分类及诸多指征、症状、异常发现、患者的主诉、社会环境因素和因损伤或疾病所致的外部原因提供相应的编码。

任何一种健康状况都可以用这种方法被分组为一个独特的分类,并被赋予一个编码,总计有 6 个字符的长度。

WHO 已经发布了国际通用的分类系统,这个分类系统也已经得到了大多数国家的认同和签订。现有的版本是 2006 年版的 ICD-10,第 11 版预计将会在 2014～2015 年出版。这个分类被设计用来提高收集、处理、分类及展示疾病的记录情况的国际可比性。ICD 分类是 WHO 发布的国际分类体系中最核心的一个分类。

---

[1] http://www.who.int/icidh/.
[2] http://www.who.int/classifications/icd/adaptations/icpc2/en/,2013-02-20.

ICD 分类标准被分成 3 卷：第一卷为系统化目录；第二卷为规则与管理；第三卷为字母指标。

ICD-10 分类是一个单轴式、分层式的分类系统，它被分成一个最多包含 3 个字符的组合（如 A95：黄热病）、一个包含 4 个字符的细节性分类（如 A95.0：布施黄热病），有时会精细到 5 个字符（M23.31，如其他半月板、韧带和内侧半月板前角的损伤）。

其整体注释是字母和数字式的，一般是一个字母字符后面跟 2～5 个字符，第 4 个字符位置一般用一个点字符来分开。U00～U49 或者 U50～U59 区域被保留下来作为可能会在今后进行扩大范围的预留位置，以及/可以用做研究目的的预留。

ICD-10 包括 21 个疾病章节、261 个疾病分组（如 E10-E14＝糖尿病）、2 037 个三字符分组（分类）［如 E10＝初级胰岛素－糖尿病依赖（Ⅰ型糖尿病）］、12 161 个四字符疾病分类（亚分类）［如 E10.1 初级胰岛素－糖尿病依赖（Ⅰ型糖尿病合并酮症酸中毒）］①。

14.16 医疗产品分类

医疗产品分类机制可以被分成三个类型，即根据潜在的资源消耗的可能性对人进行分类、根据资源的回顾性消耗进行病例的分类、根据可以消耗的资源进行产品分类。

尽管第一个分类可以完全达到预测性的目的，但第二个分类可以用做任何类型的预测及回顾性的分类。这两种分类都可以用来进行利益缔约及按人头付费预测、服务利用回顾、预算和投标。第三个分类被一些组织用来控制医生的决策或为其设定一定的标准。

这样的医疗产品分类可以如同个人分类机制或者案例分类机制那样被开发。

个人分类机制举例如下：调整后的人均成本、调整临床组、诊断成本组、总体风险评估模型。

案例分类机制举例如下：CRG、诊断相关组、残疾支付系统。

相关概念：病例分类机制；个人分类机制

14.17 个人分类机制

一系列用来对一组个体的风险进行预期计算的分类（系统）都具备类似的特

---

① http://www.who.int/whosis/icd10/，2013-02-20.

点。总体来说，它们的目标都是根据特定的风险类型对人群的亚组进行分类。也就是说，它们能够根据人们对治疗和保健的预期需求，为疾病和相应的人群赋予不同的特征。

个人分类机制基本上被用来进行保险额度和预期支付系统的调整以制约服务提供者。它们（这类机制，译者）为了进行预算设计在私人保险业及管理型医疗行业有着广泛的传统的应用。

个人分类机制包括两个步骤，第一步，在方法学方面，个人分类机制使用着不同的数据概念，如年龄、性别、教育水平、社会特点、伦理（特征）、医疗风险因素及生活方式等。第二步，数据的总量通常会因为使用者的总体目的而有所减少。

相关概念：调整后的人均成本；调整临床组；按人头付费；诊断成本组；总体风险；评估模型；风险

14.18 居民评估工具

居民评估开具是一个用来评估和永久性地评价独立个体的功能缺陷的高度复杂工具，它同时也对提供必要的服务给予激励。居民评估工具有点像按服务项目付费机制，但不同的是，其会在付费方的永久性监督之下运行。这个机制是1990年前后在美国开发出来的。

参考文献

Antonovsky A. 1979. Health, Stress, and Coping. New Perspectives on Mental and Physical Well-being. San Francisco: Jossey-Bass.

Bartelsmann E, ten Cate P. 1997. Competition in healthcare: a Dutch experiment. CPB-Report, (4): 34~38.

Becker M H. 1974. The health belief model and personal health behavior. Health Education Monographs, 2: 324~473.

Beveridge W. 1942. Social Insurance and Allied Services. London: Her/His Majesty's Stationery Office.

Bhopal R S. 2002. Concepts of Epidemiology. Oxford: Oxford University Press.

Black D. 1980. The Black Report. London: Department of Health and Social Security.

Blumengold J G, Zeman M M. 1993. Healthcare in an era of managed competition. The CPA Journal, 63(11).

Borgers D, Niehoff J-U. 1995. Die weltgesundheitslage. Jahrbuch fürkritische Medizin, 25(6): 32.

Burns L R. 2002. The Healthcare Value Chain: Producers, Purchasers, and Providers, Wharton School Colleagues. San Francisco: Jossey-Bass.

Busse R, Schreyögg J, Gericke C. 2007. Analyzing Changes in Health Financing Arrangements in High-Income Countries—A Comprehensive Framework Approach. Washington D C: World Bank.

Cantor M D. 2002. Telling patients the truth: a systems approach to disclosing adverse events. Quality in Healthcare, 11(1): 7~8.

Carey R, Lloyd R. 2001. Measuring Quality Improvement in Healthcare: A Guide to Statistical Process Control Applications. Milwaukee: American Society for Quality Press.

Chadwick E. 1842. Report on the Sanitary Condition of the Labouring Population Og Great; Britain: Supplementary Report on the Results of Special Inquiry into the Practice of Interment in Towns. London: British Journal of Industrial Medicine.

Clark A M, Savard L A, Thompson D R. 2009. What is the strength of evidence for heart failure diseases-management programs? Journal of the American Collage of Cardiology, 54 (5): 397~401.

Cleverley W O, Cameron A. 2006. Essentials of Healthcare Finance(6th ed.). Sudburg: Jones & Bartlett Publishers.

Coburn D. 2000. Income inequality, social cohesion and the health status of population: the role of neoliberalism. Social Science and Medicine, 51: 135~146.

Cochrane A. 1972. Effectiveness and Efficiency: Random Reflections on Health Services. London: Nuffield Provincial Hospitals Trust.

Crawford R. 1977. You are dangerous to your health. The ideology and politics of victim blaming. International Journal of Health Services, 7: 663~680.

Daniels N. 1991. Is the oregon rationing plan fair? The Journal of the American Medical Association, 265: 2232~2235.

Detels R, McEwen J, Beaglehole R. 2002. Oxford Textbook of Public Health(4th ed.). Oxford: Oxford University Press.

Devlin N, Parkin D. 2004. Does NICE have a cost-effectiveness threshold and what other factors influence its decisions? A binary choice analysis. Health Economics, 13(5): 437~452.

Dhaval D, Kaestner R. 2006. Health insurance and ex ante moral hazard: evidence from medicare. National Bureau of Economic Research Working Paper, No. 12764, Cambridge, Palo Alto, New York City.

Dobrow M J, Goel V U, Upshur R E. 2004. Evidence-based health policy: context and utilisation. Social Science & Medicine, 58(1): 207~217.

Donabedian A. 1966. Evaluating the quality of medical care. The Milbank Memorial Fund Quarterly, 44(3): 166~206.

Donabedian A. 1980. The Definition of Quality and Approaches to Its Assessment. Explorations in Quality Assessment and Monitoring. Ann Arbor Michigan: Health Administration.

Drever F, Whitehead M. 1997. Health Inequalities: Decennial Supplement: DS Series No. 15. London: The Stationery Office.

Drummond M, Sculpher M, Torrance G, et al. 2006. Methods for the Economic Evaluation of Healthcare Programmes (3th ed.). Oxford: Oxford University Press.

Edmondson A, Roberto M A, Tucker A. 2007. Children's hospital and clinics. Harvard Business School.

Enthoven A. 1978. Consumer-Choice-Health-Plan: a national health-insurance proposal on regulated competition in the private sector. New England Journal of Medicine, 298: 709~720.

Enthoven A. 1988. Theory and Practice of Managed Care in Healthcare Finance. Amsterdam: North Holland.

Enthoven A. 1993. The history and principles of managed competition. Health Affairs, 12: 24~48.

Etheredge L. 2003. The need for evidence-based health policy to address health care variations. Health Affairs, 3: 366~368.

Evens R. 1997. Going for gold: the redistributive agenda behind market-based healthcare reform. Journal of Health Politics, Policy and Law, 22: 427~465.

Finkler S A, Ward D M. 1999. Essentials of Cost Accounting for Health Care Organizations(2nd ed.). Burlington: Jones & Bartlett Learning.

Fogel R, Costa D. 2006. Chronic Disease and Disability from 19th to 21st Centuries: Interview. Bethesda: National Institute of Health.

Fries J F. 1998. Reducing cumulative lifetime disabilities: the compression of morbidity. British Journal of Sports Medicine, 32(3): 193.

Fries J F, Crapo L M. 1981. Vitality and Aging: Implications of the Rectangular Curve. San Francisco: W. H. Freeman.

Fritsch M, Wein T H, Ewers H J. 2005. Marktversagen und Wirtschaftspolitik: Mikroökonomische Grundlagen Staatlichen Handelns. München: Vahlen.

Gilmer T, Kronick R, Fishman P, et al. 2001. The medicaid RX model: pharmacy-based risk adjustment for public programs. Medical Care, 39(11): 1188~1202.

Gladwell M. 2005. The moral hazard myth. The bad idea behind our failed healthcare system. The New Yorker, 29: 44~49.

Goodman J, Musgrave G. 1994. A primer on managed care. NCPA Policy Report, No. 183.

Gray J A M. 1997. Evidence Based Healthcare. How to Make Health Policy and Management Decisions. London: Churchill Livingstone.

Gruenberg E M. 1977. The failure of success. Milbank Quarterlys, 44: 3~34.

Herder-Dorneich P. 1994. Ökonomische Theorie des Gesundheitswesens: Problemgeschichte, Problembereiche, Theoretische Grundlagen. Baden-Baden: Nomos Vertlagsgesellschaft.

Herzlinger R. 1997. Market-Driven Health Care: Who Wins, Who Loses in the Transformation of America's Largest Service Industry. Reading: Addison-Wesley Publishing Company, Inc.

Hillestad S G, Berkowitz E N. 2004. Healthcare Market Strategy(3rd ed.). Sudbury, Massachusetts: Jones and Bartlett Publishers, Inc 1.

Hope T. 1996. Evidence-Based Patient Choice. London: King's Fund Publishing.

Hornbrook M C. 1998. Global risk-assessment model (GRAM). Proceedings of the 14th PCS/E international working conference, Manchester, 9: 386~397.

Illsley R, Baker D. 1997. Inequalities in Health: Adapting the Theory to Fit the Facts. Bath: University of Bath, Centre for the Analysis of Social Policy.

Janz N K, Becker M H. 1984. The health belief model: a decade later. Health Education Quarterly, 11: 1~47.

Karin N. 1997. Towards a new healthcare paradigm patient-focused care: the case of Kingston Hospital Trust. Journal of Management in Medicine, 11(6): 357~371.

Karp T. 2006. Transforming organisations for organic growth: the DNA of change leadership. Journal of Change Management, 6(1): 3~20.

Keith D. 1996. 9 ways to create an atmosphere for change. HR Magazine, 41(10): 76~81.

Kotler P, Armstrong G. 2006. Principles of Marketing(11th ed.). London: Prentice Hall.

Kotter J. 2001. What Leaders Really Do? Harvard Business Review, 79(11): 85~98.

Kramer J P. The house-fly mycosis caused by entomophthora muscae: influence of relative humidity on infectivity and conidial germination. Journal of the New York Entomological Society, 1980, 236~240.

Krugman P. 2005a-11-14. Health economics 101. New York Times.

Krugman P. 2005b-04-29. A private obsession. New York Times.

Lee T H, Mongan J. 2009. Chaos and organization in health care. Cambridge, Mass: MIT Press.

Legido-Quiley H, Mckee M, Nolte E, et al. 2008. Assuring the quality of healthcare in the European Union. European Observatory on Health Systems and Policies, Observatory Studies, 12.

Lei D, Slocum J W. 2002. Organization designs to renew competitive advantage. Organizational Dynamics, 31(1): 1~18.

Lohr K N, United States. Department of Health and Human Services, Rand Health Insurance Experiment. 1986. Use of medical care in the RAND health insurance experiment: diagnosis-and service-specific analysis in a randomized controlled trial. Santa Monica: Rand.

Magretta J. 2002. What Management Is? New York: Free Press.

Mango P, Shapiro L. 2002. Hospitals get serious about operations. McKinsey Quarterly, (2): 74~85.

Manton K G. 1982. Changing concepts of morbidity and mortality in the elderly population. Milbank Memorial Fundation Quarterly, 60: 183~244.

Meenan R T, Keeffe O, Rosetti C, et al. 1999. The sensitivity and specificity of forecasting high-cost users of medical care. Medical Care, 8(37): 815~823.

Mills R W, Robertson J, Print C F, et al. 1999. Fundamentals of Managerial Accounting and Finance(4th ed.). Lechlade: Mars Business Associates.

Murray C J, Lopez A D. 1996. Evidence-based health policy—lessons from the global burden of disease study. Burden of Disease Unit, Harvard School of Public Health, Cambridge, USA.

Myles G D. 1995. Public Economics(charpter 2, 9~11). Cambridge: Cambridge University Press.

Niehoff J-U. 2006. Die transformation des systems der krankenversorgung in den USA—ein medizinisches versorgungsmodell zwischen hoffnung und befürchtung. http://www.forum-gesundheitspolitik.de/dossier/PDF/Krankenversorgung-USA.ppt.

Niehoff J-U. 2011. Sozialmedizin Systematisch(3rd ed.). London, Boston: UNI MED Verlag Bremen.

Niehoff J-U, Braun B. 2010. Handwörterbuch Sozialmedizin and Public Health(2nd ed.). Baden-Baden: Nomos Verlag.

Niehoff J-U, Schneider F. 1993. Epidemiology and the criticism of the risk factor approach. *In*: Lafaille R, Fulder S. Towards a New Science of Health. London, New York: Routledge.

Nuscheler R. 2003. Risk Selection in Die German Health Insurance System. Mimeo: On-Line Printing.

Oberlander J, Marmor T, Jacobs L. 2001. Rationing medical care: rhetoric and reality in the oregon health plan. Canadian Medical Association Journal, 164(11): 1583~1587.

Olshansky B, Mazuz M, Martins J B. 1985. Significance of inducible tachycardia in patients with syncope of unknown origin: a long-term follow-up. Journal of the American College of Cardiology, 5(2s1): 261~223.

Olshansky S J. 2006. Can a lot more people live to one hundred and what if they did? *In*: Perls T. Exceptional Longevity. Baltimore: Johns Hopkins University Press.

Olshansky S J, Ault B. 1987. The fourth stage of the epidemiologic transition: the age of delayed degenerative diseases. *In*: Perls T. Margaret P B. Should Medical Care be Rationed by Age? Ottawa: Rowman & Littlefield Publishers.

Oregon Health Services Commission. 2002. Prioritized list of benefit packages for OHP standard: interim report to the Governor and Legislative leadership. Salem: Oregon Health Services Commission.

Overholt M H. 1997. Flexible organizations: using organizational design as a competitive advantage. Human Resource Planning, 20: 22~32.

Pauly M V. 1968. The economics of moral hazard: comment. The Information Services American Economic Review, (58): 531~537.

Pauly M V. 1971. Medical Care at Public Expense: A Study in Applied Welfare Economics. New York: Washington, London, Praeger Publishers.

Perelman M. 2003. The Perverse Economy—The Impact of Markets on People and the Environment. New York: Palgrave Macmillan.

Poisal J A, Truffer C, Smith S, et al. 2007. Health spending projections through 2016: modest changes obscure part d's impact. Health Affairs, 26(2): w242~w253.

Popp P L. 2002. How to-and not to-disclose medical errors to patients? Managed Care, 11(10): 52~53.

Porter M E, Teisberg E O. 2005. Redefining Healthcare: Creating Value-Based Competition on Results. Boston: Harvard Business School Press.

Preker A, Harding A. 2003. Innovations in Health Service Delivery: the Corporatization of Public Hospitals. Washington D C: World Bank.

Pricewaterhouse Coopers(Frim), United States Health Care Financing Administration. 2001. Study of pharmaceutical benefit management. New York: Pricewaterhouse Coopers, HCFA Contract, No. 500-97-0399/0097.

Qing Y. 2008. Pharmacogenomics in Drug Discovery and Development. New York: Humana Press.

Ransom S B, Joshi M S, Nash D B. 2005. The Healthcare Quality Book: Vision, Strategy & Tools. Chicago: Health Administration Press.

Roemer M I. 1961. Bed supply and hospital utilization: a natural experiment. Hospitals, 1(35): 36~42.

Rose G. 1992. The Strategy of Preventive Medicine. Oxford: Oxford University Press.

Rosenstock I M. 1966. Why people use health services? Milbank Memorial Fund Quarterly, 44: 94~124.

Sackett D L. 2000. The sins of expertness and a proposal for redemption. British Medical Journal, 320(7244): 1283.

Sackett D L, Straus S, Richardson S, et al. 2000. Evidence-Based Medicine: How to Practice and Teach EBM (2nd ed.). London: Churchill Livingstone.

Salmon J W. 1990. The Corporate Transformation of Healthcare. Issues and Directions. New York: Bay Wood Publishing Company.

Salmon J W. 1994. The Corporate Transformation of Healthcare. Perspectives and implications. New York: Bay Wood Publishing Company.

Savard L A, Clark A M, Thompson D R. What is the strength of evidence for heart failure disease-management programs? Journal of the American Collage of Cardiology, 54(5): 397~401.

Shastry B S. 2006. Pharmacogenetics and the concept of individualized medicine. Pharmacogenomics Journal, 6 (1): 16~21.

Shoemaker, Paul J H. 1995. Scenario planning: a tool for strategic thinking. MIT Sloan Management Review, 36(2): 25.

Spear S. 2005. Fixing healthcare from the inside, today. Harvard Business Review, 83(9): 78~91.

Starr P. 1984. The Social Transformation of American Medicine. New York: Basic Books.

Telis G J, Gilder P N. 1996. First to market, first to fail? Real causes of enduring market leadership. MIT Sloan Management Review, 37(2): 65~75.

Thompson A A, Strickland A J, Gamble J E, et al. 2008. Crafting and Executing Strategy: The Quest for Competitive Advantage-Concepts and Cases (15th ed.). New York: McGraw-Hill/Irwin.

Torrington D, Hall L, Taylor S. 2005. Human Resource Management (6th ed.). London: Prentice Hall.

Vagerö D, Illsley R. 1992. Inequality, health and health policy in East and West Europe. International Journal of Health Sciences, 3(3/4): 205~214.

van de ven W P P M, Ellis R P. 2000. Risk adjustment in competitive health plan markets. Health Economics, 17: 755.

Verbrugge L M. 1984. Longer life but worsening health? Trends in health and mortality of middle-aged and older persons. Milbank Quarterly, 62: 475~519.

Verbrugge L M, Jette A M. 1994. The disablement Process. Social Science & Medicine, 38(1): 1~14.

Weiner J P, Starfield B H, Steinwachs D M, et al. 1991. Development and application of a population-oriented measure of ambulatory care case-mix. Medical Care, 5(29): 452~472.

Weiner J P, Tucker A M, Collins A M, et al. 1998. The development of a risk-adjusted capitation payment system: the maryland medicaid model. Journal of Ambulatory Care Management, 4(21): 29~52.

Whitehead M. 1994. Life and death over the millennium. In: Drever F, Whitehead M, Wilkinson R G. Unfair Shares: The Effects of Widening Income Differentials on the Welfare of the Young. Ilford: Bernardos.

Whitehead M, Diderichsen F. 1997. International evidence on social inequalities in health. In: Drever F, Whitehead M. Health Inequalities: Decennial Supplement: DS Series No. 15. London: The Stationery Office.

WHO. The world health report 2005. http://www.who.int.whr/2005/.

World Health Organization. 1999. Health impact assessment (HIA), main concepts and suggested approach. Gothenburg consonsus paper.

Wilkinson R G. 1994. Health, redistribution and growth. *In*: Glyn A, Miliband D. Paying for Inequality: The Economic Cost of Social Injustice. London: Rivers Oram Press.

Wilkinson R G. 2005. The Impact of Inequality: How to Make Sick Societies Healthier. London: Routledge.

Wong S H Y, Linder M W, Valdes R. 2006. Pharmacogenomics and Proteomics: Enabling the Practice of Personalized Medicine. Washington D C: American Association for Clinical Chemistry.

Yukl G. 2006. Leadership in Organizations(6th ed.). Englewood Cliffs: Prentice-Hall.

附录

世界医疗卫生管理组织

概述

卫生保健作为一个国际话题为大量世界组织所关注。以下所选的例子仅能强调其多样性。我们无意评论这些机构的愿景、目的和目标、政治意义或者融资规则。如果读者希望使用它们,我们建议密切关注这些实例。

总而言之,这些组织产生于不同的背景。有些组织是由世界组织建立的,而有些是由某个或某几个国家出于自己经济和政治利益的考虑而成立的。有些致力于帮助国家或民族克服严重的经济机会分配不公,有些则致力于在灾难发生时给予人道主义援助。

附录主要介绍一些在国际上最具影响力的国家组织。虽然这些组织被视为独立的、非营利性的、由国家控制的机构,但是这些组织和医疗机构之间存在特定的网络关系。

健康保健研究与质量控制组织

健康保健研究与质量控制组织(Agency for Healthcare Research and Quality,AHRQ)是美国公共卫生服务组织,主要负责增强美国卫生服务的质量、合理性和有效性。

AHRQ从属于卫生与人类服务部,"致力于使全体美国人享有更高质量的、更安全的、更高效率的、更有效的卫生服务"。AHRQ关注的领域包括比较治疗方式的有效性、质量改善与患者安全、卫生信息技术、预防与医疗管理、医疗卫生价值。

该组织也经常被视为一个世界模式来测量、评估医疗卫生服务并批准治疗手段。然而,不同于 WHO,它的功能定位与美国医疗卫生系统和它特定的法律构造息息相关①。

联邦基金

联邦基金作为一个私有慈善基金会成立于 1918 年。该基金会旨在从覆盖率、医疗质量和效率几个方面较好地促进医疗卫生系统的运作。

"联邦基金的任务主要是促进医疗服务系统高效运转、扩大覆盖面、提升质量、提高效率,特别针对社会最弱势的群体,包括低收入人群、无保险人群、美国少数民族、幼童和老年人。联邦基金通过支持医疗卫生问题的独立研究和拨款完善医疗服务实践与政策来实现这些目标,在美国和其他工业国家设计卫生政策国际项目来激发创新政策与实践。"

该基金会根据其最终的任务提供了九大项目:提升医疗质量和效率;卫生保险的未来;以患者为中心的初级保健;国家创新;卫生服务不足人口的医疗质量;儿童发展与预防医疗;体弱老人的医疗质量;卫生政策;国际项目实践②。

健康与消费者事务总理事会

健康与消费者事务总理事会(Directorate General for Health and Consumer Affairs,DG‐SANCO)是欧盟政治实体,在消费者权益和人类健康保护方面,主要负责有关食品安全与相关产品的法律制定与实施。

DG‐SANCO 与三家独立的科学机构共同运作,即消费者产品科学委员会(the Scientific Committee on Consumer Products,SCCP)、卫生与环境风险科学委员会(the Scientific Committee on Health and Environmental Risks,SCHER)和新生与新发疾病健康风险科学委员会(the Scientific Committee on Emerging and Newly Identified Health Risks,SCENIHR)。当欧洲委员会准备任何有关消费者安全、公共卫生问题、环境保护的政策及提议时,这些机构都能为之提供一些科学依据。

该理事会的基本原则如下:消费者主导;保护并改善公共卫生;保证食品安全和保护卫生;保护农场动物的健康与福利;保护作物与森林的正常生长。

为了实现这些目标,该机构负责监测欧洲内现状、倾听利益相关者心声,以

---

① http://www.ahrq.gov.
② http://www.commonwealthfund.org.

及付诸行动、建议并支持利益相关者①。

欧洲安全与健康工作组织

欧洲安全与健康工作组织是一个坐落于西班牙毕尔巴鄂的欧盟机构，成立于1996年。这一组织的主要目标就是通过给使用者提供信息，解决雇员工作中的安全与风险防御问题。其目标包括：推广工作中的风险防御文化；分析工作地点的风险因素；指导欧洲的风险观测。

该组织重点关注新技术影响下的社会改变、经济与社会环境的改变。然而这些改变也影响了工作环境的现实需要，以及工作过程和实践的需要。这些基本的改变不仅有助于抵御员工的健康风险，也会给他们带来新的风险，因此，不得不通过立法、经济动机、政治行动和技术方式来规范。根据哲学的观点，安全的工作环境有助于提升员工健康水平。

一些人群拥有优先使用权，如老龄化员工、外来人口、残疾人群、妇女与儿童。

该组织通过制定与职业健康和安全相关的社区策略来关注医疗卫生工作者的某些健康风险问题②。

欧洲疾病防治与控制中心

欧洲疾病防治与控制中心（European Center for Disease Prevention and Control，ECDC）于2005年由欧盟组建，位于瑞典斯德哥尔摩。它是在欧盟标准下以避免传染性疾病为目标的独立组织。其主要任务是控制与识别感染性疾病的风险，并对这些疾病展开评估与交流。为达到这一目的，ECDC与相对负责任的欧洲国家机构进行合作。

"在这一目标下，ECDC应该：①搜索、收集、定位、评价和传播相关的科学技术数据；②提供科学观点，包括科学技术帮助、培训；③向委员会、成员国、组织机构和活跃于公共卫生领域的国际组织及时提供信息；④在中心目标领域中建立欧洲网络体系，包括由委员会支持产生于公共卫生活动的网络与操作专用监测网络；⑤促进信息共享，推动专业技术与规范化实践，并促进联合行动的发展与实施。"③

---

① http://ec.europa.eu/dgs/health_consumer/.
② http://osha.europa.eu/.
③ http://www.ecdc.eiropa.eu，2012-12-20.

欧洲食品安全局

欧洲食品安全局(European Food Safety Authority,EFSA)是一个向欧盟提供建议和信息的欧盟机构,为成员国和公众提供食品安全风险信息,包括生产与消费之间的整体链条、动物健康与生存、植物保护和植物健康与营养等信息。EFSA在2002年成立于意大利帕尔玛。

欧洲质量管理基金会

欧洲质量管理基金会(European Foundation of Quality Management,EFQM)历年的基本理念是结构的自我分析和服务链运作的过程管理,于1988年正式成立。质量管理循环(PDCA循环,亦称戴明环)是不断提高医疗卫生质量的工具,也是整体质量管理的综合管理系统中的一种工具。

EFQM的根本理念是保证医疗卫生市场提供者生存,提供者通过不断提供更好的服务来竞取客户的手段生存。

医疗卫生需要满足以下前提:明确应制定的具体目标并以"质量"标准来评估;必须明确签约伙伴的质量情况;必须明确如果质量未达标所产生的结果和替代选择是什么[1]。

相关概念:竞争;TQM

欧洲药品管理局

欧洲药品管理局(European Medicines Agency,EMA)是主要服务评价与评估药用产品的欧洲机构,由欧盟出资建造,并于1995年成立药品工厂。EMA主要与国家药品管理机构合作,目标在于通过跨境批准药物降低生产成本,并帮助欧洲市场实现国际化。EMA坐落于伦敦[2]。

食品药品监督管理局

食品药品监督管理局是美国健康与人类服务机构下的组织。食品药品监督管理局管理并监管食品安全、膳食供给、血制品、医疗设备、放射仪器、药品、疫

---

[1] http://www.efqm.org.
[2] http://www.emea.europa.eu/.

苗、兽用产品和化妆品，同时也对洲际旅游的卫生要求和控制有害健康产品做出具体规定，并辅助生殖医学技术批准。

食品药品监督管理局之所以成为世界上最具影响力的机构是因为其规则应用于很多国家，美国市场上的所有产品必须满足它的要求。

同任何类似强大的机构一样，食品药品监督管理局十分关注对政治参与的依赖与行业独立性[①]。

国际标准化组织

国际标准化组织（International Organization for Standardization，ISO）是欧盟的一个正式的标准认证机构。

在医疗行业，ISO 标准发挥了重要作用[②]。

国际红十字会与红新月运动

红新月运动在全球各地征集了约 100 万名志愿者，旨在保护人类生命和健康。这一运动遵循人道主义基本原则，不受国籍、种族、年龄、性别、宗教信仰、行为、社会阶层和政治见解的局限，保持对生命的尊重。虽然它是一个运动而不是一个组织，但却是由不同国家的组织组成的。这些组织既相互独立，又同时遵循相同的基本原则、愿景、目标和法规。该运动的组成机构如下。

(1)红十字国际委员会是一个在 1863 年由亨利·杜南成立于瑞士日内瓦的私人人道机构。该机构下属的 25 名委员在拯救武装冲突受难者生命和尊严的实践中具有独特的权力。

(2)红新月运动是红十字会伊斯兰化后的产物。这个运动的前身是 1868 年在土耳其成立的一个人道主义救援网络。1919 年，根据《日内瓦公约》，红新月运动取得了与红十字会相同的地位。自 1986 年以来，红新月运动与红十字会被整合为国际红十字委员会，该委员会履行人道主义的职责，现在，有 28 个国家组织在这个架构下遵循相同的价值观开展人道主义工作。

(3)红十字会与红新月运动国际联合会。这个机构负责在运动内部协调 186 个国家红十字会和红新月运动的活动。

(4)红十字会和红新月运动几乎存在于全球每一个国家。它们紧密配合全球

---

① http://www.fda.gov.
② http://www.iso.org.

许多国家的卫生保健系统，提供紧急救援服务，并对残疾和弱势人群提供关怀[1]。

医疗机构评审联合委员会

医疗机构评审联合委员会(Joint Commission on the Accreditation of Healthcare Organization，JCAHO)成立于1951年，主要负责评估和鉴定美国的医疗机构，包括提供家庭护理、心理健康护理、医学实验、日间护理、医院护理和长期护理服务的医院、健康计划及其他保健机构。

JCAHO是对医院和医疗服务提供者进行初始审查的同业评审委员会。许多保险公司为了获得第三方支付，只接受JCAHO认证的供应商。然而，实际上有很多小医院支付不起认证的成本。

JCAHO调查组织对医疗和行政团队进行暗访，包括政策、病历、专业资格认证程序、治理和质量改进计划。JCAHO每年都会修订其审查标准。

在国际上，一些国家也遵循这种模式。需要引起关注的地方是，JCAHO会限制WHO或类似独立国际组织的作用和功能[2]。

国家卫生与临床优化研究所

NICE成立于1999年，是一个国家卫生服务体系，成立于英格兰和威尔士地区的研究机构，主要职责是为临床管理提供权威指导。NICE为付税服务和医疗卫生管理提供规范和标准设置，也为所有欧洲国家在寻求医疗体系评估指导时提供可参照的监管体系。这个机构经常成为政治争论的中心，因为它经常会支持某种持续被患者游说但缺乏科学证据的新的治疗方法。即使在法庭上受到挑战，NICE几乎也会始终坚持其决定。

健康促进委员会原本是NICE的一个分支机构，但由于严重的冲突和争论，已于2004年退出。

NICE为NHS设计评价医疗干预措施并提供指导，包括HTA、临床指导、临床效果监控。

一些临床效果指标的例子有审核程序、转诊协议、护理准则、疾病管理计划和协议、护理方法、临床合作指导。

NICE的主要工作内容如下：药物和治疗方法的技术评估；特定疾病治疗和

---

[1] http://www.redcross.int.
[2] http://www.jointcommission.org.

护理程序的必要性和合理性的临床指导；诊断和治疗流程的组织和实施的介入准则；为癌症患者提供治疗和关怀的癌症服务指导；在公共层面宣传健康促进和疾病预防概念的公共健康指南。

类似机构的重要经验如下。

(1)类似机构应侧重于开发和实施所有利益相关者冲突管理的程序，并且为公众关心的决策程序透明度问题提供解决方案。

(2)类似机构工作方法的核心是成本效用分析和成本效益分析，其指标是质量调整寿命年。然而，成本效用分析和成本效益分析的复杂性往往超过用于计算质量调整寿命年额外收益的数据质量。因此，必须认识到，通过一种新的治疗方法获得的每一寿命增加年数的估计成本，会由于多种因素产生偏差，往往不具有国际可比性。

(3)上述工作引导出基于所计算费用确定优先治疗方案的机制，并将优先治疗作为一个概念确定下来。如果患者群体不同质，这种方法可能会导致一些问题。

(4)决策有时并不能区分有效和无效，而是在低于或高于成本效益的浮动阈值上做出区分。

(5)科学理性和利益相关者群体权利之间的冲突，结合卫生行业和患者主观意识的冲突，对机构的决策产生了一些反对的意见，这是一个既成事实。

NICE 是一个具有强大功能的组织，其功能包括：①管理日益复杂的冲突；②经济分析；③制订涉及公众、患者健康和卫生行业问题的解决方案；④推广研究决议[①]。

相关概念：考克兰协作；成本效用研究；关键评价；循证医学；临床指南；健康促进；HTA；预期寿命

世界银行

世界银行是由美国和英国在1944年建立的一个强大的国际金融机构，它可以给贫困国家提供贷款，但其迫使受贷国家改变市场规则甚至社会服务功能的行为也受到争议。世界银行在促进国际医疗合作方面起到关键作用。

世界银行的目标包括：为各国政府和政府官员提供咨询；鼓励市场业务的法律和司法系统的实现，保护个人财产权利，维护国际合同效力；努力建立强大的

---

① http://www.nice.org.uk；Davies E, Littlejohns P. Views of directors of public health about NICE appraisal guidance：results of a postal survey. Journal of Public Health Medicine，2002，24(4)：319～325；Devlin N, Appleby J, Parkin D. Patients views of explicit rationing：what are the implications for health service decision-making? Journal Health Service Research and Policy，2003，8(3)：183～186.

支持系统；支持各国努力根除腐败；向学术界、学生、政府和非政府组织提供发展问题研究、咨询和开展培训课程的平台。

世界银行提出的与健康相关的项目包括：改善环境卫生和水供应；支持免疫接种项目，减少传染性疾病如疟疾、艾滋病毒/艾滋病大流行；改善教育；卫生、营养和人口；劳动和社会保障；减少贫困；公共部门治理；社会变革。

批评者称，现实状况显示，世界银行的新自由主义经济的强迫政策对发展中国家和新兴国家的发展起到了阻碍作用。尤其是其水私有化的政策，对贫穷国家人民的健康产生了巨大的影响。这是由"如果没有国内水私有化政策的实施作为先决条件，一个负债国家不能从世界银行或国际货币基金组织得到投资"[1]的政策引起的。世界银行过多地关注了许多国家的水私有化政策，而不是把获得清洁用水作为一项基本人权和政府公共职能本质。这个政策是造成贫穷国家居民死亡，特别是儿童死亡的重要原因之一[2]。

联合国组织

联合国是一个第二次世界大战结束后于1945年成立的国际组织，该组织致力于：维持国际和平与安全；发展国家之间的友好关系；促进社会进步；更好的生活水平；人权。

根据联合国章程，联合国能够对广泛的问题采取行动，如健康和保护民众。

在全球事务基本性问题上，联合国具有广泛的职能，从推动可持续发展、环境和难民保护、抢险救灾、反恐、裁军，到促进经济和社会发展、民主、人权、政府行政能力，再到关注国际健康、扩大食品供给等，联合国都发挥着重要作用。

联合国希望通过为当代和未来几代人创造一个更安全的世界的努力来实现其目标。

在涉及卫生领域时，联合国与WHO有相同的愿景[3]。

相关概念：WHO

联合国儿童基金

联合国儿童基金由联合国大会在1946年12月11日创建，最初的目标是为

---

[1] Goldman M. The World Bank and Struggles for Social Justice in the Age of Globalization. New York：Yale University Press，2005.

[2] http://www.worldbank.org.

[3] http://www.un.org.

被第二次世界大战破坏的国家的儿童的生存提供帮助。

今天，它为发展中国家的儿童和母亲提供长期的帮助和发展援助。目前，其工作重点包括：儿童的生存和成长；教育和性别平等；免疫项目；保护儿童免受暴力、剥削和虐待侵害；艾滋病与儿童；儿童权利的政策宣传和合作。

世界卫生组织

WHO 成立于 1946 年，是一个旨在支持健康促进、预防、疾病监测、医疗服务及其可及性的国际组织。其准则是在全球范围内，规范和改善国际卫生保健管理机构。

WHO 成员国的政府必须遵循 WHO 的规范，如国际健康或伤残分类标准，并付诸行动。

WHO 支持和协调生物医学和卫生服务研究、提出卫生领域相关的国际标准、建立国家部署的健康监测组，并在科学和文化层面上鼓励健康促进。

WHO 的工作基础是与国家和科研教学中心的全球合作[①]。

---

① http://www.who.int/.